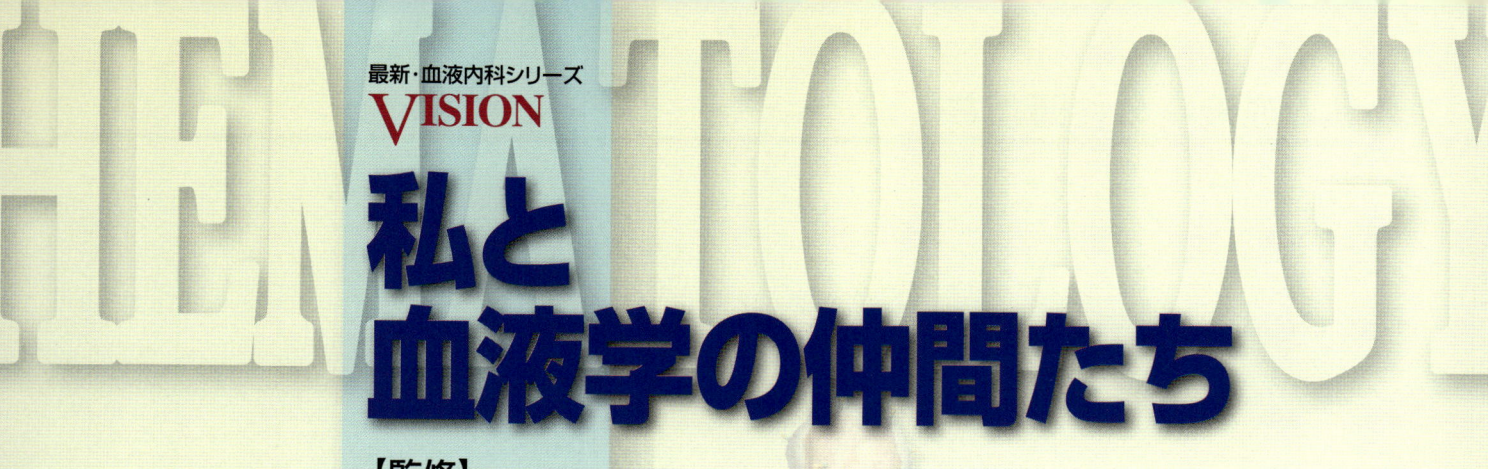

最新・血液内科シリーズ
VISION

私と血液学の仲間たち

【監修】
自治医科大学学長
高久史麿

インターメディカ

私と血液学の仲間たち

VISION 最新・血液内科シリーズ

CONTENTS

血液の
基礎的研究と臨床
檀 和夫 .... PAGE 4

造血因子の基礎から
臨床応用へ
別所正美 .... PAGE 10

臨床血液・腫瘍学
田村和夫 .... PAGE 18

移植免疫の
ダイナミクスから細胞療法へ
今村雅寛 .... PAGE 26

ヒト造血幹・前駆細胞の
純化と分化増殖誘導
澤田賢一 .... PAGE 36

難治性血液疾患の
克服に向けて
佐々木 毅 .... PAGE 56

分子病態研究からEBMを
発信する臨床研究まで
直江知樹 .... PAGE 64

分子標的治療につながる
病態の解明を目指して
木村昭郎 .... PAGE 72

鉄と免疫を中心とした
血液学教室作り
高後 裕 .... PAGE 80

難病解決の鍵を握る
発作性夜間血色素尿症
中熊秀喜 .... PAGE 90

新しい時代の血液学
間野博行 .... PAGE 100

血栓・止血学研究に根ざした
輸血医療の実践
藤村吉博 .... PAGE 112

小児がん治療における
造血細胞移植術の発展を目指して
河野嘉文 .... PAGE 122

小児血液疾患治療における
エビデンスの確立を目指して
小島勢二 .... PAGE 130

臨床血液学を基本に
友安 茂 .... PAGE 138

血液腫瘍学の
基礎研究と臨床研究
北村俊雄 .... PAGE 146

移植革命を目指して
池原 進 .... PAGE 156

小児白血病のサクセスストーリーから
小児がんのトータルケアへ
河 敬世 .... PAGE 166

血液学に魅せられて
前川 平 .... PAGE 178

小児血液・免疫の広い分野で
ブレイクスルーを目指す
小泉晶一 .... PAGE 190

GPIアンカーの医学と生物学
木下タロウ .... PAGE 196

血液疾患の診療と研究
三浦 修 .... PAGE 204

難治性血液疾患の
治療成績向上を目指して
泉二登志子 .... PAGE 210

造血器腫瘍の分子病態の
解明から新たな治療へ
黒川峰夫 .... PAGE 220

原点に返って
骨髄腫の治癒を目指せ
鈴木憲史 .... PAGE 228

ベンチからベッドサイドへ
東條有伸 .... PAGE 244

理想のphysician-scientistを
目指して
小松則夫 .... PAGE 252

編集後記
浦部晶夫 .... PAGE 271

profile

檀 和夫
［プロフィール］

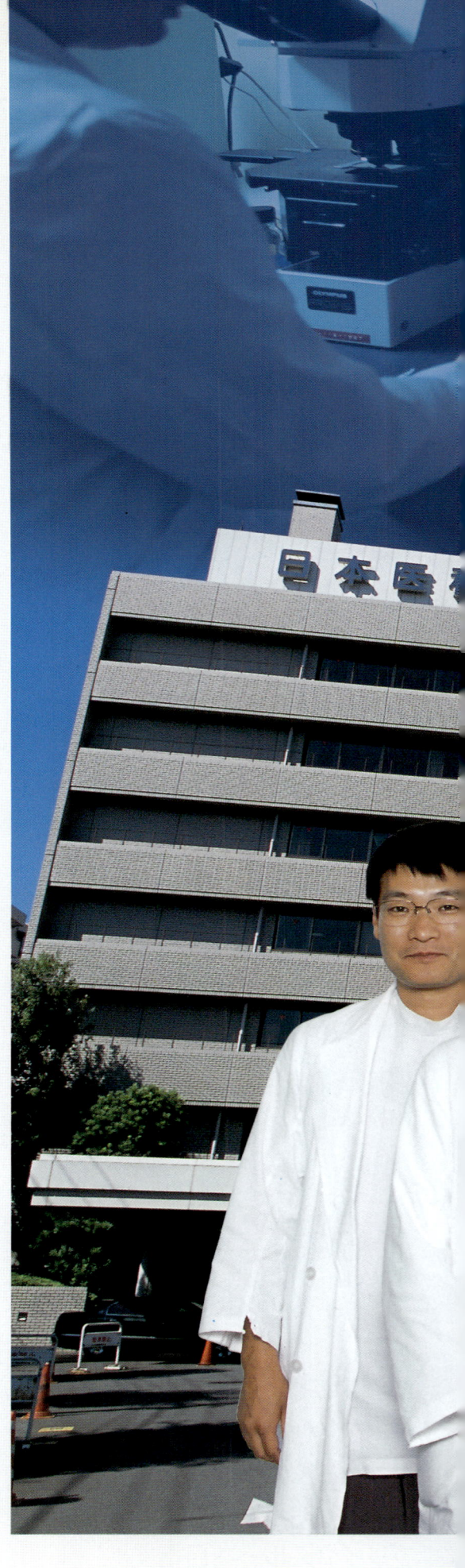

昭和22年4月12日生まれ、東京都出身
昭和48年 3月　東京医科歯科大学医学部卒業
昭和48年 5月　東京医科歯科大学医学部付属病院研修医
昭和50年 5月　東京医科歯科大学付属病院第一内科医員
昭和55年 5月　日本医科大学第三内科助手
昭和62年10月　日本医科大学第三内科講師
平成 2年10月　日本医科大学第三内科助教授
平成 7年 4月　日本医科大学付属病院血液内科部長
平成 7年10月　日本医科大学第三内科教授
平成 7年10月　日本医科大学大学院医学研究科内科学教授
平成14年 7月　日本医科大学付属病院輸血部部長
平成15年 4月　日本医科大学大学院医学研究科病態制御腫瘍内科学教授

【所属学会】
日本血液学会評議員・理事
日本内科学会評議員・関東地方会常任幹事
日本輸血学会
日本臨床腫瘍学会
日本癌学会
American Society for Hematology
American Society of Clinical Oncology
International Society for Experimental Hematology
International Society of Hematology
American Association of Blood Banks
International Society of Geriatric Oncology

【活動】
臨床血液編集委員長
日本内科学会雑誌編集副主任
厚生労働省薬事・食品衛生審議会委員
厚生労働省医師国家試験委員
社会保険診療報酬請求書特別審査委員会委員

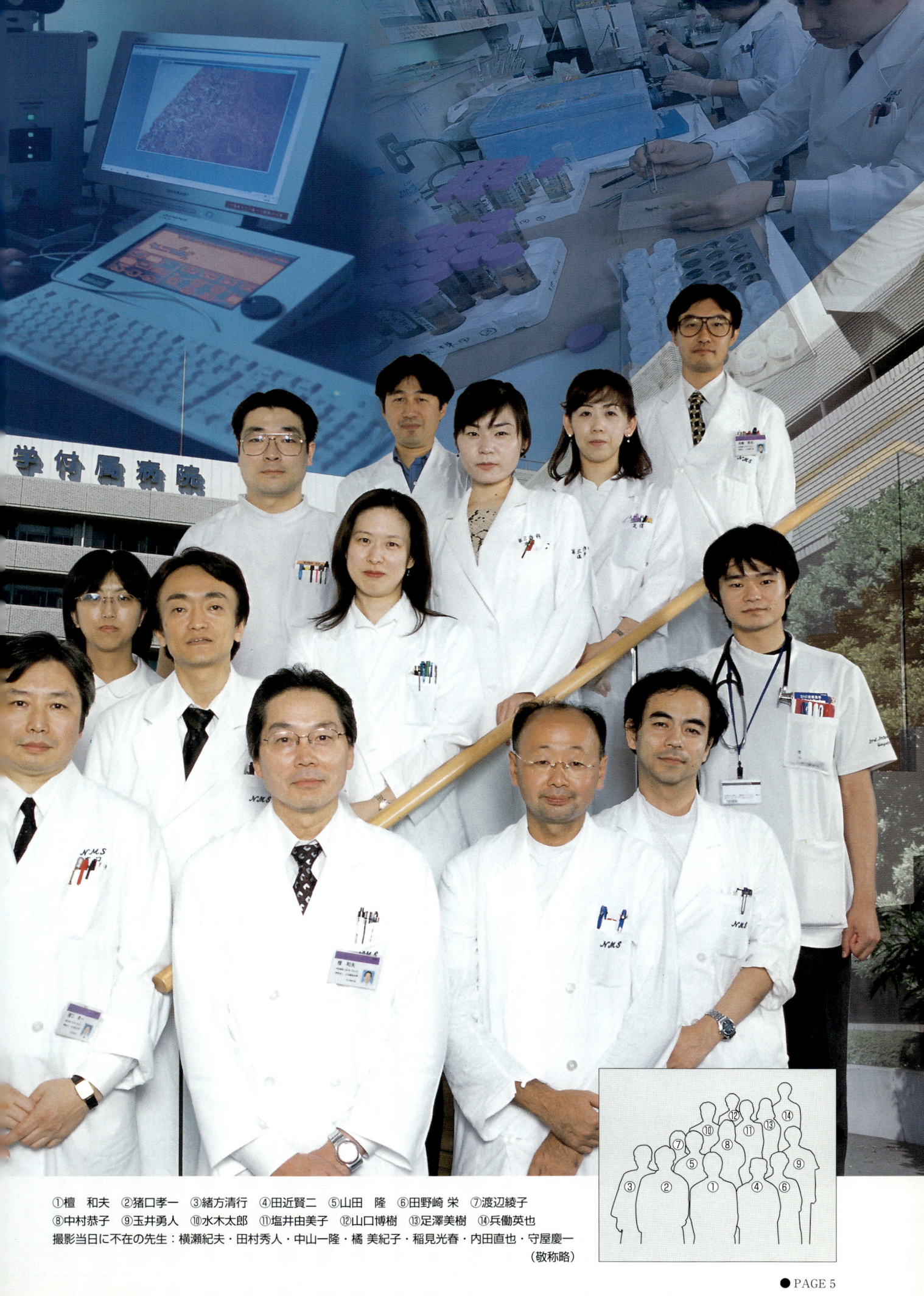

①檀　和夫　②猪口孝一　③緒方清行　④田近賢二　⑤山田　隆　⑥田野崎　栄　⑦渡辺綾子
⑧中村恭子　⑨玉井勇人　⑩水木太郎　⑪塩井由美子　⑫山口博樹　⑬足澤美樹　⑭兵働英也
撮影当日に不在の先生：横瀬紀夫・田村秀人・中山一隆・橘　美紀子・稲見光春・内田直也・守屋慶一
（敬称略）

私と血液学の仲間たち

血小板の基礎的実験が現在へとつながる

檀　和夫
日本医科大学大学院医学研究科病態制御腫瘍内科学教授

錚々たるメンバーが活躍する第一内科へ。臨床と研究の日々を送る

　私は、昭和48年に大学を卒業後、東京医科歯科大学第一内科に入局をした。当時、第一内科は小宮正文教授率いる血液グループ以外に、消化器、呼吸器、循環器、膠原病、糖尿病の各グループを専門領域として持っており、内科医としての臨床研修には申し分のない環境を備えていた。私が第一内科に入局をしたのは、この環境に魅力を感じたからである。けっして、最初から血液学の勉強を目指したわけではなく、4年間の内科全般の臨床研修を終えた後に、やっと血液グループに入った。

　私が入った当時、多くの血液グループ・スタッフがさまざまな領域で活躍をされていた。思い出すままに記してみる。後に筑波大学に移られた小宮正文先生、野村武夫先生（日本医科大学名誉教授）、宍戸英雄先生（獨協医科大学名誉教授）、古澤新平先生（後に獨協医科大学教授）、阿部帥先生（後に筑波大学副学長）、長澤俊郎先生（現筑波大学血液内科教授）、故厨信一郎先生（後に岩手医科大学血液内科教授）など。そして、私の後に血液グループに入ってきた坂巻壽先生（現都立駒込病院血液内科部長）、奈良信雄先生（現東京医科歯科大学教授）、別所正美先生（現埼玉医科大学第一内科教授）などと一緒に、血液の臨床と研究の毎日を送ることになった。

　昭和55年、日本医科大学第三内科から血液部門創設の依頼があり、野村武夫先生、故厨信一郎先生と3人で日本医科大学に移った。研究機材の設置、研究室の整備から外来、病棟の血液診療体制の確立まで何役もこなす多忙な日々が始まった。いよいよ血液の研究および臨床から、逃れられない運命となってしまった。

血液グループで初めに出会った課題「血小板」は、今も我々の研究テーマである

　私が血液グループに入って始めた研究は、血小板の造血に関する基礎的な実験であった。これは、その当時の血液グループの研究テーマの一つがthrombokineticsであり[1,2]、その中心的メンバーで、かつ私の指導者であった野村武夫先生に与えられた課題であった。これが、私がその後を通して、主に血小板の基礎的・臨床的研究を行うきっかけとなった。

　この最初の研究は、マウスを多血症あるいは低酸素刺激下におき、赤血球造血を抑制あるいは亢進させた時の血小板造血を解析したものである。thrombokineticsの古典的手法[3]あるいは造血前駆細胞コロニー法[4]を用いた。

　この研究は、赤血球造血抑制時の血小板造血亢進およびその逆である赤血球造血亢進時の血小板造血抑制を示し、これは造血幹細胞の分化制御機構の一つとして血液学領域で古くから提唱され、現在に至るまで報告がみられるstem cell competitionの概念を支持する結果であった。

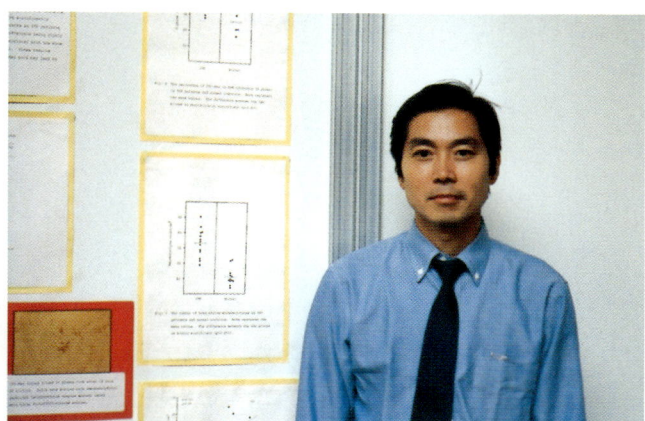

若いころの国際学会での発表（1988年、ミラノにて）。

造血には、定常状態における造血（構成的造血；constitutive hematopoiesis）と感染や炎症などの病態時に産生される各種サイトカインにより引き起こされる誘導的造血（inducible hematopoiesis）がある。造血幹細胞の分化制御機構については、外部からの影響は受けず、造血幹細胞固有の性質から自律的に規定されているとするstochastic modelと、外部からのさまざまな因子によって誘導的に前駆細胞を供給するとするdeterministic modelが存在する。現在では、stochastic modelを支持する報告が多いが、いまだ不明な部分が多い。

一方、最近では、造血幹細胞の分化を決定付ける要因として転写因子が重要視される。この転写因子の発現を引き起こす刺激が、造血幹細胞の分化を誘導していることが示唆され、このことは特に誘導的造血でのdeterministic modelを支持しているようである。

1980年代になり、自家造血幹細胞移植が行われるようになったころ、造血幹細胞の凍結保存に関する基礎的研究を、特に巨核球系を中心に行った。さまざまな凍結条件下でのCFU-Mの回収率の検討[5]、CFU-S, CFU-C, CFU-EとCFU-Mとのviabilityの比較[6]などを解析した。その後、血小板造血に関する基礎的な研究は、現在の我々血液内科の研究テーマの一つとして、対象を前駆細胞から血小板産生における骨髄巨核球の成熟に移し[7][8]、今日に至っている。

興味は、血液疾患の血小板病態へ。現在はCMLのbcr-ablを検討

血小板造血に関しては、種々の疾患における血小板系の病態に興味を持ち、研究を行った。

血小板系の最も重要な疾患である特発性血小板減少性紫斑病（ITP）における巨核球動態を調べ、血小板寿命の短縮に反応してきわめて活発に血小板の有効産生をしていること[9]、一方CFU-M数には変化がみられないが、そのS期比率が有意に上昇しており、これが巨核球数の増加に結びついていることを示した[10]。

さらに、ITPの亜型である周期性血小板減少症の病態につき検討を行い、血小板減少期の患者末梢血単核球によるCFU-Mの抑制がその本態であることを報告した[11]。なお、ITPの治療に関しては、厚生省特発性造血障害調査研究班で行った多施設共同治療研究の成績をまとめて報告した[12]。

汎血球減少症を示す重要な疾患である骨髄異形成症候群（MDS）については、CFU-Mの動態をCFU-C、BFU-Eとともに解析し、疾患の病態を前駆細胞レベルで検討した[13]。

一方、血小板増加を示す疾患に関しては、炎症性疾患に伴う反応性血小板増加症の病態の解明を試み、炎症に伴い産生されるIL-1およびTNFがaccessory cellからの分泌を促進させるIL-6などのサイトカインを介して、血小板造血を亢進させることがその本態であることを示した[14]。

その後、現在の血液内科の仲間とともに血小板増加をきたす最も重要な造血器腫瘍である慢性骨髄性白血病（CML）を研究対象として、bcr-ablのタイプと血小板病態との関連について検討を行い[15][16][17]、これは現在の血液内科の重要な研究テーマの一つとして継続中である。

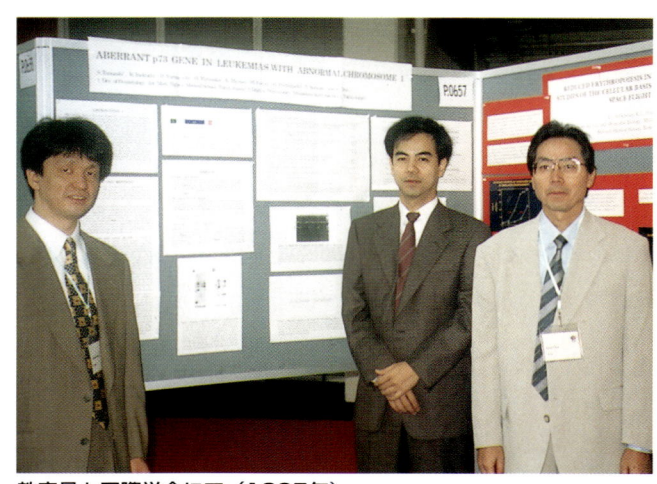

教室員と国際学会にて（1995年）。

私と血液学の仲間たち

黎明期から、発展の時代へ

檀　和夫
日本医科大学大学院医学研究科病態制御腫瘍内科学教授

総勢23名のきわめて優秀な仲間たち。多岐にわたる活動を行っている

現在、我々の血液内科は23年前の黎明期からは想像もできないほど発展した。スタッフは私のほかに猪口孝一助教授、緒方清行助教授、山田隆医局長、田近賢二講師をはじめ、助手5名、研究生13名の総勢23名（うち2名はNIHおよびSt. Jude Children's Research Hospitalへ留学中）のきわめて優秀な医師の集団である。

全員で毎日、外来および病棟の膨大な数の血液患者さんの診療に、そして学生および研修医の教育に忙殺され、かつ研究活動を行うという目の回るような毎日を送っている。

その研究活動として現在は、
①造血器腫瘍の発症・進展機構および病態の分子生物学的解析、
②造血器腫瘍の細胞表面形質など細胞生物学的解析および免疫学的解析、
③血小板造血の基礎的研究、
④造血幹細胞移植に関する臨床研究、
を主な研究対象としている。

「分子生物学的解析」のグループ

「分子生物学的解析」のグループは、猪口孝一助教授を中心として8名の医師が研究を行っている。対象としている血液疾患は急性白血病、CML、骨髄異形成症候群、悪性リンパ腫など主要な造血器腫瘍性疾患である。

今までに行ってきた主な研究内容をあげると、まず前述のCMLにおける血小板数とbcr-ablキメラ遺伝子との関連を解析し、きわめて重要な知見を得た。bcr-abl mRNAのタイプのうちb3-a2タイプの症例では有意に血小板数が多いこと[15]、これはサザンブロット法でも確認され、この群では血小板数のみでなくCFU-M、骨髄巨核球数も多いことを明らかにした[16]。

さらに、判定量RT-PCRを用いて解析しても、b3-a2 mRNAは明らかに血小板造血能との相関を示した[17]。

急性白血病およびMDSの発癌機構に関する研究では、DCC（deleted in colorectal carcinoma）癌抑制遺伝子の関与を見出した。RT-PCRを用いてDCC geneの発現を検索し、AMLの31％、ALLの33％に発現の低下あるいは消失を認め、この遺伝子の不活化がleukemogenesisに関与していることを示した[18]。

図1 The correlation of thrombopoiesis with the location of the breakpoint zone

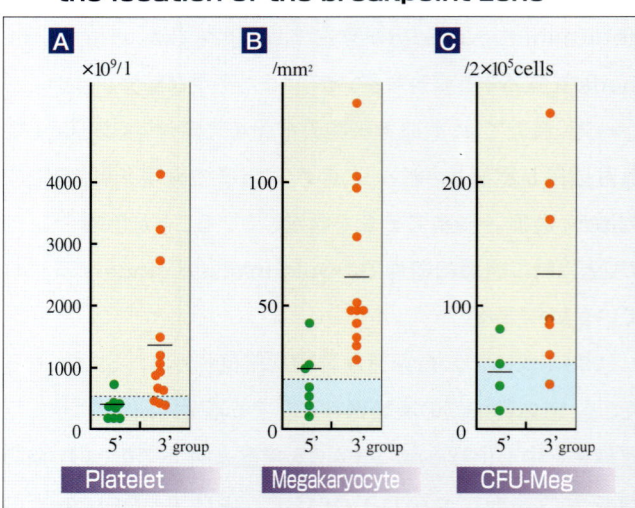

A Correlation of platelet count with the location of the breakpoint group. Platelet count is that at diagnosis. The normal range is indicated by the hatched box. The bars indicate the mean values.

B Correlation of megakaryocyte count with the location of the breakpoint group (5'; n=7, 3'; n=12). Megakaryocytes were counted under a light microscope on histological sections prepared from bone marrow aspirates collected at diagnosis. The normal range is indicated by the hatched box. Bars : mean values.

C Correlation of colonies of CFU-Meg with the location of the breakpoint group(5'; n=4, 3'; n=7). The normal range of five hematologically normal subjects is indicated by the hatched box. Bars : mean values.

さらにMDSにおいても、白血病に移行するにつれDCC遺伝子の発現が低下し、MDSの進展に関与していることも明らかにした[19]。このことはDCC蛋白のレベルでも同様であることを報告した[20]。

一方、さまざまな造血器腫瘍の病態解明に有用な細胞株の樹立も行っており、主な細胞株にはsplenic B-cell lymphomaから樹立したvillous lymphoma cell line[21]、Ph(+) acute biphenotypic leukemiaから樹立したp180 bcr-ablを持つ細胞株[22]、MDSから移行したtrisomy 18を持つ白血病から樹立したDCC遺伝子およびDCC蛋白の異常を示す細胞株[23]、急性白血病から樹立したAML1-MTG8, TP53, TP73の異常を示す細胞株[24]などがある。

「細胞生物学的解析および免疫学的解析」のグループ

「細胞生物学的解析および免疫学的解析」のグループは、緒方清行助教授を中心として8名の医師が研究を行っている。

今までに行ってきた主な研究内容をあげると、まずMDSの免疫学的側面を対象とした研究では、MDSにおけるIL-2およびIL-2Rに関する検討[25)26)27)]、NK-cellの細胞傷害性の検討[28]を行った。

flow cytometryを用いた細胞生物学的解析ではMDSおよびAMLを対象として、G-CSFおよびその他の造血因子によるG_0細胞のcell cycleへの導入と治療への応用[29]、high-risk MDSではthrombopoietin（TPO）が芽球を増加させG_0期からcell cycleへ入れることから、このような症例ではTPOの臨床応用に注意が必要であること[30]、AMLの化学療法に対する反応性とG_0期比率が有意の相関を示すこと[31]、CD15⁺CD117⁺のdouble positiveはAMLの微小残存病変（MRD）の検索に有用なマーカーであること[32]などを明らかにした。

「血小板造血の基礎的研究および造血幹細胞移植に関する臨床研究」のグループ

「血小板造血の基礎的研究および造血幹細胞移植に関する臨床研究」のグループは、田近賢二講師を中心として5名の医師が研究を行っている。

血小板造血に関する主な研究として、巨核球の成熟に関与するサイトカインのうちIL-6とSCFを比較すると両者の細胞質の成熟に対する作用は異なり、IL-6のほうが細胞質の大きさ、構造、突起形成により促進的であること[7]、さらに成熟した巨核球に対するTPOの作用を解析すると、endomitosisをとおしてDNA量を増加させ細胞質の成熟に影響を与えることを明らかにした[8]。

造血幹細胞移植に関しては、骨髄非破壊的造血幹細胞移植、臍帯血移植などの臨床研究を行っている。

図2 CD15⁺CD117⁺を用いたAMLのMRD解析

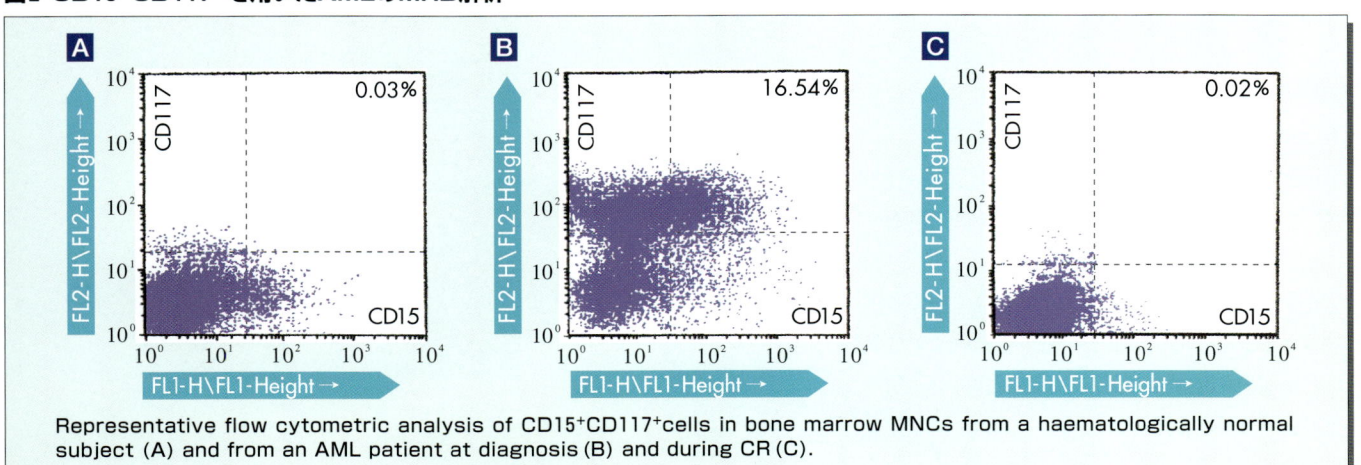

Representative flow cytometric analysis of CD15⁺CD117⁺cells in bone marrow MNCs from a haematologically normal subject (A) and from an AML patient at diagnosis (B) and during CR (C).

profile

別所 正美 [プロフィール]

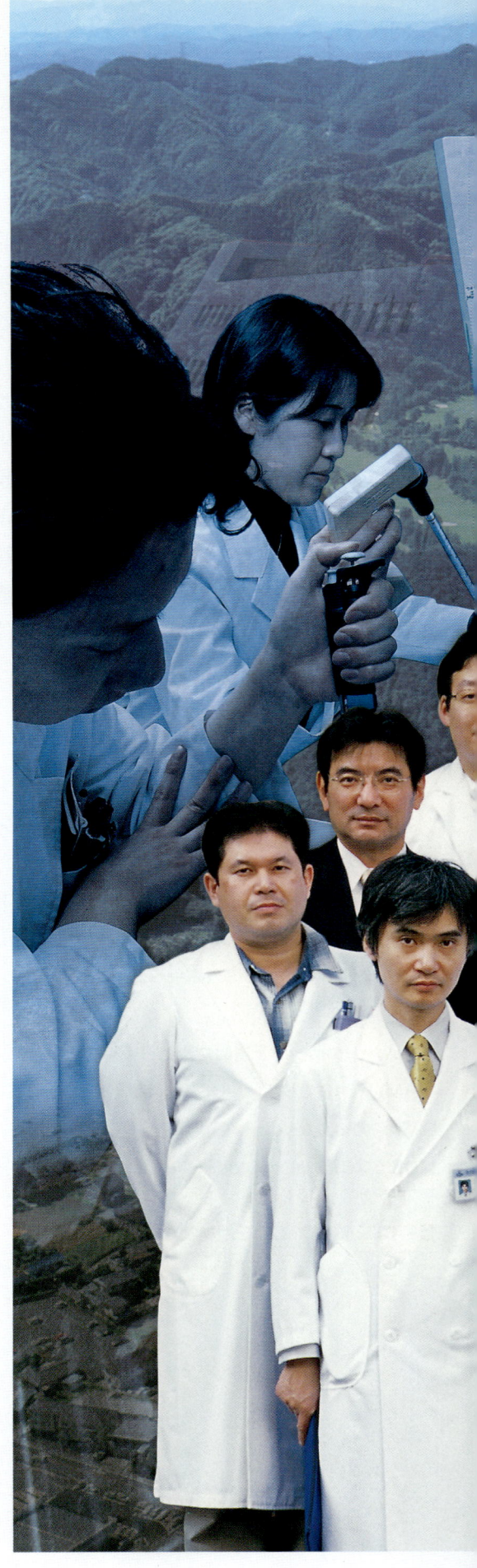

昭和27年8月23日生まれ、東京都出身
昭和52年 3月　東京医科歯科大学医学部卒業
昭和52年 5月　東京医科歯科大学医学部附属病院第一内科医員（研修医）
昭和53年 7月　日本赤十字社横浜赤十字病院内科医員
昭和54年 8月　科学技術庁放射線医学総合研究所障害臨床研究部技官
昭和59年 1月　米国・カリフォルニア州立大学ロサンゼルス校（UCLA）
　　　　　　　客員研究員（科学技術庁原子力留学生）
昭和60年 1月　埼玉医科大学第一内科学講座助手
昭和61年 3月　埼玉医科大学第一内科学講師
平成 2年 7月　埼玉医科大学第一内科学助教授
平成 9年 4月　埼玉医科大学第一内科学教授
平成14年 7月　埼玉医科大学評議員（～現在）
平成14年12月　埼玉医科大学附属病院副院長（～平成16年7月）
平成15年 8月　埼玉医科大学副学長（～現在）
平成17年 4月　埼玉医科大学医学教育センター長（～現在）
平成20年 2月　埼玉医科大学国際医療センター造血器腫瘍科科長（～現在）

【所属学会】
日本内科学会評議員　　　　　日本エイズ学会
日本血液学会理事・代議員　　米国血液学会（ASH）
日本癌学会　　　　　　　　　米国臨床腫瘍学会（ASCO）
日本輸血学会　　　　　　　　国際実験血液学会（ISEH）
日本癌治療学会

【受賞】
昭和56年　放射線影響協会奨励賞
昭和63年　ライフサイエンス振興財団研究助成
平成 8年　第1回丸木記念特別奨学研究費B

【編集委員】
International Journal of Hematology (1993-1994)
Internal Medicine (1999-2002、2004-2008)
臨床血液 (1998-2004)

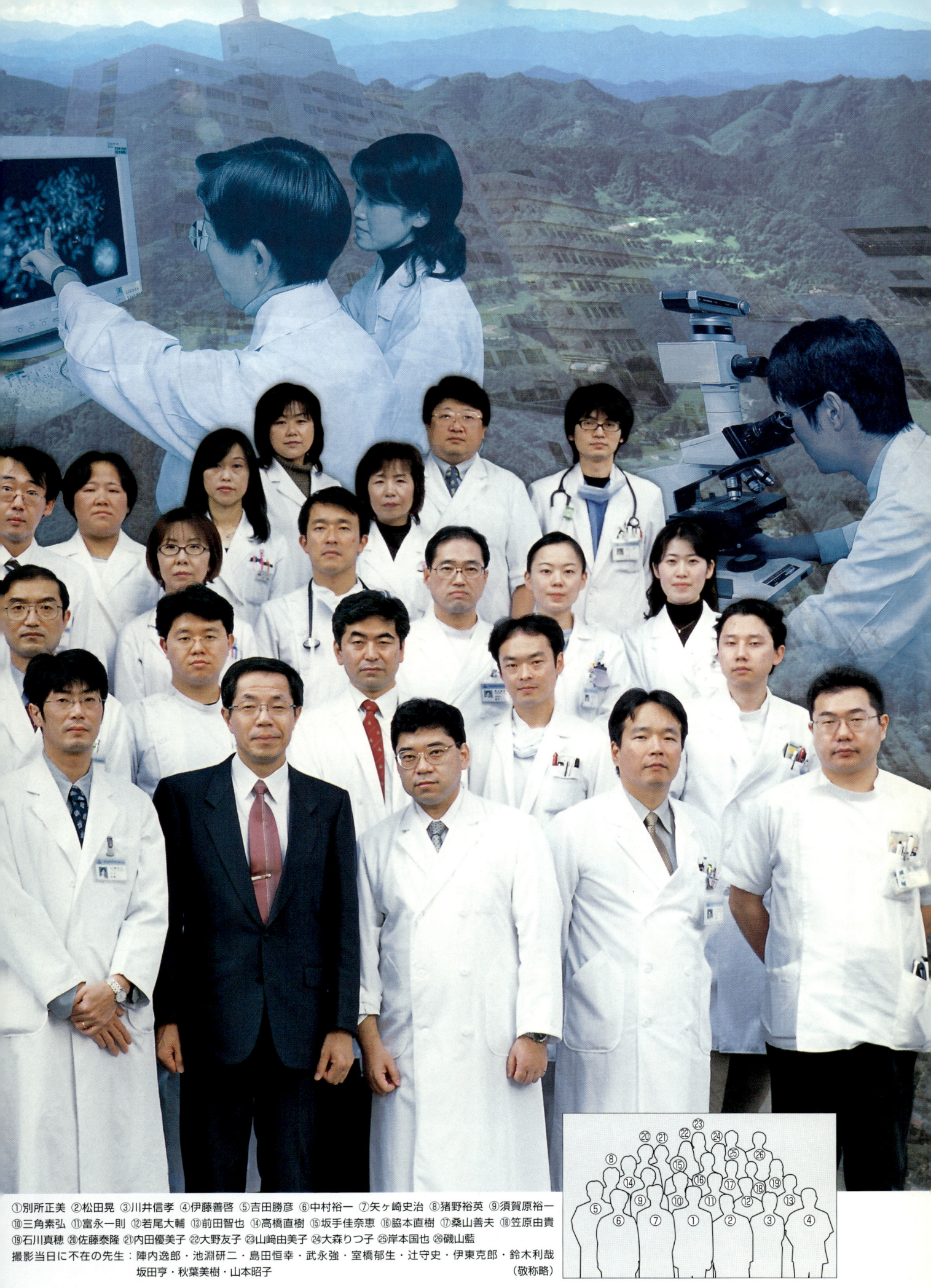

①別所正美 ②松田晃 ③川井信孝 ④伊藤善啓 ⑤吉田勝彦 ⑥中村裕一 ⑦矢ヶ崎史治 ⑧猪野裕英 ⑨須賀原裕一 ⑩三角素弘 ⑪富永一則 ⑫若尾大輔 ⑬前田智也 ⑭高橋直樹 ⑮坂手佳奈恵 ⑯脇本直樹 ⑰桑山善夫 ⑱笠原由貴 ⑲石川真穂 ⑳佐藤泰隆 ㉑内田優美子 ㉒大野友子 ㉓山﨑由美子 ㉔大森りつ子 ㉕岸本国也 ㉖磯山藍

撮影当日に不在の先生：陣内逸郎・池淵研二・島田恒幸・武永強・室橋郁生・辻守史・伊東克郎・鈴木利哉・坂田亨・秋葉美樹・山本昭子

（敬称略）

私と血液学の仲間たち

造血因子の純化から臨床応用までをつぶさに体験した歳月

別所正美
埼玉医科大学血液内科教授

放医研で思う存分実験の日々。NFSAのCSF産生を確かめた

私は昭和52年（1977年）に東京医科歯科大学を卒業し、第一内科に入局して臨床研修をスタートした。2年間の臨床研修修了間近のある日、教授であった桃井宏直先生（故人）から、放射線医学総合研究所（放医研）の平嶋邦猛先生（現埼玉医科大学名誉教授）のところで2～3年勉強してくるように勧められた。桃井先生は、私が学生時代から「細胞を相手にする研究がしたい」という希望があることを覚えておいてで、この機会をくださったものと思われる。

放医研では、1年前に赴任していた奈良信雄先生（現東京医科歯科大学臨床検査医学教授）と平嶋先生（当時、障害臨床研究部部長）の指導のもと、臨床から離れて好きなだけ実験をさせていただいた。研究部のテーマは放射線誘発白血病の発症機序であった。白血病の起源となる細胞は造血幹細胞と考えられることから、造血幹細胞の増殖・分化、ストローマ細胞との相互作用なども重要な研究テーマであった。

放医研には医学に限らずさまざまな分野の研究者が在籍しており、領域を越えた情報交換が日常的に行われていた。職員食堂での昼食時、臨床研究部の安藤興一先生が、米国留学の時に使っていた細胞株（NFSA）を移植したマウスの白血球数が異常に増加することを平嶋先生に話された。NFSAがコロニー刺激因子（CSF）を産生しているのではないかということになり、私が実験で確かめることになった。

その結果、当時すでに浅野茂隆先生（現東京大学医科学研究所附属病院長）が報告されていたヒトのCSF産生腫瘍と同様にNFSAがCSFを産生することが確かめられた。後に、この

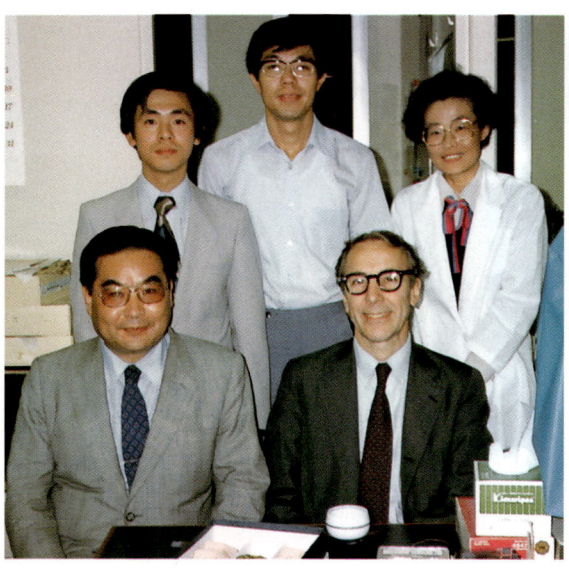

Upton教授が放医研を訪問（1981年）
当時我々も、Upton教授が開発したRFM系マウスを用いて放射線誘発骨髄性白血病の研究を行っていた。
平嶋邦猛部長、奈良信雄先生、川瀬淑子女史と。

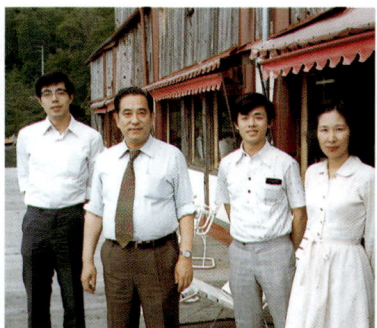

自治医科大学日光研修所で行われた幹細胞研究会の帰りに立ち寄った中禅寺湖畔
放医研病理部の関正利部長、吉田和子博士と。

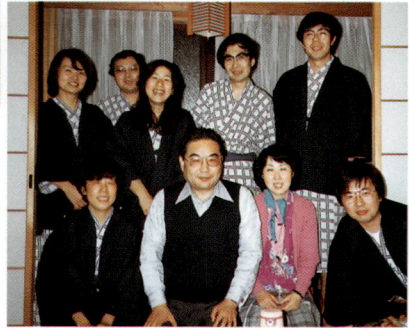

平嶋先生を中心に、放医研で一緒に研究をした仲間たちと
井上達先生、陣内逸郎先生、能勢（大谷）正子女史、南久松真子女史と。

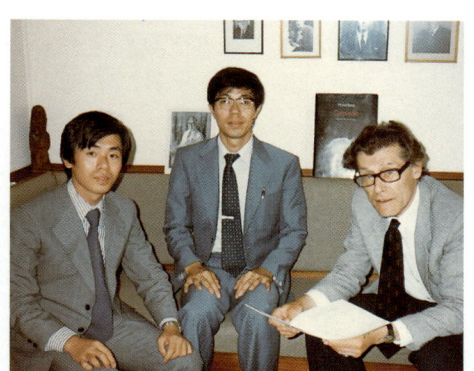
初めての国際学会の途中、平嶋先生の恩師にあたるLajtha教授を訪問（1982年）
日本の古典文学に関する造詣の深さに感服。

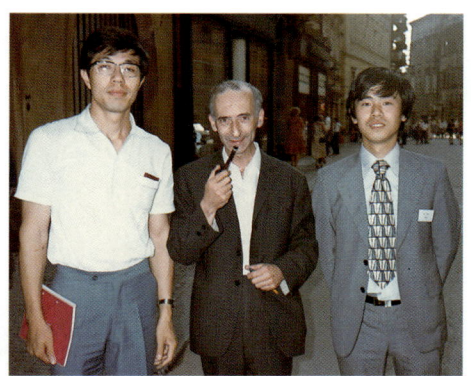
プラハでの国際幹細胞シンポジウム（1982年）
CFU-Fの報告者であるロシアのFriedenstein教授と道端でばったり会った。

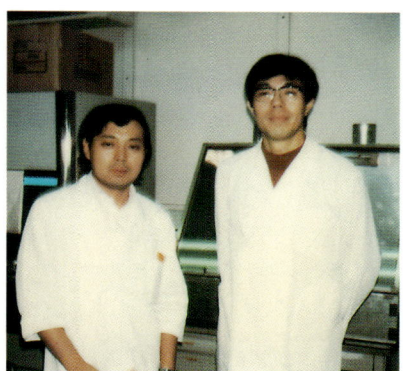
放医研の研究室にて（1980年）
1年後輩の室橋郁生先生が放医研に赴任してきた。

NFSAから長田重一先生（現大阪大学医学部教授）がマウスのG-CSF遺伝子をクローニングされた。

平嶋先生の埼玉医大へ。造血因子が臨床応用される過程をつぶさに体験

　放医研での5年半の年月はあっと言う間に過ぎていった。昭和59年（1984年）に、平嶋先生が埼玉医科大学第一内科の主任教授として転出され、私も翌年、平嶋先生の下に移ることができた。この間、私は科学技術庁の原子力留学生として、加藤淳先生（現順天堂大学血液内科講師）のお世話でEsther F. Hays先生（元UCLA副学長）の研究室へ留学することができた。期間は3か月という短いものであったが、多くの先生方のおかげで、密度の濃い貴重な体験をすることができた。

　埼玉医科大学では、研究室を一から作ることから始めなければならなかったが、鈴木則之先生（現鈴木内科医院院長）をはじめとする医局の先生方に支えられ、少しずつ実験をする環境が整えられた。また、松田晃先生（現助教授）、川井信孝先生（現助教授）をはじめ、たくさんの新たな仲間が入ってくれた。さらに、心強かったのは、放医研で一緒に研究をした陣内逸郎先生（現埼玉医科大学教授）、室橋郁生先生（現埼玉県立大学教授）が相次いで仲間に加わってくれたことである。

　こうして、平嶋先生率いる埼玉医科大学第一内科の体制が整った。折しも、放医研時代には生化学的手法で純化が行われ、実験にのみ使用できる貴重な試薬であったG-CSFやエリスロポエチン（EPO）などの造血因子が、遺伝子組み換え技術によって大量生産されるようになり、臨床応用が現実のものとなりつつあった。埼玉医科大学に移った当初は、放医研時代に樹立したマウスの骨髄性白血病細胞を用いた実験を中心に行っていたが、しだいに造血因子に関する実験の占める割合が増えていった。

　まず、最初に必要であった実験は、遺伝子組み換えで作られた造血因子がnativeなサンプルから精製された造血因子と同等の生物活性を示すかどうかの検討であった。その後、健常人に由来する造血細胞に対する作用、患者サンプルに対する作用というように実験は進み、最終的に患者さんに実際に投与してその効果をみるという段階になった。

　初期には作業仮説とも思われた造血因子が現実の物質として目の前に現れ、それが病気の治療に有効に使われ、エビデンスに基づくガイドラインが作られるまでに成熟を遂げるという一連の過程を、平嶋先生のもとで実際に体験できたことは大変な幸運であったと思う。

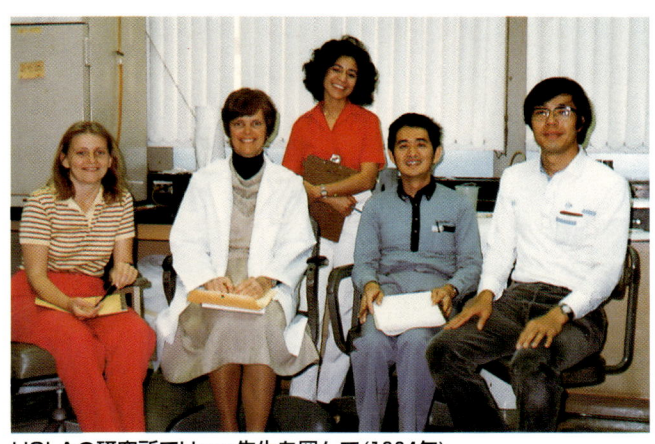
UCLAの研究所でHays先生を囲んで（1984年）

私と血液学の仲間たち

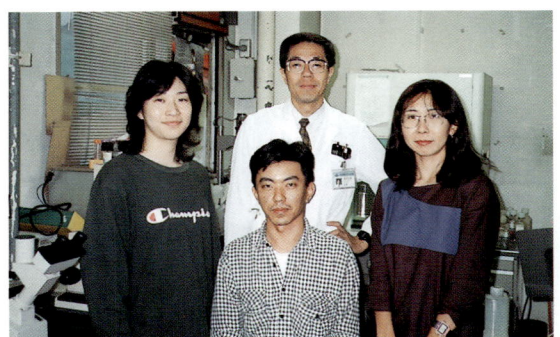
実験助手だった吉田悟君の退職を惜しんで(1997年)

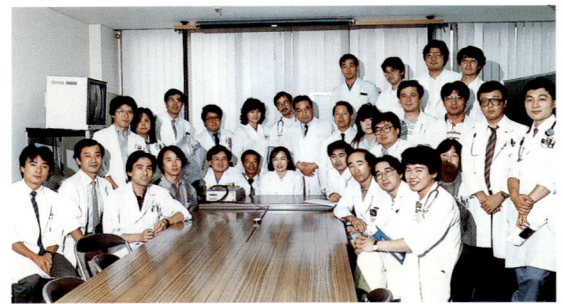
埼玉医科大学第一内科の医局秘書だった羽石さんの退職に際して(1986年)

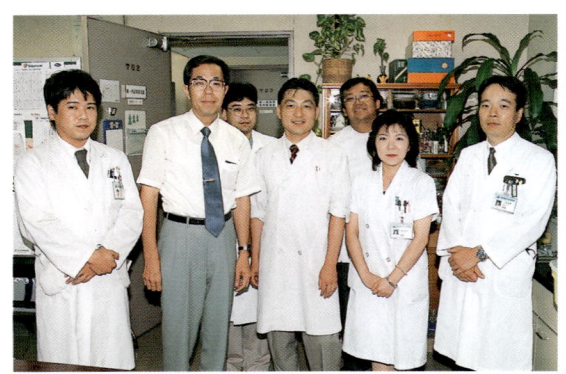
楠本修也講師の退職を惜しんで(2000年)

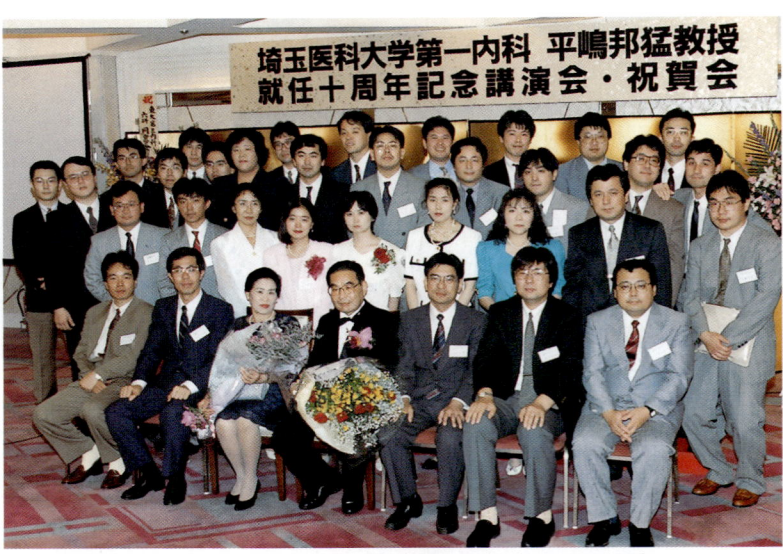
平嶋邦猛教授の埼玉医科大学第一内科開講十周年記念パーティ(1993年)

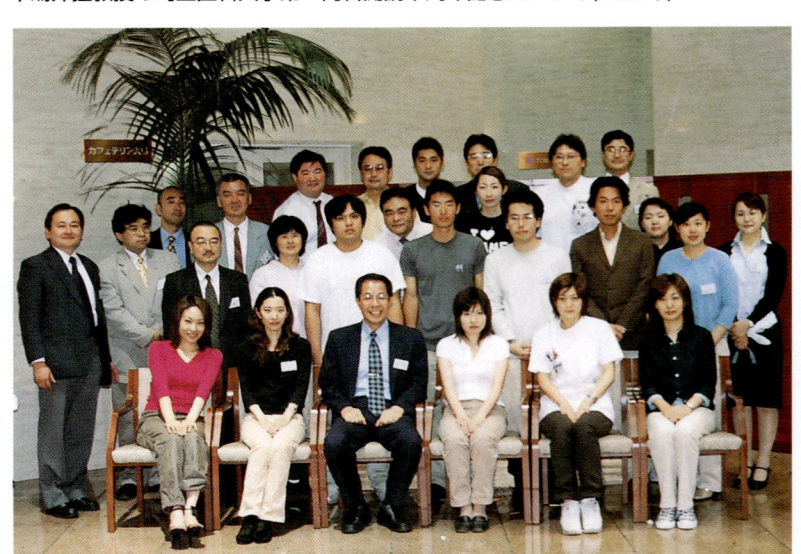
医師国家試験合格率100%(新卒)を達成して意気盛んな新入研修医を迎えて(2003年)

「病気の治療のために造血因子をヒトに投与する」のを目標に研究を行うことに、他分野の医師からなかなか共感が得られなかった20数年前のことが本当に夢のようである。

医療・医学環境が激変する中、脈々と続く研究を育てていきたい

平嶋先生は、平成8年(1996年)の第38回日本臨床血液学会の会長を務められた後、第一内科教授を定年退官され、平成9年4月から私がその後を引き継ぐことになった。教授になってみると、教室だけでなく病院や大学全体に関係する管理的な仕事が山のように増え、自分自身で実験をしたり、データを集めたりすることが非常に困難になってきた。私自身、自分で手を動かさないとアイデアが浮かんでこないタイプの人間なので、今の状況は研究面では困った状況である。

一方、医療制度や卒前・卒後の医学教育の大改革をはじめとして医療や医学を取りまく環境は激変しており、本来なら自由に実験や研究をすべき若い世代の人たちまでが、それらの仕事で忙殺されているのをみると大変気の毒に思う。

しかし、そういった中でも、平嶋先生時代からの教室の研究は脈々と続いている。先の見えない混沌とした時代であるが、これらの研究を大切に育てていくのが当面の私の役目であると思っている。

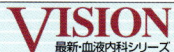

診療に、教育に、研究に真摯に取り組む

別所正美
埼玉医科大学血液内科教授

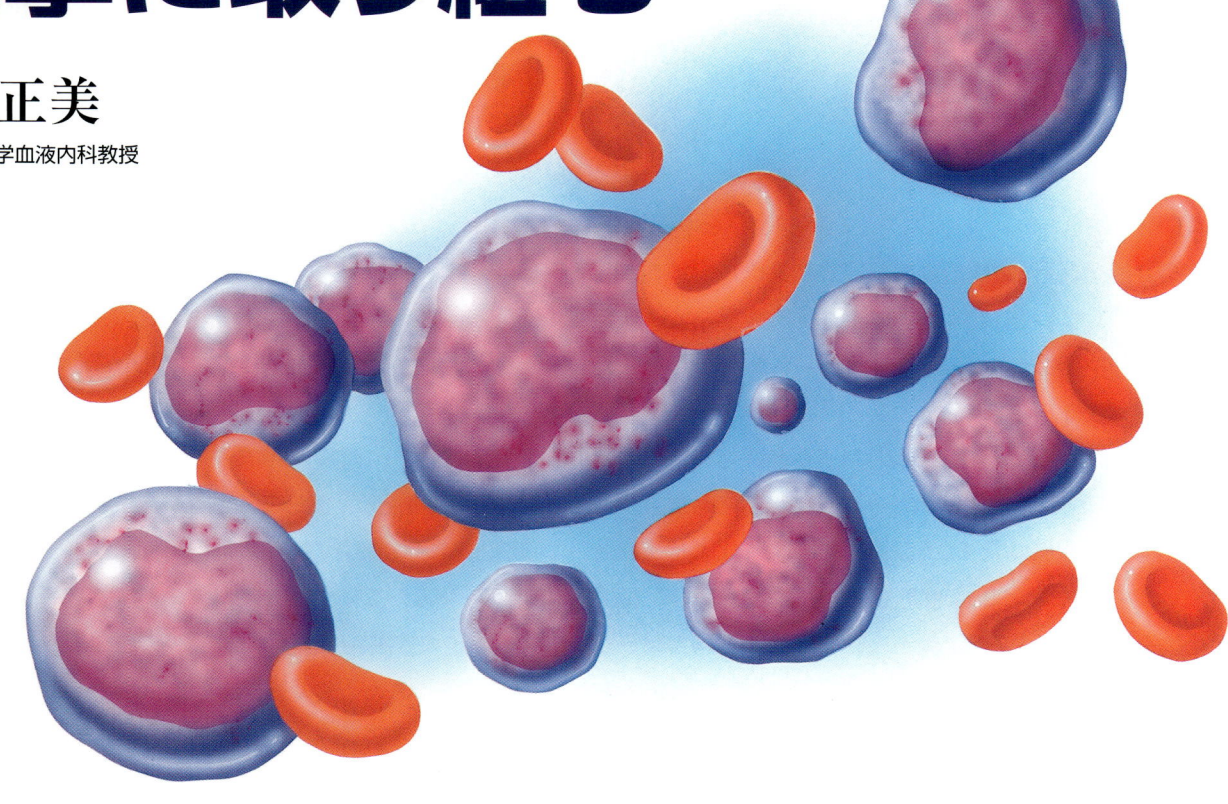

代表的な5つの研究グループを紹介したい

当科は、クラス100の造血幹細胞移植用無菌病床2、クラス10,000の準無菌病床10、ベッドアイソレーター18台を有する一般病床46からなる、総病床数58の血液疾患専門の診療科で、平成14年度の平均在院日数35.8日、ベッド稼働率98.2%という数字が示すようにスタッフは血液疾患患者の診療に毎日精力的に取り組んでいる。また、医学部学生や研修医の教育にも多くの時間を必要としている。

このような状況の中にあっても、平嶋先生の時代から続いているサイトカインと白血病細胞の増殖・分化・アポトーシスに関する研究、再生不良性貧血や骨髄異形成症候群の診断と治療に関する研究などが行われている。以下にその代表的な5つの研究グループを紹介したい。

サイトカイン研究グループ

最初に紹介したいのは室橋郁生先生を中心としたサイトカイン研究グループである。室橋先生は、昭和53年（1978年）東京医科歯科大学卒で、私より1年後輩にあたる。現在は埼玉県立大学教授として活躍されているが、私とは医科歯科大学、横浜赤十字病院、放医研、そして埼玉医科大学と最も長い期間おつきあいをいただいている。

室橋先生は、放医研時代には平嶋邦猛先生、医科歯科大学時代には奈良信雄先生、またカナダ留学時代にはHoang先生の指導のもとに白血病コロニーの研究をされていた。埼玉医科大学に赴任後も、*in vitro*の白血病コロニー形成法を用いて白血病性幹細胞の増殖と分化におよぼす各種のサイトカインの影響について研究を続け、遠藤一博先生（開業）、吉田勝彦先生（現講師）、高橋隆先生（保健所勤務）の研究も指導された。

私と血液学の仲間たち

　また、診療面では、悪性リンパ腫、多発性骨髄腫などのリンパ系腫瘍の診療責任者として医局をリードしていただいた。現在も埼玉医科大学の非常勤講師として、診療と研究の面で我々をご指導くださっている。

再生不良性貧血・骨髄異形成症候群の研究グループ

　次に紹介したいのは、松田晃先生（現助教授）を中心とした再生不良性貧血・骨髄異形成症候群の研究グループである。松田先生は昭和59年（1984年）の埼玉医科大学卒で、研修医として第一内科にローテートしてきた時に私がオーベンだったという間柄である。

　松田先生は、私の知るところでは埼玉医科大学で現在の制度に変更後の内科専門医試験に合格した第1号で、血液学だけでなく、内科全般に精通した臨床医である。はじめは、白血病とG-CSFの関係について実験をしていたが、その後、陣内先生の指導で形態学的視点から骨髄異形成症候群を細分類し、予後因子を抽出するという臨床的な研究を続けている。この研究は現在、長崎大学とデュッセルドルフグループとの共同研究に発展している。

　診療面では、再生不良性貧血、骨髄異形成症候群、その他の貧血性疾患の診療責任者として、また学生教育の責任者として活躍されている。

細胞遺伝学に基づいた病態研究グループ

　第3のグループは、矢ヶ崎史治先生（現講師）を中心とした細胞遺伝学に基づいた病態研究グループである。矢ヶ崎先生は、平成2年（1990年）の山梨医大卒で、武蔵野赤十字病院で臨床研修を修了した後、平成5年（1993年）に埼玉医科大学に赴任された。

　矢ヶ崎先生は何事もオリジナルにまで遡って自ら納得できるまで徹底的に問題点を絞り込んだうえで、独創的な思考を組み立てることができるという特異な才能を有しており、臨床にも研究にも鋭い切れ味をみせている。矢ヶ崎先生の下には、彼を慕う大学院生が2人ついて指導を受けている。

　診療の面では、白血病を担当しており、JALSGの連絡委

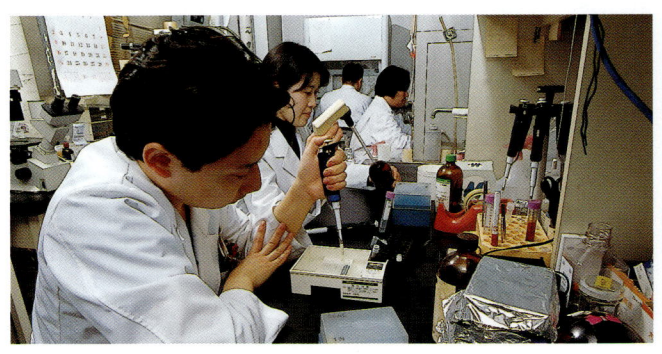

員をしている。

遺伝子治療グループ

　第4のグループは鈴木利哉先生（現小川赤十字病院内科副部長）を中心とした遺伝子治療グループである。鈴木先生は、昭和58年（1983年）東京医科歯科大学卒で、同大学で臨床経験を積んだ後に、埼玉医科大学第一内科を経て村松正實先生（現埼玉医科大学ゲノム医学研究センター所長）のもとで生化学を学んだ。その後、米国ピッツバーグ大学に留学して遺伝子治療を研究し、再び当科に復帰した。

　現在は、当科の唯一の関連病院である小川赤十字病院で内科副部長として活躍するかたわら、本学の非常勤講師として後進の指導にあたっている。

骨髄移植グループ

　最後に紹介したいのは川井信孝先生（現助教授）の骨髄移植グループである。川井先生は昭和60年（1985年）の埼玉医科大学卒で、私が埼玉医科大学に赴任した年の大学院生である。この年には川井先生のほか、伊東克郎先生（現小川赤十字病院内科副部長）、白松文彦先生（現札幌医科大学助手）の3人が大学院生として入局してきた。

　川井先生は、マウス骨髄性白血病細胞株を樹立する仕事で学位を取得したが、その後、国立国際医療センター、東大医科研病院に国内留学し、骨髄移植について学び、平成6年（1994年）1月に当科での骨髄移植の第1例を成功させた。

　その後、現在まで当科の骨髄移植チームのリーダーとして活躍している。

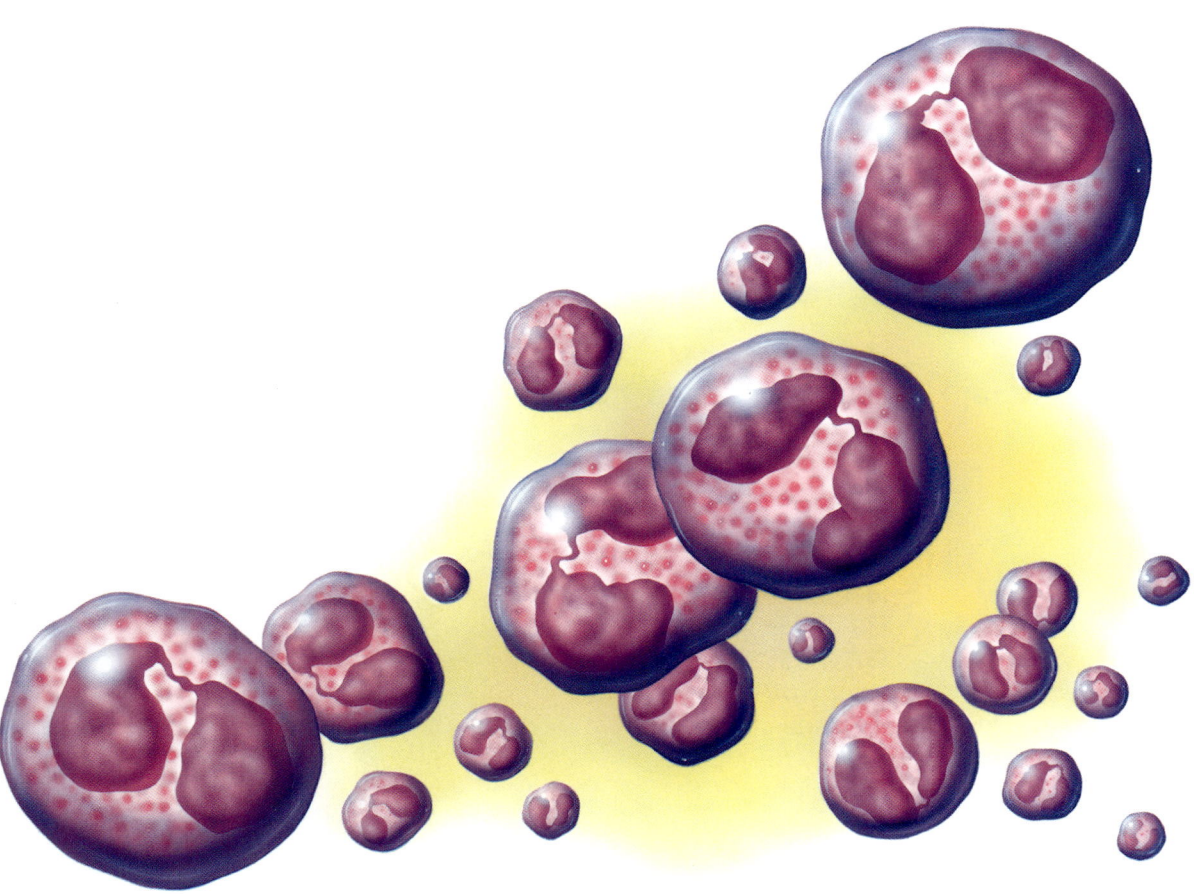

(2004年1月20日刊行)

profile

田村和夫［プロフィール］

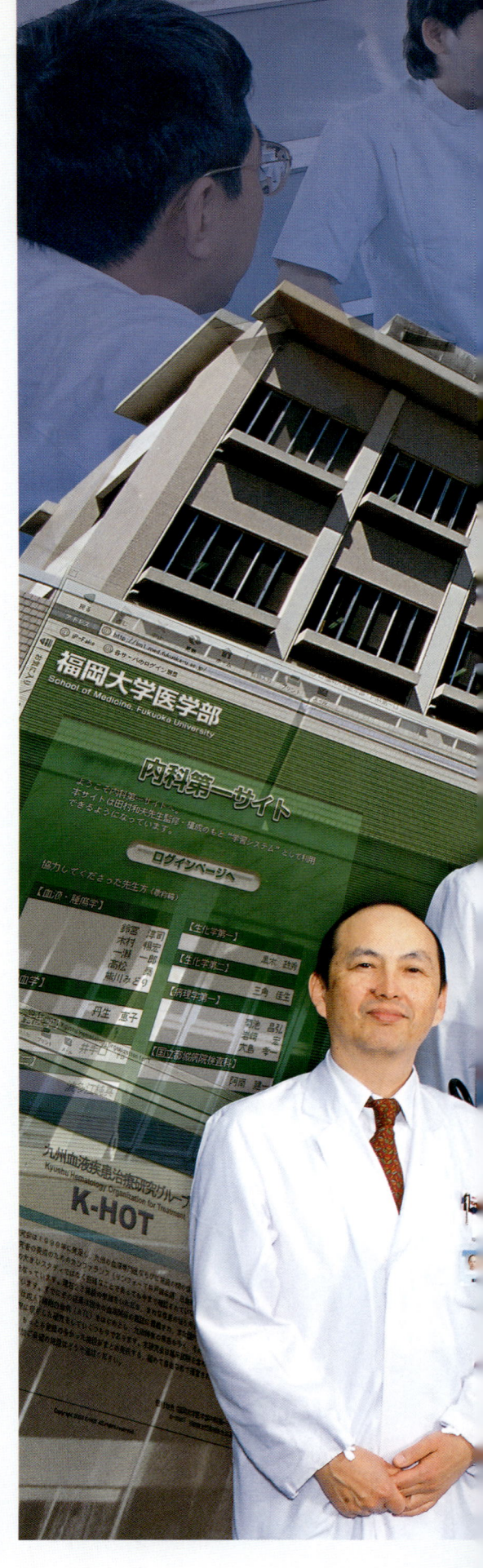

昭和24年6月6日生まれ、愛媛県出身
昭和49年 3月　九州大学医学部卒業
昭和49年 6月　九州大学第一内科研修
昭和50年 7月　マウントサイナイ病院系エルムハースト総合病院
　　　　　　　（ニューヨーク市）内科インターン、レジデント
　　　　　　　（チーフレジデント：昭和52年10月－12月）
昭和53年 7月　ロズウェルパーク記念研究所（バッファロー市）
　　　　　　　腫瘍内科学フェローシップ
　　　　　　　ニューヨーク州立バッファロー大学医学部助手
昭和55年 8月　県立宮崎病院内科副医長
昭和56年 4月　宮崎医科大学第二内科助手
昭和57年 1月　県立宮崎病院内科医長
昭和58年　　　ハワイ大学客員講師
平成 6年 1月　宮崎医科大学臨時講師（血液学）
平成 6年 4月　県立宮崎病院内科部長兼医長
　　　　　　　宮崎医科大学臨時講師（血液学、臨床腫瘍学）
平成 9年10月　福岡大学医学部内科学第一教授
　　　　　　　福岡大学病院第一内科診療部長（～平成12年3月）
　　　　　　　宮崎医科大学臨時講師（血液学）（～平成11年3月）
平成12年 4月　福岡大学病院血液・糖尿病科診療部長
平成13年12月　福岡大学病院副病院長（～平成17年11月）
平成18年12月　福岡大学学務委員長（～平成19年11月）
平成19年12月　福岡大学医学研究科長
平成19年 4月　福岡大学病院腫瘍・血液・感染症内科診療部長
　　　　　　　福岡大学医学部腫瘍・感染症・内分泌内科教授

【所属学会】
日本内分泌学会　　　　　　　日本乳癌学会評議員
日本臨床血液学会評議員・幹事　日本リンパ網内系学会評議員・理事
日本癌学会　　　　　　　　　日本化学療法学会
日本癌治療学会国際委員　　　　日本臨床腫瘍学会評議員・理事
日本血液学会　　　　　　　　日本肺癌学会
日本内科学会評議員　　　　　　日本移植学会
日本臨床内科学会　　　　　　　日本医学教育学会
日本胸部疾患学会　　　　　　　日本造血幹細胞学会
日本輸血学会九州支部会評議員　日本呼吸器学会
日本感染症学会　　　　　　　　日本糖尿病学会
American Society of Clinical Oncology (ASCO)
American Association for Cancer Research (AACR)
European Society of Medical Oncology (ESMO)
International Gynecologic Cancer Society (IGCS)

【受賞】
臨床研究優秀賞、"Thyroid abnormalities associated with treatment of malignant lymphoma"、ロズウェルパーク記念研究所、1978年
宮崎県職員知事賞、県立宮崎病院骨髄移植推進プロジェクトチーム、1990年
宮崎県医師会賞、「当院における骨髄移植」、1991年
第28回宮崎日日新聞賞・科学賞、県立宮崎病院骨髄移植推進プロジェクトチーム、1992年

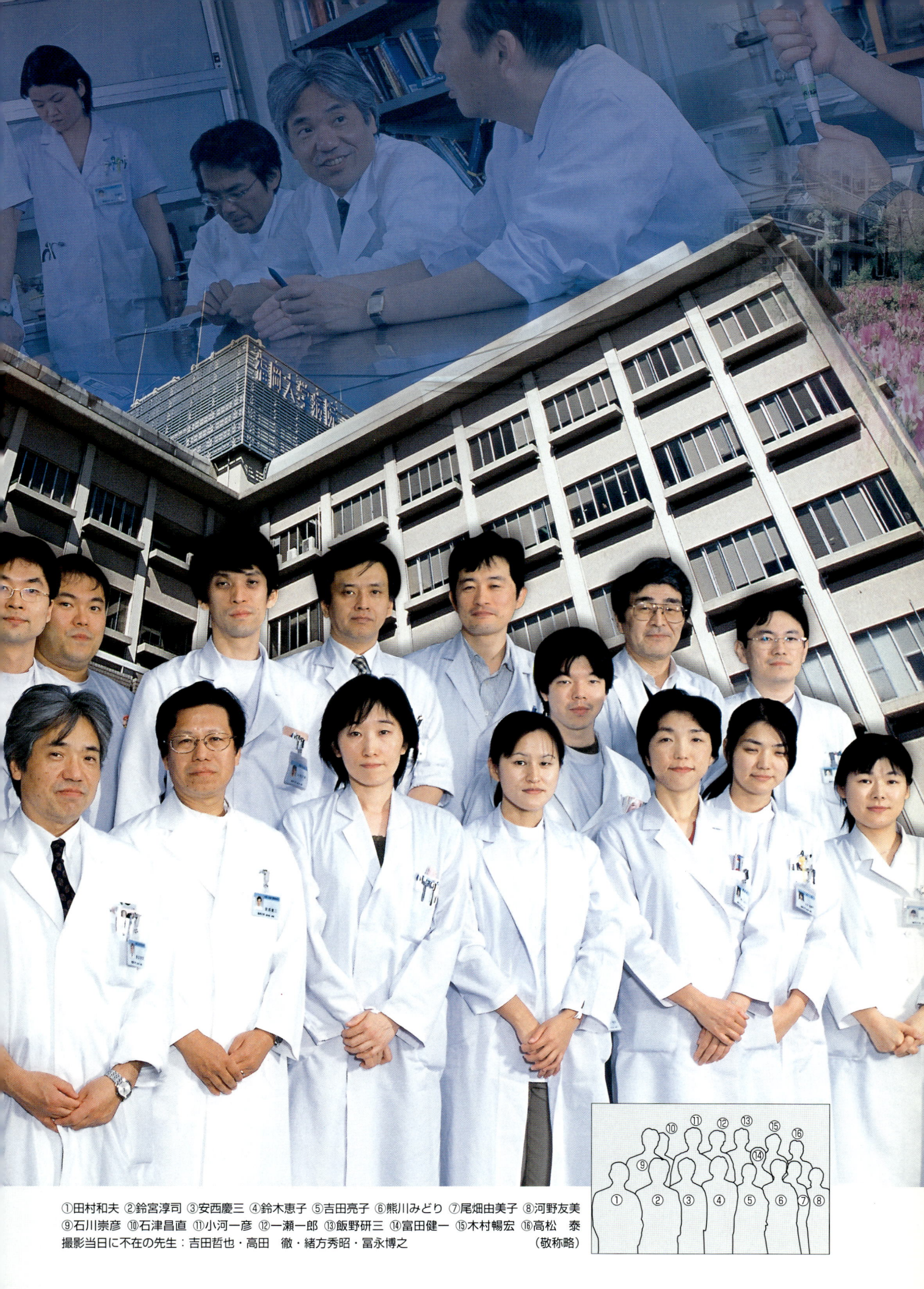

①田村和夫 ②鈴宮淳司 ③安西慶三 ④鈴木恵子 ⑤吉田亮子 ⑥熊川みどり ⑦尾畑由美子 ⑧河野友美
⑨石川崇彦 ⑩石津昌直 ⑪小河一彦 ⑫一瀬一郎 ⑬飯野研三 ⑭富田健一 ⑮木村暢宏 ⑯高松　泰
撮影当日に不在の先生：吉田哲也・高田　徹・緒方秀昭・冨永博之　　　　　　　　（敬称略）

私と血液学の仲間たち

臨床医学の重要性とEBM。
成人T細胞白血病との出会い

田村和夫
福岡大学医学部内科学第一　教授・同病院副病院長

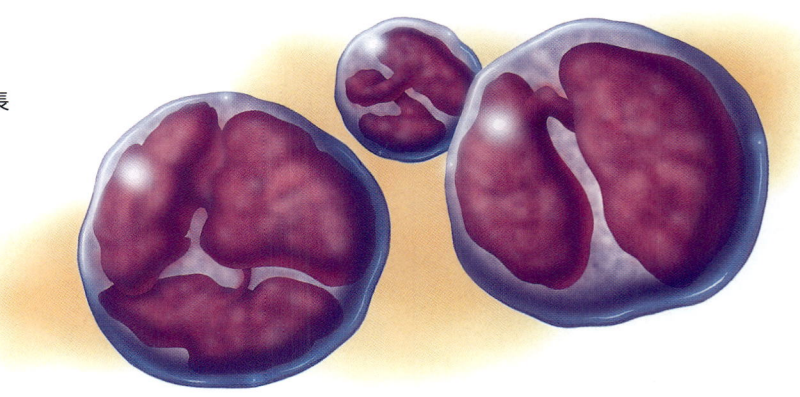

ECFMGにパス、米国留学へ。
研修時代、科学としての臨床医学を修得

　顕微鏡を使って、簡単に自分の目でみることのできる血液細胞に魅せられていた学生5年の時、当時九州大学第三内科講師の小鶴三男先生（九州がんセンター血液内科前部長）の所に当直の日に押しかけて、末梢血液や骨髄のスメアをみせていただいた。

　また小児科には、MDアンダーソン癌研究所から帰られたばかりの若くて元気のよい藤本孟男先生（愛知医科大学名誉教授）がおられ、小児白血病は治るんだと血気盛んに病棟を走り回る姿をみて、白血病を中心とする血液疾患を勉強したいと思うようになった。

　当時、米国で内科トレーニングを受けた臨床医が3人九大に帰ってこられ、その臨床力に目を見張った。私も米国で臨床修練をしようと一念発起し、6年生の夏に米国留学のための試験（ECFMG）を受けることにした。

　その当時、図書館で借りられる東大・呉教授の編集した古い内科書を何度も読み、受験に備えたことを記憶している。おかげで無事パスし、九大で1年間内科研修をしたのち1975年、ニューヨーク市のマウントサイナイ医科大学系列エルムハースト総合病院でインターン・レジデントとして内科研修に従事し、チーフレジデントまでして終了した。

　この研修時代で得たことは、患者が訴えるものや身体診察から病態生理を考え、鑑別診断をし、検査・治療方針を立てる科学としての臨床医学を学んだことである。3日に1回の当直、3週に1回は土曜の朝から月曜の夕方まで56時間ほとんど一睡もできない当・日直をこなしながら、チーフレジデントやattending physician（マウントサイナイ大学医学部臨床教授・助教授）とのディスカッションはきつかったが、勉強になった。Federal License Examination（FLEX）を2年目に、米国内科専門医試験をレジデントが終わった年に受け、無事パスした。

RPMIで嶋岡教授と出会い
内科腫瘍学、臨床研究の重要性を学ぶ

　そのあと、内科腫瘍学のフェローシップのためバッファロー市にあるロズウェルパーク記念研究所（RPMI）に行き、medical oncologyの臨床を学ぶかたわら、恩師である故嶋岡勝太郎教授に出会い、臨床研究の重要性とその実践を学んだ。彼はEastern Cooperative Oncology Group（ECOG）のメンバーで、甲状腺癌治療のstudy chairmanをしていたmedical oncologistであり、悪性リンパ腫・白血病にも造詣が深かった。

　嶋岡教授が甲状腺疾患を多くみていた関係で、放射線照射を受けた悪性リンパ腫患者の甲状腺異常を検討し、照射を受けたヒトに抗甲状腺抗体陽性率が高く、TSH上昇（機能低下）例が多いことを見出し、一方化学療法と照射を併用した例ではそういった傾向がないことを報告した。臓器特異的自己免疫

疾患が放射線照射や抗腫瘍剤で惹起、あるいは抑制される可能性を示唆し、私の目をリンパ球の表面形質や機能に向けさせるきっかけとなった。

幸い、RPMI細胞センターには免疫の基礎的研究をしていた蓑和田潤先生がおられ、また高校の先輩でもある佐川公矯先生が同時期に留学されていた。まだそのころは1970年代の後半であり、E・EACロゼット、細胞表面グロブリン、リンパ球混合試験やPHAによる刺激試験ができる程度で、モノクローナル抗体はできていなかった。上記私が報告した甲状腺異常のメカニズムの仮説としてヘルパー・サプレッサーリンパ球のバランスが治療によって変化すると考え、それを解明するための実験を検討していた段階で、渡米してすでに5年を経過しようとしていた。

すなわち内科、内科腫瘍学のトレーニングが終了し、米国に永住するかどうかを決定しなければならない時期を迎えた。子供の教育（その当時、景気にかげりがみられ米国の教育現場は荒れていた）や臨床医または研究者として米国で仕事を一生していくことを考えると経済的に景気のよい、なによりも安全な日本に帰るほうがよいと結論した。

その他、RPMIで行った仕事では、AML（M6）の治療成績、小児期低容量照射を受けたヒトの甲状腺・副甲状腺の異常と治療、症例報告2編は日本に帰ってからまとめ、報告した。

宮崎時代──成人T細胞白血病、リンパ腫との出会い

日本に帰って1か月半は東京や地方の癌センターでの仕事の口を探したが、腫瘍内科医の認識がまだ少なかった。7月に帰国という時期的なものもあったと思うが、就職は決まらなかった。その時の九大第一内科の医局長が、ちょうど私が卒後入局した時の野球監督でお世話になった柏木征三郎先生（九大医学部名誉教授、現福岡血液センター所長）で、「県立宮崎病院にひとつ席が空いているから行ってみないか」といわれた。これがきっかけで宮崎に行くことになった。雨の多い大変蒸し暑い宮崎の地に1980年8月、足を踏み入れた。

米国医療とのギャップに驚きながらも白血病・リンパ腫、癌患者のケアを中心に診療を開始した。宮崎の人々は中央から

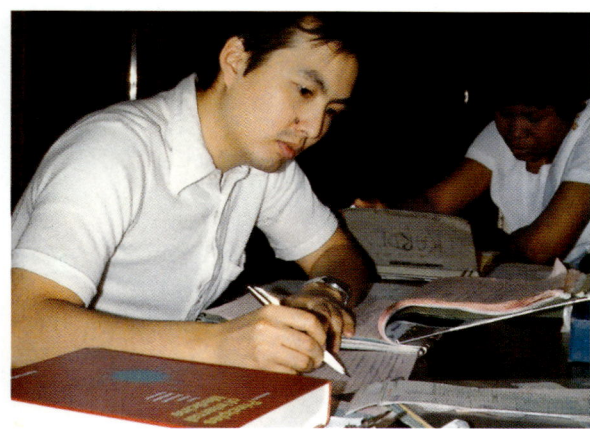
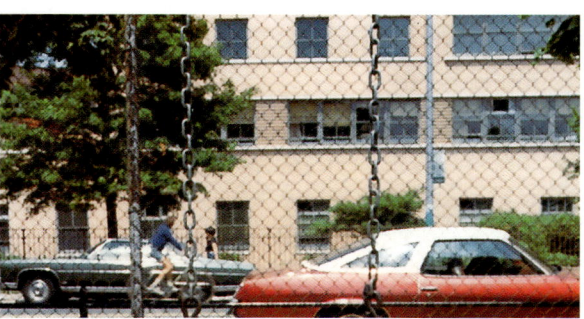

1977年、マウントサイナイ医科大学系列エルムハースト総合病院にて
写真上は内科レジデントとして病棟勤務、カルテを書いているところである。ハリソンの内科書を横に置いているところがタイミングがよい。

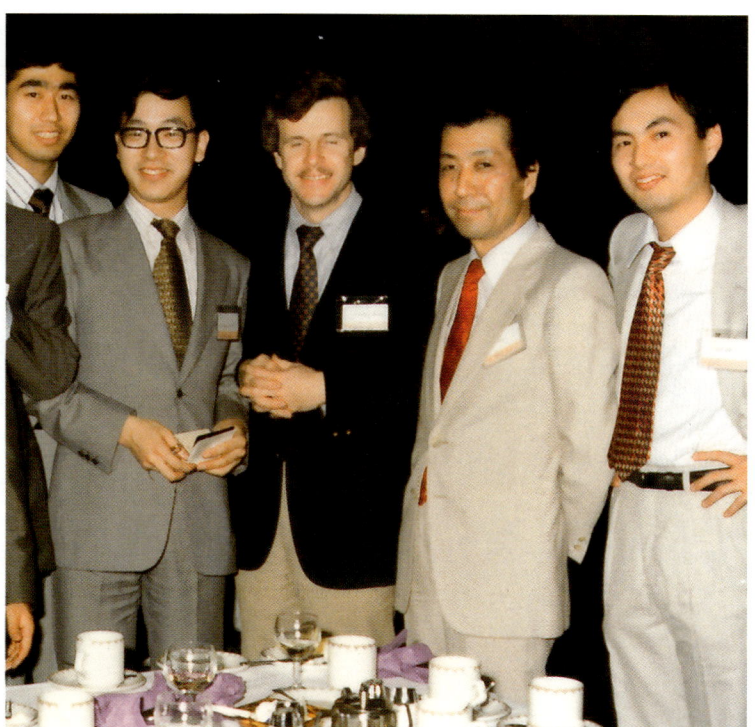

1980年、国際甲状腺学会（シドニー市）にて
悪性リンパ腫患者における放射線照射と甲状腺の関係について発表。向かって右端が私、右から2人目が恩師である故嶋岡勝太郎教授。3人目がバッファロー総合病院内分泌科部長兼大学医学部・スポールディング教授。

私と血液学の仲間たち

離れていることもあって素直で、最初は戸惑っていたスタッフもしだいに新しい悪性疾患の診断と治療法、その考え方と実践についてきてくれた。

帰国した年の12月、少し慣れてきたころである。40歳代の女性で、私が米国で経験したことのない、非常に異形性の強いリンパ球系細胞が末梢血に急速に増加し、治療開始後まもなく肺が真っ白になり死亡した例を経験した。年末休暇に入っていたが、ゴルフに行っていた病理の先生に無理を言って解剖をしていただいた。肺は典型的なカリニ肺炎で、白血病細胞があらゆる臓器に浸潤していた。

日本、特に九州地方ではT細胞性の変わったリンパ系腫瘍があると耳にはしていた。まさに、この女性は私が経験した最初のATLの例であった。その後、これはHTLV-1が原因ウイルスであることがわかり、その伝播様式、発症予防、診断法の確立へと急速な発展を遂げた。詳細な発症メカニズムの解明に向けて、現在も研究が進んでいる。

私は宮崎地方のATL33例をまとめ、その特徴を報告し、現在当科の助教授をしている鈴宮と病理的な側面から悪性リンパ腫全体を検討した。宮崎地方のリンパ腫発生率は全国の2倍あり、その原因は高いATLの発生率であり、それを除くとほぼ全国レベルになることを報告した。

RPMIから久留米大学の免疫学教室にこられた佐川先生と、宮崎医科大学勤務時代(1981年4月〜12月)にご指導いただいた大滝幸哉教授、その下で仕事をしていた荒武八起技師とはリンパ系腫瘍を中心に細胞表面形質を検討した。ATLはCD4陽性、CD8陰性でヘルパーの表面形質を持つが、機能的には抑制性に働く可能性があること、ATLの一部に両者とも陽性を示す例があり予後が悪いこと、またその形質が経過中に変化することがあることなど、ATLの多様性について一連の報告をした。

ATLやHTLV-1の感染予防、治療に取り組む。思いがけず、福岡大学一内へ。

1982年、県立宮崎病院に再度異動になったころから病理医、血液内科医、血液検査技師による血液細胞を検鏡する勉強会、血液センターの所長、技師、看護師の方たちと輸血の勉強会を始め、血液形態学、輸血医療を勉強する中でATLやHTLV-1の感染予防に取り組み始めた。血液製剤の抗HTLV-1抗体スクリーニングは他に先駆けて開始し、産婦人科医の協力を得て妊婦検診時の抗体検査と陽性褥婦に対する断乳の勧めを早期より実施した。

治療面ではT細胞系リンパ腫の臨床面での研究、特に治療面で強力な化学療法、全身放射線照射、血液体外照射、インターフェロン(IFN)療法、骨髄移植と発展させていった。残念ながらいまだに治癒した例を経験していない。この間IFN、抗癌剤、G-CSFをはじめとする支持療法剤の第1相から3相までの開発治験を、多数例登録して実施してきた。また、ATLによく合併する高カルシウム血症はPTHrPが関与していること、免疫不全に伴う日和見感染としてのCMV感染症の研究を宮崎医科大学第三内科・片上講師、微生物学教室の栄鶴助教授と共同研究で行った。

県立病院の内科に所属したので血液・腫瘍学に特化することは難しく、また保険審査、県や医師会の仕事をこなす必要もあり、閉塞感を覚え少し転身を考えていたころ、普通、大学案内など送ってきたことのない県立病院に、福岡大学医学部内科学第一講座の教授選の応募要綱が届いていた。若い人を育てたいという元来からの希望がかなうと考え、当て馬でもよいから出してみようということで応募した結果が、現在の状況である。

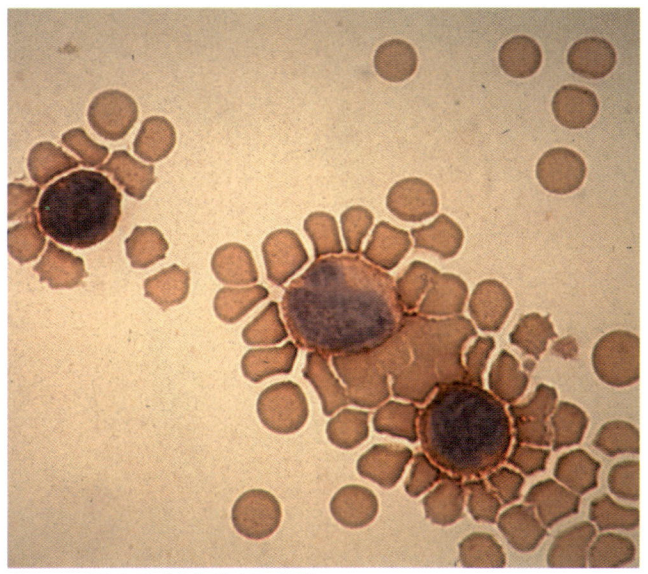

CD4・CD8ダブル陽性ATL細胞
OKT4で感作した赤血球でEロゼットが形成され、OKT8抗体で免疫染色したところ、細胞膜がリング状に茶色に染色される。

臨床・研究面の土台が完成。
多施設共同研究の時代へ

田村和夫
福岡大学医学部内科学第一 教授・同病院副病院長

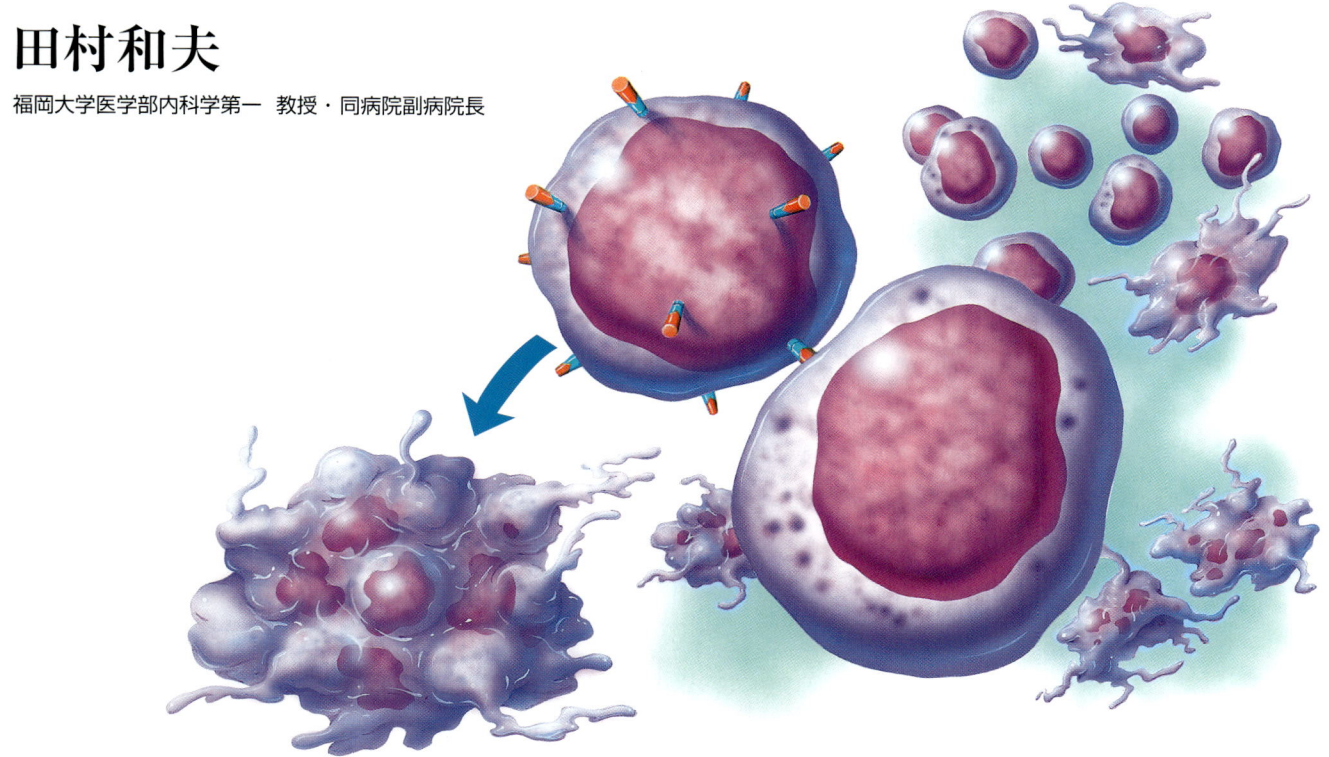

▍多くの医員、研修医、コメディカルに支えられて歩んできた

日本に帰ってきて以来、福岡大学に来るまで県立の一般病院で一般内科をしながら、血液・腫瘍の患者を診療してきた。化学療法、放射線照射、骨髄移植などを実施するにあたっては、初期のころは研修医と2人で、1990年代に入ってからは血液・腫瘍専門を目指すスタッフと一緒に看護師たちの協力を得て、常時50例以上の入院患者をケアしていた。その中で、興味ある症例のまとめと、共同研究で検体の提供と結果についてのディスカッションを行ってきた。多くの研修医、同僚、コメディカルに支えられてここまで来た。

福岡大学に来たときは、当教室は消化器病学、糖尿病・内分泌学、血液学を担当する総勢20名近いスタッフで構成され、医員、研修医、研究生も多く、全体を統括することに時間をとられた。ただ、前任の教授が肝臓を専門としていたこともあり、血液・腫瘍の症例は少なく、血液研究室の規模としては限られたものであった。

■木村暢宏講師、長野光之・吉田哲也研究生

研究面では、木村暢宏講師がT細胞抗原受容体（TCR）の詳細な検討を行っていて、CD7陽性リンパ系腫瘍が経過中に骨髄系にも分化することを見出し、研究生の長野光之や吉田哲也とともに stem cell leukemia の概念を提唱した。また、同じ技術を利用し遺伝性リンパ組織球症、原因不明の白血球減少症、C型肝炎などの病態解明に共同研究を行っている。

■一瀬一郎助手

その後、一瀬一郎助手が入局し、腫瘍患者の診療を手伝ってくれるようになり、研究面ではc-myc増幅のあるび漫性大細胞性リンパ腫細胞株を用いて、c-mycの構造、機能解析の研究をしている。

私と血液学の仲間たち

■鈴宮淳司講師（現助教授）

さらに、先述の鈴宮淳司講師（現助教授）が病理学教室から当科に異動し、悪性リンパ腫の臨床像を詳細に検討するとともに、発生母地・細胞起源の同定・病態解析のために免疫染色、フローサイトメーターによる細胞表面形質、染色体とその産物、免疫グロブリン・TCR遺伝子、Epstein-Barrウイルス（EBウイルス）などの検討を行っている。アジアに多い鼻型NK細胞リンパ腫の臨床像を明らかにし、「Blood」に報告している。

その後も、当病理学教室・大島孝一助教授や愛知県がんセンター分子病理部・中村栄男部長ら日本の若手の病理学者と共同で、またアジアの病理学者と交流をしながら全国・アジアレベルで多数例のリンパ系腫瘍を詳細に検討し、heterogeneousなリンパ系腫瘍をより明確に分類、さらに新しい疾患概念の提唱・確立を目指して努力している。

■熊川みどり助手（現輸血部）・神田基信

そういった研究の一環として、現輸血部・熊川みどり助手による脾臓原発リンパ腫、神田基信による胃MALTリンパ腫、血管内大細胞リンパ腫の臨床病理学的検討の報告がなされた。

■高松 泰助手

その後、高松泰助手が、末梢血幹細胞移植を世界に先駆けて実施した豪州アデレード、ハンセン医療センター留学から帰国し、白血病の治療、特に同種・自己造血幹細胞移植を定期的に実施するようになった。研究面では、骨髄幹細胞の末梢への動員のメカニズムを研究。それに付随した形で豪州では、G-CSFの骨に対する影響、metalloproteinaseの動きをみるため動物実験を行い、興味ある結果を出している。

■石塚賢治

また、ATL細胞株に対する亜砒酸の影響（アポトーシス）を実験的に研究していた石塚賢治は、実際にその臨床応用を目指して当科に入り、当薬学部・藤原助教授、当病院・緒方憲太郎薬剤師との共同研究で亜砒酸の作成と薬物動態をみるためのモニタリング体制をとったうえでATL、そのほか難治性血液疾患に応用し、検討を加えている。現在は、米国ボストンにあるDana Faber癌研究所で研究を継続している。

■高田 徹講師

血液・腫瘍疾患を診療する中で、感染症は最も多い合併症のひとつである。なかでも好中球減少に伴う発熱（febrile neutropenia, FN）は、しばしば経験するにもかかわらず菌の同定率が低いため、日本ではFNは感染症としていまだに認知されていない。したがって、その対処の仕方についても標準化がなされていなかったが1998年、日本のガイドラインが作成され、徐々にその治療法が普及してきた。

米国ニューヨーク大学医学部感染症科で研究、病棟回診などで臨床感染症をみてきた高田徹が最後に入局し、血液・腫瘍病棟ばかりではなく病院全体の感染症コントロール医として活動しながら、免疫不全、血液・腫瘍患者などに合併する感染症の臨床研究を始めている。また、米国で行っていたピロリ菌の遺伝子レベルでの研究を継続している。

●

以上のように、私が福岡大学に来てからまだ6年で、ほぼゼロからの出発であったが、やっと臨床面でも研究面でも土台ができたところである。

これからは、基礎も臨床も多施設共同で研究する時代である。私どもが事務局として動いている九州血液治療研究グループ（K-HOT）、九州乳癌研究グループ（KBC-SG）、西日本婦人科腫瘍グループ（WJGOG）の活動を円滑にするため、NPOを立ち上げる準備をしているところである。

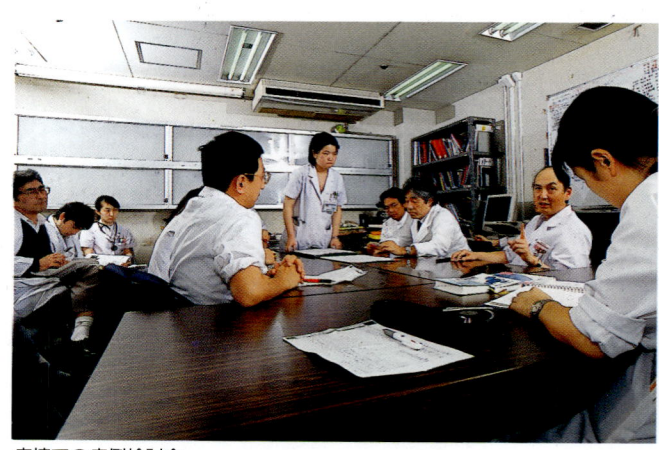

病棟での症例検討会

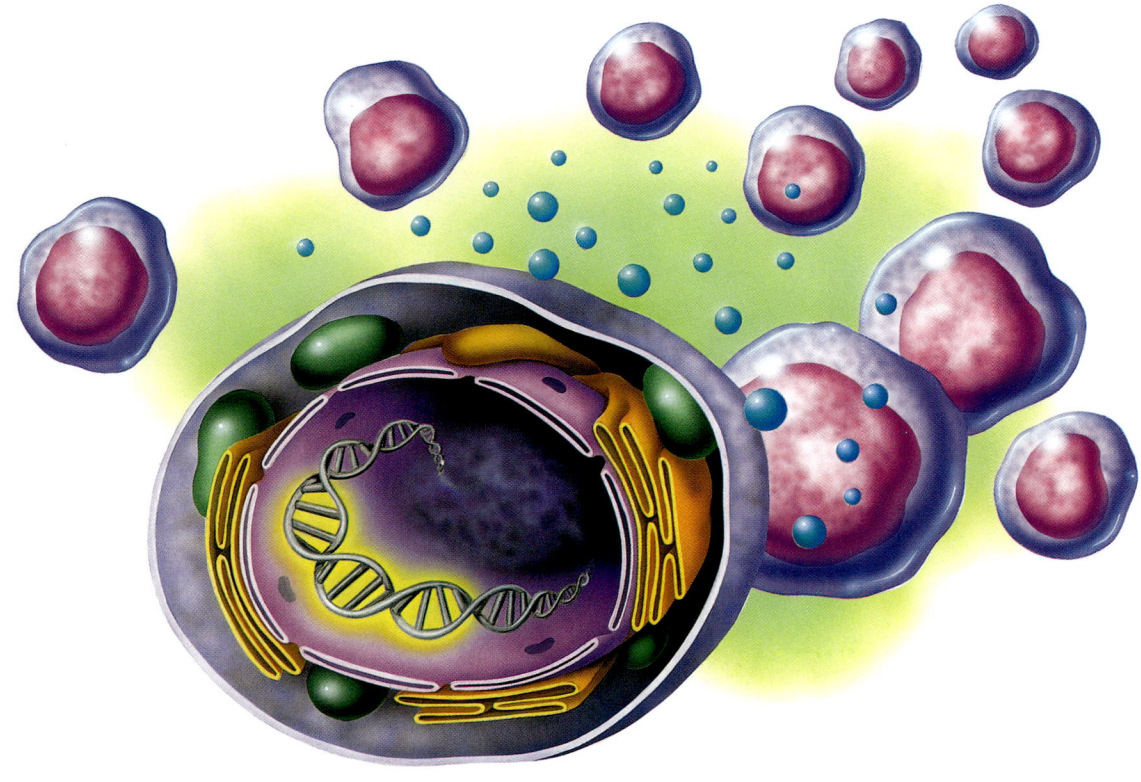

(2004年3月20日刊行)

profile

今村雅寛
[プロフィール]

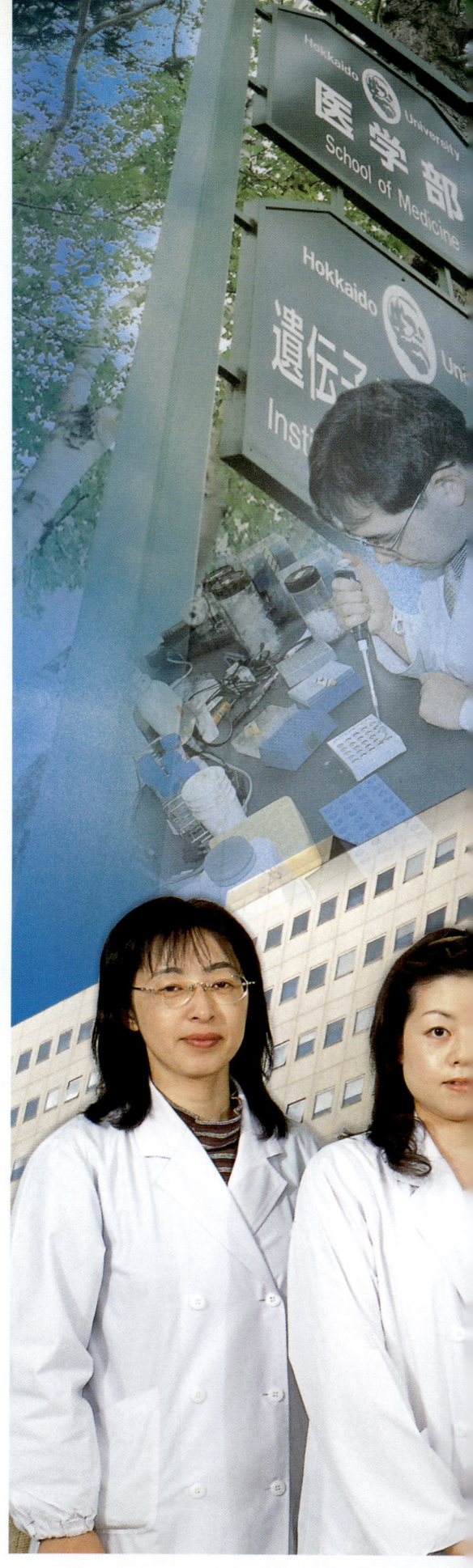

昭和24年1月17日生まれ、北海道出身
昭和48年　9月　北海道大学医学部卒業
昭和48年　4月　北海道大学医学部附属癌研究施設病理部門にて研究に従事
昭和50年　4月　北海道大学医学部附属病院第三内科医員
昭和52年　1月　アメリカ合衆国FDA客員研究員
昭和58年　2月　北海道大学医学部附属病院第三内科助手
平成　5年　6月　北海道大学医学部附属病院第三内科講師
平成　7年　7月　北海道大学医学部内科学第三講座助教授
平成　9年11月　北海道大学医学部加齢制御医学講座教授
平成12年　4月　北海道大学大学院医学研究科癌制御医学講座
　　　　　　　　遺伝子制御医学分野教授
平成15年　4月　北海道大学大学院医学研究科癌診断治療学講座
　　　　　　　　血液内科学分野教授
平成19年　4月　北海道大学大学院医学研究科内科学講座血液内科学分野教授

【所属学会】
日本血液学会理事・代議員
日本造血細胞移植学会理事・評議員（第24回総会会長）
日本リンパ網内系学会評議員
日本輸血・細胞治療学会評議員
日本老年医学会代議員
日本内科学会
日本癌学会
日本癌治療学会
日本臨床腫瘍学会
日本免疫学会
American Society of Hematology
International Society of Hematology
International Society of Experimental Hematology

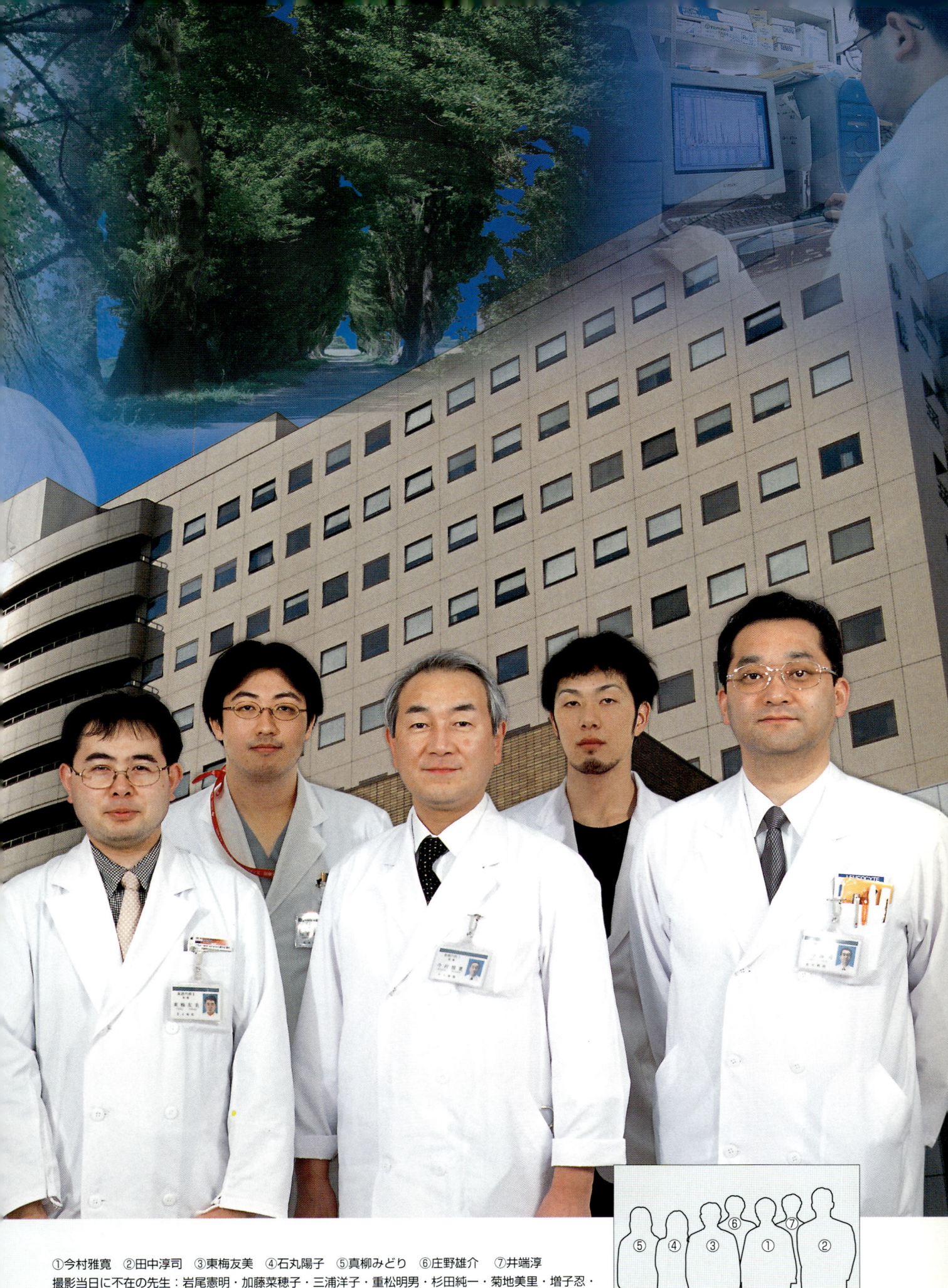

①今村雅寛　②田中淳司　③東梅友美　④石丸陽子　⑤真柳みどり　⑥庄野雄介　⑦井端淳
撮影当日に不在の先生：岩尾憲明・加藤菜穂子・三浦洋子・重松明男・杉田純一・菊地美里・増子忍・
　　　　　　　　　　山根美和子　　　　　　　　　　　　　　　　　　　　　　　　　（敬称略）

私と血液学の仲間たち

基礎研究から造血幹細胞移植へと続くあゆみ

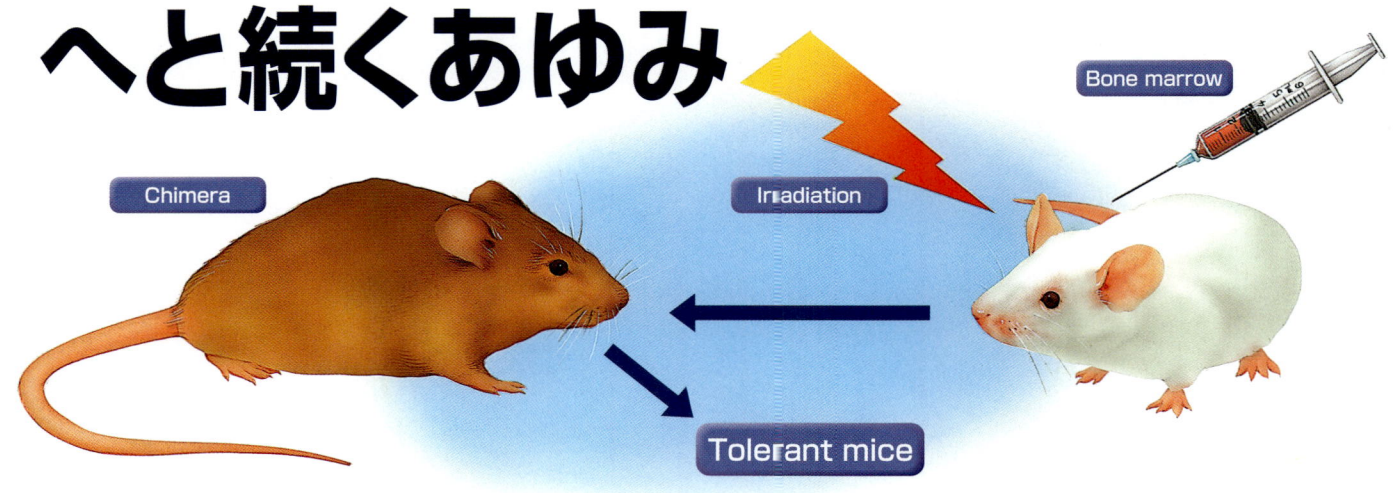

北大癌研で、同種細胞免疫を研究。後の造血幹細胞移植の礎となる

　私は昭和48年（1973年）に北海道大学医学部を卒業したが、クラス決議で出席カードの提出を拒否したため、同期のほとんどの連中共々、半年遅れの卒業となった。

　もともと漠然とではあるが、内科の臨床医になるものと思っていたところへ、半年間の卒業延期が決まり、どうしたものかと思案していた。しかし、同期の中には基礎医学の研究室に身を置いて、少しでも勉学に励みたいとの殊勝な考えを持つ者も数多くいることがわかり、同年春に友人（及川恒之博士：現佐々木研究所細胞遺伝部部長）が先に所属し研究を始めていた、北海道大学医学部附属癌研究施設病理部門（略称癌研病理の当時の教授は小林博先生）を訪ねてみた。

　研究室の廊下で友人よりも先に出くわした方が7年先輩の武市紀年先生（後に北海道大学医学部附属癌研細胞制御部門教授）だった。早速、癌研究の面白さを説かれ、あれよあれよという間に小林博教授のお部屋につれていかれ、その日のうちに私も癌研病理でお世話になることになった。

　当時の癌研病理では、異物化という現象をみつけており、マウス白血病フレンドウイルスに感染した癌細胞が、宿主の免疫応答で容易に拒絶されるという興味深いものであった[1]。

　当初、私もその流れの仕事をしていたが、ほどなくご指導を受けていた武市先生が米国National Institute of Health（NIH）に留学されることになり、Roswell Park Memorial Instituteから戻られた細川眞澄男先生（後に癌研病理教授）とも仕事をすることになった。

　その研究は、正常の同種細胞を用いて免疫しておくと、癌の退縮が認められるという同種細胞免疫に関するものであった[2)3)]。この研究には、同時期にNIHから戻られた、NK細胞の発見者の一人でもある仙道富士郎先生（現山形大学学長）も加わり、台頭しつつあった細胞性免疫の手法と理論を取り入れ、解析が進められた。

　この時は当然知る由もないが、同種細胞免疫の研究は、後に私が同種造血幹細胞移植に関する基礎研究と臨床を行ううえで大きな礎となった。

　昭和50年（1975年）、癌研病理での2年の研究生活を終え

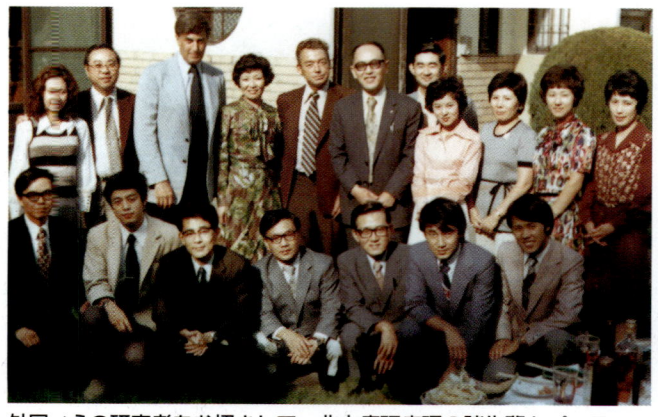

外国からの研究者をお招きして、北大癌研病理の諸先輩とパーティー（1974年）

るころ、臨床への思いがまだ強く残っていた私は、せっかく癌研究の手ほどきを受けたので、それを生かせる教室を選びたいと考えた。北海道大学医学部第三内科（当時、白石忠雄教授）で血液疾患、特に白血病の治療に携わる決心をした。

同種造血幹細胞移植が治療法として導入されていない時代の白血病の治療は、生存率でみると悲惨な結果であった。多剤併用化学療法で完全寛解に入れることができれば、皆で喜んでいたものであり、現在の治療成績を考えると隔世の感がある。

FDAに留学。「MHCの拘束性」について華々しい論争が繰り広げられる

約2年間の血液内科の臨床研修を終えるころ、私に米国留学の機会が巡ってきた。首都ワシントンDCの北に面したメリーランド州ベセスダには、広大な敷地の中にNIHの研究施設が立ち並んでおり、その中にFDAの研究所もある。

昭和52年（1977年）1月末に渡米し、W. John Martin博士のもとで腫瘍免疫学の研究を開始した。Martin博士はオーストラリア出身で、ハーバード大学病理学教室（ノーベル賞受賞者B. Benacerrafに師事）、ロンドン大学免疫学教室、NIH免疫学部門と渡り歩き、腫瘍免疫と移植免疫を中心に仕事をしていた研究者であった。

ここでは、腫瘍細胞に元来発現するはずのないほかの主要組織適合抗原（major histocompatibility antigen complex：MHC）の発現がみられる、いわゆるalien histocompatibility antigenの研究がなされており、世界的にも2、3のグループで同様の研究がなされていた[4-9]。

不思議なことに、C3H/HeNマウスの突然変異でできたC3HfB/HeNに、経胎盤的に化学発癌剤（ENU）を投与して得られた肺の腺癌細胞は、同系のC3HfB/HeNよりもC3H/HeNでよく増殖した。しかも、この癌細胞に対する免疫応答は、皮膚移植や細胞傷害性T細胞の活性で顕著に検出できたが、抗体の関与する液性免疫反応では検出困難であった[10,11]。あらかじめ、癌細胞に発現しているものと同じMHCを有する正常細胞で免疫しておくと、それを認識した宿主の免疫担当細胞が癌の退縮を誘導できた。

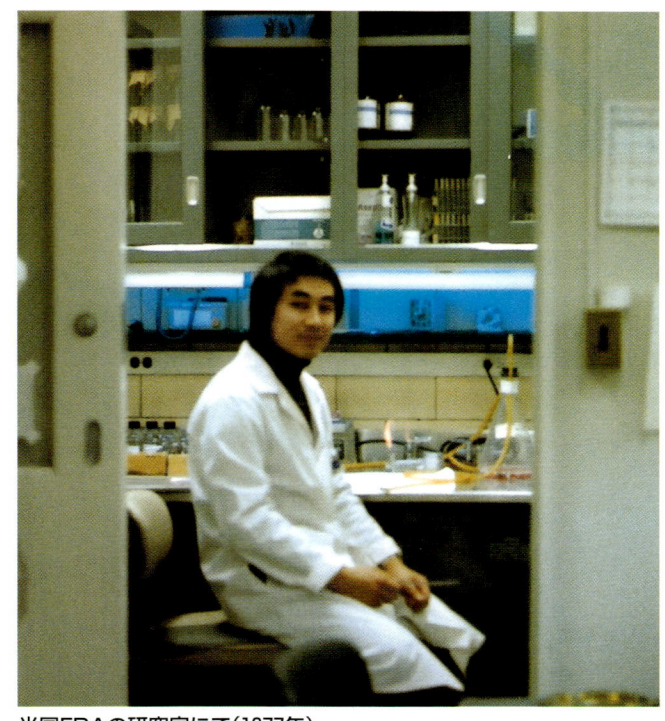

米国FDAの研究室にて（1977年）

私の研究は免疫学的な解析を中心に行われたが、その後の生化学的、分子生物学的解析で、癌細胞に発現しているMHCのクラスIの一部（H-2K領域）は、突然変異を起こす前のマウスのそれと同じであることが判明した[12]。さらに、癌化によってMHCのクラスIの発現に変化が現れることがあり、それに対する同種免疫反応で癌の退縮が得られることも明らかとなった[13-15]。

その当時は、20年ほど後にノーベル賞を受賞することになったR.M.Zinkernagel & P.C.Doherty[16,17]の「T細胞の抗原認識におけるMHC拘束性」の発見がなされた直後でもあり、ウイルスや化学物質に対するキラーT細胞の特性として、この「MHC拘束性」は普遍性を有するものであることが確認されつつある時代であった。

そのため、先のalien histocompatibility antigenが腫瘍関連抗原として存在するものと考えると、それに対しても同様の「MHC拘束性」があることを明らかにした研究になった。彼らは、この「MHC拘束性」がaltered selfによるものであると提唱し、dual recognition hypothesisと華々しい論争が繰り広げられていた。

外来性および内因性抗原のプロセッシング機構、MHCと

私と血液学の仲間たち

抗原（ペプチド）の存在様式、T細胞受容体の構造が明らかにされ、T細胞受容体のcomplementarity-determining region（CDR）1, CDR2, CDR3は、各々MHCおよびペプチドのどの部分と結合するかがわかってきた。

その結果、広義ではいずれの理論も正しいと考えられるが、狭義ではどちらも微妙に違っており、その折衷案が正しいと思われる。ただ、最近のX線を用いた結晶構造解析によると、構造を重視した表現としてはdual recognitionのほうが好まれるようである。

一方、その時に問題になった胸腺におけるT細胞の分化と抗原特異性についてはかなり解明されてきたが、まだ全貌がわかったわけではない。

奇しくも、私の米国における研究は癌研病理時代の同種細胞免疫とも類似点の多いものであったが、ラットではなくマウスを用いて実験ができた分、リコンビナントマウスを含む多種類の系統のマウスを用いることが可能であった。そのため、マウスのMHCであるH-2のどの領域に関連した現象であるのかが容易に解明され、また腫瘍関連抗原に対する免疫応答にもH-2拘束性があることを証明しやすく、腫瘍免疫学と同時に移植免疫学の素地を作るのに役立った。

北大に戻り、骨髄キメラマウスを用いた研究を開始。迷いながらも研究続行

3年の留学生活の後、昭和55年（1980年）2月、研究三昧の生活にやや未練もあったが、白石忠雄教授から宮﨑保教授へと代わったばかりの北大第三内科に戻った。私のこれまでの研究内容を聞かれた宮﨑教授は、日本でも少しずつヒトでの骨髄移植が始まったころであり、骨髄移植の研究を開始するように命ぜられた。骨髄キメラマウスを作製し、移植片対宿主病（graft-versus-host disease：GVHD）の抑制はどうすべきか、またGVHDはどのような機序で起こるのかを解析することから研究を始めた[18]。

当時、骨髄キメラマウスを用いた実験は、T細胞の分化と抗原認識の特異性を免疫学的に解析する格好の手段として、あちこちの基礎免疫学の研究室で用いられていた。しかし、臨床応用を目指したより実用的な骨髄移植モデルの開発と、それを用いたGVHDの制御あるいは免疫寛容の誘導を目的とした研究は必ずしも多くはなかった。

近くには、免疫科学研究所病理部門（現遺伝子病制御研究所免疫生物分野）の小野江和則教授が骨髄キメラマウスを用いて、非常に洗練された免疫学的研究を行っていた。また、放射線総合医学研究所生理病理部の佐渡敏彦博士も、独自の理論で興味深い研究をされていた。私は骨髄移植の研究を開始するにあたり、一から始めなければならず、両先生のお仕事を参考にしながら、とにもかくにも動き始めた。

同種骨髄キメラマウスの脾細胞中に、リンパ球混合培養反応や細胞傷害性T細胞の活性を低下させる抑制細胞がみつかったため、末梢性免疫寛容に抑制細胞の関与があることを確認することにした[19-21]。この研究は約8年間続いた。1980年代前半には抑制性T細胞を特徴付けると考えられていたI-J遺伝子座が存在しないことや、抑制性T細胞因子の同定が困難であったことで、抑制性T細胞は本当に存在するのかという疑問が提起され始めており、決定的な幕切れを迎えようとしていた時期に、同種骨髄キメラマウスを用いて抑制細胞の研究を行うことの意義について何度も自問した。

しかし、現象論的には抑制細胞の存在を示す結果もたくさん認められており、自らの実験結果もそれを否定するものではなかった。行けるところまで行こうとの思いで研究を続行し、一段落した昭和63年（1988年）から次のテーマへと移行した。

最近、$CD4^+CD25^+$T細胞、NKT細胞、抑制性NK細胞受容体陽性NKあるいはT細胞をはじめとする、いくつかの細胞が免疫制御細胞として脚光を浴びている[22-25]。$CD4^+CD25^+$T細胞においては*Foxp3*遺伝子の関与が明らかにされているが[26]、これらは以前みつかった抑制細胞に近いものと考えられている。

その意味では、免疫学の進歩がもう十数年早かったら、また違った展開になった可能性もある。科学の歴史とは、このようなものであろうか。

いよいよ第1例目の骨髄移植を実施。緊張感と充実感の日々

昭和60年（1985年）以降は基礎研究の合間を縫って、札幌北楡病院副院長・笠井正晴先生らと一緒に臨床における

同種骨髄移植の準備を始め、昭和61年（1986年）に第1例目の骨髄移植を行った。

　当初は、偶然リスクの高い症例が続いた。先達の移植チームに相談したところ、移植適応外と判断されることも多かったが総合的に考え直し、移植に踏み切った結果、首尾よくいった症例もいくつか経験できた。勝算は少なくても、あきらめることなく、科学的判断をすることの重要性を学ぶことができ、緊張感と充実感に満ちた時期であった。この時ほど、基礎的な研究を行ってきた経験と移植免疫に関する知識に裏打ちされた自信が、大きな役割を果たしていると実感できたことはなかった。

　初期のマウス移植実験のみの5年間の後、臨床的な造血幹細胞移植を行いつつ、ヒトへの応用を目指してマウスを用いた移植実験も同時に遂行する時期が10年ほど続いた。

　昭和61年（1986年）ころ、北海道大学病院に無菌室は1床しかなく、年間5〜6例しか移植を行うことができなかった。しかし、平成6年（1994年）に高度無菌治療部ができ、無菌室が5床になってからは、ちょうど骨髄移植推進財団が発足し（1991年）、非血縁者間同種骨髄移植も軌道に乗り始めたころでもあり、移植実施数は年々増加し始めた。さらに、この10年間は末梢血幹細胞移植、ミニ移植、臍帯血移植と種々の移植法が可能になり、造血幹細胞移植数は増加の一途である。このような背景から、この10年間はヒトの同種造血幹細胞移植に関する仕事が増えた。

　特に集中して行った研究は、GVHDの病態解析とその制御機構に関する研究であった[27-42]。マウスモデルにおける同様の研究[43-45]のほかに、移植片対白血病（graft-versus-leukemia：GVL）効果の誘導[46-48]、免疫抑制剤の作用機構[49-54]、造血幹細胞のin vitro増幅に関する研究[55-57]も行った。

　GVHDとサイトカインについては後に詳述するが、GVL効果に関する研究ではIL-2が白血病を自然発症するAKRマウスにおいて、有効であることが明らかにされた。

　免疫抑制剤に関する研究では、種々の薬剤が免疫系のみならず造血系にも少なからず影響を及ぼすこと、さらに予想以上に多岐にわたる作用を有していることを明らかにした。

　このように、マウスとヒトの同種造血幹細胞移植におけるGVHDとGVL効果に関する研究を長年継続してきたひとつの区切りとして、平成13年（2001年）12月に札幌において第24回日本造血細胞移植学会総会を主催させていただくことができ、移植免疫をひとつの主題とした。

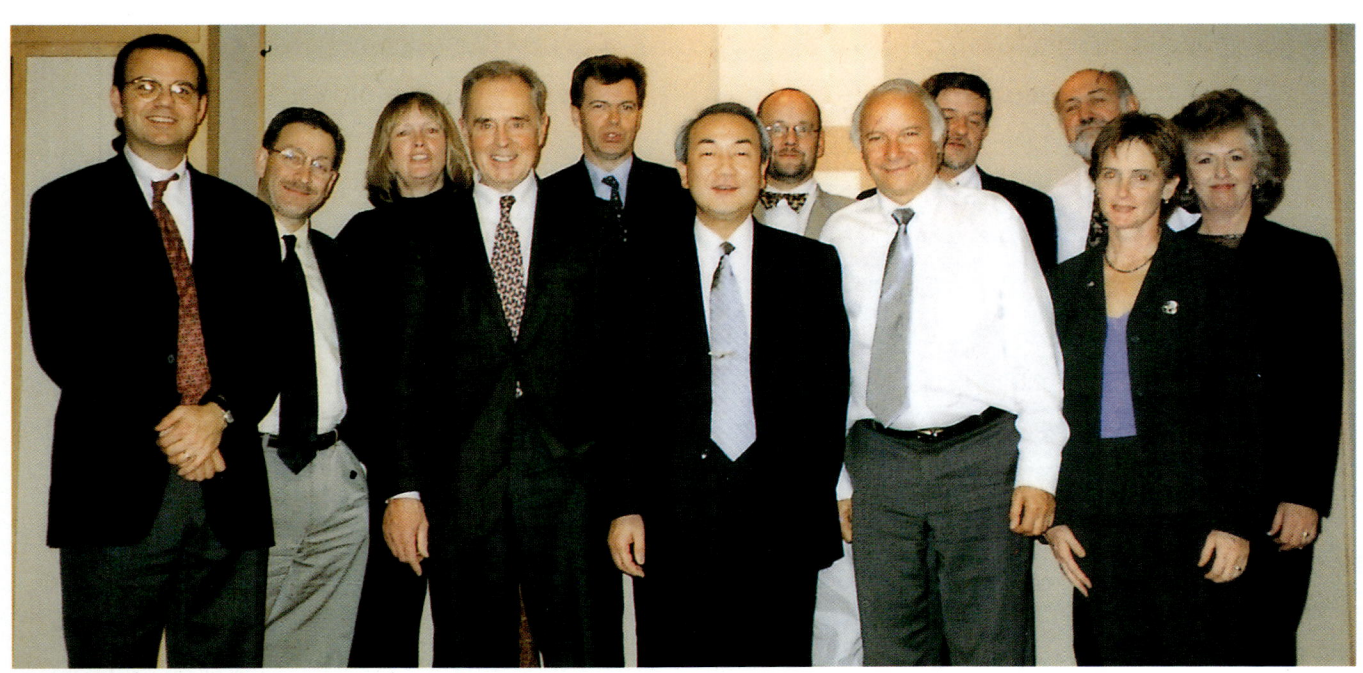

第24回日本造血細胞移植学会総会招待講演者との懇親会にて（2001年12月）
Dr. Storbご夫妻、Drs. Slavin, Mackinnon, Socié, Shlomchik, Waller, Berinstein, Neumann, Kositsらと

私と血液学の仲間たち

同種造血幹細胞移植および癌化をめぐる種々の研究

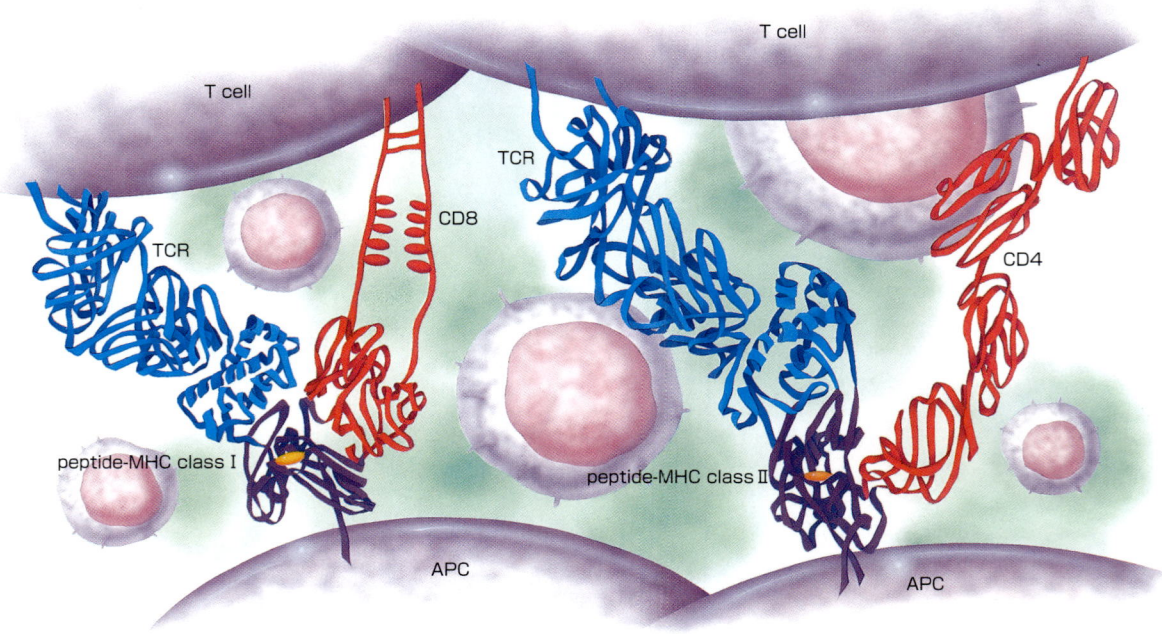

田中淳司助教授──
抑制性NK細胞受容体を有する細胞の研究

　田中淳司助教授は、GVHDとサイトカイン遺伝子発現についての研究後[28-31)33)34)36)37)]、平成8年(1996年)から平成10年(1998年)まで米国 Fred Hutchinson Cancer Research Centerに留学し、B. Torok-Storb博士のもとで同種末梢血幹細胞移植におけるGVHD制御機構について研究し、G-CSF投与によって増加するCD14陽性単球の免疫抑制機序を明らかにしてきた[58)]。

　すなわち、G-CSFで動員された末梢血CD14陽性単球にはT細胞の転写因子のひとつであるCD28 responsive element binding complex (CD28RC) 発現を抑制する作用があり(**図1**)、その結果T細胞活性が低下することを示した。

　帰国後は、主に同種造血幹細胞移植後の末梢血中に認められる抑制性NK細胞受容体を有する細胞に関する研究を行っている[59-64)]。

　移植後早期にNK細胞が出現し、抑制性NK細胞受容体であるkiller cell immunoglobulin receptor/killer cell inhibitory receptor (KIR) 2DL1、あるいはCD94/NKG2A

を有するNK細胞が急性GVHDの制御に重要な役割を果たしている。遅れて、移植後3～6か月になるとKIR2DL1あるいはCD94/NKG2Aを有するT細胞が増加し、慢性GVHDの制御にかかわっていることが明らかとなった。KIR2DL1とCD94/NKG2Aは機能的には細胞傷害活性を抑制するが、各々認識する分子が異なっており、前者よりも後者のほうがより種々の要因で誘導されやすい。

　この細胞はIL-15を中心としたサイトカインの刺激で*in vitro*増幅が可能であり、アロ抗原刺激に対するリンパ球混合培養の反応を抑制し、同じ抗原に対する細胞傷害活性も抑制する。しかも、抗腫瘍活性は保たれており、CD94/NKG2A細胞はGVHD制御とGVL効果の誘導に有用であることが確認された。CD14陽性細胞が存在していると、CD94/NKG2A陽性細胞の*in vitro*増幅効率は上がり、しかも細胞同士の接着が必須である。したがって、この方法を用いると、細胞療法に必要なCD94/NKG2A陽性細胞を十分量回収できることも明らかになった。

　1990年代に入り、NK細胞受容体の存在が明らかにされ、その機能的差異と構造、さらには認識されるligandなどが解明されるにおよんで、MHCクラスI(ときにクラスII)との

図1　G-CSF投与前および投与後CD4陽性T細胞のOKT3刺激によるCD28RC発現の誘導

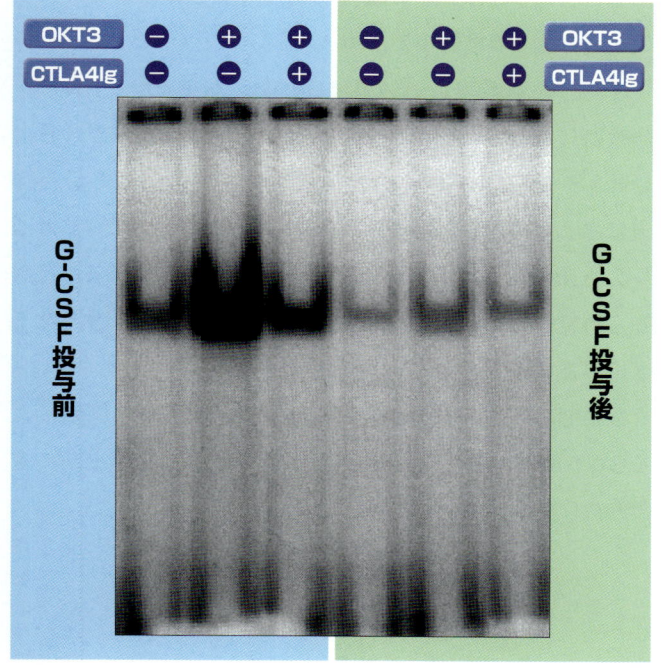

関連性が重要であることより、同種造血幹細胞移植におけるその役割についても種々報告がなされている[24)65)66)]。

多くはドナーとホストのKIR ligand不適合がGVH方向で認められた場合に、拒絶とGVHDを防ぎ、GVL効果も誘導され、ホストにとって好ましい影響が出るという報告がなされているが、これに対する反論もある[67)]。各NK細胞受容体の発現機構の解明により、相矛盾するかにみえる現象が、統一的かつ科学的に理解されるのではないかと思われる。

この研究は、T細胞による特定の抗原認識機構を利用した細胞療法の対極に位置しており、NK細胞あるいはNK細胞受容体を有する細胞を用いた細胞療法への発展性を秘めたものである。

三浦洋子大学院生――免疫系再構築過程に関する研究

三浦洋子大学院生（4年）は、同種造血幹細胞移植後の免疫系再構築過程に関する研究として、末梢血液細胞を亜分画に分けた後、キメリズム解析とT細胞受容体レパトワ解析を行っている(図2)。

これらの基本的な解析方法は堤豊医師（現市立函館病院内科医師）が当教室での大学院博士課程の研究でその基盤を築いていったものであり、三浦大学院生は、その後を継いで鋭意奮闘中である。着々と症例数の蓄積がなされ、各症例における免疫系再構築の動態と種々の病態の関連性に解析が加えられている。

この研究は、同種造血幹細胞移植後の拒絶、GVHD、再発、GVL効果、免疫不全など重要な病態の早期把握とそれらに対する迅速な処置を行ううえで非常に重要なものである[68)69)]。特に、最近増加しつつあるミニ移植におけるドナーリンパ球輸注（donor lymphocyte infusion：DLI）の時期決定、免疫抑制剤の中止時期決定などには、必須の検討事項である。さらに、T細胞レパトワの解析により、免疫能の回復状態のみならず、GVHDの発症やその予知にも利用できることが示唆されている。ミニ移植に限らずGVHDの制御とGVL効果の誘導における標的抗原の同定とその細胞療法への応用、拒絶時の再移植の決定などにもこれらの解析結果は欠かせない。

その意味では、各移植症例においてほぼ同時進行的に結果が求められるため、検体の処理に追われている。その情報が、その時々の病態把握に重要であるため、臨床的に有用性の高い研究であるといえる。

加藤菜穂子大学院生――リンパ腫細胞の細胞周期調節因子

加藤菜穂子大学院生（4年）は、神戸大学大学院医学系研究科ゲノム科学講座ゲノム制御学分野（南康博教授）のもとに国内留学して、リンパ腫細胞における細胞周期調節因子の研究を行ってきた。加藤大学院生は当初より、分子生物学的手法を用いた造血器悪性腫瘍の癌化機構解明とその成果を用いた分子標的治療に興味を持っていたため、南教授のご指導を仰ぐことになった。

*Chk2*遺伝子とその産物を指標として細胞周期に関する因子の解析を行っている。この遺伝子は酵母の*Rad53, Cds1*遺伝子に相当する哺乳動物のホモローグであり、DNA損傷に際し、即座にリン酸化されるセリン・スレオニンキナーゼを産生する。

Chk2キナーゼは細胞のDNA損傷に際し、チェックポイントで細胞周期を調節し、DNA損傷の回復やアポトーシスの

私と血液学の仲間たち

誘導に重要な役割を果たしているため、癌抑制遺伝子とも考えられている。種々の癌細胞でChk2遺伝子の変異がみつかっているが、ある種のリンパ系腫瘍では、その遺伝子変異がなくてもChk2キナーゼの発現低下が認められ、その低下を回復させることができれば、癌化を防ぐことが可能となる。

同様の研究は、ほかのグループにより非ホジキンリンパ腫でもなされており、aggressive typeでその蛋白発現の低下が認められている。したがって、リンパ系腫瘍に特異的な現象である可能性があり、分子標的療法への展望が開けるものと考えられる。

東梅友美大学院生──
MIFがGVHDに与える影響の解析

東梅友美大学院生(3年)は、macrophage migratory inhibitory factor(MIF)が同種造血幹細胞移植後の免疫応答、特にGVHDにいかなる影響を与えるのかをマウスモデルを作製して検討中である。

すでに、当教室においてはGVHDにおけるサイトカインの役割に関して1990年に入って研究を開始し、マウスおよびヒトで多くの成果を生み出してきた。その研究の延長線上にあるものとして、MIFはTNFαなどの炎症性サイトカインの上流に位置し、各種炎症反応の鍵を握っていることが知られているため、GVHDにおいてもMIFの関与は大なるものがあると予想される。

GVHDとMIFの関連性を明らかにし、その産生抑制によるGVHDの制御、さらにはGVL効果への影響を明らかにするためにマウスモデルを用いて解析を行っている。

図2　4種類のマイクロサテライトDNAを用いたキメリズムの定量性の解析

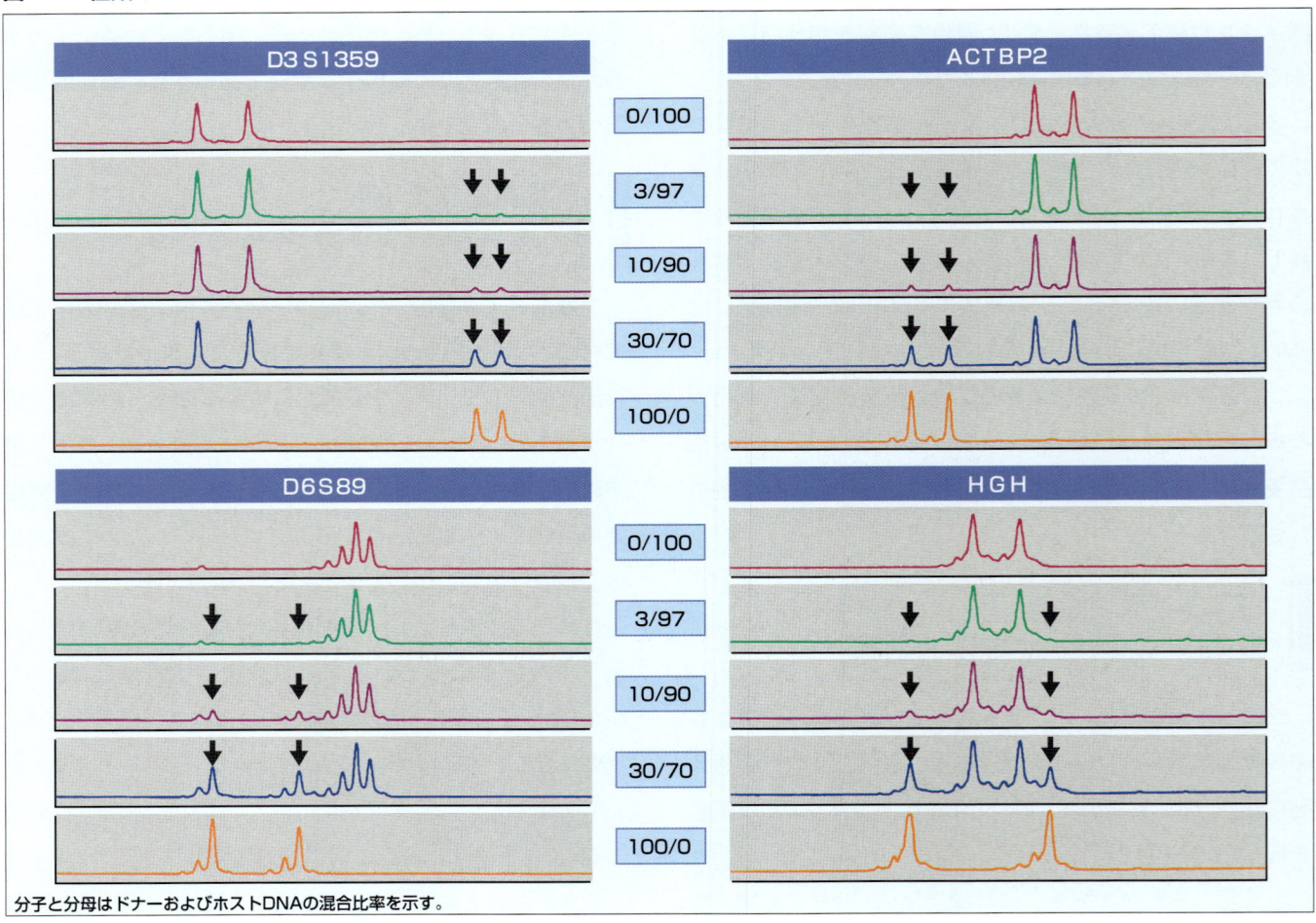

分子と分母はドナーおよびホストDNAの混合比率を示す。

(2004年5月20日刊行)

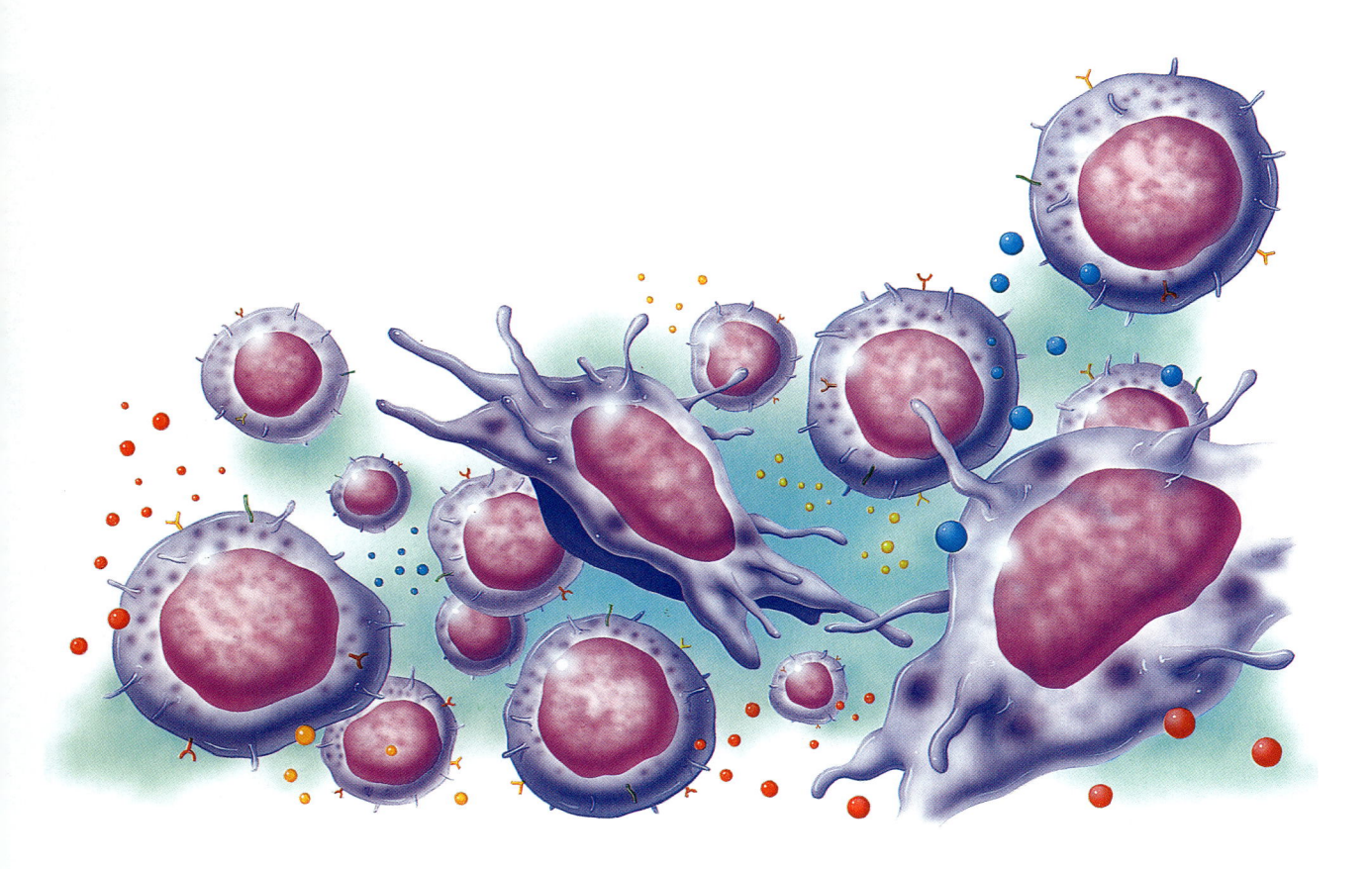

profile

澤田賢一
[プロフィール]

昭和27年2月9日生まれ、北海道美唄市出身
昭和51年 3月　北海道大学医学部医学科卒業
昭和51年 7月　北海道大学医学部付属病院医員（研修医）
昭和51年10月　伊達赤十字病院医師
昭和53年10月　北海道大学医学部付属病院医員
昭和56年 4月　北見赤十字病院医師
昭和57年 4月　北海道大学医学部内科学第二講座（研究生）
昭和59年 4月　北見赤十字病院医師
昭和60年 6月　北海道大学医学部内科学第二講座（研究生）
昭和61年 3月　アメリカ合衆国 Vanderbilt University School of Medicine, Research Fellow
昭和63年 3月　アメリカ合衆国 Vanderbilt University School of Medicine, Research Assistant Professor
平成 元年 3月　北海道大学医学部内科学第二講座（研究生）
平成 元年 4月　北海道大学医学部付属病院医員
平成 元年11月　北海道大学医学部付属病院助手
平成 5年 2月　北海道大学医学部内科学第二講座助手
平成 5年 7月　北海道大学医学部付属病院講師
平成 6年 4月　北海道大学医学部内科学第二講座講師
平成 8年 4月　北海道大学大学院医学研究科分子病態制御学講座（第二内科）助教授
平成14年 1月　秋田大学医学部内科学講座 血液・腎臓内科学分野（第三講座）教授
平成15年 4月　秋田大学医学部附属病院・病院長補佐

【所属学会】
日本内科学会
日本血液学会評議員
日本造血細胞移植学会評議員
日本輸血学会
日本エイズ学会
日本リウマチ学会
日本癌学会
アメリカ血液学会
国際実験血液学会

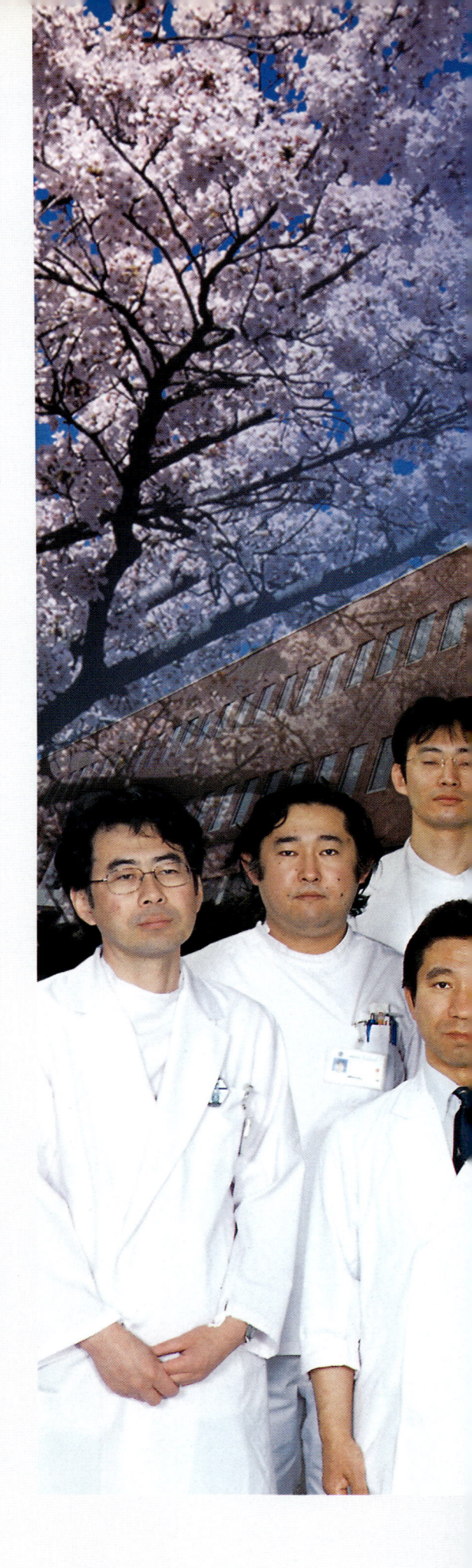

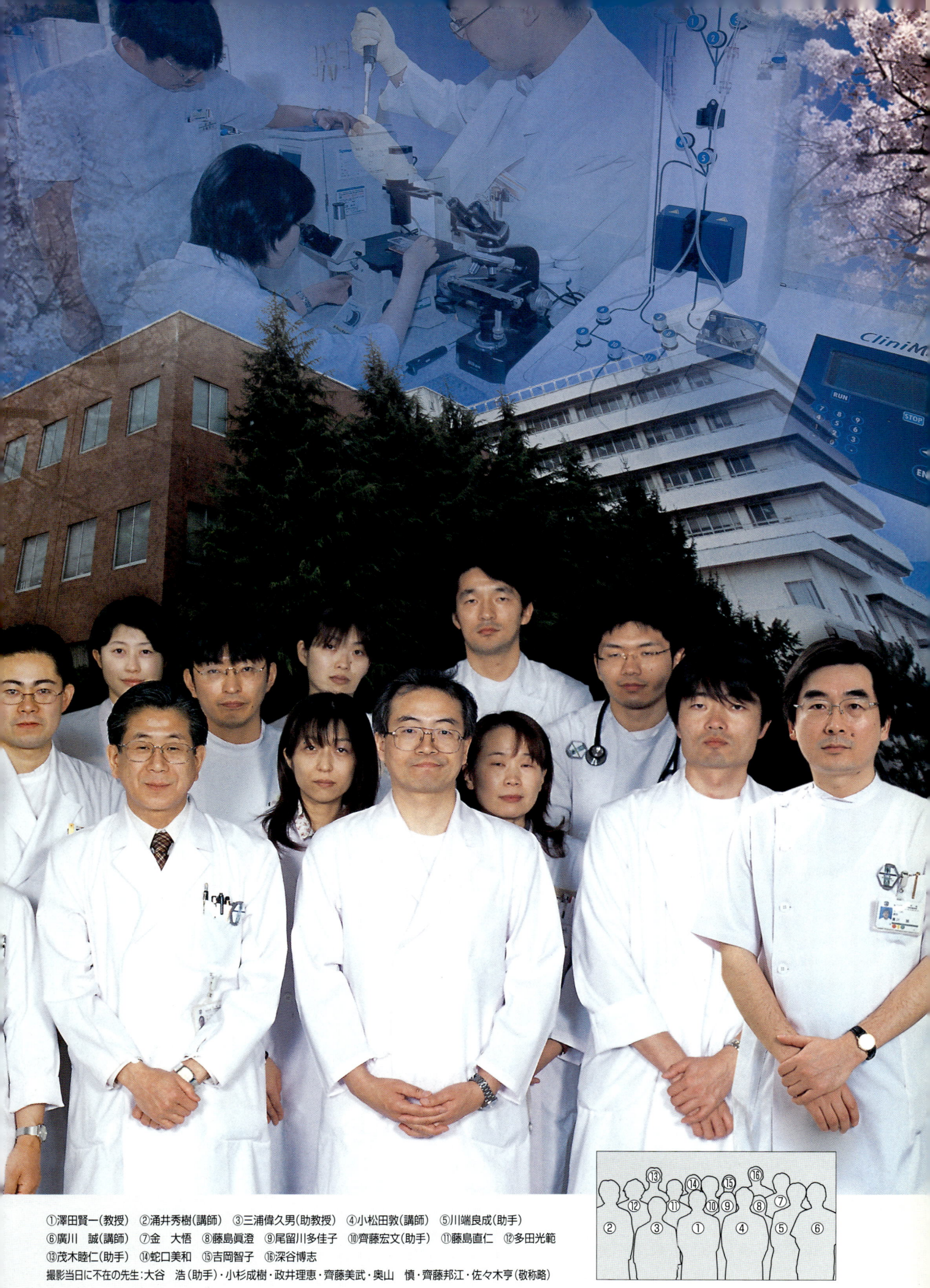

①澤田賢一(教授) ②涌井秀樹(講師) ③三浦偉久男(助教授) ④小松田敦(講師) ⑤川端良成(助手)
⑥廣川 誠(講師) ⑦金 大悟 ⑧藤島眞澄 ⑨尾留川多佳子 ⑩齊藤宏文(助手) ⑪藤島直仁 ⑫多田光範
⑬茂木睦仁(助手) ⑭蛇口美和 ⑮吉岡智子 ⑯深谷博志
撮影当日に不在の先生:大谷 浩(助手)・小杉成樹・政井理恵・齊藤美武・奥山 慎・齊藤邦江・佐々木亨(敬称略)

PAGE 37

私と血液学の仲間たち

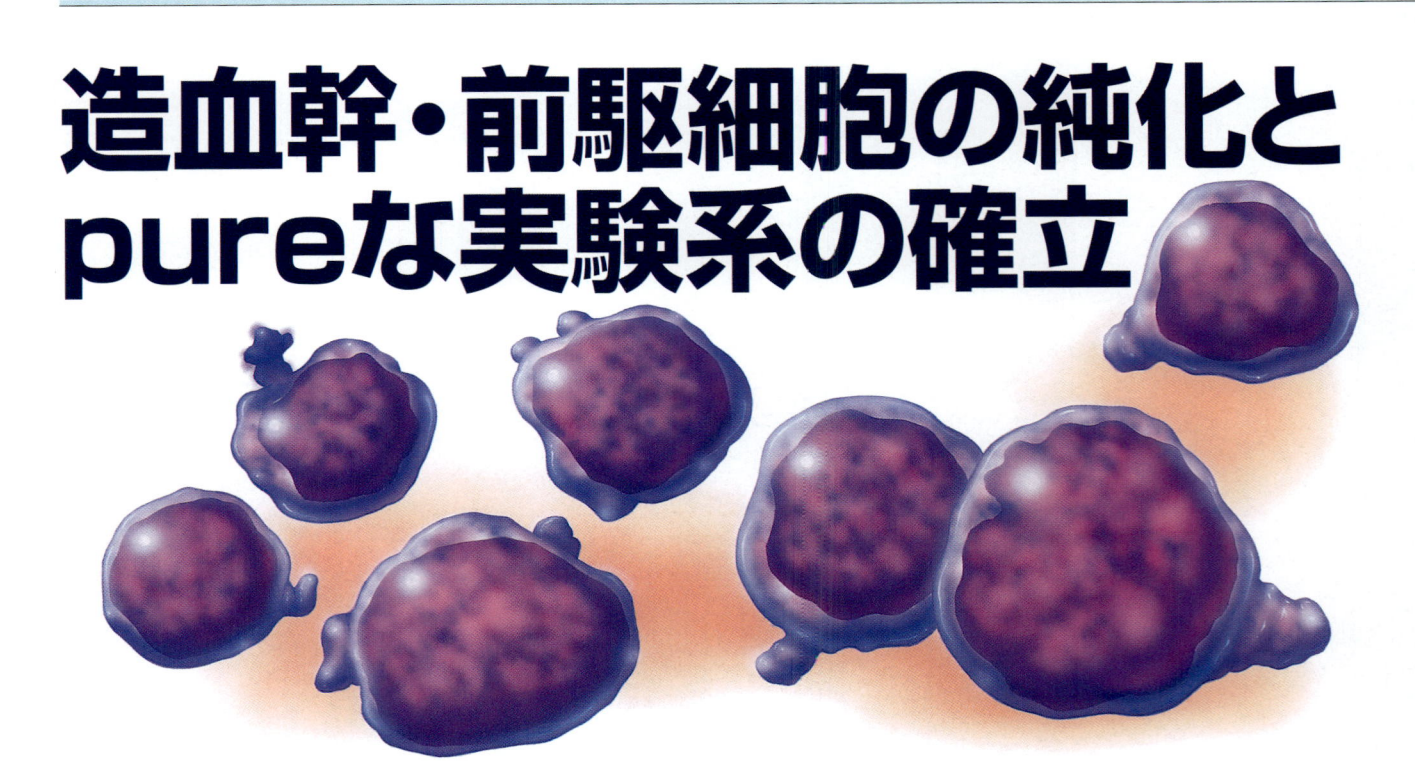

造血幹・前駆細胞の純化とpureな実験系の確立

北海道大学医学部第二内科に入局。「君が必要だ」と血液グループへ

　私は、昭和51年（1976年）に北海道大学医学部を卒業して、ゆったりしているうちに4月となり、ほとんどの講座がもう入局受付を締め切ってしまった。その中で、最後まで受付をしていたのが当時の第二内科である。

　専門は糖尿病、免疫・膠原病、内分泌（A, Bの2つのグループ）、感染症、消化器、腎臓、血液という8領域であった。専門領域がたくさんあるのでgeneralな普通の内科医になれそうだというのと、自由な雰囲気があるという噂で第二内科の門を叩いた。

　同期が8人入局し、8専門領域があったので1人1領域ということになり、話し合いとくじ引きで決めることになった。「余ったところでいいよ」と待っていたら、感染症グループに属することになった。将来の専門には特に思い入れもなく、普通の内科医になることと同時にほかのこともしたいという二足の草鞋を夢見ていた。

　医局に半年いてその後、伊達赤十字病院に出張した。そこでは重症の患者さんが多く、根を詰めて勉強せざるをえなかった。分野は消化器、循環器、神経、代謝、呼吸器など、まさに自分の受け持ち患者さんの比率そのままだった。

　二足の草鞋の夢が無理だと悟ったころに大学へ戻る時期となり、血液グループのチーフ・安河内太郎先生（現北海道医療大学名誉教授）から「君が必要だ」とお誘いがあった。もともと専門領域はどれでもよかったので、安河内先生の笑顔に惹かれて、あまり例のなかった専門替え（転グループ）をした。ほどなく安河内先生が教授で転出されたので、血液グループは私を含めて3人となり、最少人数を保つために「君が必要だ」ったのではないかと勘ぐっている。

未知の分野——造血前駆細胞の測定系を自分で立ち上げようと決意

　大学へ戻る時には、研究に血眼になる変な医師にはなりたくないと思っていた。しかし、チーフより先に帰るわけにもいかず、チーフを早く帰すためには実験を手伝えばいいと思ったのが人生最大の誤りだったかもしれない。チーフの桜間照喜先生は、それで時間が浮いた分、さらに実験を追加する方だった。相手が悪かった。しかし、そのおかげで生化学的手技の初歩を修得することができた。

　ある晩、患者さんに何の打つ手もなく気持ちが沈んでいた。メスシリンダーを洗っていて、その壁を水が膜のようにまとわりついて落ちていくのを見ながら、いい治療法ができるまでただ待っていても仕方がないと思った。

　血液を専攻することになって初めて受け持ったのは赤芽球癆の患者さんで、それまで1年半入院していた。この疾患は、骨髄に

おける赤芽球単独欠損を特徴とする。副腎皮質ホルモンと蛋白同化ホルモンで治療していたが副作用が出るたびに減量、中止、再開を繰り返し、輸血による鉄沈着症が出現してきていた。前の主治医から引き継いで半年間、同じことを繰り返していた。

そのような時に、教室の中川昌一教授の臨床講義のスライド係に当たり、造血前駆細胞の存在を知った。早速、ほかの教室に電話をかけて造血前駆細胞の検討をしていただけないかと問い合わせたが、当時、北海道でこの分野の研究を行っている方は皆無であった。そこで、自分で測定系を立ち上げることにした。

しかし、本来、凝固線溶が専門のグループであったので、本流から外れるのではないかと血液グループや教室の先輩方からご心配をいただいた。一つの教室の中の3～4人の小グループでも、本流と亜流があるのかと不思議に思ったが、大学にいてやりたいことをさせていただくことの醍醐味をそろそろ知り始めたころだったので、躊躇なく準備に取りかかった。そう決断したら、皆さん応援をしてくれた。

初めに実験の手ほどきを受けた第一生化学教室で基本的な滅菌法と培養法の指導を受け、文献をみながら造血幹細胞のコロニー形成を試みた。しかし、白血球コロニーはできるものの、赤芽球系コロニーの試薬がなかなかそろわない。羊エリスロポエチン（EPO）を輸入したつもりが、半年後にEPO測定キットが届いた。

ついに、業を煮やして安河内教授に相談したところ、第三内科の宮崎保教授に相談してくださった。宮崎教授から、自治医科大学血液内科の高久史麿教授（現自治医科大学学長）を紹介され、造血発生部門に2週間お世話になることになった。ちなみに、この患者さんは摘脾後に寛解となり、退院した。

自治医大造血発生部門で教えを受ける。強烈な印象が、その後の進路を決定

自治医科大学の造血発生部門は多士済々であった。当時の教授が三浦恭定先生、助教授が元吉和夫先生（現防衛医科大学校内科学第三教授）、助手が須田年生先生（現慶應義塾大学総合医学研究センター教授）、大学院生が小澤敬也先生（現自治医科大学血液内科教授）で、早朝から夜間まで一心不乱に研究されていた。ここに2週間以上いたら正直、過労死すると思った。

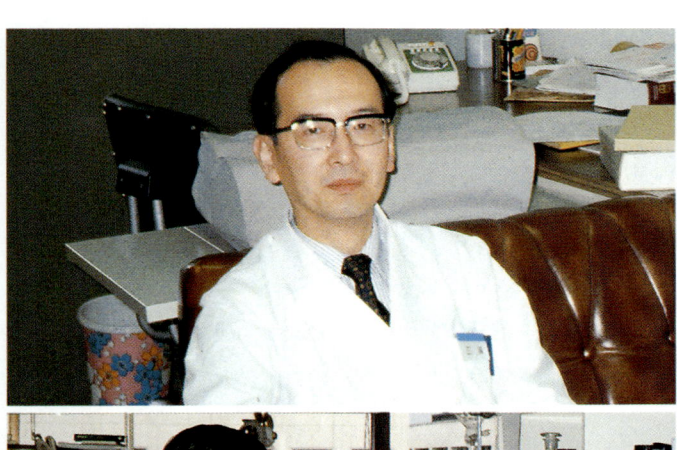

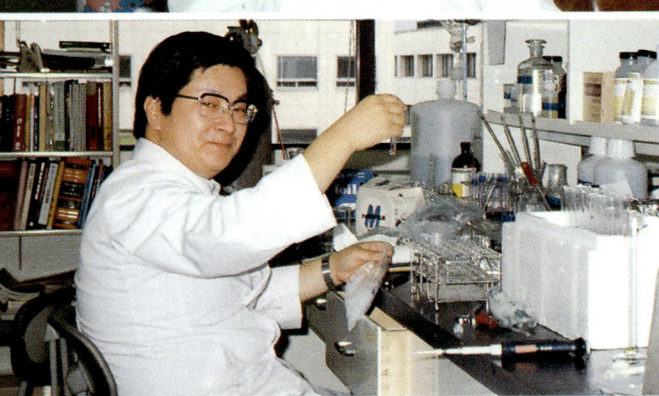

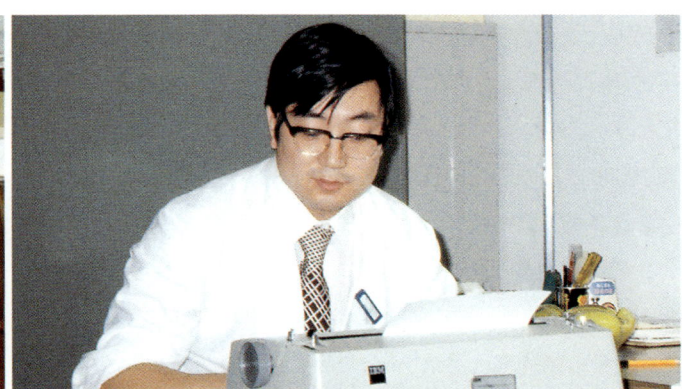

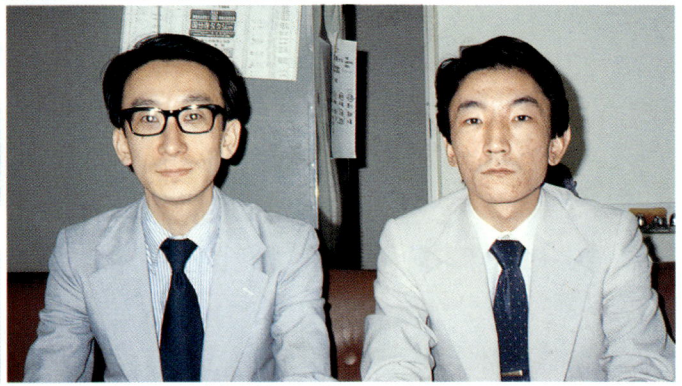

自治医科大学での2週間　三浦恭定先生（左上）、須田年生先生（右上）、元吉和夫先生（左下）、浦部晶夫先生（右下の向かって左）。

私と血液学の仲間たち

　右も左もわからない私を案内してくださったのは須田純子先生で、ご主人の年生先生とともに科学のおもしろさを熱心に話してくださったのが嬉しかった。訪問1日目で47個の疑問のうち半分が解決した。訪問中に、浦部晶夫先生が留学先から帰国してセミナーを行ったのも、印象に残っている。2週間という短い期間ではあったが、自治医大で受けた強烈な印象が、その後の私の進路を決定づけたと思う。

　造血発生部門は数多くの優れた仕事を発表していたので、大勢の方がいると思っていた。ところが3～4人の小人数というのは我々と同じだが、それぞれの方がkey personとなっていた。よい研究はプロジェクトに携わる人数ではなくて、結局は個々人の熱意と創意にかかっていると思った。大日本帝国参謀本部にしてもドイツ参謀本部にしても、大戦争に勝利して組織が拡大・硬直化してから以後、戦争に勝ったためしがないではないか。

「純化」と「無血清培地の作成」。
多くの方の助力と自助努力で研究に邁進

　私はそのころ、当時行われていたように、赤芽球癆の患者さんのリンパ球が、正常人の骨髄細胞からできるコロニーを抑制するかどうかみていた。病理で免疫を研究していた同期の友成久平君（現福井医大免疫学寄生虫学教授）が「そんなことをやってどうするんだ？」という。「えっ、どうして？」から始まって結局、患者さんの細胞同士のinteractionをみることになった。

　また、ある研究会で、サウスカロライナ大学の小川眞紀雄先生の講演を聴いた。その中にtarget細胞とeffector細胞、そして培養環境をpureにしようとのお話が含まれていた。患者さん自身の細胞同士のinteractionをpureな系でみるためにはどうしたらいいのか？　単純かもしれないが、それ以来、造血幹細胞を"純化せよ"というのと"無血清培地の作成"が研究の前提になった。

　新しい方法を模索する時には、莫大な研究費がかかる。医員や研究生の身分であったので研究費も何もなかったが、中川昌一教授はお金をつぎ込んでくれた。チーフの桜間先生の科学研究費も食いつぶした。自助努力もした。エリスロポエチンは高価であったので、再生不良性貧血の患者さんの尿から部分精製をして基礎実験に使った。エタノール抽出法という極めて簡単な手技ではあるが、大量の尿を濃縮するために血液透析用のチューブを惜しげもなく使った。供給先は腎グループの先輩、戸沢修平先生である。

　ラットの抗ヒト・モノクローナル抗体シリーズは、札幌医科大学第一病理の菊池浩吉教授から供給していただいた。抗ヒト・マウス抗体は、くしくも平成4年（1992年）に教室の第5代教授となった小池隆夫先生（当時、千葉大学第二内科助手）から供与していただいたが、ご本人は覚えていらっしゃらない。

　赤芽球癆の患者さんは少ないので、病態が類似するDiamond-Blackfan症候群の病因解析[1]で学位を取得した。その間、関連病院へ何度か出張したが、10年先輩の免疫グループ・今野孝彦先生から論文の書き方を指導していただいた。関連病院出張中に学会へ行くと、三浦恭定先生や須田先生など自治医大の皆さんが声をかけてくださったのが大きな励みとなった。皆さんに心から感謝している。

　そうこうしているうちに私も年ごろとなり、大学に残るか関連病院で臨床に専念するかの選択をしなければならなくなった。それまで臨床に専念したことは何度もある。しかし、研究面では、臨床と研究という当初夢見ていたのとは違う"二足の草鞋"しか経験したことがなかった。大学に残るか否かは後で考えることにして、研究のやり納めでもよいからと留学することにした。

Vanderbilt大学・クランツ博士のもとへ。
CFU-Eの純化に取り組む

　留学先が決まらずにいる時に、須田年生先生から「クランツ先生のところはどうか」といわれた。そういえば、クランツ先生は赤芽球癆の権威で、卒業して初めて読んだ研究論文もクランツ先生の「J. Clin. Invest.」であった。クランツ先生が現在どのような研究をしているかも知らないまま手紙を出し、3か月後に妻ともどもあわただしく米国へ行くことになった。

　米国のVanderbilt大学医学部血液学研究室、Sanford B. Krantz教授が取り組んでいたプロジェクトは、ヒト後期赤芽球系前駆細胞（CFU-E）の純化であった。シカゴ大学生物学を卒業したジョッシュが1年以上取り組んでいたテーマを手伝うことになった。

　紆余曲折を経て、朝のカンファレンスでCFU-Eの純度を上

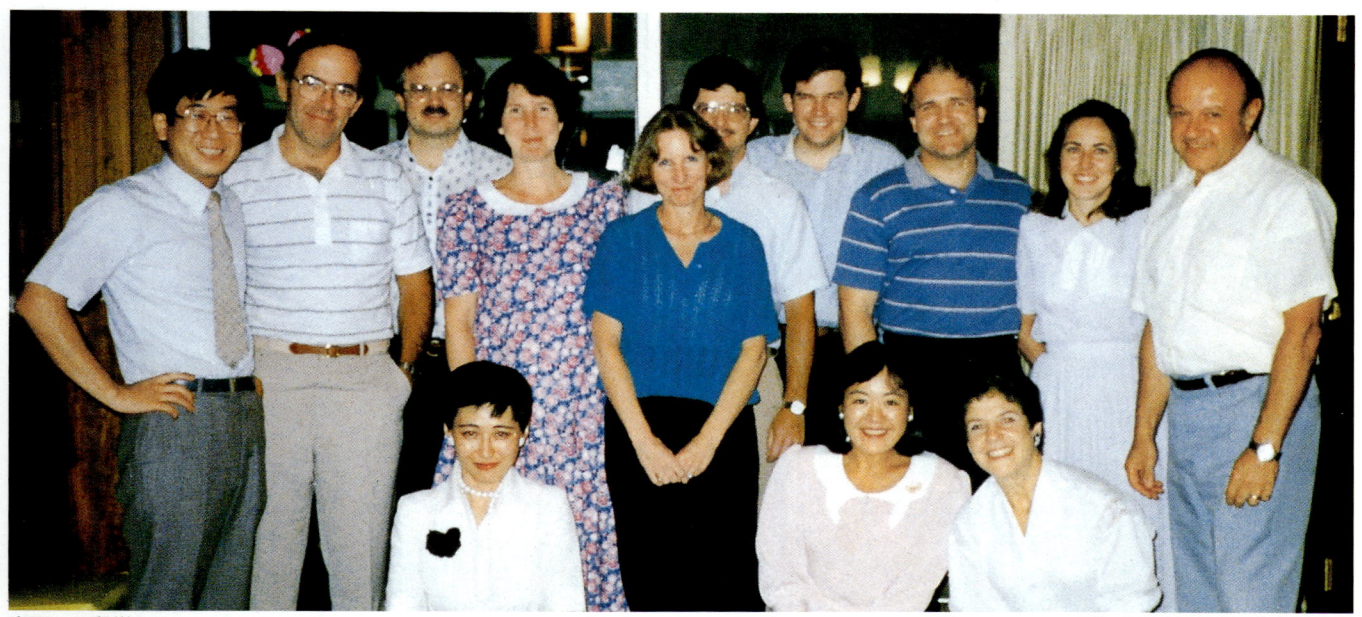

米国への留学 クランツ先生宅でのパーティーにて。向かって左端が私。左から3人目がMark J. Coury, 4人目で前列が私の妻、6人目がSharon T. Horn, 7人目がSteve T. Sawyer, 8人目がRobert T. Means Jr., 右端がDr. Krantzで前列右端がご夫人。

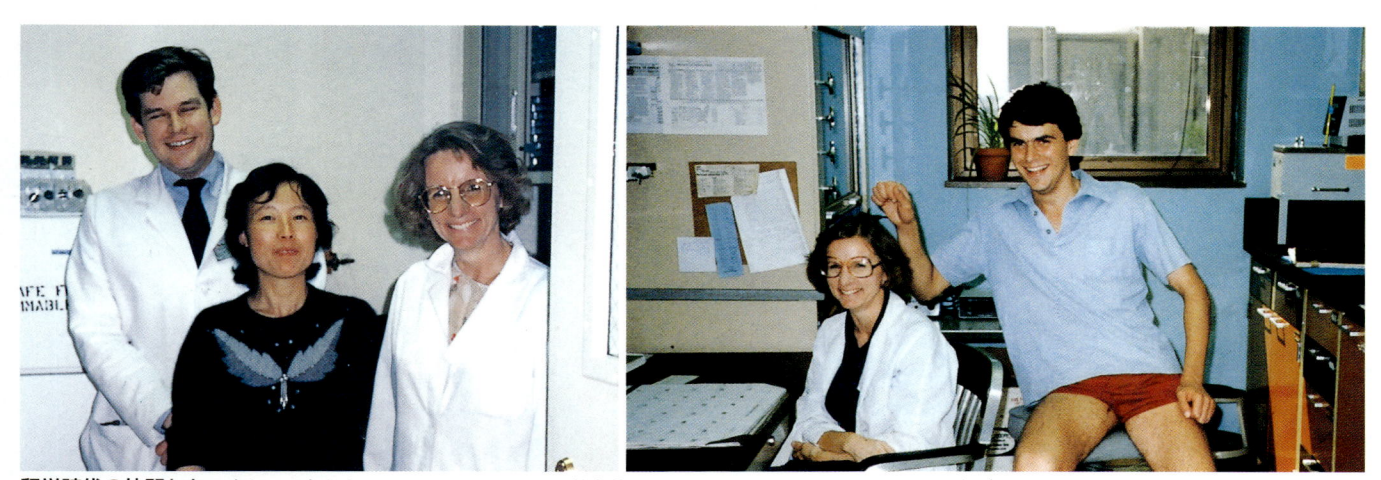

留学時代の仲間たち 向かって左からRobert T. Means Jr., 載春花, Sharon T. Horn。Sharon T. Hornとジョッシュ。

げるために死細胞を除くことを提案したが、注目はされなかった。翌日、純化細胞の半分が死んでいることをデータで示した時、クランツ先生から研究室の端に連れていかれ「君を信頼する。以後、思うところを自由に進めてくれ」といわれたのを、昨日のことのように思い出す。

それから死細胞の除去、培養法の改善、純化法のfine tuningを行った。ある日、純度検定のためのコロニー標本が、赤芽球コロニーで真砂のように埋め尽くされているのをみた時、研究室のすべての人たちから「congratulations!」と握手責めにあった[2]。米国留学半年目のことである。First authorとなり、ジョッシュに悪いことをした。今、彼は敏腕弁護士として活躍している。

苦労の末、ヒトBFU-Eの純化に成功。クランツ博士の支持に感謝

その後、ヒトCFU-EのEPO受容体の同定と性状解析を行った**(図1)**[3)4)]。実験中は、待ち時間ができる。クランツ先生のご了解をいただいて、純化CFU-Eの無血清培地の開発をさせていただいた[5]。

それらが一応終了した時点で、次のプロジェクトの相談があった。真性多血症のCFU-EにおけるEPO受容体の解析であった。気が進まないといったら「では何をしたい?」と聞かれ、「前期赤芽球系前駆細胞(BFU-E)の純化」と答えた。クランツ先生は

私と血液学の仲間たち

図1　ヒト後期赤芽球系前駆細胞
（colony-forming units-erythroid：CFU-E）

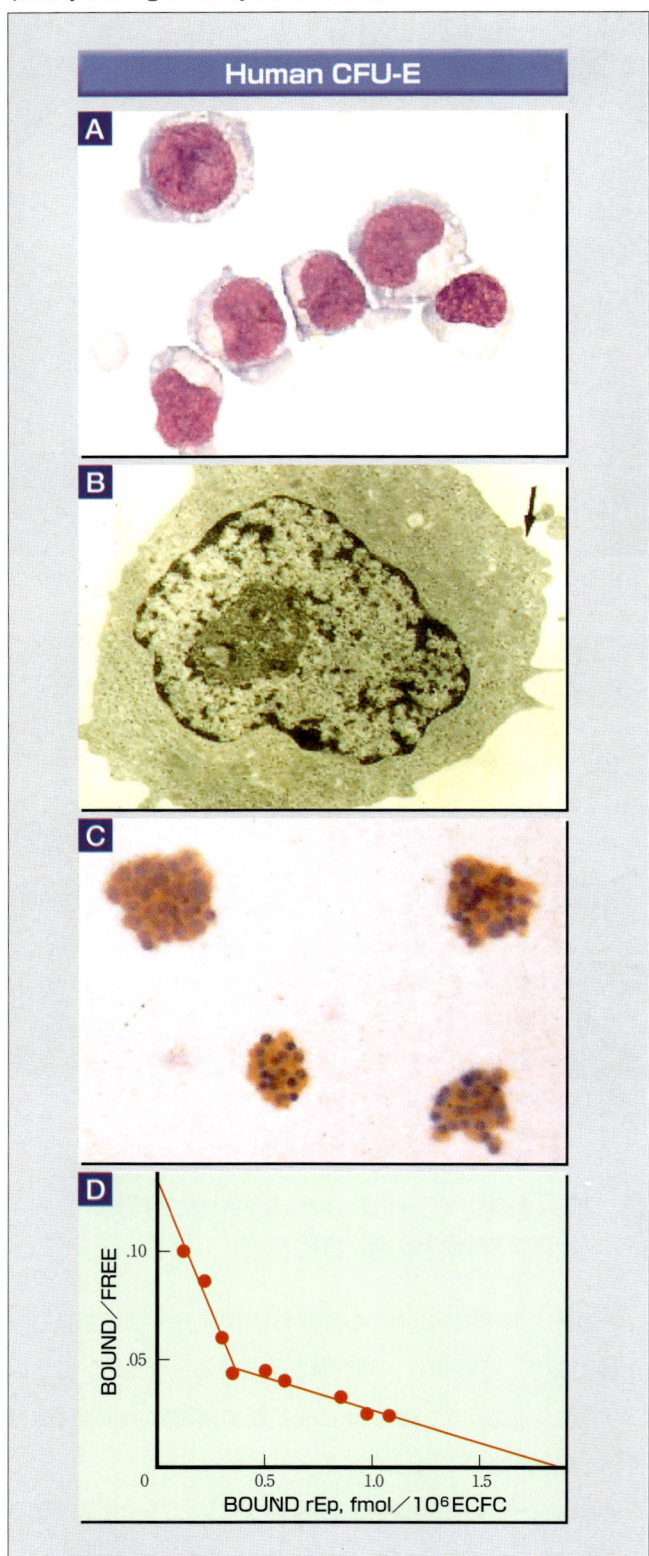

図2　ヒト前期赤芽球系前駆細胞
（burst-forming units-erythroid：BFU-E）

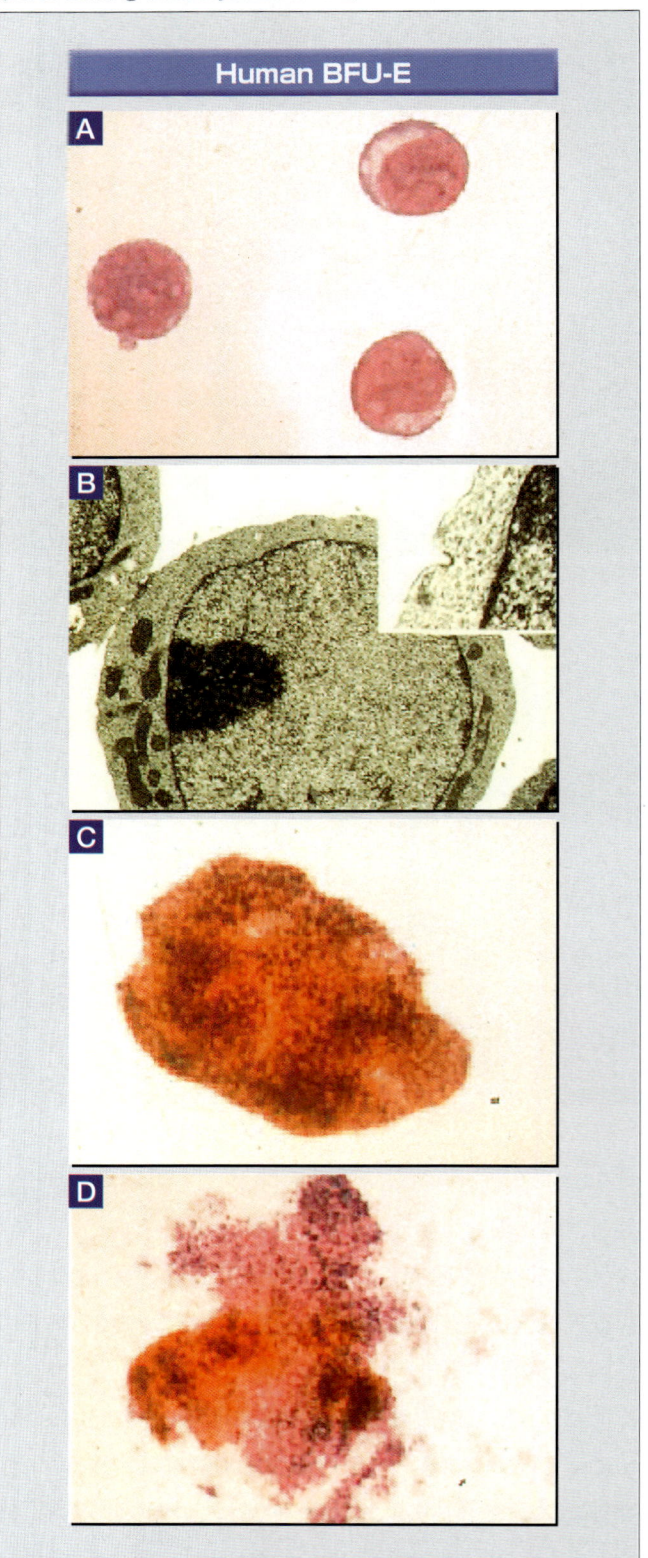

ヒトCFU-E（A）は、電顕的にも未熟な形態を有する細胞であり（B）、コロニー形成法では8〜50個前後の赤芽球からなるコロニーを形成する（C）。1個あたり1,000個前後のerythropoietin受容体を有し、それらは高親和性と低親和性の受容体からなる（D）。

ヒトBFU-E（A）は、電顕的にCFU-Eより未熟な細胞であり（B）、コロニー形成法では赤芽球からなる巨大なコロニーを形成する（C）。これらの細胞の中には、非赤芽球細胞と赤芽球からなる混合コロニーを形成する細胞も混在する（D）。

「よろしい」とおっしゃって、次のプロジェクトのために医学部卒後6年目のボブ（Robert T. Means Jr., 現サウスカロライナ大学医学部教授）を雇った。ボブという生涯の友人を得ることができたが、ヒトBFU-Eの純化は苦労の連続だった。

ある時、藁をもつかむ思いで、妻に何かよいアイデアはないかと尋ねたら「料理と同じでいっぺんに素材を調理することはできないわよ」ということで、純化の際の細胞回収をいっぺんにやらずに、分画しながら回収することにした。

細胞数をカウントしている時、1本目の細胞はいつも見慣れたいろいろな形の細胞であった。2本目の分画からヒトBFU-Eがみえた。造血幹細胞は動く生き物である。BFU-Eもまた動くための偽足を持っていた。2週間後のコロニー形成を待たずに、プロジェクトが成功したことがわかった**（図2）**[6]。深夜ではあったが、クランツ先生に電話した。

留学にはいろいろな目的がある。実験のやり納めのつもりが行ってみると、日本で行うことが難しいことを米国でしたくなった。純化法や無血清培地の開発は、時間と経費が莫大にかかる。それを米国にいるうちに完成させたかった。ずいぶんと勝手なことをさせていただいたが、クランツ先生はずっと支持してくださった。帰国後すぐ実験に取りかかれるようにと、研究室の1/3の試薬と各種のディスポ製品、そしてクランツ先生ご夫妻とともに過ごしたたくさんのmemoryを持たせていただいた。

私がいる間に中国人の女性医師、載春花先生（Chunhua Dai）が手荷物一つでやってきた。私が教えることを、いちいち陰で繰り返して確かめていた。日本人は信用できなかったのかもしれない。時間が倍もかかるので腹立たしかったが、一方で頼もしいとも思った。現在、associate professorとして活躍中で、娘さんはVanderbilt大学医学部を優秀な成績で卒業している。

クランツ先生がそれまで知っている日本人は、Goldwasser教授のもとで一緒に研究した高久史麿先生と平嶋邦猛先生（前埼玉医科大学血液内科教授）であった。私と妻は学会では遊びまくっていたため、イメージが狂ったのかもしれない。「今の日本人は皆そうか？」といわれたことがある。「No! I am special」と答えた。私の後に九州大学第三内科の牟田耕一郎先生（現講師）と九州大学第一内科の谷口修一先生（現虎の門病院血液内科部長）が続いた。

卒後13年目の春。
pureな実験系がようやく完成した

平成元年（1989年）3月に帰国したが、4月までは身分がないため診療をできなかった。しかし、時間に余裕があったのと試薬類を十分に持たせていただいたおかげで、帰国後1か月で米国での実験系を立ち上げることができた。ただ、もう一つの方法を開発する必要があった。BFU-Eは400mlの末梢血から純化し、CFU-EはBFU-Eから分化誘導する**（図3）**[7]。しかし、病因解析のために、貧血の患者さんからそのような大量の血液を採取することはできない。ヒト骨髄から造血幹・前駆細胞（CD34$^+$細胞）を純化することにした。

第二内科の血液グループの専門は、もともと凝固線溶系だったので、チーフのご了解をいただて若い医員に声をかけた。

図3 赤芽球系前駆細胞の表面抗原と造血因子感受性

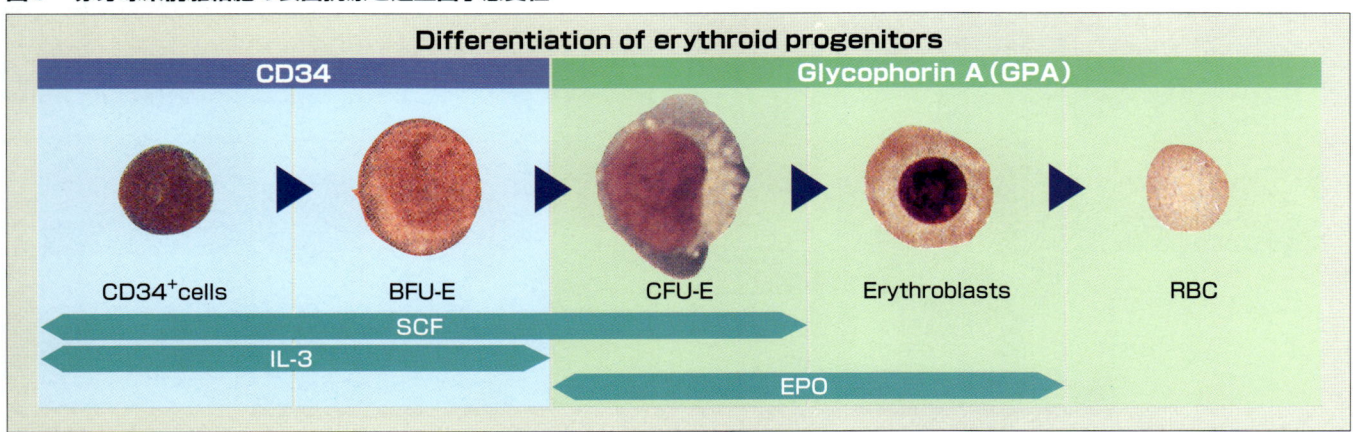

Differentiation of erythroid progenitors

CD34 → Glycophorin A (GPA)

CD34$^+$cells → BFU-E → CFU-E → Erythroblasts → RBC

SCF
IL-3
EPO

CD34$^+$細胞をSCF, IL-3, エリスロポエチン（EPO）とともに浮遊培養し、赤芽球系へと分化誘導を行った。CD34$^+$細胞はBFU-E, CFU-Eを経て、最終的に脱核する。表面抗原や造血因子感受性は分化段階によって異なる。

私と血液学の仲間たち

佐藤典宏先生（現北大輸血部講師）が骨髄CD34⁺細胞の純化法を確立した[8]。これで、小川眞紀雄先生がおっしゃっていたpureな実験系がようやく完成した。卒後13年目の春であった。

私の帰国後の代表的研究はここから始まる。それは、
① 骨髄異形成症候群（myelodysplastic syndrome：MDS）の芽球の性状解析[9)10]、
② ヒトCFU-Eのサイトカイン惹起シグナル伝達経路[11)12]、
③ CD34⁺細胞の大量純化法の開発とその臨床応用（図4・5・6）[13)14]

であると思う。臨床研究は膨大な時間がかかるので、時代を先取りする発想（研究計画）と、たとえ1例でも報告に耐えるだけの実験手技の精密さと確実性が要求される。若い医員には酷なので、彼らはやり直しができるヒト造血幹・前駆細胞を扱うようにして、MDSの研究は自分で行うことにした。

私は平成14年（2002年）1月に、秋田大学医学部内科学第三講座に異動した。次項では、北海道大学第二内科と現在の秋田大学第三内科の研究グループを紹介する。

図4 CD34⁺細胞の大量純化システム

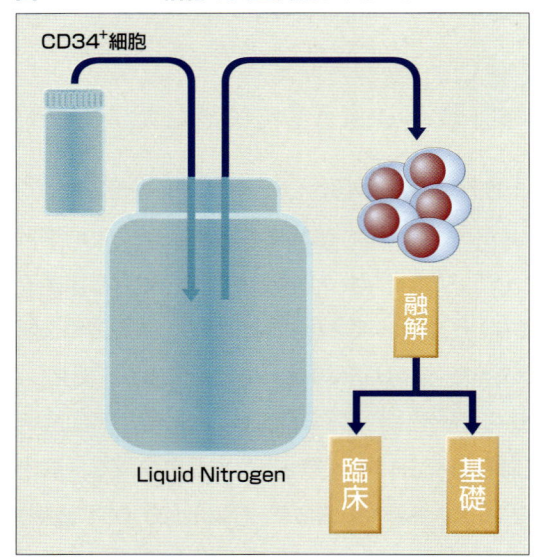

CD34⁺細胞の大量純化法の開発によって、基礎的にはヒト正常造血前駆細胞の生化学的研究が可能になるとともに、臨床的にはCD34⁺細胞の選択的移植が可能となった。

図5 CD34⁺細胞の選択的移植の意義

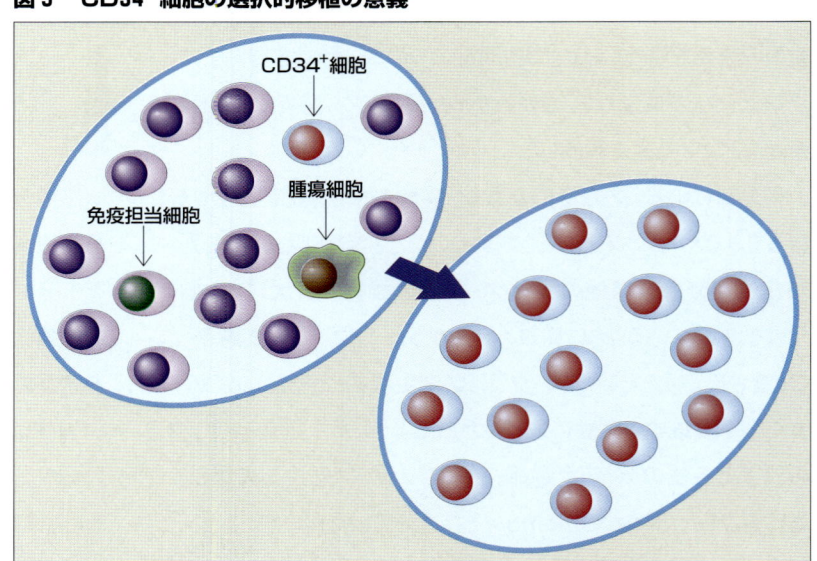

移植片からCD34⁺細胞を純化することで、混在する腫瘍細胞や免疫担当細胞を除去することができる。前者はCD34が陰性の悪性腫瘍患者に対する自家移植、後者は難治性の自己免疫疾患に対する自家移植や、HLA不適合ドナーからの同種移植として実験的治療が進行している。

図6 ヒトCD34⁺細胞の系特異的分化誘導

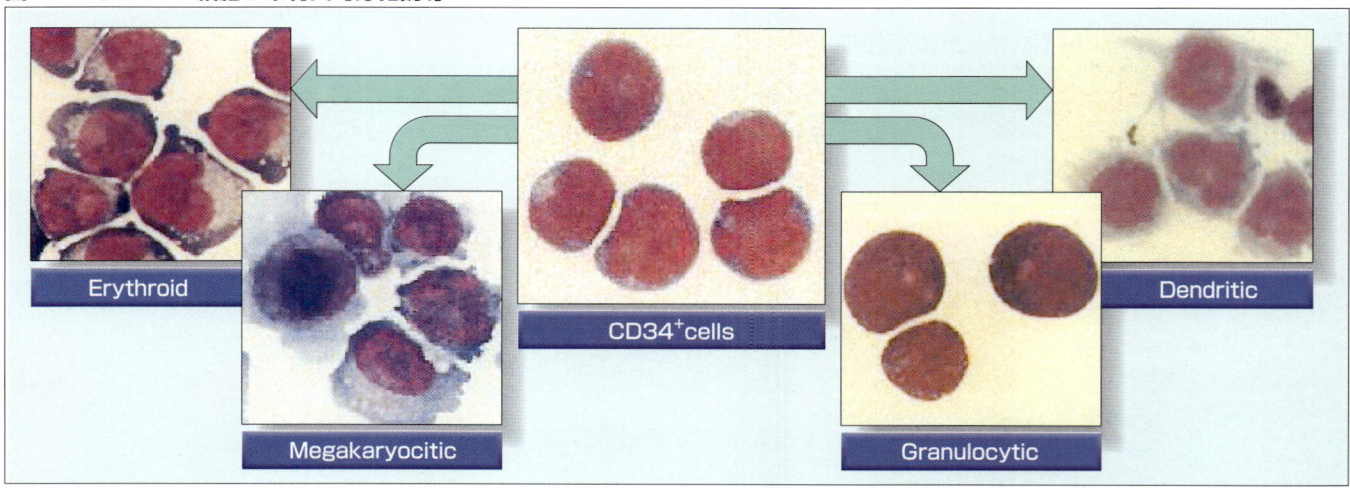

CD34⁺細胞は、形態学的には小さな芽球様の細胞として均一にみえるが、さまざまな細胞に分化する能力を持った幹細胞と、それぞれの細胞に分化することを決定づけられた前駆細胞を含んでいる。一定の条件下で赤芽球系、巨核球系、顆粒球系、また樹状細胞系へと分化誘導することができる。

北大第二内科の
オデッセイ

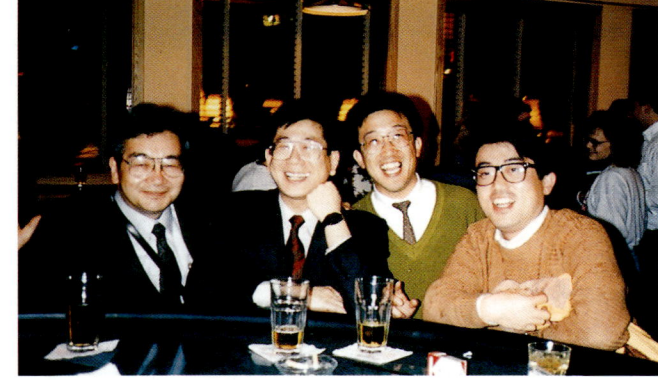

1992年、ボストンで開催されたアメリカ血液学会（ASH）にて
向かって左端から安河内太郎先生、私、佐藤典宏先生、牟田耕一郎先生。

CD34⁺細胞の解析による
MDS芽球の再分類の試み

　私が米国から帰国した時、北海道大学第二内科は血液グループが8人という歴史的に最多の人数となっていた。凝固線溶系の研究は、家子正裕先生（現北海道医療大学内科教授）ががんばっていた。骨髄CD34⁺細胞の純化法の開発後、佐藤先生はCD34⁺細胞のin vitro増幅の研究[15]に進み、私はMDS芽球（CD34⁺細胞）の性状解析に着手した（図7）。

　骨髄CD34⁺細胞純化法、in vitroコロニー形成法、液体培養法、無血清培養法、表面形質解析を組み合わせて1例ごとに詳細な検討を行っていった。表面形質の解析は山口美樹先生（現北海道赤十字血液センター研究部）が担当してくださったが、仕事にかける執念とその確実さには舌を巻いた。助手就任まもなく、この研究テーマで加藤難病記念研究助成と科学研究費をいただいたことも励みになった。

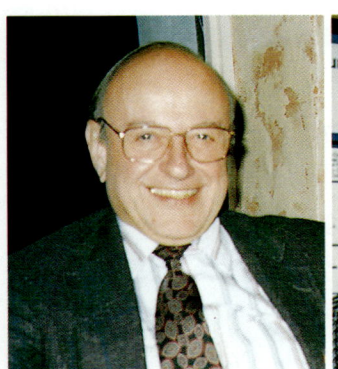

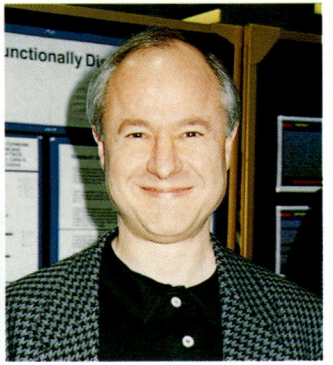

1998年のASHにて
写真左：ASHで再会したDr.Krantz。写真右：Dr.Curt I. Civin（John Hopkins Hospitalの教授）。抗CD34抗体などをはじめとする大量の抗体を帰国後も送り続けてくださった。

　研究の目的は、それまで主に芽球比率で分類されてきたMDSを、芽球の性状と臨床病態との関連から再分類することであった。今となってみれば、まだ道は遠い。しかし、この研究を通して、MDS芽球には白血病型増殖と非白血病型増殖という2型があるという、これまでの報告を確認した。さらに、白血病型増殖のkeyとなるサイトカインがstem cell factor（SCF）であり、SCFに対する感受性亢進によって正常CD34⁺細胞に対する増殖優位性を獲得していることを推定するに至った[9,10]。

　その細胞内現象を明らかにするために、ヒト正常CFU-Eのサイトカイン惹起シグナル伝達機構の解析に進んだ。

CFU-Eのサイトカイン惹起
シグナル伝達機構の解析

　シグナルの研究には細胞系列と分化段階が均一で、かつ大量の細胞が必要である。そのため、このような研究分野には細胞株が用いられていた。しかし、細胞株（癌）はいろいろな顔を持っている。正常コントロールが欲しかった。そこで、ヒトCD34⁺細胞の大量純化法の開発を基盤としてCFU-Eを大量に分化誘導し、EPOおよびSCFのシグナル伝達機構の解析を行った。その結果、SCFはsrc familyを介するAKTリン酸化によって、細胞の生存やFas-L誘導細胞死に拮抗していることが明らかとなった[15,16]。

　これらの研究は、第二内科の西尾充史先生、遠藤知之先生が取り組んだ。また、慶應大学医学部血液内科の小田淳先生

私と血液学の仲間たち

図7　MDS症例の純化骨髄CD34⁺細胞

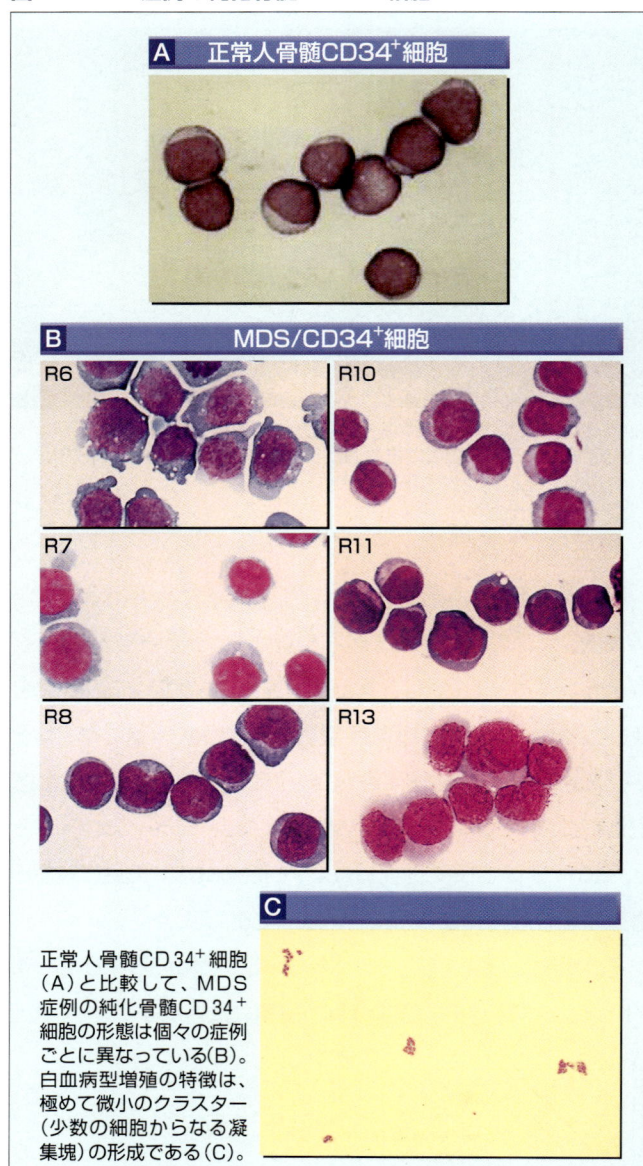

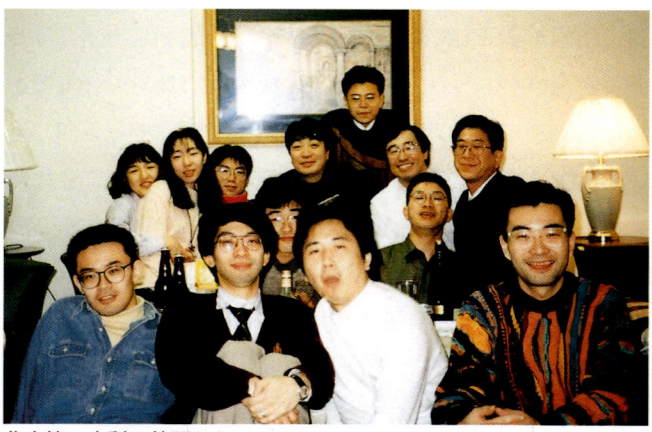

A　正常人骨髄CD34⁺細胞

B　MDS/CD34⁺細胞
R6　R10
R7　R11
R8　R13

C

正常人骨髄CD34⁺細胞（A）と比較して、MDS症例の純化骨髄CD34⁺細胞の形態は個々の症例ごとに異なっている（B）。白血病型増殖の特徴は、極めて微小のクラスター（少数の細胞からなる凝集塊）の形成である（C）。

北大第二内科の仲間たち　我が家での血液グループのパーティー。前列右端が小泉和輝先生、2人目が山口美樹先生。後列右端が私。

（現北海道大学大学院医学研究科環境医学分野講師）、小松則夫先生（自治医科大学血液内科助教授）との共同研究である（図3）。

ヒト造血前駆細胞を用いたシグナル伝達の研究が可能になった契機は、高上洋一先生（現国立がんセンター）のグループから出た一つの論文である（Abe T, et al. Blood 87：3212-3217, 1996）。そこには「純化したヒト末梢血CD34⁺細胞を凍結保存し、解凍洗浄後に研究に使用した」と書かれていた。そこからCD34⁺細胞の大量純化法の開発が始まった。これが北大第二内科血液グループのオデッセイ（冒険の旅）である。

それまで、CD34⁺細胞は一昼夜かけて純化し、夜中によれよれになりながら実験を進めていた。また、末梢血400mlから回収できるCD34⁺細胞は10^5個レベルの極めて少数であったため実験の制約も大きい。当初の目的はこの制約を解消することであったが、ほどなくグループ共通の目的が「CD34⁺細胞の選択的移植を可能にする」ことになった。

CD34⁺細胞の安価な大量純化法の開発に成功

我々は、平成4年（1992年）8月に第5代教授に就任した小池隆夫教授の後押しを受けて、平成6年（1994年）から自家末梢血幹細胞移植を導入していた。しかし、移植片に腫瘍細胞が混入している症例の移植は不可能で、ただ手をこまねいているほかなかった。リンパ腫細胞は、造血幹・前駆細胞をCD34⁺細胞として純化することで振り切る（除去する）ことができる。CD34⁺細胞の移植用純化キットはすでに発売されていたが高価であるうえ当時は純度も低く、臨床的に不十分なものであった。

安価で純度のよい方法を開発するために、まず山口美樹先生がナイロンファイバー・シリンジを開発した[13]。それを深田嘉一先生（現小樽市立病院血液内科医長）と小泉和輝先生（現北大第二内科助手）がlarge scaleに適合させた。小泉先生は、さらに進んで凍結細胞からの純化法を開発した[14]。大量純化法は平均98％の純度と、私の研究費でまかなえるコストで、我々の診療手技となった。

平成13年（2001年）9月の段階で、同種、ミニも含めた全移植症例数は97例、うちCD34⁺細胞選択移植は17例を占めた。17例中12例は非ホジキンリンパ腫（NHL）である。その半数が

図8 ヒトCFU-Eのシグナル伝達ネットワーク

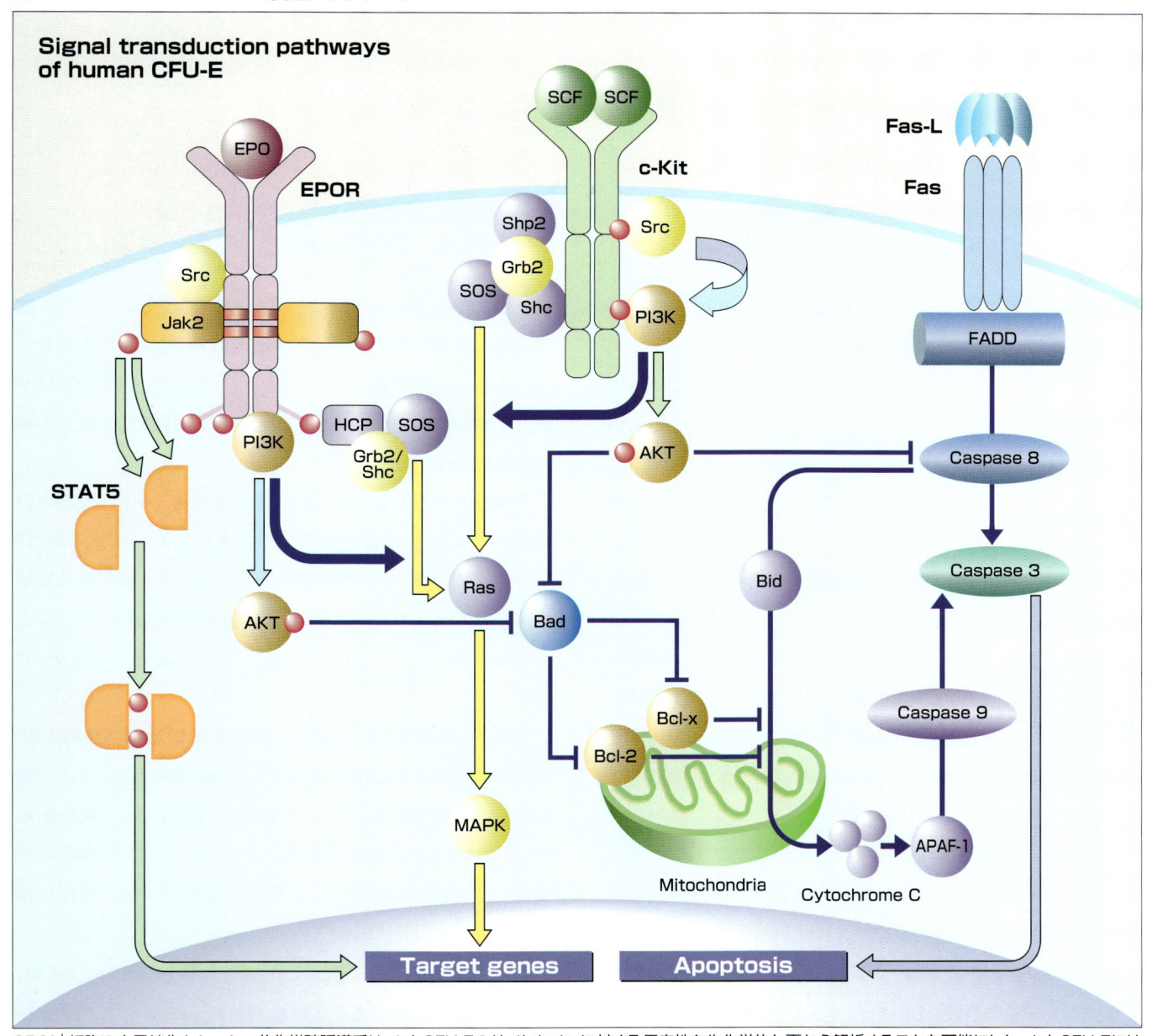

Signal transduction pathways of human CFU-E

CD34⁺細胞の大量純化と *in vitro* 分化増殖誘導系は、ヒトCFU-Eのサイトカインに対する反応性を生化学的な面から解析することを可能にした。ヒトCFU-EにはEPO受容体やSCF受容体であるc-kit、またFasが同時に発現しており、それぞれが生存と死に関わるシグナル伝達のネットワークを形成している。

いわゆる普通の疾患でありながら、症例報告として英文になっている。現在、CD34⁺細胞移植の意義については異論もあるが、その基礎となる海外のデータはCD34⁺細胞の純度が30%～90%で行われたものであり、今後、再評価が必要であると考える。

現在、CD34⁺細胞移植における易感染性の克服に向けて、基礎と臨床の面から研究を継続している。17例中3例は、第二内科膠原病グループと共同で行った難治性自己免疫疾患に対するCD34⁺細胞移植併用超大量免疫抑制療法である。これによって、少なくとも現時点では、疾患の進行阻止とともに生活の質(QOL)の改善が得られている。

今後も第二内科の血液グループの目標は、従来、難治と考えられている疾患に対する新規治療法と新規治療戦略の開発であろう。臨床と研究の"二足の草鞋"をやり通した第二内科血液グループのメンバーに深甚の敬意を表する。

私と血液学の仲間たち

秋田大学第三内科の沿革

■ 創設27年目の秋田大学第三内科へ。21世紀COEプログラムへの採択

　北大第二内科での生活の後、私は平成14年（2002年）1月に秋田大学医学部内科学第三講座に異動した。皆さんから大変温かく迎えていただいた。前述のように私自身が臨床・研究面では好き勝手なことをしてきたので、赴任後も、それぞれのメンバーの研究を尊重しつつ支援していきたいと思っている。そうはいいつつ、目指すところは同じであった。さらに、私の専門である造血幹・前駆細胞の視点が加わってお役に立てればいいと思う。現在の研究グループの活動を紹介する前に、第三内科の沿革に簡単に触れておきたい。

　医療の均等化、無医村の解消などをスローガンに、1970年代後半から80年にかけて各地に医科大学（医学部）が新設された。その第1号が秋田大学医学部である。秋田大学内科学第三講座は学部設置の4年後、昭和50年（1975年）に開講している。

　スタート当初は血液疾患の診療・研究が主体で、後に腎疾患と膠原病が加わった。どちらの部門も着実に業績を積み重ねてきた。私が赴任したのは創設27年目であり、秋田大学でいえば第1期生に相当する。長く教室を主宰してきた三浦亮教授は、同大学長に就任していた。

　私が赴任後の平成14年（2002年）、秋田大学第三内科では二つの大きな出来事があった。一つは、今井裕一助教授が愛知医科大学腎・膠原病内科の教授に選任されたこと、もう一つは文部科学省の21世紀COEプログラム（旧称トップ30構想）への採択である。21世紀COEプログラムに決定したのは「細胞の運命決定制御」という研究テーマで、第一生理学の稲垣暢也教授がリーダーである。第三内科が担当するのは、血液細胞の分化メカニズムの解明で、それに基づいて細胞移植による白血病や膠原病の治療法の確立を目指す。

■ 1983年より造血幹細胞移植を導入。県内唯一の移植施設として責任は重い

　秋田大学第三内科が、最も力を注いできたものの一つが血液疾患の治療である。初代の柴田昭教授（後に新潟大教授）、2代目の三浦亮教授、そして私と、血液病学に携わる教授が続いてきたように、血液疾患の診療と研究は継続して教室の専門領域の一つである。

　白血病や悪性リンパ腫などの造血器腫瘍、かつて不治といわれたこれらの疾患は、化学療法の進歩によって"治る病気"となってきた。しかし、すべてがそうとはいえず、薬物療法に抵抗性を示すケースも少なくない。造血幹細胞移植は、このような患者を救う手立てとして開発され、20年ほど前から普及し始めた。

　当科では昭和58年（1983年）に造血幹細胞移植を導入し、平成15年（2003年）9月の時点で145例に施行している。中でも同種造血幹細胞移植は112例と群を抜いて多く、単一施設としては東北6県の中で最も多い実施数である。同種骨髄移植を受けた患者の60％が今も元気で生存しており、治療成績は国内外の施設と比較して遜色ない。

　同種骨髄移植は、これまでHLAが一致した同胞間（兄弟、姉妹）が多かったが、最近では骨髄ドナープールの拡大および臍帯血バンクネットワークの設立に伴って非血縁者間移植も増えており、すでに27例に実施してきた。秋田大学医学部附属病院は、骨髄移植推進財団から認定された県内唯一の施設でもある。県内唯一の移植施設として我々の責任は重い。

　近年の移植法の多様化に伴って、大学病院のみで移植を行っていくことにはcapacityの面からも制約が多くなってきた。これまで関連病院との連携をより密なものにしてきたが、つい最近、新津秀孝先生（市立秋田総合病院血液内科医長）によって関連病院として初めての移植が行われた。秋田県全体としての移植環境が整いつつある。

ヒト造血幹細胞の視点から
研究を有機的に統合

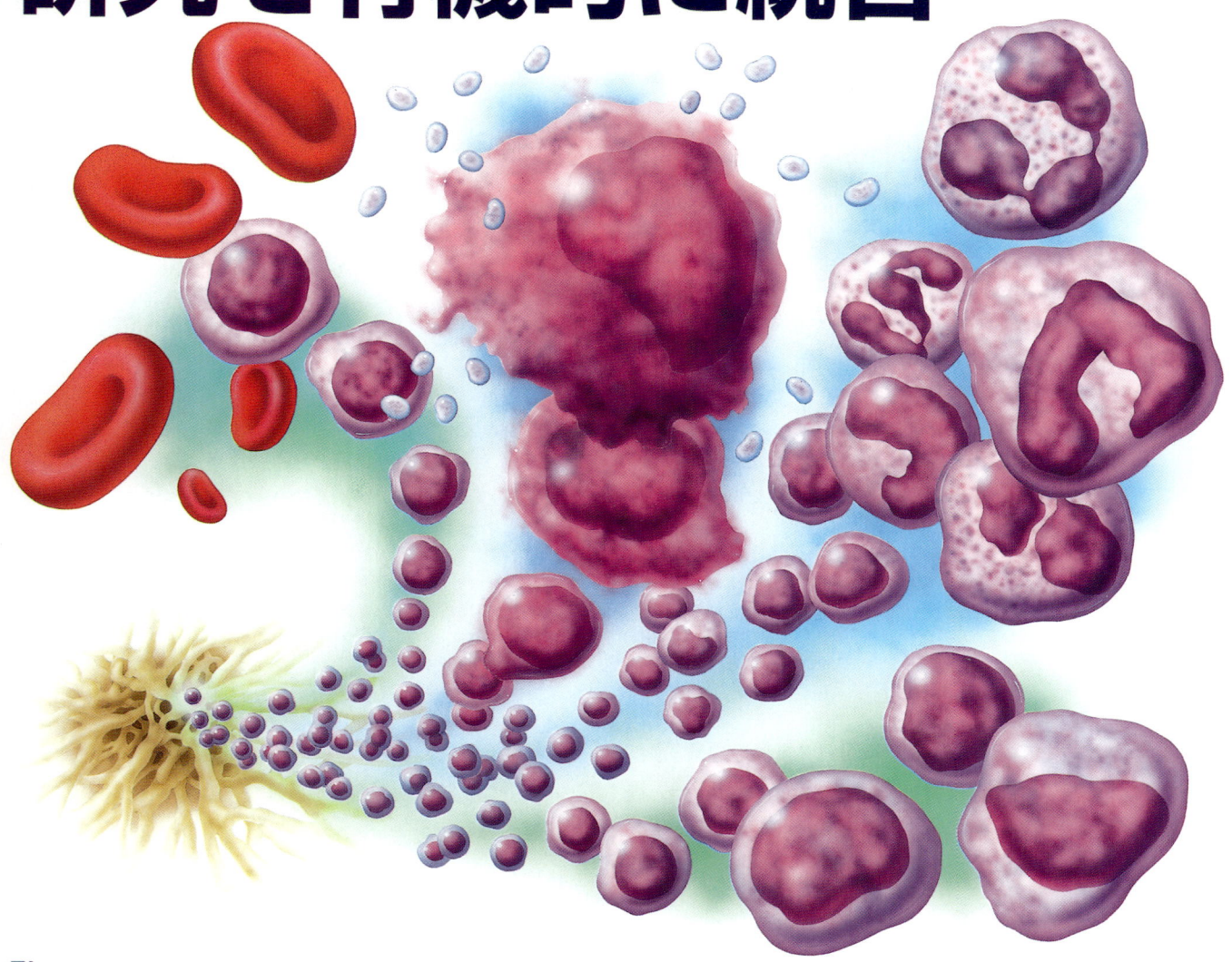

造血幹細胞移植の基礎と臨床
——チーフは廣川誠講師

　造血幹細胞移植の基礎と臨床におけるチーフは、廣川誠講師である。仕事は確実で速い。常に新しい技術を導入して、同種造血幹細胞移植後の免疫再構築と免疫不全および移植片対白血病効果の研究を進めてきた。その目的は、以下の通りである。

① 同種造血幹細胞移植による難治性血液疾患の治療を行う。
② より安全で有効な同種造血幹細胞移植療法の開発を行う。
③ 同種免疫応答を利用した固形癌の治療法の開発を行う。

　同種造血幹細胞移植を行ったこれまでの112例の解析によ

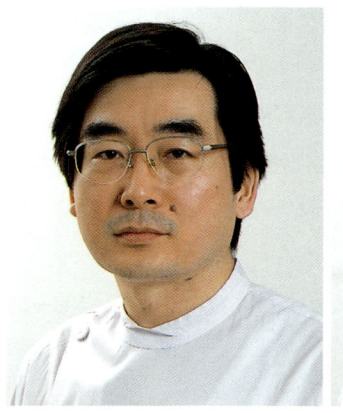

移植グループのチーフ・
廣川誠講師

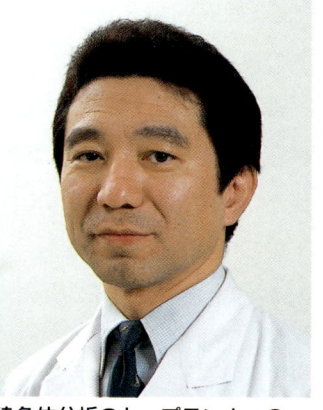

染色体分析のトップランナーの
一人・三浦偉久男助教授

私と血液学の仲間たち

図9 ヒト同種造血幹細胞移植後のT細胞再生機序

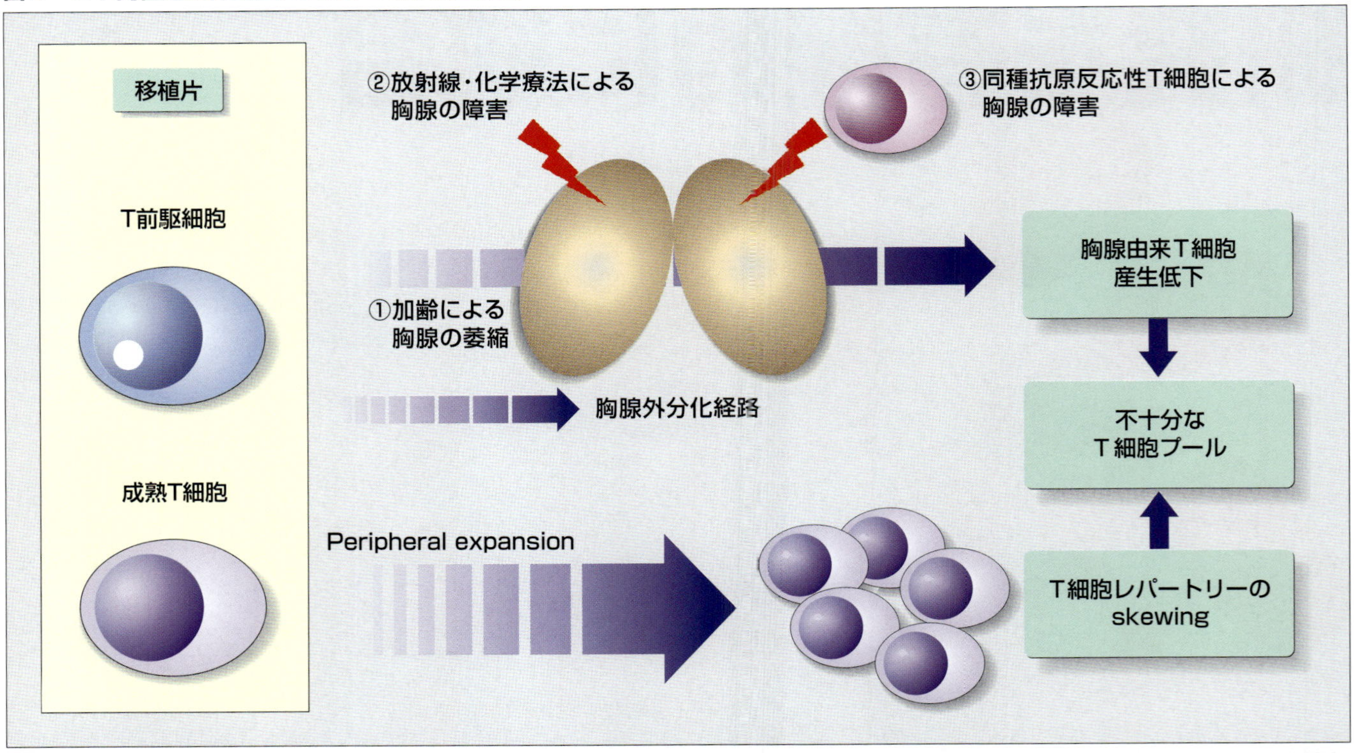

造血幹細胞移植後に再生されるT細胞の分化経路として、移植片に含まれるT前駆細胞が胸腺依存性あるいは胸腺非依存性に分化して成熟T細胞を産生する経路、そして移植片中の成熟T細胞がレシピエントの中で増殖するperipheral expansionの3つの経路がある。αβ型T細胞のレパートリー形成に最もefficientな経路はthymus-dependent pathwayであるが、加齢による胸腺機能の低下、移植前処置および同種免疫応答による胸腺上皮の障害により、この経路は十分機能していないと予想される。

ると、治療が不成功に終わった最大の理由は原病の再発・悪化である。同種移植の治療関連死亡は全体で18.0%であり、血縁者間移植に限ってみても11.9%と無視できない。同種造血幹細胞移植療法の安全性、QOL、cost-benefitからみて治療手技に改善の余地があることが明らかとなった。

また、移植片および免疫抑制療法の多様化により種々の移植が実施可能となっている現状を踏まえて、移植によって期待できる効果とドナーリスクの両者に配慮した適切な同種移植療法の体系づくりを行っている。

基礎的研究としては、同種造血幹細胞移植に関連したヒト同種造血幹細胞移植後のT細胞抗原受容体レパートリーの再構築とそのメカニズムに関する検討を行っている。その結果、以下のことを明らかにしてきた。

① 同種造血幹細胞移植後TCRαβ+T細胞のレパートリーのskewingが観察される[17]。
② レパートリー多様性の回復は不完全である[18]。
③ これは移植片に含まれているT細胞が限られていて、それが移植後クローナルに増殖するためである[19]。
④ ドナーに由来する成熟T細胞クローンは移植後レシピエント体内で数年間存続する[20]。
⑤ 重症免疫不全に伴う日和見感染症を発症した患者ではTCRαβ+T細胞のレパートリーの大きな欠損がある。

skewingのみられるTCRαβは主にCD28⁻T細胞サブセットで使われており[21,22]、T細胞におけるCD28抗原の喪失はリンパ球の加齢と関連していることが知られている。これは、造血幹細胞移植後のTCRレパートリーのskewingは、生体内における持続的な抗原刺激によるものであることを示唆している。

これらの結果と諸家の報告をもとに、同種造血幹細胞移植後のT細胞再生に関するメカニズムとその特徴をまとめると、**図9**のようになる。胸腺機能の低下は加齢による変化、移植前処置および同種免疫応答による胸腺機能の障害の3つの機序が考えられる。胸腺機能の低下したレシピエント、特に成人においては、移植片中に含まれる成熟T細胞のperipheral expansionがT細胞再生の中心的役割を演じていることが予

想され、その結果としてT細胞レパートリーに偏りが生じていると推測される。同種移植後の免疫不全症の成因の一部は、これによって説明可能である。

ヒトにおける同種造血幹細胞移植後に観察される末梢血TCRレパートリーのskewingが、同種免疫反応によるものかどうかは長らく不明であった。我々は急性GVHD病変部に浸潤しているT細胞クローンと末梢血においてclonal expansionを起こしているT細胞クローンのTCRを比較した。

その結果、急性GVHD病変部に浸潤増殖しているT細胞クローンと急性GVHD発症時に末梢血で拡大しているT細胞クローンのTCRは異なっていることがわかった[23]。この結果は、組織で起こっている現象は末梢血に反映されない可能性を示唆しているものと理解できる。

今後の研究方針は、次のようなものである。
① 固形癌の治療にも応用可能なより安全性の高い同種造血幹細胞移植療法を開発し、この治療法が有効な固形癌を同定する。それと同時に、
② 抗腫瘍効果に関わる標的抗原（マイナー組織適合抗原）を同定し、それを認識するT細胞抗原受容体の構造を決定する。

分子細胞遺伝学
──チーフは三浦偉久男助教授

平成9年（1997年）の米国血液学会で、どうしてもみておきたい演題があった。Saitoh K（齋藤公基先生、現秋田県平鹿総合病院血液内科医長）らのtrisomy 8を有するMDSの細胞遺伝学的検討であった[24]。ポスターの前で、チーフの三浦偉久男先生（現当科助教授）に初めて出会った。FACSによる前駆細胞のsorter FISHは、MDSの研究を進めていた私にとって驚異的な出来事だった。現在、三浦助教授を中心に次のような研究が進行している。

① 慢性骨髄性白血病（CML）の分子細胞遺伝学的解析とその臨床応用。
② MDSの分子遺伝学。
③ 悪性リンパ腫の病型特異的染色体異常の探索に関する研究。

CMLは、多能性造血幹細胞がt(9;22)(q34;q11)によるフ

図10　Sorter FISH

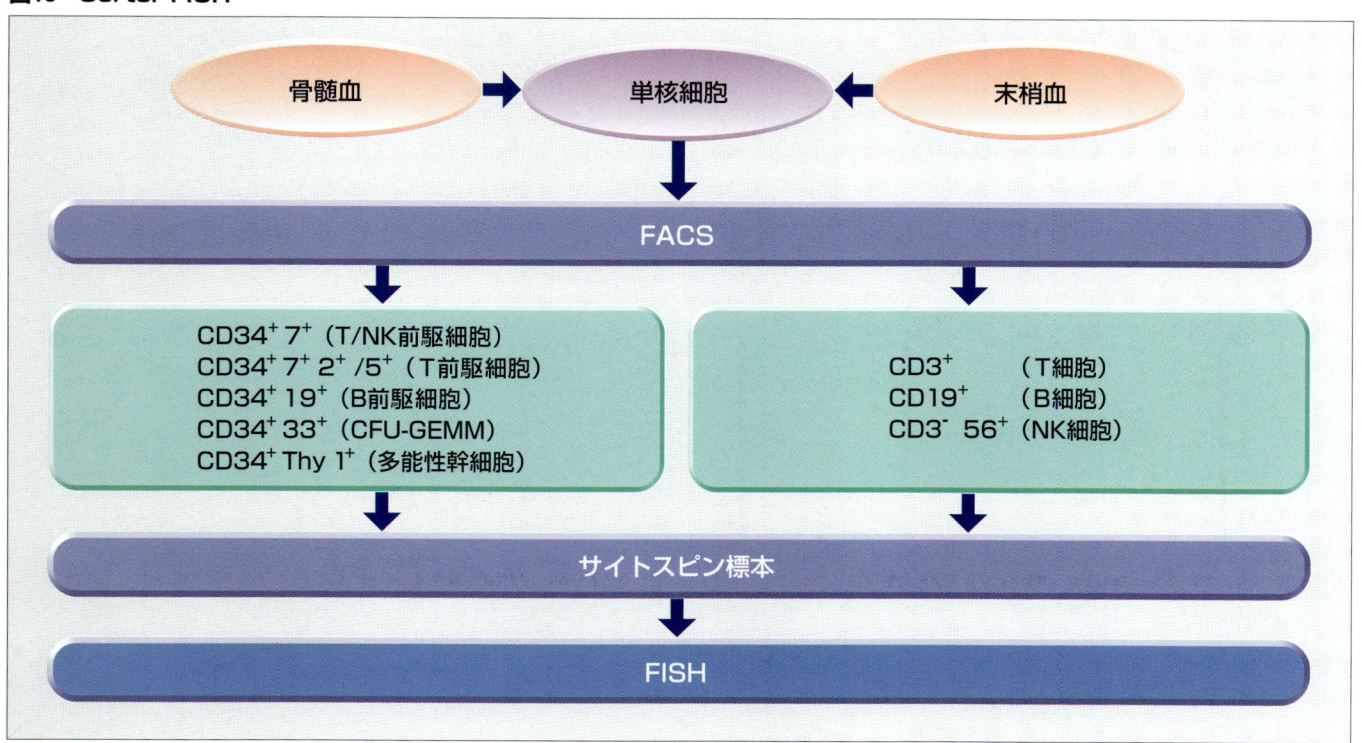

FACSにより末梢血からはT細胞（$CD3^+$）、B細胞（$CD19^+$）、NK細胞（$CD3^- 56^+$）を、骨髄血からはT/NK前駆細胞（$CD34^+ 7^+$）、B前駆細胞（$CD34^+ 19^+$）、多能性幹細胞（$CD34^+ Thy1^+$）、CFU-GEMM（$CD34^+ 33^+$）をそれぞれ分離し、サイトスピン標本を作製しFISH法を行った。この方法により、目的とする細胞の遺伝子異常を検討することができる。

私と血液学の仲間たち

図11　好中球FISH法

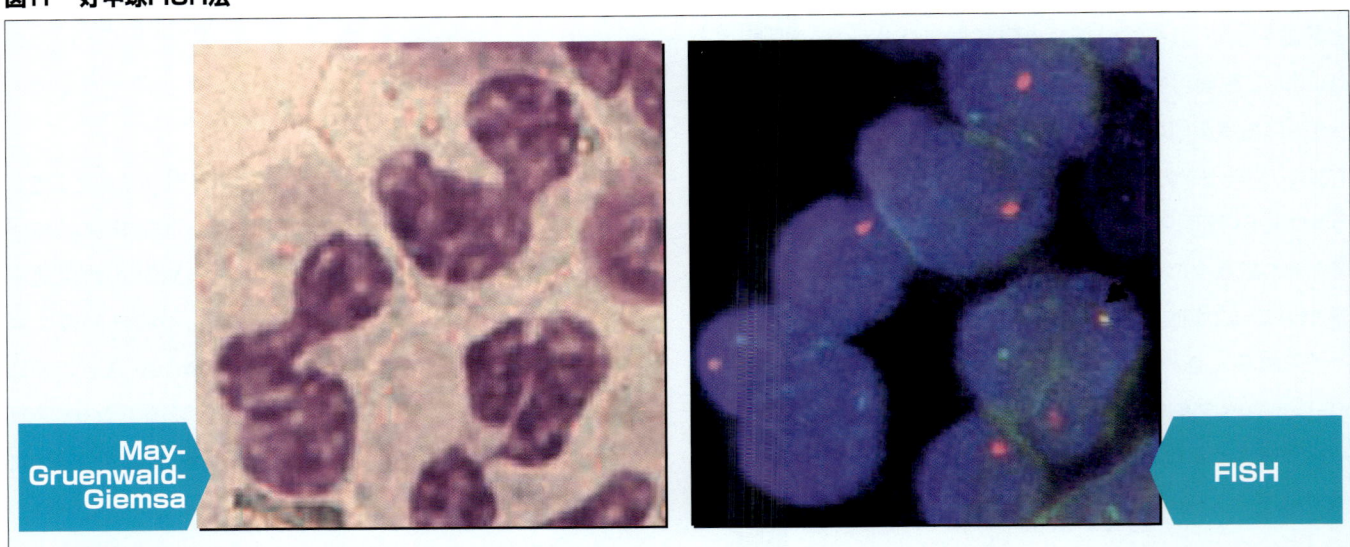

May-Gruenwald-Giemsa

FISH

Ph染色体は多能性幹細胞から認められるが、リンパ系細胞では分化とともにPh陽性細胞が減少し、B細胞では約30％、TとNK細胞では陰性となる。慢性骨髄性白血病は好中性顆粒球の増殖を中心とする疾患であることから、好中球におけるPh染色体を検出することで治療効果の判定ができると考え、好中球FISH法を創始した。この方法を用いれば、白血球数が1万以下でも早期診断が可能であり、治療成績の向上が期待される。

図12　Trisomy 8

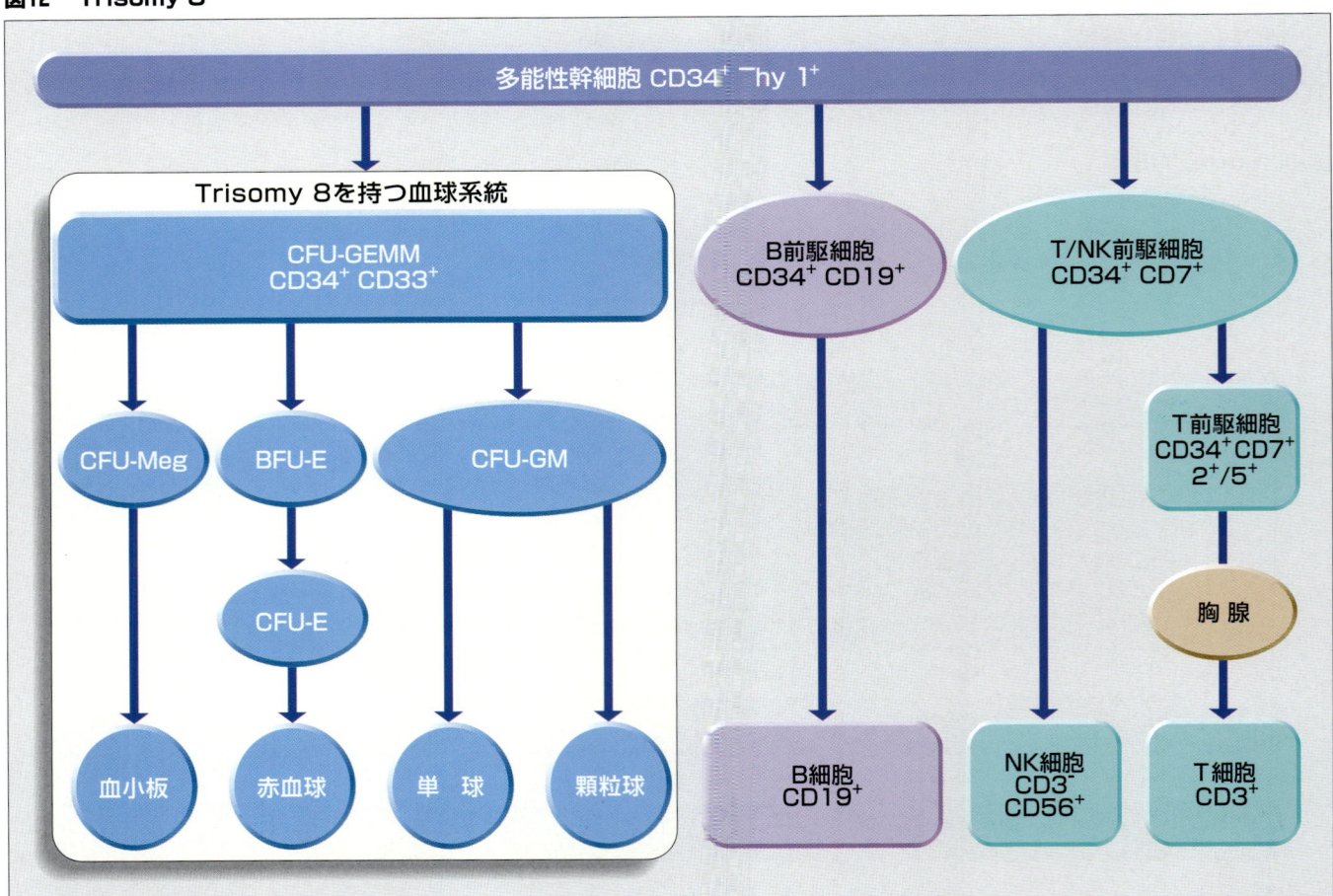

多能性幹細胞 CD34$^+$ Thy 1$^+$

Trisomy 8を持つ血球系統
- CFU-GEMM CD34$^+$ CD33$^+$
  - CFU-Meg → 血小板
  - BFU-E → CFU-E → 赤血球
  - CFU-GM → 単球、顆粒球

B前駆細胞 CD34$^+$ CD19$^+$ → B細胞 CD19$^+$

T/NK前駆細胞 CD34$^+$ CD7$^+$
- → NK細胞 CD3$^-$ CD56$^+$
- → T前駆細胞 CD34$^+$CD7$^+$ 2$^+$/5$^+$ → 胸腺 → T細胞 CD3$^+$

塗抹標本で顆粒球系、単球系、赤芽球系に＋8を認め、リンパ球には異常がなかった。分離したT, B, NK細胞に異常なく、前駆細胞のCD34$^+$7$^+$細胞（T/NK 前駆細胞）、CD34$^+$19$^+$細胞（B前駆細胞）にも異常はなかった。CD34$^+$Thy1$^+$細胞（多能性幹細胞）に＋8はなく、CD34$^+$33$^+$細胞（CFU-GEMM）に高率に異常を認め、＋8の標的細胞はCFU-GEMMレベルであることが示唆された。

ィラデルフィア(Ph)染色体を持つことを特徴とする。しかし、末梢血成熟T細胞にはPh染色体が認められない。三浦助教授は「幹細胞がPh染色体を持つのに対し、それが分化した下流に位置すると考えられるT細胞には、なぜPh染色体がないのか」という疑問から出発した。そこで、各細胞分画をセルソーターで分離し、得られた細胞にFISH(fluorescence in situ hybridization)法を直接用いて(sorter FISH)、Ph染色体の有無を検討した(図10)。

その結果、多能性幹細胞と骨髄系幹細胞(CFU-GEMM)は、Ph染色体を持っていることがわかった。しかし、リンパ系細胞は、分化するに従ってPh陽性率が低下し、末梢血中の成熟B細胞の陽性率は約30％に低下し、T細胞、NK細胞はPh染色体を持たないことがわかった。T細胞の親にあたる前駆細胞にはPh染色体が存在することから、Ph陽性細胞は分化しなくなるか、あるいは分化の過程で免疫学的に排除されている可能性を新たに提起した[25]。

「好中球FISH法」を開発。治療効果のモニタリング、CMLの早期発見に有効

この事実をもとに、患者末梢血を用いてインターフェロンやグリベックの治療効果をモニタリングする好中球FISH法を開発した。インターフェロン療法は、Ph染色体を消失させることに成功した最初の治療法であるが、長期にわたり白血球数を低値に保つと骨髄細胞を採取できなくなる。従って、治療効果を染色体分析で判定することは困難であった。骨髄細胞を採取できなければ、末梢血を用いて治療効果を判定せざるをえない。しかし、末梢血リンパ球が混在すれば、Ph陽性率を正確に判定することができない。

そこで、リンパ系細胞を除外した検体で治療効果を判定することはできないかと考え、好中球を用いることにした(図11)。この方法とこれまでの染色体分析での治療効果の判定とを比較し、きわめてよい相関が得られ、この方法により治療効果をモニタリングすることにした。検体採取後に時間が経過するにつれ、好中球は形態に変化をきたす点に改良を加え、現在は日本国内のどこででもできるようにBMLとSRLに技術指導した。

この「好中球FISH法」は、治療効果のモニタリング以外にCMLの早期発見にも有用であることがわかった。CMLは好中球系細胞の増加を特徴とする分化型白血病であることから、好中球に最も早期にPh染色体が検出されるのではないかと考えた。NAPスコアは白血球が2万程度でなければ診断に有用ではないが、好中球FISH法では白血球数が1万程度でも100％陽性で、特異性だけでなく感度も十分であることがわかった。

CMLは早期発見すれば、インターフェロン療法がきわめて有効であり、グリベック療法も安全に行いうる。さらに、初診急転型CMLとPh陽性ALLとの鑑別にも有用であることがわかった。CMLの急性転化では好中球はPh陽性であるのに対し、Ph陽性ALLでは陰性である。それまで、寛解が得られなければ鑑別することができなかったが、これにより両者を初診時に鑑別可能となった。

これらの研究を通してCMLの本態に迫るとともに、有効で安全な治療法の開発を目指している。

MDSとB細胞性リンパ腫の細胞遺伝学的分類

MDSは、骨髄の過形成と汎血球減少を特徴とする疾患で、病気の進展とともに骨髄不全や白血病化を起こす疾患である。sorter FISHを用いて、染色体異常の標的細胞を同定しようと試みた。その結果、MDSはde novoかsecondary かによらず、患者の持つ染色体異常により異常な血液細胞の種類が異なることが明らかとなった(図12)。

Trisomy 8は、多能性幹細胞より少し分化した骨髄系幹細胞(CFU-GEMM)レベルから異常細胞がとらえられ、リンパ系細胞は前駆細胞にも成熟細胞にも異常が認められなかった。これにより、MDSの状態から芽球が増えて急性白血病様になった時、急性リンパ性白血病になることは極めて例外的であることをよく説明することができる。

一方、monosomy 7は幹細胞から異常があり、末梢血中NK細胞にも異常があることを初めて示した[26]。このことで、monosomy 7を持つMDSの患者は感染症にかかりやすいことが理解できる。現在は、der(1;7)の病態解明に向けて同様の試みを行っている。

B細胞性リンパ腫では、これまでBCL6の位置する3q27転座の転座相手を多数報告している[27)-31]。多数例での染色体分析により、新規遺伝子の単離を目指している。一方、T細胞性

私と血液学の仲間たち

リンパ腫の染色体異常は極めて多様であるが、最も頻度の高い6q21の異常は、欠失という観点に加え、common accepter siteという観点から愛知県がんセンター・瀬戸加大博士との共同研究によりTCBA1遺伝子を単離することができた。

白血病に比べ、悪性リンパ腫ではまだ病型特異的染色体異常が少なく、今後も染色体分析の果たす役割は大きいと考えている。

以上、特にMDSとB細胞性リンパ腫に関する研究を通して、細胞遺伝学的分類に基づいた新たな疾患分類を可能にし、それを治療に役立てていくことを目標としている。

腎・膠原病グループ
──チーフは涌井秀樹講師

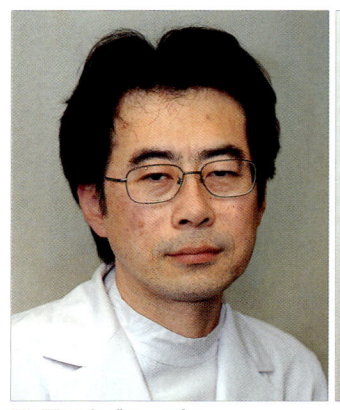

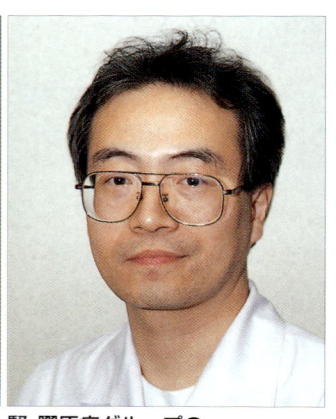

腎・膠原病グループの
チーフ・涌井秀樹講師

腎・膠原病グループの
小松田敦講師

血液疾患部門と並ぶもう一方の柱は、腎臓病・膠原病グループである。第三内科が発足して4年後の昭和54年(1979年)、金沢大学から中本安先生が赴任してスタートした。当時は、三浦亮教授が血液疾患、中本安助教授が腎・膠原病を分担した。

腎・膠原病グループのチーフは涌井秀樹講師である。腎生検数は年間250例、総数では4,800例を超え、そのすべてが保存され、解析データが日常診療に役立てられている。研究面では生化学者以上に生化学的手法を駆使し、小松田敦講師とともにそれぞれの研究領域を持ちつつ、ネフローゼ症候群の分子病態をテーマに共同研究を行って成果をあげている。

大谷浩助手は、三浦亮前教授が得意とした電子顕微鏡的解析を引き継いでいる。

血液疾患と腎・膠原病が一緒になった教室は、全国でも珍しい。一見すると、かけ離れた領域にみえるが、共通の目的を持っている。臨床的には、CD34$^+$細胞の純化移植を含む難治性自己免疫疾患の治療である。基礎的には、免疫の成立と寛容の機構を末梢の免疫担当細胞からではなく、造血幹・前駆細胞の視点から解明することである。と同時に、実は、ネフローゼ症候群の分子病態の研究がどこまで進展するかわくわくして見守っている。

各メンバーの切り口を研ぎ澄まし、
ヒト造血幹細胞の視点から有機的に統合

基礎的研究にはそれぞれの切り口があるが、臨床的な目的は同一である。それは、従来、難治と考えられてきた疾患に対する有効な治療法を開発することであり、それが臨床講座に課せられた使命である。

第三内科の紹介の冒頭に述べたように、個々のメンバーがこれまで研ぎ澄ましてきた切り口に干渉するつもりはない。それよりも、共通の目的に向かってそれぞれの切り口を援助し、有機的に統合していくのが私の役割であると考えている。そこに、私の専門である造血幹・前駆細胞が加わって、それぞれの切り口にいっそうの鋭さが増すことがあれば、最大の喜びである。

私の赴任後、ある患者さんが他科から紹介されてきた。川端良成助手、久米正晃助手から、ヒトCD34$^+$細胞選択移植の適応ではないかと相談があり、大量純化法を修得したいと申し出があった。2人とも学位をすでに取得しており、研究の経験があ

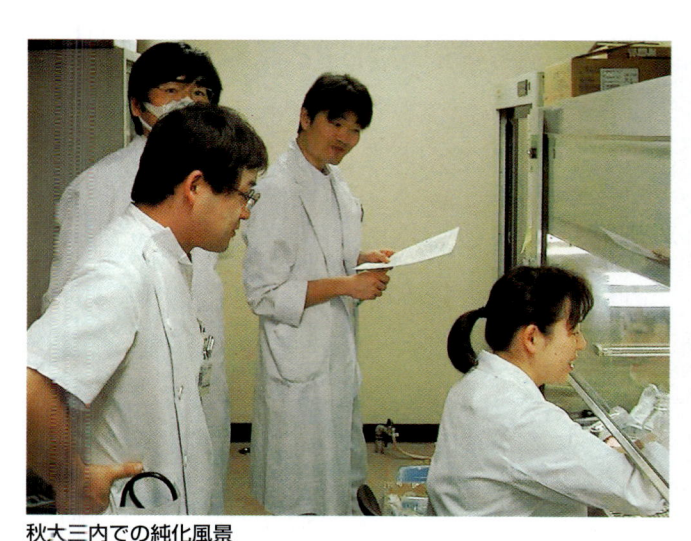

秋大三内での純化風景
手前左が久米正晃先生。マスクをしている廣川誠先生。手に紙を持っている川端良成先生。実験操作をしている鈴木世志子さん。

るので時間はかからなかった。技官の鈴木世志子さんの参加もあり、純化手技のみならずこれまで行っていた実験系のすべてが立ち上がった。赴任後3か月のことであり、最も嬉しかったことの一つである。

一時、私は細胞株を用いた研究を禁じてきた。そのために、ヒト造血幹細胞の大量純化と前駆細胞の系特異的分化増殖誘導法を開発した。しかし現在、廣川誠講師をリーダーとして、ヒト正常造血幹・前駆細胞を対照においた細胞株の研究が進展している。なぜ、それが細胞株となったかという根元的な問いから出発している。楽しみにしている。

この研究は、大学院生の市川喜一君によって開始され、現在、藤島直仁・眞澄君夫妻によって引き継がれている。齊藤宏文君は廣川講師の切り口、移植後の免疫再構築を通して自分の研究を展開していくだろう。

三浦偉久男助教授は、染色体を凝視する。このような研究者は、国内外でも数少なくなった。その指導で、吉岡智子君がCD5陽性び漫性大細胞型リンパ腫の染色体分析を行い、その特徴を明らかにした。

三浦助教授の目指すところは、疾患単位の確立と疾患単位ごとの治療法の確立である。sorter FISHでその切り口は、いよいよ研ぎ澄まされている。ASHで初めて三浦偉久男君と出会い、興奮しながら話し合ったMDSの共同プロジェクトが端緒についた。

私はといえば、赤芽球癆から出発して造血幹細胞の研究に入り、これまでずいぶんと回り道をしたかもしれない。その本質、免疫の成立と寛容のメカニズムを造血幹細胞の視点、つまり樹状前駆細胞からその下流に向けて追究していきたい。腎・膠原病グループのpending themeであり、また、廣川講師の免疫再構築と通じるものが多い。廣川講師と小松田講師の援助を受けながら深谷博志君、齊藤邦江君、齊藤美武君が取り組んでいる。

はからずも、血液、腎・膠原病を問わず、すべての教室員が私の共同研究者であった。

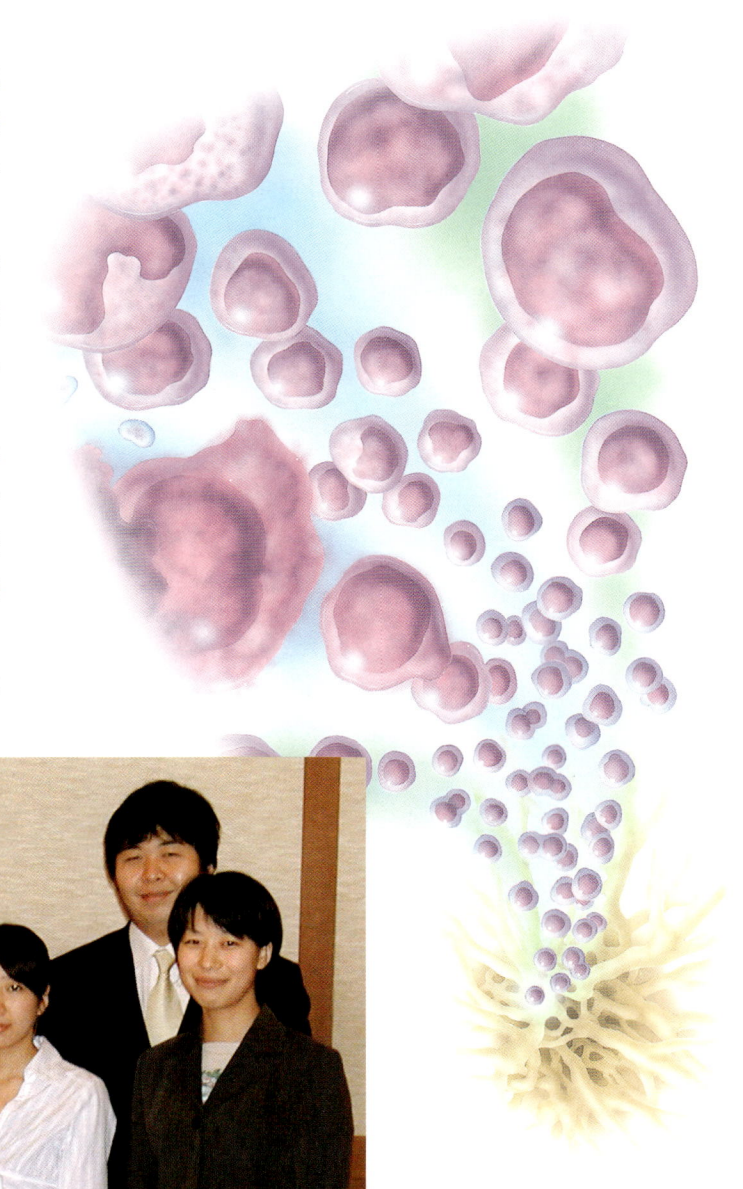

新人とともに　向かって左から、篠原良徳先生（新人）、牧伸樹先生、私、小杉成樹先生、水品百恵先生（新人）、道下吉広先生（新人）、伊藤怜子先生（新人）

（2004年7月20日刊行）

profile

佐々木 毅
［プロフィール］

昭和18年6月14日生まれ、宮城県出身
昭和37年　3月　仙台第一高等学校卒業
昭和43年　3月　東北大学医学部医学科卒業
昭和43年　4月　東北大学医学部附属病院（研修医）
昭和44年　5月　石巻赤十字病院内科
昭和46年　5月　東北大学細菌学研究生
昭和49年　4月　東北大学医学部第二内科医員
昭和50年　6月　東北大学医学部第二内科助手
昭和58年　8月　米国ハーバード大学小児病院メディカルセンター免疫学部門研究員
昭和63年　6月　東北大学医学部第二内科講師
平成　2年　6月　東北大学医学部第二内科助教授
平成　5年11月　東北大学医学部臨床検査診断学講座教授
平成10年　4月　東北大学医学部免疫・血液病制御学（第二内科）教授
平成12年　9月　東北大学大学院医学系研究科免疫・血液病制御学（血液・免疫科）教授

【所属学会】
日本リウマチ学会理事・評議員
日本血液学会評議員
日本臨床血液学会幹事
日本免疫学会評議員
日本臨床免疫学会評議員
日本臨床化学会評議員
日本臨床検査学会評議員
日本ウイルス学会，ほか

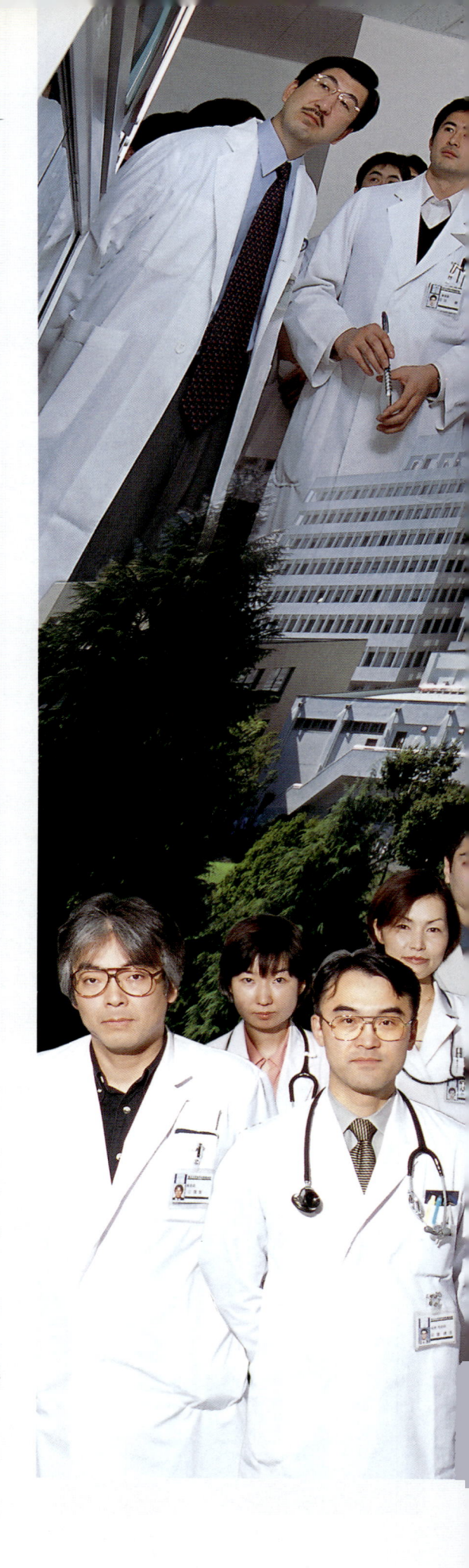

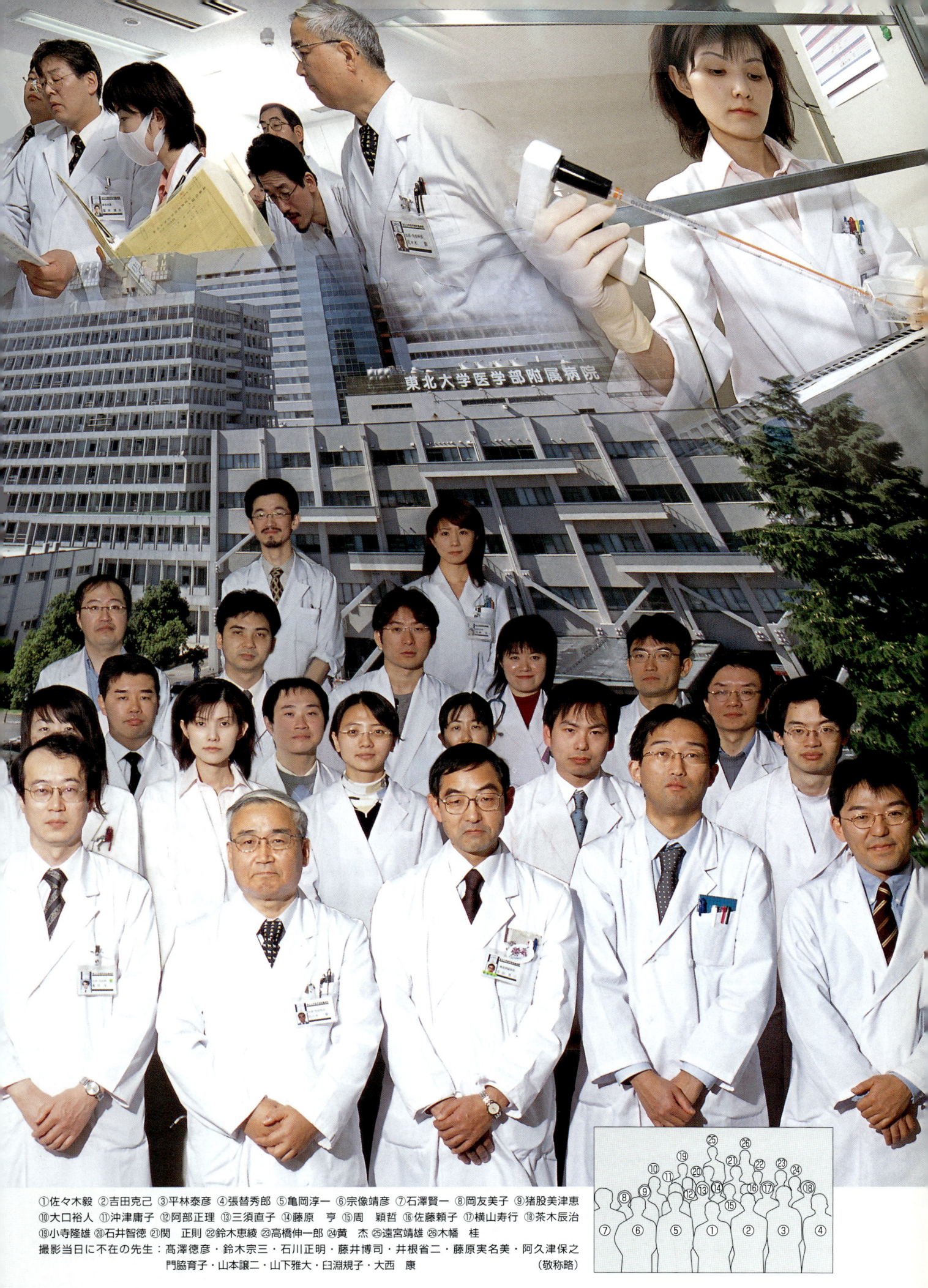

①佐々木毅 ②吉田克己 ③平林泰彦 ④張替秀郎 ⑤亀岡淳一 ⑥宗像靖彦 ⑦石澤賢一 ⑧岡友美子 ⑨猪股美津恵 ⑩大口裕人 ⑪沖津庸子 ⑫阿部正理 ⑬三須直子 ⑭藤原　亨 ⑮周　穎哲 ⑯佐藤頼子 ⑰横山寿行 ⑱茶木辰治 ⑲小寺隆雄 ⑳石井智徳 ㉑関　正則 ㉒鈴木恵綾 ㉓高橋伸一郎 ㉔黄　杰 ㉕遠宮靖雄 ㉖木幡　桂

撮影当日に不在の先生：髙澤徳彦・鈴木宗三・石川正明・藤井博司・井根省二・藤原実名美・阿久津保之　門脇育子・山本譲二・山下雅大・臼淵規子・大西　康

（敬称略）

●PAGE 57

私と血液学の仲間たち

免疫、血液疾患を追究してきた歩み

佐々木　毅
東北大学大学院医学系研究科
免疫・血液病学教授

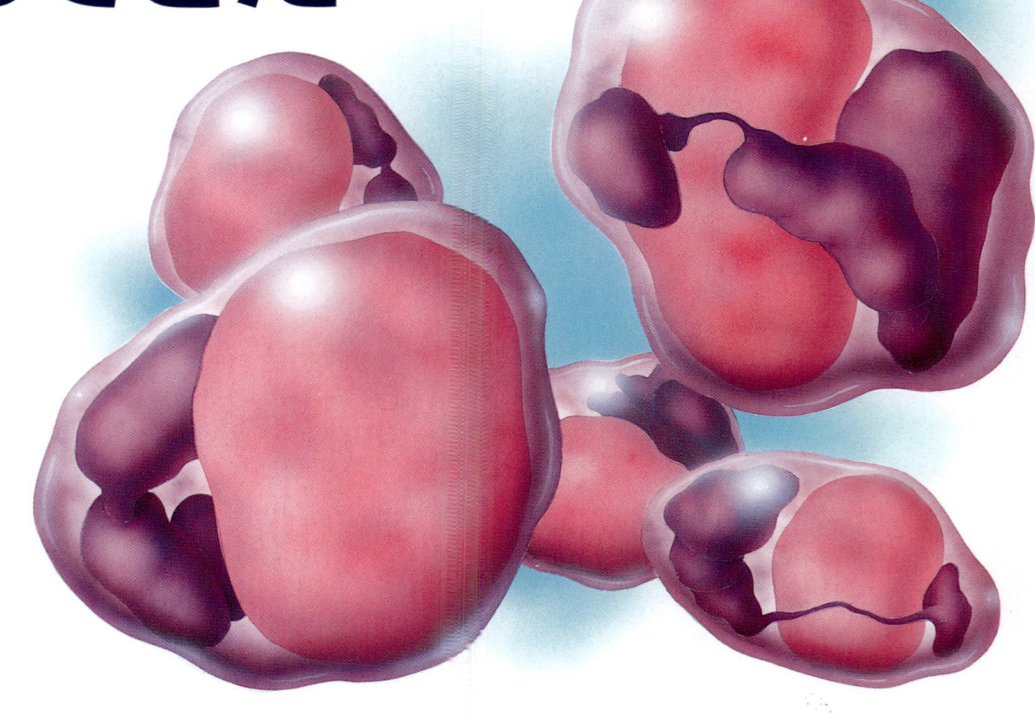

柴田昭先生、石田名香雄先生との出会いから血液・免疫研究の道が始まる

　私はインターン制が廃止され、学生運動が盛んであった時代に卒業した。昭和43年（1968年）卒で東北大での臨床修練を目指す同世代の全員は3年間、いわゆる非入局にて市中病院での研修に入り（本年からの研修医制度と似た内容で、東北大学での内科外科系ではこの後に30年以上続いた）、私は主に石巻赤十字病院で研修を行った。

　同病院には血液・免疫関連疾患が多く、東北大学より柴田昭（後に秋田大学および新潟大学教授・医学部長）、小野寺清寿、三浦亮（現秋田大学学長）先生が時々来られ、指導を受けたのが現在の進路の契機ともなった。

　柴田先生は活動的で、明快なお話で学生に人気が高かった。石巻での研修医時代、血小板減少例の扱いに難渋していた時に、血小板の数だけでなく、形、大きさも調べるとよいと先生に示唆を受けた。驚いた。赤血球ほどに大きい、なまずのような血小板がごろごろといた。白血球はというと、青い無構造物（Döhle小体）が胞体内にある。本邦第3例目のMay Hegglin anomalyであった。

　そんなこともあり、血液研究室に入りたいと思っていたが、すぐに臨床にいくことに心もとなさを感じていた。そのままでは、現場で経験したことが解決できない気がしたためである。

　こんなある時に、石田名香雄先生（東北大学細菌学、後に東北大学学長）の講演を聞いた。人食いの習慣のある地方のヒトはしばしば頭が狂う（クールー）、あるいはクロイツフェルドヤコブ病という理解できない、伝染するらしい病気があり、似た病気が羊にも認められる（スクレイピー）。犬などでは全身性エリテマトーデス（systemic lupus erythematosus: SLE）が伝染する。高γグロブリン血症、糸球体腎炎を起こす伝染性のアリューシャンミンク病があり、ミンク業者を泣かせている。動物では白血病、悪性リンパ腫の発症にウイルス感染が関与するということであった。

　これはと思い、臨床研究の前に石田教室の門をたたくことにした。初めは肝炎ウイルス、ヘルペスウイルス、神経培養の勉強をしたが、これでは血液・免疫疾患への道には程遠い

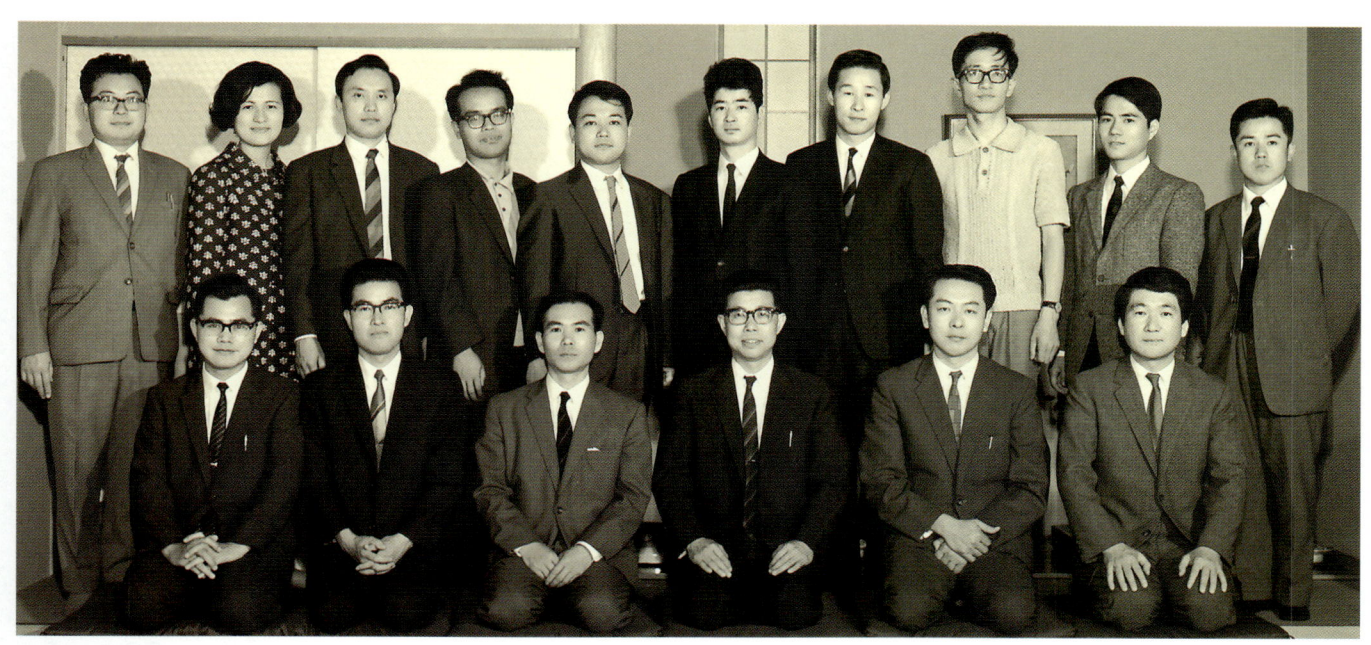

血液班全員が集合
前列向かって左から4番目が柴田昭先生。その斜め左後方が三浦亮先生（1970年5月28日）。

と感じ、（叱られたが）お願いして、黎明期であった免疫に変えてもらった。SLEでは遺伝子（DNA）に対する抗体があり、これが腎臓を悪くするらしいが、ここでウイルスが関係する可能性があるという。ということでself toleranceの破綻、抗DNA抗体の出現機序が研究の主題となり、その後ずっと今に至るまで続いている。

石田教室は異例であった。基礎教室でありながら、あちこちの領域から常時60～70名もの教室員が集まっていた。医学部のほかに生物、農学、薬学、化学、工学、物理、教育学出身者が混在していたので、それまでは聞いたことのない発想や話を聞くこともまれではなく、驚かされた。石田先生は気さくで、研究上の問題については若い教室員を含む全員が対等に話し合うことを大事にし、自ら実践されていた。「野球や酒がやれない者は、ろくな研究はできない」と公言してはばからない気風で、このような土壌から、その後に70名を超える教授が生まれた。

ヒトパルボウイルスB19の病態を本格的に追究

さて、3年後、第二内科に入ると柴田、三浦先生は秋田大学へと移られており（写真は移られる時の血液研究室メンバー）、小野寺先生が本分野二十数名のメンバーのキャップをされていた。当時は全員が血液疾患、免疫疾患の両領域の診療を担った。マルク、LE細胞、免疫電気泳動検査は若手の義務である。同年代の佐藤功（現仙台医療センター診療部長）、遠藤一靖（現仙台市立病院長）、石田秀一（現石巻赤十字病院副院長）先生らとともに診療、研究、野球などに汗を流した。その後、専門化が進み、私は免疫疾患分野の研究を行い、ハーバードの小児病院メディカルセンター時代には、隣のダナハーバー研究所（腫瘍部門）の森本幾夫先生

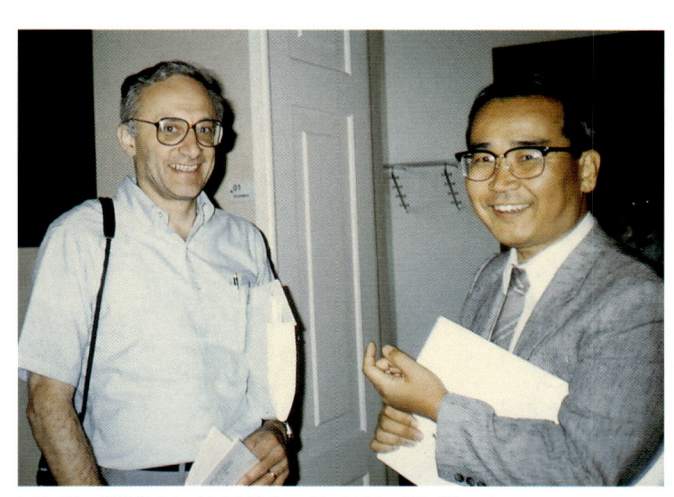

ストラー教授（タフツ大学）と、ハイデルベルグにて

私と血液学の仲間たち

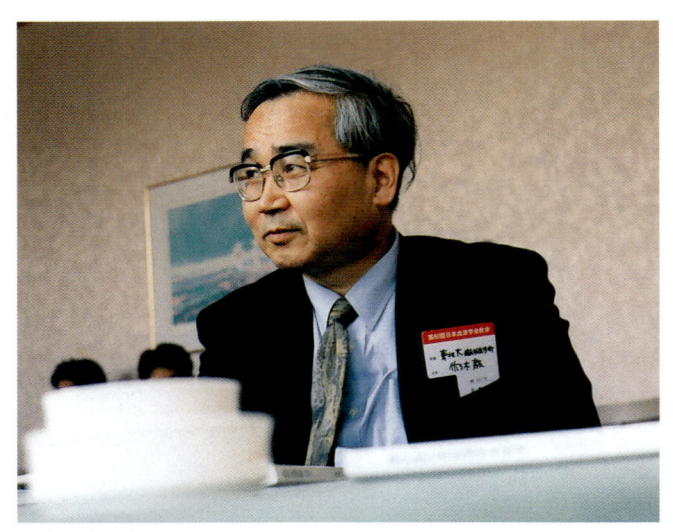

日本血液学会にて

（現東大医科研教授）と親しく交流した。

自身で血液病研究を本格的に行うのは、平成5年（1993年）に臨床検査診断学の担当となってからである。当時の検査診断学領域では、遺伝子診断の臨床応用が期待されていた。血液病は、これが生かされる分野である。教室には、悪性リンパ腫のMRDにつき、V遺伝子CDR3を指標とした遺伝子診断を目指す星野敦先生（故人）、癌遺伝子をターゲットとするリボザイム療法の開発に意欲を燃やし、臨床分野で本邦の第一人者とされる舩渡忠男講師（現分子診断学助教授）がいた。

舩渡先生は造血器腫瘍での薬剤耐性を克服すべく、遺伝子診断、さらに薬剤耐性から回復させるためのアンチセンスリボザイム治療の研究に入った。また、造血器腫瘍、特に移植診療で必須とされるサイトメガロウイルス、ヒトパルボウイルスB19、EBVのDNA診断確立を行うこととした。まもなく、ニューヨークの佐々茂先生（ロックフェラー大学）の下でヘムの研究をしていた張替秀郎先生（現分子診断学講師）が加わり、赤芽球分化の研究が始まった。

さて、私たちは同僚（第二内科）に生じた原因不明熱の精査の過程で、ヒトパルボウイルスB19（B19）の存在を知った。B19は、りんご病の原因ウイルスとして発見されてからまだ3〜4年であり、かつin vitroでのB19の増殖が難しいため実態が不明な点が多かった。この時にNIH（National Institute of Health）のDr.N.Young、小澤敬也先生（現自治医大教授）による優れた研究がなされ、B19が赤芽球をターゲットとすることが判明した。しかし、臨床でB19を扱ってみると、内科書には全く記載されていなかったが、成人では関節炎、肝障害、腎炎ほか、種々の病態も示し、自己抗体が陽性となって関節リウマチに移行する例にも遭遇した。以来、この点を本格的に追究することとなる。

先輩が築かれた血液病診療、研究を推進したい

平成9年（1997年）に東北大学は大学院化し、講座再編成が行われた。この時点で私は免疫血液病制御学分野、血液免疫科（血液リウマチ膠原病内科）の担当となり、ベッドサイドでの診療、研究に戻った。血液の研究はその後も舩渡、張替先生らと発展を期し、そして造血幹細胞の分化におけるストローマ細胞の研究については亀岡淳一先生が、また名古屋大学より宮村耕一先生を迎え、造血幹細胞移植、ミニ移植の確立、MRD診断の拡充に努めることとなり現在に至っている。

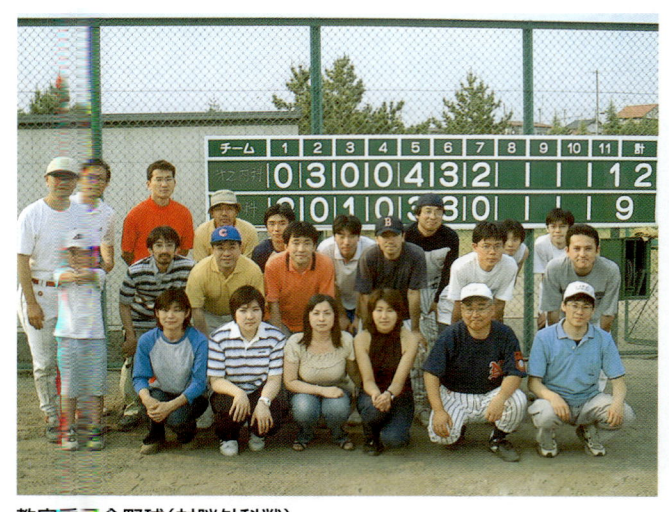

当教室は血液内科として成立して5年が過ぎ、血液病を本格的に扱う体制が整ったといえる。しかし、先輩が築かれた歴史は十分すぎるほどであり、これに相応した血液病診療、研究を推進することが必要である。幸い、教室員の意気は高く、若い力も急速に伸びている。血液病研究に大きく貢献しうることを願っている。

教室委員会野球（対脳外科戦）
12対9で第二内科が勝利。2002年6月8日、厚生年金グラウンドにて。

活動の原動力は、歴代メンバーの情熱と和の姿勢

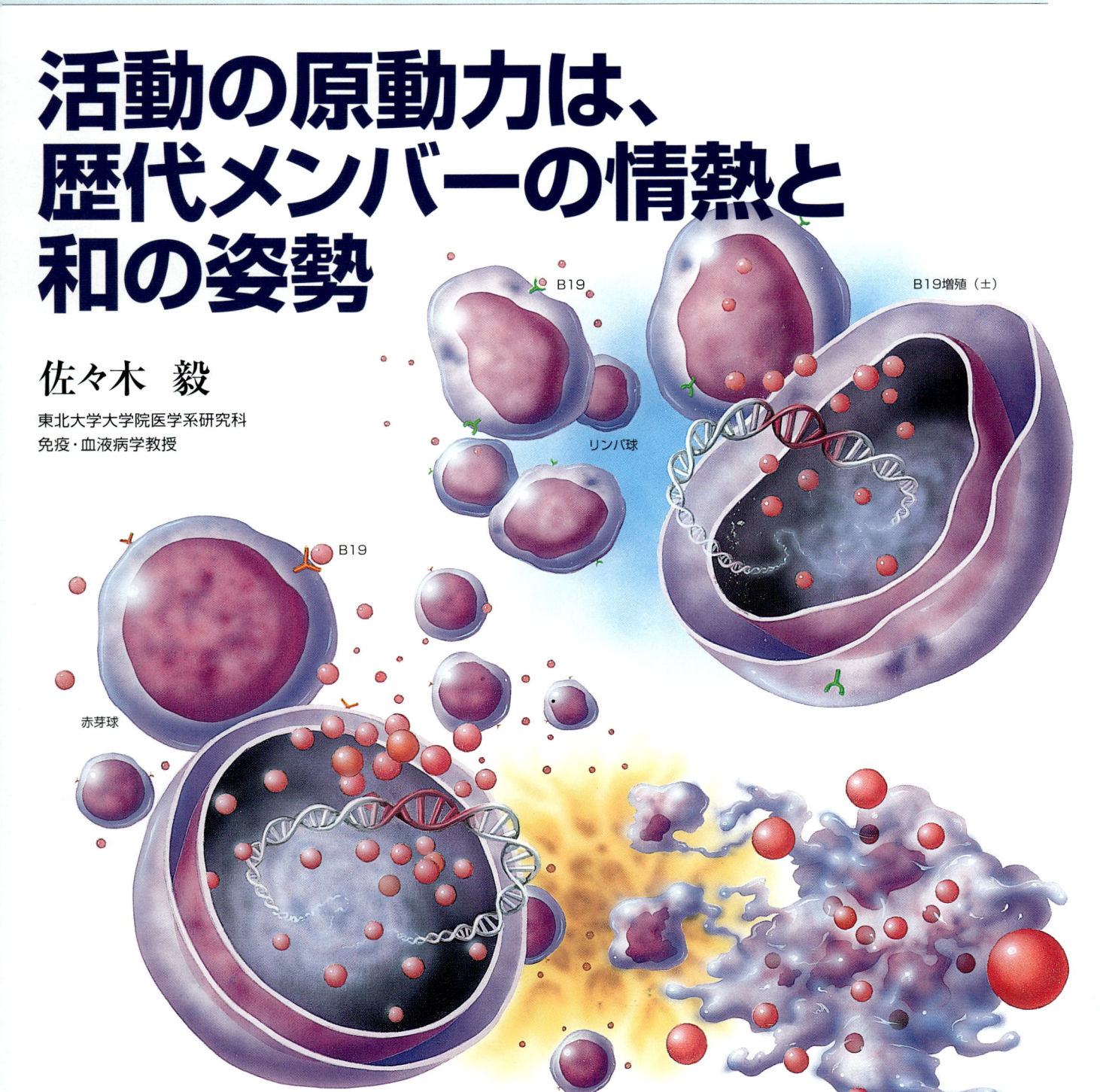

佐々木 毅
東北大学大学院医学系研究科
免疫・血液病学教授

図中ラベル: B19／リンパ球／B19増殖（±）／赤芽球／B19／B19増殖（＋＋）／貧血

難治性である血液・免疫病領域で共に学び、共に楽しむ

　当教室は佐々木毅教授、吉田克己助教授、宮村耕一助教授（名古屋第一赤十字病院血液内科部長へ転出）のほかに、亀岡淳一講師を中心とした白血病、移植などの血液病関連が18名、鈴木宗三氏らの凝固線溶系3名、平林泰彦講師、宗像靖彦講師を中心とした免疫関連が11名という研究者により構成されている。また、舩渡忠男助教授、張替秀郎講師ら分子診断の数名と研究、診療を共にしている。

　東北大学の血液病診療・研究は第二内科では柴田昭先生が始められ、第三内科では現在の白血病治療の原型となる二段療法の宇塚善郎先生、凝固系の森和夫先生を中心として進められてきた。当教室（免疫血液病制御学分野、血液免疫

私と血液学の仲間たち

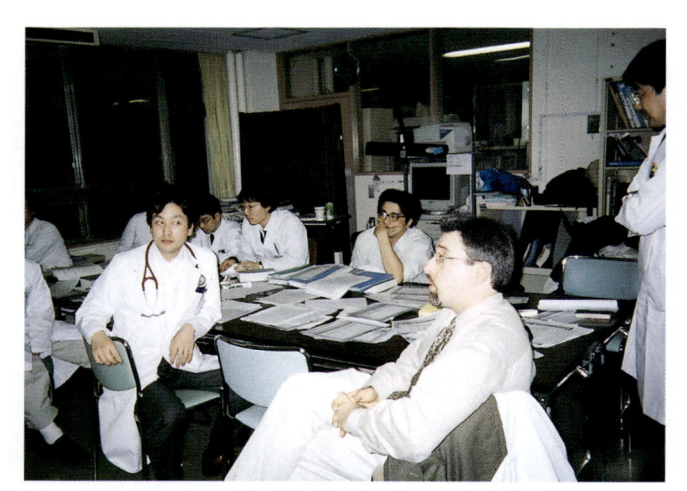

2001年、チャイルド博士(NIH)と造血幹細胞移植例の検討

科)は平成10年(1998年)に前者の血液研究室を母体として発足したが、現在は血液リウマチ膠原病内科として合同して診療、研究などに従事している(斎藤淑子助教授は平成16年4月より宮城学院大学教授として転出)。

血液病と免疫病を扱っているが、両領域の疾患は、重症あるいは難病であり、かつもっとも進歩してきている分野に属するのでやりがいがある。と同時に、この分野でトップレベルの活動をすることは容易ではない。これを推進する原動力は歴代メンバーの情熱であり、そこで培われてきた共に学ぶ和の姿勢であると思われる。また、忙しいながらも、どんと祭(**写真**)など楽しいことも忘れないメンバーである。

当講座の特徴は、難治性である血液疾患の克服に皆で取り組むとともに免疫領域疾患の診療・研究も、お互いがみえる形で携わっていること、最近は、賀来満夫教授(分子診断学)の感染症制御グループとともに、感染症対策に積極的に取り組んでいることであろう。以下に各グループの研究を紹介する。

赤芽球分化グループ

遠藤一靖先生(現仙台市立病院長)が樹立した赤芽球株YN1、GATAノックダウンマウスなどを用いて、ヘム代謝の研究を基盤としつつ、張替秀郎講師らが造血幹細胞分化に関連したGATA遺伝子、ヘムオキシゲナーゼ遺伝子について研究を進めている。その成果は後述される。

幹細胞分化とストローマ細胞の機能、役割

亀岡淳一講師を中心として、これまでにヒト骨髄間質細胞の表面抗原を認識するモノクローナル抗体Y-72を作成し、その対応抗原が再生不良性貧血で低下することを明らかとした。また、SV40T抗原導入骨髄間質細胞より、赤芽球コロニーの選択的支持能にかかわる因子をDNAマイクロアレイにて探索している。

造血器腫瘍および造血幹細胞移植

血液病領域でもっとも大きなテーマであるといえる。高橋伸一郎がFlit遺伝子と白血病化の問題を、臨床的研究では宮本耕一助教授、藤原実名美、遠宮靖雄らが慢性肉芽腫症、3座不一致の腎癌例を含むミニ移植を成功させており、また移植、化学療法時におけるMRDを扱っている。

現在は、CMLにおけるMRD発現をリアルタイムPCRで把握し、化学的再発を指標としたグリベック使用によるCMLコントロールを図っている。このほかに、末梢血サンプルでのスタニオカルシン(魚においてはCaホルモンの調節にかかわる)遺伝子定量が、MRD検出のための新しい指標として有力であることを見出し、検討を深めている。

悪性リンパ腫

精力的に取り組んでいる一迫玲助教授(病理学)とともに、亀岡淳一講師が中心となり、NK細胞腫瘍に関する臨床的研究に携わっている(後述)。加えて、石澤賢一ががんセンター東病院より戻り、馬力を上げて治療的臨床研究に拍車をかけている。

薬剤耐性の研究

造血器腫瘍の治療では、薬剤耐性の問題も大きい。舩渡忠男助教授らはまず、感度が高く、かつ臨床で汎用しうる薬剤耐性の診断法である遺伝子診断の確立に努めてきた。加

えて、各種薬剤耐性株を作成し、未知の耐性遺伝子を探っている。

これを基盤として、現在、多剤耐性遺伝子（MDR）の発現を新しいアンチセンスリボザイム（BNA）やリボザイムによる特異的な抑制を試み、これによる薬剤感受性の回復を図っている。この点は後述される。

感染症対策

毎週、病棟総回診の後に、感染症ラウンドとして賀来満夫教授を先頭とする感染症制御チーム7～8名とともに、血液疾患各例の感染症について討論する。これにより院内感染症対策をはじめ、重症状態での細菌・真菌感染症における適切な抗生物質の使い方など、目にみえた効果が認められてきた。

現在、同教授らと重症病態での起因菌同定のためにマイクロアレイを開発し、敗血症迅速診断の可能性を探っている。

血液疾患の治療ではまた、ウイルス感染症対策も重要である。舩渡忠男助教授らは国内外において、もっとも早い時期よりreal timePCRによるサイトメガロウイルス、EBウイルス、ヒトパルボウイルスB19DNAの定量的把握を確立し、現在ではこれを検査部が測定するシステムとなっている。

免疫グループ

自己免疫性血栓症がテーマのひとつであり、宗像靖彦講師、小寺隆雄らは、内皮細胞表面上に存在するアンチトロンビンⅢレセプターを認識する抗体について研究している。この自己抗体（抗VPS抗体）は、抗リン脂質抗体症候群とは異なる機序による血栓症を起こし、臨床上でその指標となる。

また、ヘパリン誘発血小板減少（HIT）の原因とされる抗体が、習慣性流産例などで（ヘパリン使用とは無関係に）自己抗体として発現することを見出した。

免疫グループではSLEでの抗DNA抗体の発現機序、SLEのT細胞、関節リウマチ発症でのヒトパルボウイルスB19に関する研究なども行い、顕著な成果をあげているが、これらの紹介は今回の目的ではないので省略する。

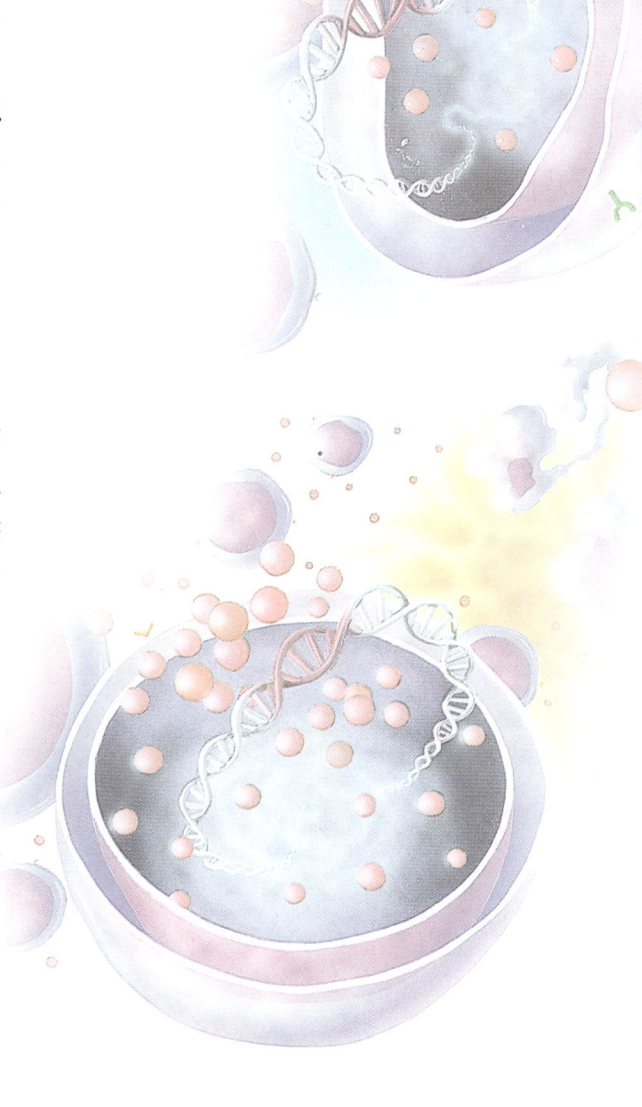

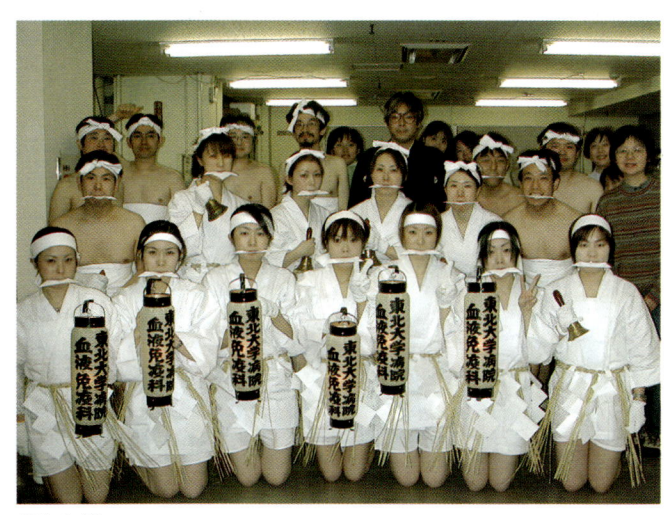

どんと祭
厳冬（1月14日）下での仙台恒例のはだか参り（出発前）

（2004年9月20日刊行）

profile

直江知樹
［プロフィール］

昭和26年9月10日生まれ、富山県出身
昭和51年 3月　名古屋大学医学部卒業
昭和51年 4月　名古屋第一赤十字病院研修医・医員
昭和56年 4月　名古屋大学医学部第一内科研究生
平成 元年 8月　名古屋大学医学部分院内科助手
平成 4年 7月　名古屋大学医学部分院内科講師
平成 6年 3月　名古屋大学医学部分院内科助教授
平成 8年12月　名古屋大学医学部附属病院難治感染症部助教授
平成13年 4月　名古屋大学大学院医学系研究科臨床感染統御学教授
平成15年 2月　名古屋大学大学院医学系研究科分子細胞内科学教授
平成15年 4月　名古屋大学大学院医学系研究科副研究科長（兼務）

【所属学会】
日本血液学会理事
日本臨床血液学会評議員
日本癌学会評議員
日本臨床腫瘍学会理事
日本内科学会評議員
日本造血細胞移植学会評議員
日本感染症学会
米国血液学会
米国臨床腫瘍学会
国際血液学会

【役職】
厚生労働省がん研究助成金
「成人難治性白血病の分子生物学的特徴に基づく治療法に関する研究」
班長（2003.4〜）
Japan Adult Leukemia Study Group（JALSG）代表（2006〜）

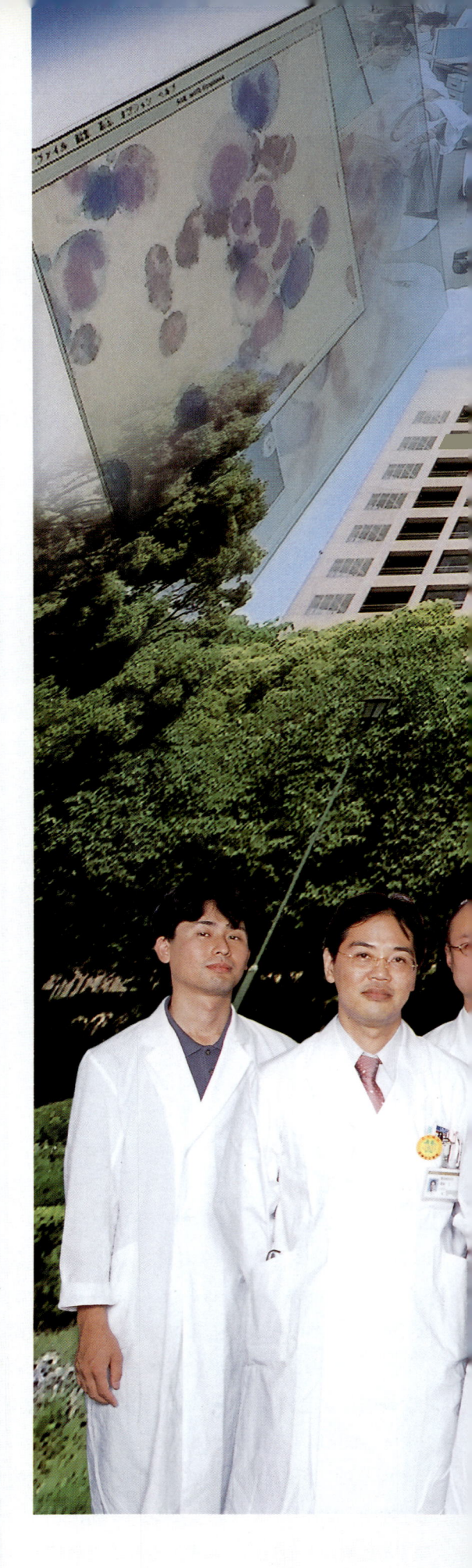

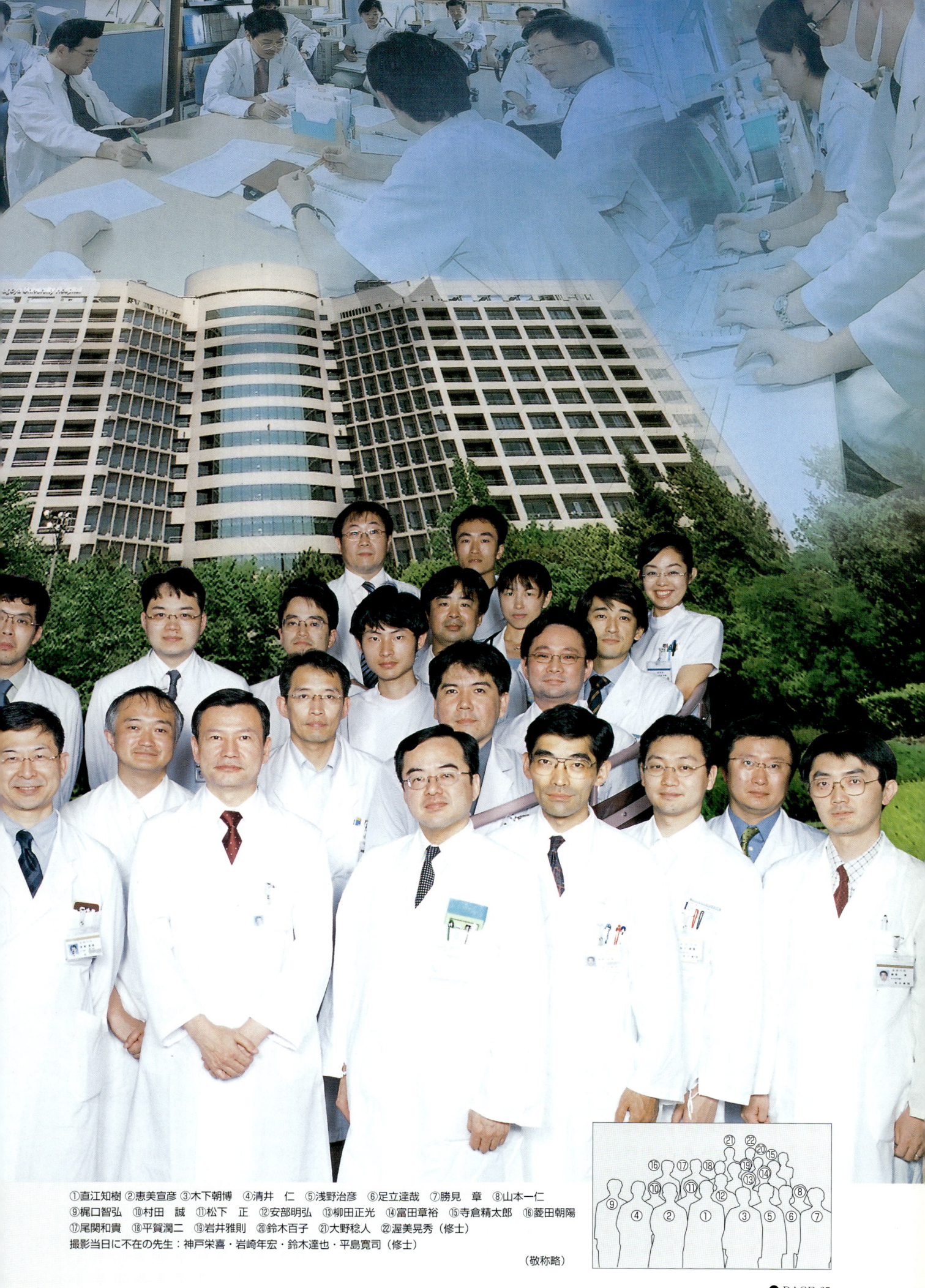

①直江知樹 ②恵美宣彦 ③木下朝博 ④清井 仁 ⑤浅野治彦 ⑥足立達哉 ⑦勝見 章 ⑧山本一仁
⑨梶口智弘 ⑩村田 誠 ⑪松下 正 ⑫安部明弘 ⑬柳田正光 ⑭富田章裕 ⑮寺倉精太郎 ⑯菱田朝陽
⑰尾関和貴 ⑱平賀潤二 ⑲岩井雅則 ⑳鈴木百子 ㉑大野稔人 ㉒渥美晃秀（修士）
撮影当日に不在の先生：神戸栄喜・岩崎年宏・鈴木達也・平島寛司（修士）

（敬称略）

● PAGE 65

私と血液学の仲間たち

造血器腫瘍治療の
ブレイクスルーを目指したい

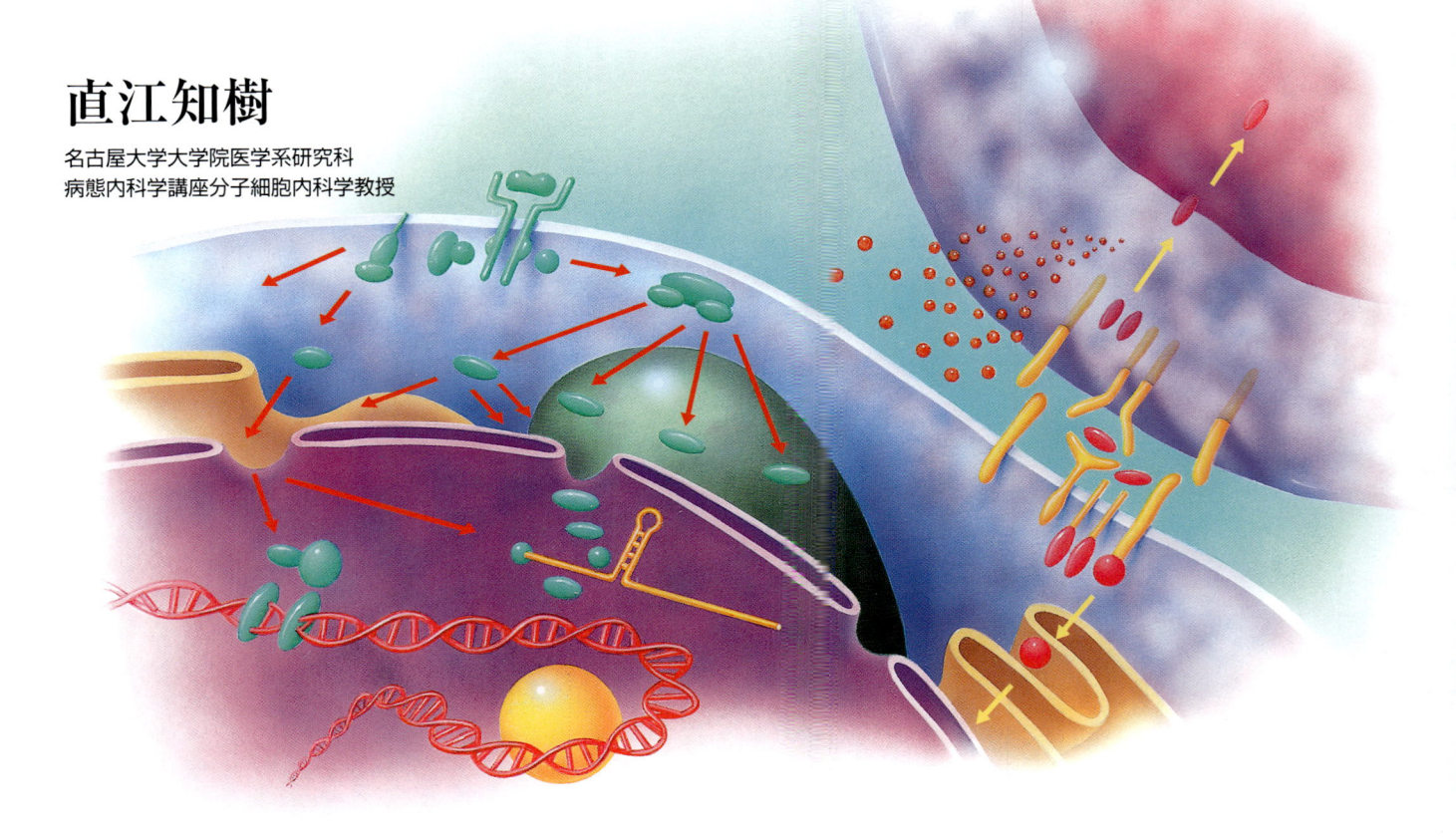

直江知樹

名古屋大学大学院医学系研究科
病態内科学講座分子細胞内科学教授

日夜の区別なく臨床と研究に明け暮れる。やがて、夜は理学部で癌遺伝子産物を研究

　私は昭和51年（1976年）に大学を卒業したが、最初から血液内科を目指そうとしていたわけではない。名古屋第一赤十字病院で、医師としての研修をスタートした当時は、なんとなく「小児科」と思っていたが、先輩たちの巧みな勧めに従い、血液内科（当時、芳賀圭吾副院長、吉川敏部長）へ進んだ。この5年の間に、再生不良性貧血に対する、日本で最初の骨髄移植成功例を含めて、多くの臨床経験を積むことができた。しかし、残念ながら白血病での移植成功例をみることなく、憔悴と期待の入り混じった気持ちで、昭和56年（1981年）名古屋大学第一内科に帰局した。

　当時の研究室のチーフは、故山田一正助教授で、その下に多くの先生方が日夜の区別なく、臨床と研究に明け暮れていた。最初のテーマとして、血液系細胞に反応するモノクローナル抗体の作製が与えられ、珠玖洋先生（現三重大学）らの指導を受けた。リンパ系・骨髄系・血小板系と多くの抗体を作成・解析し、第1回の国際ヒト白血球分化抗原ワークショップにも参加する機会を得た。

　昭和57年（1982年）、山田先生らとともに分院内科に移った。研究室では、腫瘍特異的な抗原とそれに対する免疫応答をテーマとし、マウスを使った基礎的な研究を行っていたが、ヒト腫瘍に対するアプローチは困難であった。この1980年代初頭は、分子生物学による癌遺伝子研究の進展が著しく、腫瘍において活性化している癌遺伝子蛋白に対する免疫応答を調べる目的で、名大理学部・黒沢良和先生（岡崎研究室、現藤田学園）の下で癌遺伝子産物に関する研究を行うことになった。

　当時は、実験キットどころか市販されている酵素類も少な

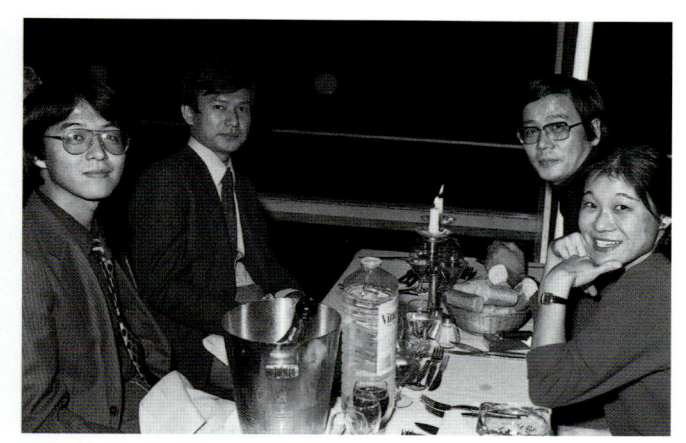

昭和57年（1982年）第1回国際ヒト白血球分化抗原ワークショップのあと、セーヌ川のバトームッシューにて。
左から内藤和行先生（当時スローンケタリング癌研究所、現小牧市民病院）、私、上田龍三先生（当時愛知県がんセンター、現名市大）、並川玲子先生（当時愛知県がんセンター、現Clearview Projects社）。

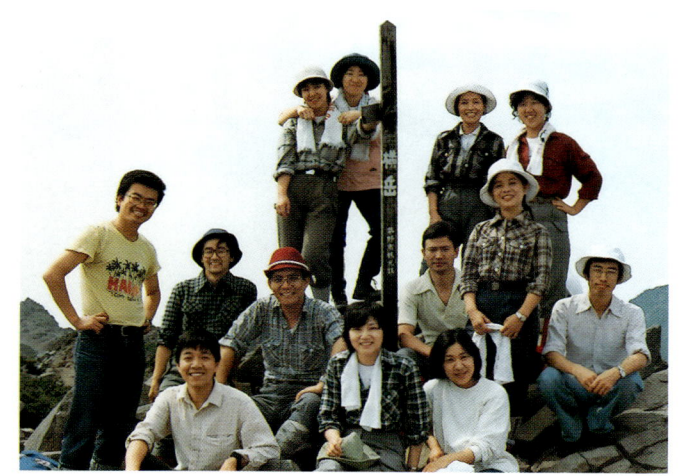

昭和57年（1982年）分院時代、八ヶ岳にて。
珠玖先生、古川鋼一先生（現名大）、加藤剛二先生（現名古屋第一赤十字病院）、林清剛先生（現開業）の顔が見える。

い時代である。昼は臨床を続けながら、夜だけ理学部にいたわけであり、ハプニングと失敗の連続であった。しかし、アカデミックな雰囲気の中で、分子生物学者と交流を持てたことは、その後の研究の大きなバックボーンとなった。

白血病治療のパラダイム変換の到来を痛感。造血器腫瘍治療のブレイクスルーを目指す

平成元年（1989年）より、分院内科に分子生物の研究環境をセットアップし、研究を引っ張っていく立場になった。最初に行ったのは、免疫グロブリン遺伝子を用いた白血病のクローン解析やMRDの仕事だった。同時期に大野竜三先生（現愛知県がんセンター）が分院内科に来られ、平成2年（1990年）からレチノイン酸による白血病の分化誘導療法に関する研究も開始した。

最初は、白血病がATRAで寛解に入るなど信じられなかったが、実際に効くことをこの目で確かめたり、t(15;17)クローニングの論文を読んだりして、かつてない興奮を覚えた。研究を進めるうちに、ATRAはPML-RARA癌蛋白そのものを標的にし、分化はその結果であることがわかってきた。大仰にいえば、白血病治療のパラダイム変換の到来を感じたというわけである。以来、造血器腫瘍と正常造血の分子的な違いを追究し、分子や細胞レベルでその意味を基礎的に掘り下げること、そして、それらを臨床に還元していくことの重要性を痛感している。

平成8年（1996年）に発見されたFLT3変異については、研究を始めたころには想像もできなかった重要性が、次々と明らかになってきた。これからは、造血器腫瘍の分子基盤に基づく標的治療の開発に取り組み、造血器腫瘍治療のブレイクスルーを目指したいと思っている。また、より安全で質の高い造血細胞移植を推進する研究や、EBMを作りうる臨床研究の発信も重要な使命と考えている。

昨年（2003年）に本教室へ転任し、より多くの仲間とさまざまな仕事を進めることが可能になった。教室員の力を結集し、ワクワクするような、そして患者様に喜ばれるような研究を推進できたら本望である。

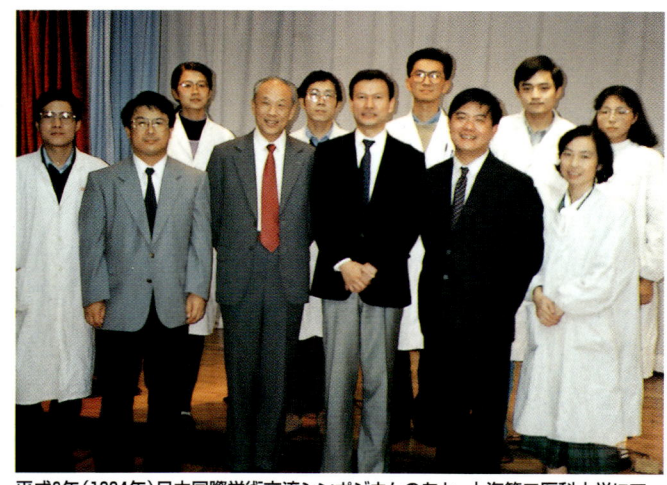

平成6年（1994年）日中国際学術交流シンポジウムのあと、上海第二医科大学にて。
前列左から、大西一功先生（浜松医科大学）、Wang先生、私、Z Chen先生、S Chen先生。

私と血液学の仲間たち

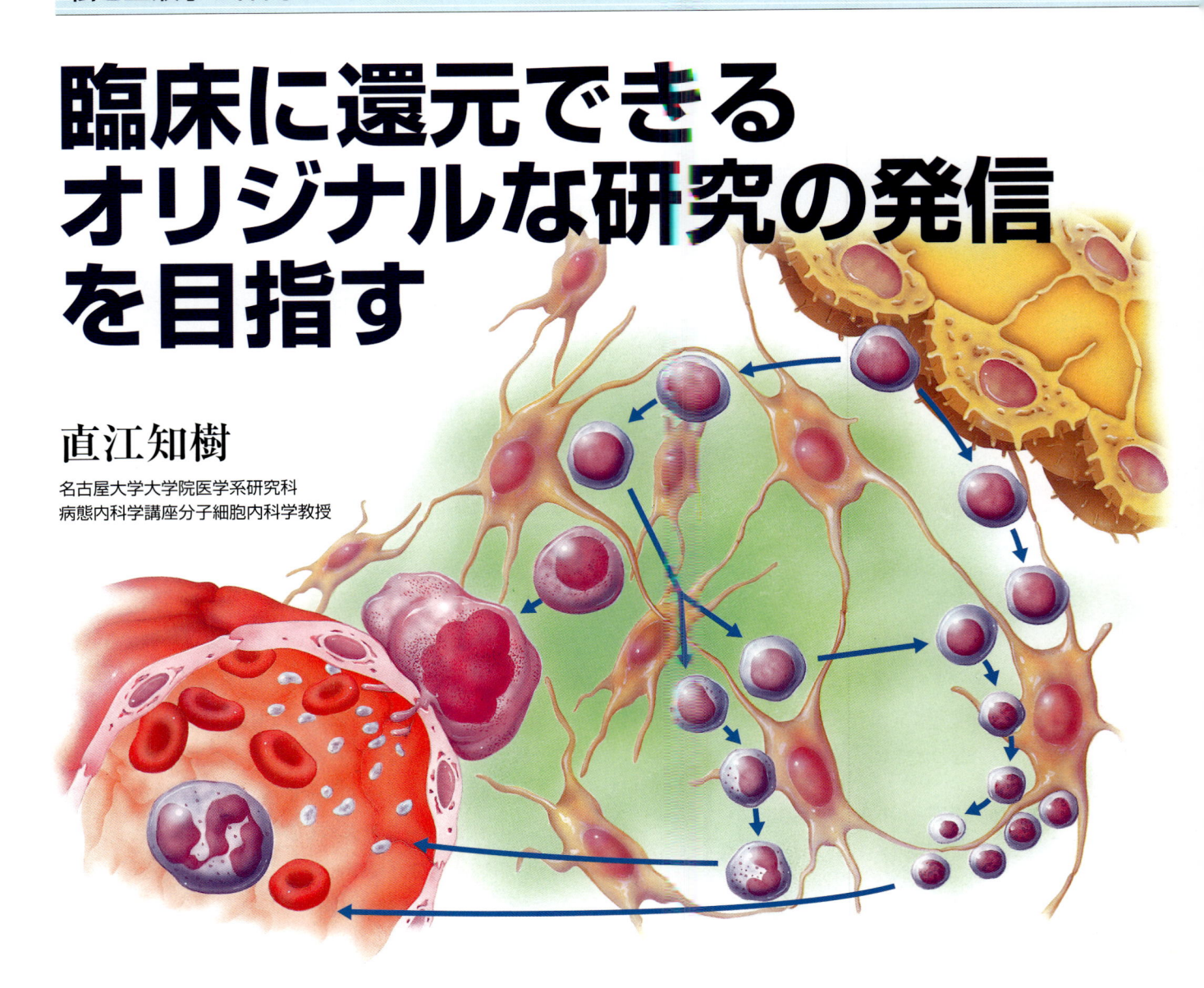

臨床に還元できるオリジナルな研究の発信を目指す

直江知樹

名古屋大学大学院医学系研究科
病態内科学講座分子細胞内科学教授

歴史と伝統ある当講座からは、多くの同窓生が全国で活躍。人材を輩出している

"病態内科学講座分子細胞内科学"とは、平成13年（2001年）から15年にかけての大学院重点化、ならびに旧ナンバー内科の臓器別再編成に伴い、旧第一内科の血液グループが母体となって独立した内科学教室である。大学病院での呼称は"血液内科"であるが、"分子細胞内科"という名前も捨てがたく、現在のところ両者を使い分けている。

旧内科学第一講座の創設は、大正時代まで遡ることができ、日本血液学会創始者として名高い勝沼精蔵先生が初代教授を務められた。その後、日比野進先生、祖父江逸郎先生、齋藤英彦先生が歴任されており、血液学のみならず内科学において歴史と伝統のある教室である。

現在教室には、教員4名、医員6名、COE研究員1名、研究生3名、大学院生8名が在籍しており、関連教室である難治感染症部、輸血部や保健学科からの応援も含めて、延べ30名近くが血液の診療あるいは研究に携わっている。また、200名以上の同窓生が東海地方のみならず全国で活躍しており、8大学を含む血液・腫瘍の拠点病院や研究所に人材を輩出している。

新しい診断・治療技術の開発とEBMを作りうる質の高い臨床研究を推進

教室における研究の方向は、血液疾患における分子病態の解明を進め、新しい診断・治療技術の開発とEBMを作りうる質の高い臨床研究を推進することにある。その内容は、造血システムの維持・破綻など基礎的研究から、分子標的治

療法の開発、血栓症の制御、移植・再生医療の臨床応用まで幅が広い。そのためプロジェクトごとにリーダーを決め、研究の実施から論文発表までの責任を持ってもらっている。臨床に還元しうるオリジナルな研究を世界に発信させようと日夜がんばっている。

臨床面では、造血器腫瘍、造血障害、凝固異常症などの診療に積極的に取り組み、質・安全・満足において最高の医療の提供に努めている。病床は、一般20床、無菌15床を有し、造血器腫瘍の新患は年間50人を数え、移植件数も20を超えている。卒後教育では、血液学にとどまらず、移植、免疫不全、腫瘍内科、臨床研究など広い分野で活躍できる人材の育成を目指している。

また対外的な活動も盛んで、日本造血細胞移植学会の事務局が置かれているほか、平成16年（2004年）の国際血液学会アジア・太平洋部会の総会事務局（木下講師担当）も務めた。また、臨床における多施設共同研究はJALSGやJCOG、名古屋BMTグループ、あるいは厚労省研究班などを通じて積極的に行われており、私は平成15年（2003年）から厚労省がん研究助成金「成人難治性白血病班」の班長を担当している。以下に主な6つの研究グループを紹介する。

赤血球分化・MDSグループ

浅野治彦医員（昭和62年卒）らは、留学中にクローニングしたグロビン転写因子FKLFを中心としたグロビン転写機構を解明しており、MDSなど造血障害の分子機序にもアプローチしたいと考えている。

白血病分子病態グループ

安部明弘研究員（昭和62年卒）らは、TEL融合チロシンキナーゼの分子病態の解明を進めるとともに、白血病発症に関与する新規遺伝子の発現クローニングに取り組んでいる。

恵美宣彦助教授（昭和55年卒）や山本一仁助手（昭和62年卒、予防医学）らは、亜砒酸療法の有効性の機序解明と造血幹細胞の自己複製にかかわるBmi-1の機能解明に取り組んでいる。

分子標的グループ

清井仁講師（昭和61年卒、難治感染症部）、富田章裕医員（平成3年卒）を中心として、AMLで最も高頻度に変異の認められるFLT3を標的とした分子標的治療の基礎研究、PML-RARAの転写抑制機序の解明と新しい分化誘導療法の開発、また免疫不全マウスによるヒト白血病マウスの作成を行っている。

また、白血病のさまざまな遺伝子変異や異常メチル化の意義についてもJALSGと共同研究を進めている。

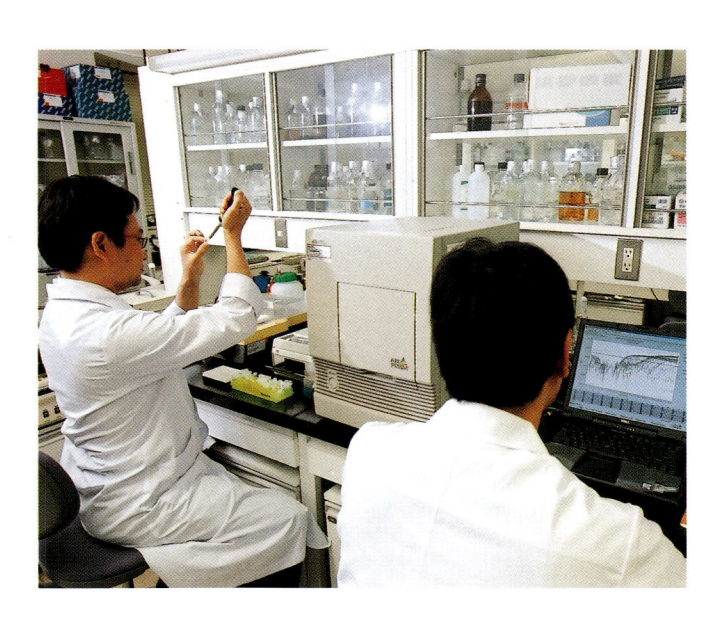

私と血液学の仲間たち

リンパ腫グループ

木下朝博講師（昭和57年卒）らは、リンパ腫におけるJCOG臨床研究に参加するとともに、癌抑制遺伝子や抗癌剤感受性遺伝子の異常メチル化、さらに予後不良因子であるp53遺伝子変異について、その臨床的意義を解析している。

また、施設内において骨髄腫におけるサリドマイド治療など治療研究も行っている。

血栓止血グループ

松下正助手（昭和60年卒）らは、前教授・齋藤英彦先生のテーマである先天性、後天性の血栓症の研究を精力的に続けている。特に血小板粘着における主要な血液凝固蛋白質von Willebrand因子の高次構造と機能、凝固関連蛋白のノックアウトマウスの解析、血小板機能異常症May-Hegglin anomalyのポジショナルクローニングなど幅広いプロジェクトを展開している。

移植・免疫グループ

村田誠医員（平成4年卒）は昨年、シアトルより帰国し、移植マイナー抗原の探索、ならびにその臨床的応用をテーマとして研究グループを立ち上げた。名古屋BMTグループとも連携をとりつつ、次世代の移植免疫療法についても開発したいと考えている。

●

このほか、細胞接着・遊走に関与する分子機構の解明を進めている勝見章研究員（平成元年卒）、化学療法・移植・感染症などの臨床分野において、研究デザインからデータ解析までを行っている柳田正光医員（平成7年卒）も活躍している。

最後に一言。当教室では、出身大学や経験は問わず、大学院生を募集している。名大では卒後臨床研修制度がスタートする前から、市中病院での自主研修を行ってきた。そのため内科では、2年の初期研修とおおよそ3年の専門研修を終えた医師が、大学院学生として大学へ戻るのが一般的である。大学院生は入学後、臨床から徐々に研究へとシフトし、後半の2年間は研究に専念できるような体制をとっている。大学院卒業後は海外留学を希望する者が多く、現在7名が米国に留学中である。

また臨床研修や入局の相談も随時受け付けているので、関心のある先生は遠慮なく、教授（tnaoe@med.nagoya-u.ac.jp）または副医局長（kinosita@med.nagoya-u.ac.jp）に連絡を。

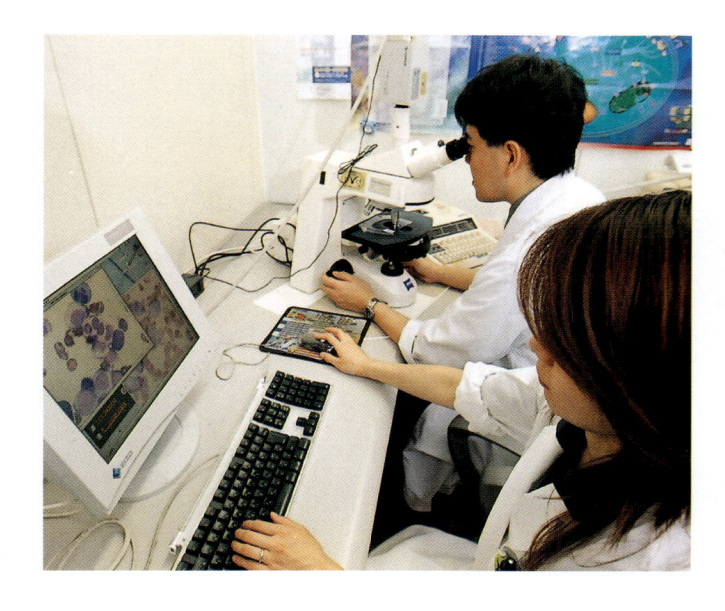

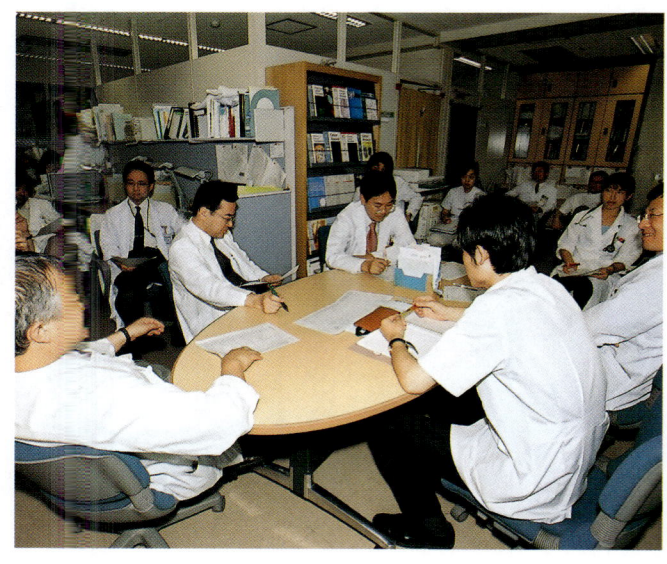

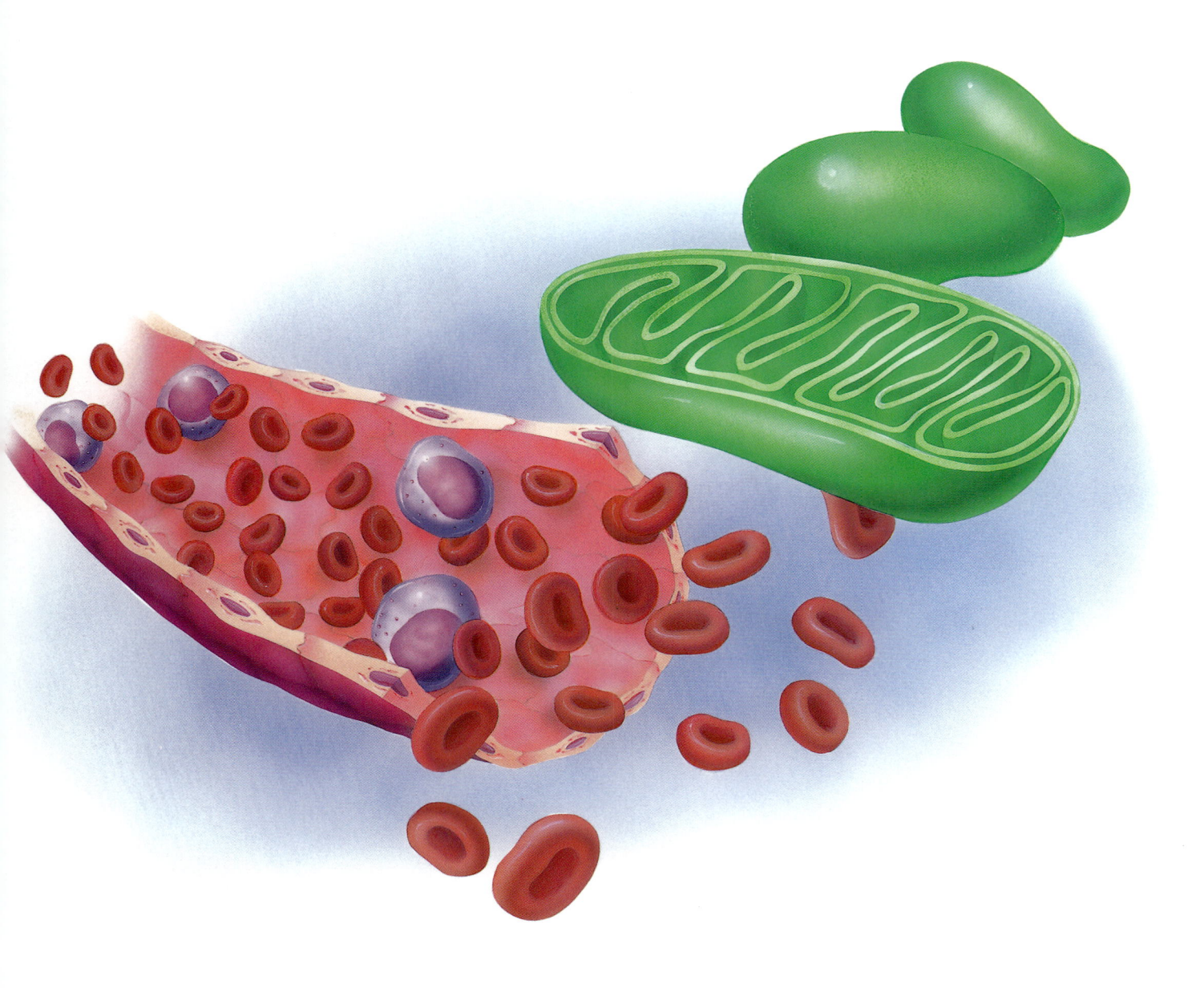

VISION
最新・血液内科シリーズ

(2004年11月20日刊行)

profile

木村昭郎
[プロフィール]

昭和23年2月7日生まれ、岡山県出身
昭和47年3月　広島大学医学部医学科卒業
昭和51年3月　広島大学大学院医学研究科博士課程生化学（原医研）
　　　　　　　専攻単位取得退学
昭和51年4月　広島大学医学部附属病院医員
昭和54年4月　広島大学原爆放射能医学研究所助手（内科）
昭和56年9月　国立大竹病院消化器科医長（〜昭和56年12月）
昭和57年1月　米国・ワシントン大学（セントルイス）血液腫瘍部門研究員
　　　　　　　（〜昭和58年9月）
昭和61年7月　広島大学医学部附属病院講師（原医研内科）
平成　4年8月　広島大学原爆放射能医学研究所助教授（遺伝学・優生学）
平成　7年9月　広島大学原爆放射能医学研究所教授（血液内科）
平成14年4月　改組により広島大学原爆放射線医科学研究所教授
　　　　　　　（血液内科）

【所属学会】
日本血液学会評議員
日本臨床血液学会評議員
米国血液学会
国際血液学会
日本癌学会
日本内科学会評議員
日本輸血学会
日本放射線影響学会
日本造血細胞移植学会
日本エイズ学会

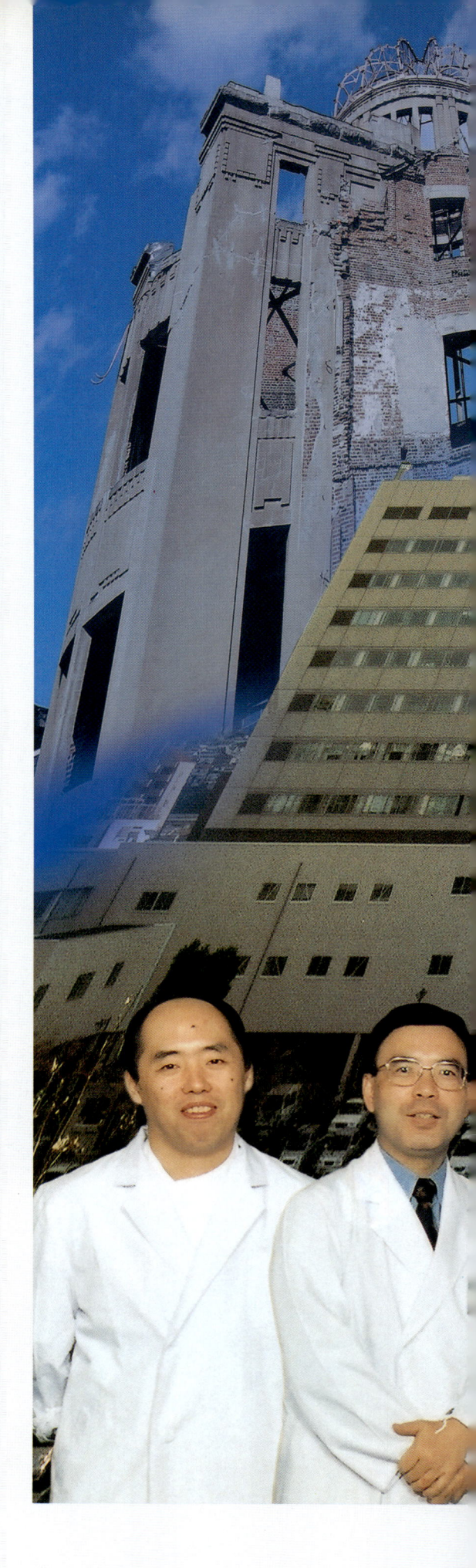

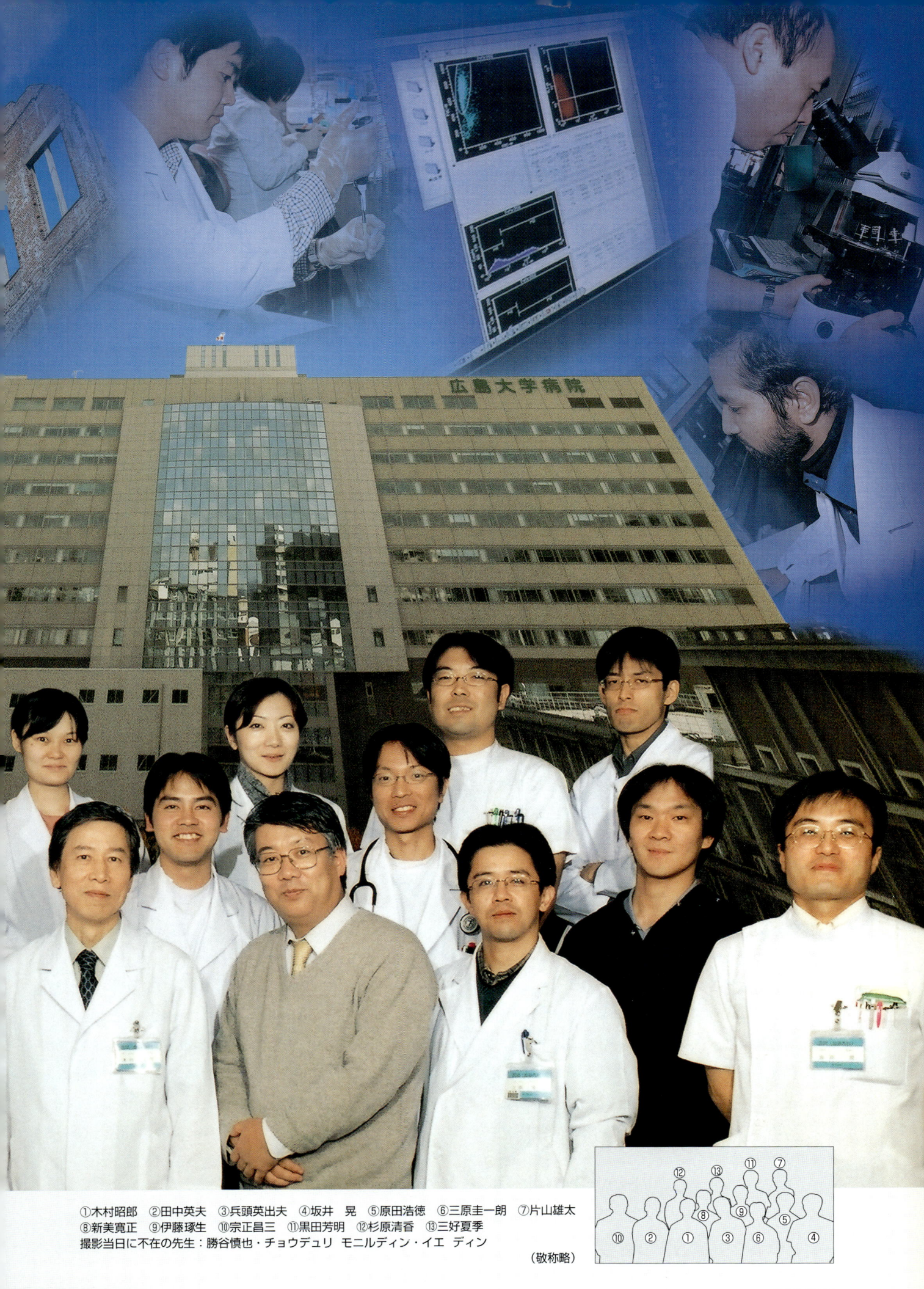

①木村昭郎　②田中英夫　③兵頭英出夫　④坂井　晃　⑤原田浩徳　⑥三原圭一朗　⑦片山雄太
⑧新美寛正　⑨伊藤琢生　⑩宗正昌三　⑪黒田芳明　⑫杉原清香　⑬三好夏季
撮影当日に不在の先生：勝谷慎也・チョウデュリ　モニルディン・イエ　ディン

（敬称略）

私と血液学の仲間たち

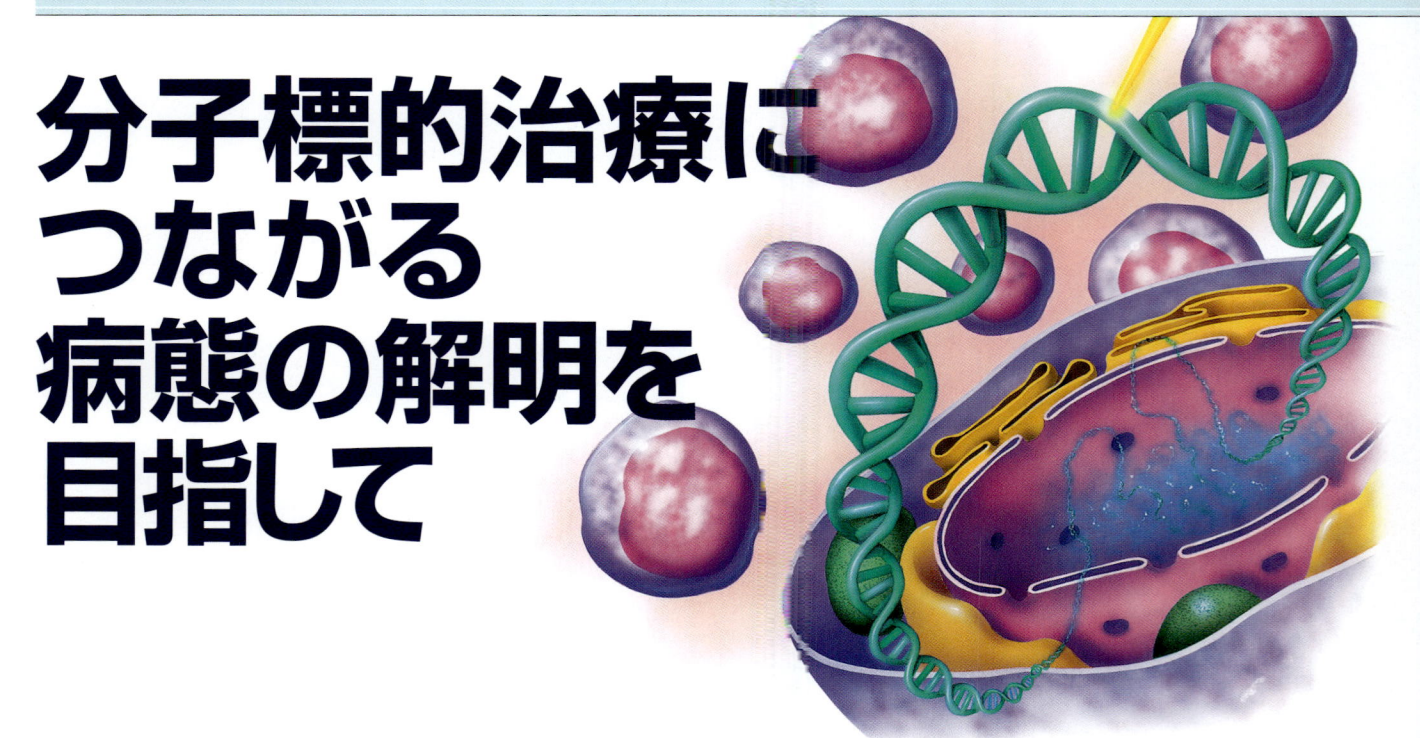

分子標的治療につながる病態の解明を目指して

分子生物学に感銘を受け、原医研に入局。血液疾患の研究が始まった

　私の血液学との出会いは大学時代にさかのぼる。大学4年生の時、分子生物学の魅力を紹介した本を読んでいて、鎌状赤血球症が赤血球グロビン鎖のたったひとつのアミノ酸置換によって生ずることを知り、大変感銘を受けた。将来は遺伝性疾患のみならず、それ以外の多くの疾患についても、分子レベルで解明されるだろうとの期待を持ち、そうした研究に接したいと思うようになった。

　大学院は、当時分子生物学の研究が行われていた、広島大学原爆放射能医学研究所（原医研）生化学（当時大澤省三教授）に在籍した。当時はまだ、遺伝子クローニングの技術は開発されていなかったが、分子生物学の基本をリボソームに関する実験から学んだ[1)2)]。

　大学院修了前より、臨床に近い研究を行いたいと思うようになり、原医研血液内科（蔵本淳教授）に入局した。前教授より、酸素障害を防御する重要な酵素であり、かつ放射線障害とも密接に関連するスーパーオキシド・ジスムターゼ（SOD）の血小板における意義に関する研究を勧められた。

　そこで、慢性骨髄性白血病（CML）や骨髄増殖性疾患（MPD）に認められる血栓症や出血傾向との関連性について注目し、SODにカタラーゼとグルタチオンペルオキシダーゼを加えた活性酸素消去酵素群の血小板機能との関係について研究を行った[3)]。この研究から始まってCMLやMPD、さらに、骨髄異形成症候群（MDS）と造血幹細胞の腫瘍にかかわりを持つことになった。

ワシントン大学へ。細胞成長因子が癌原遺伝子であると証明した世界初の研究を体験

　昭和57年（1982年）～昭和58年（1983年）、米国セントルイスのワシントン大学血液・腫瘍科（T.Deuel教授）に留学する機会を得た。その当時のラボは、血小板由来成長因子（PDGF）の精製、アミノ酸配列の決定をほかのラボと競っていた。ラボには九大から留学されていた西村純二先生（現九大生医研免疫病態学教授）がおられ、PDGFで刺激した細胞における細胞膜のチロシンリン酸化反応の仕事などをされていた。

　ラボの冷凍室には、血液センターより取り寄せた凍結血小板製剤が山積みにされ、テクニシャン2人が、毎日かかりきりとなって精製を進めていた。精製されたPDGF蛋白のN末のアミノ酸配列が決定され、cDNAクローニングへと進み、PDGFレセプターの同定もなされていった。さらにPDGFによるレセプターのリン酸化、細胞内シグナル伝達、G0→G1→S期への細胞周期の進行、細胞増殖へとつながる一連の研究が進められていた。

　ラボでクローニングされたPDGFは、既知のトリ肉腫ウイルス腫瘍遺伝子と大部分のアミノ酸配列で一致することがわ

かり、細胞成長因子が癌原遺伝子であることが証明された世界最初の例となった。当時、もっとも脚光を浴びた事実が明らかにされていく過程を、現場でつぶさにみることができたことは、私にとって大きな収穫であった。このラボにおいて私は、PDGFの生物活性のひとつである好中球や単球に対する作用、特に遊走作用とそのメカニズムについての研究を行った[4)5)]。

骨髄線維症発症機構における線維芽細胞の増殖因子の研究を始める

PDGFが血液疾患の病態と関係がありそうだと思われたのは、骨髄線維症（IMF）との関係であった。そこで、米国から帰国後、CMLおよびMPDのIMF発症機構におけるPDGFやTGFβなど線維芽細胞の増殖因子についての研究を加藤修（故人）、兵頭英出夫（現講師）らと始めた。線維化したMPDの骨髄標本では造血組織の減少がみられるが、骨髄巨核球はむしろ多く残存しており、巨核球と線維化との関係が示唆されてきた。我々は、巨核球と血小板に含まれる線維芽細胞の増殖因子であるPDGF，TGFβ，EGFを中心に研究を進めていった。

線維化を伴ったMPD患者では、血小板中のPDGF量が減少しており、一方、骨髄巨核球中のPDGF mRNAの発現は増加しているが、PDGF蛋白量は変化していない。これらのことなどから、MPD患者の骨髄内では巨核球よりPDGF，TGFβ，EGFなどが漏出している可能性があることを明らかにした[6)7)]。

次に、これらの増殖因子に対する患者骨髄線維芽細胞の増殖反応性の検討から、PDGFとEGFは促進的に、TGFβは抑制的に作用しており[8)]、増殖因子の刺激を受けた線維芽細胞は、PDGF$^+$血漿に対する増殖反応性が増加していることを明らかにした[9)]。さらに、骨髄線維芽細胞の増殖にはオートクリン、パラクリン機構が関与していることも示した[10)]。増殖した骨髄線維芽細胞は、特にTGFβによるコラーゲンやフィブロネクチンの産生増加をもたらし、骨髄線維化が成立していくモデルを提唱した（**図1**）[11)-13)]。治療面からは、活性型ビタミンD3が有効な例では、*in vitro*で骨髄線維芽細胞の増殖抑制がみられることを示した[14)]。

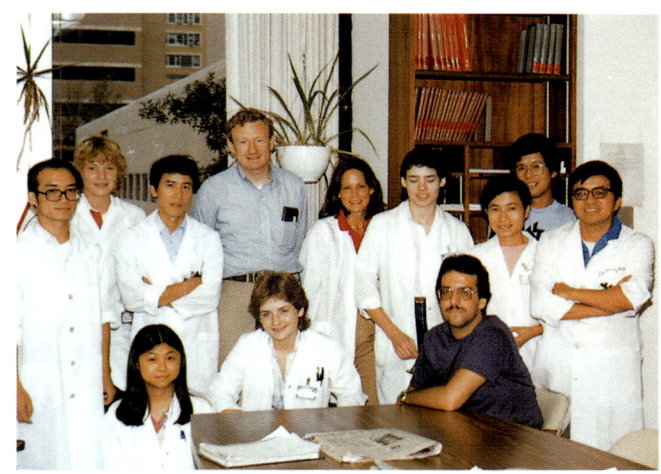

ワシントン大学への留学時代　後列左から3番目が筆者、4番目がDeuel教授

現在ではイマチニブの登場により様変わりしているが、当時CMLは大多数の症例で慢性に経過した後、急性転化していた。CMLに比べ、頻度は少ないが、同様な急性白血病化は真性多血症（PV）、IMFでも認められ、本態性血小板血症（ET）でも低頻度で認められる。実際、ETからIMFを経て、巨核芽球白血病を発症した症例を経験し、clonal evolutionの過程を細胞レベルで明らかにした[15)]。腫瘍クローンの進化の基盤をなす遺伝子変異や、発現異常を明らかにしていくことは、MPDの発症、進展機構の解明に役立つ[16)-18)]。

昭和60年（1985年）、CMLのPh染色体の遺伝子構造が報告され、腫瘍化にかかわる遺伝子変異が解明された。このころ、PCRも開発され、簡単にヒト腫瘍の遺伝子変異や発現異常が検出可能となった。そこで、CML,MPDの慢性期、および急性白血病期における遺伝子異常を、造血因子受容体遺伝子であるC-KIT,C-MPLなどについて佐々木絢子、中田嘉夫らと解析した。その結果、IMFとCML症例のC-KIT細胞外ドメインに点突然変異を見出し、これらの変異は細胞増殖優位性の獲得機構のひとつと考えられた[19)-21)]。

原医研血液内科でMDSも取り上げ、分子病態の解明を目指す

平成4年（1992年）、遺伝学・佐藤幸男教授の誘いで、遺伝学教室に籍を移した。細胞接着因子が続々とクローニングされたころであり、主要な接着因子とそのカウンターパートが明らかとなっていた。そこで、河石久仁子らとこれらの抗

私と血液学の仲間たち

図1 慢性骨髄性白血病の促進期、急性転化における骨髄線維化のメカニズム

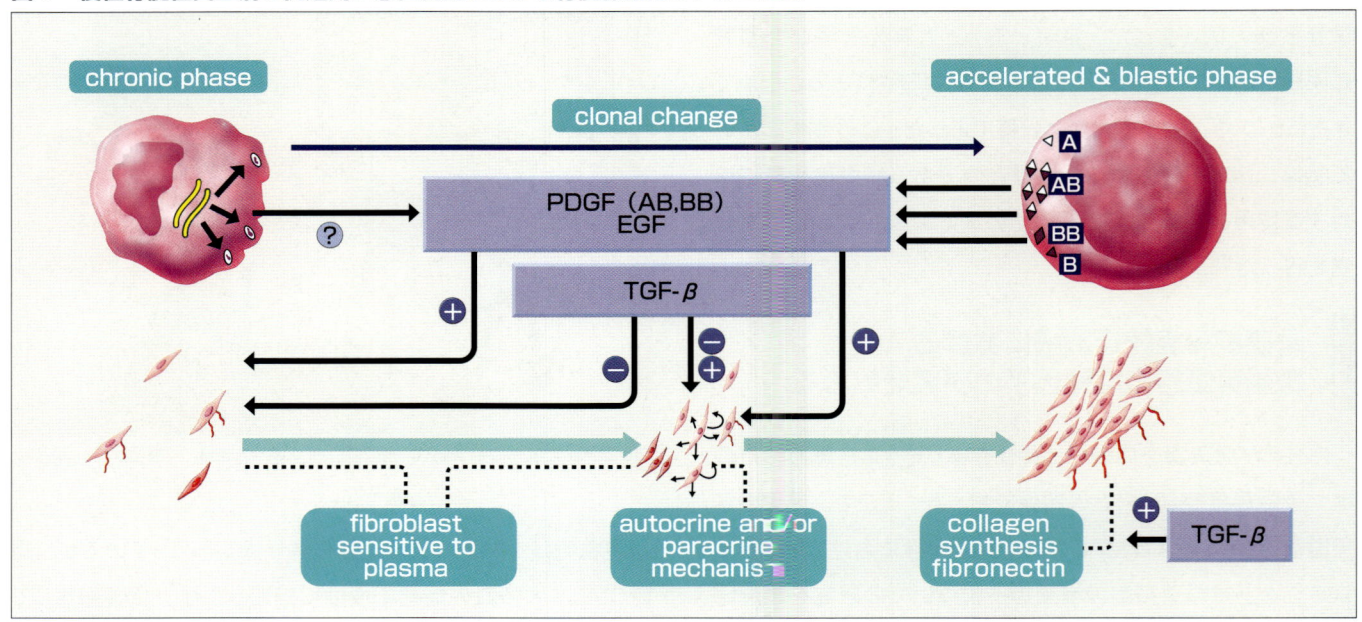

図2 慢性骨髄性白血病、慢性期における造血前駆細胞のL-selectin発現低下による増殖優位性獲得機構

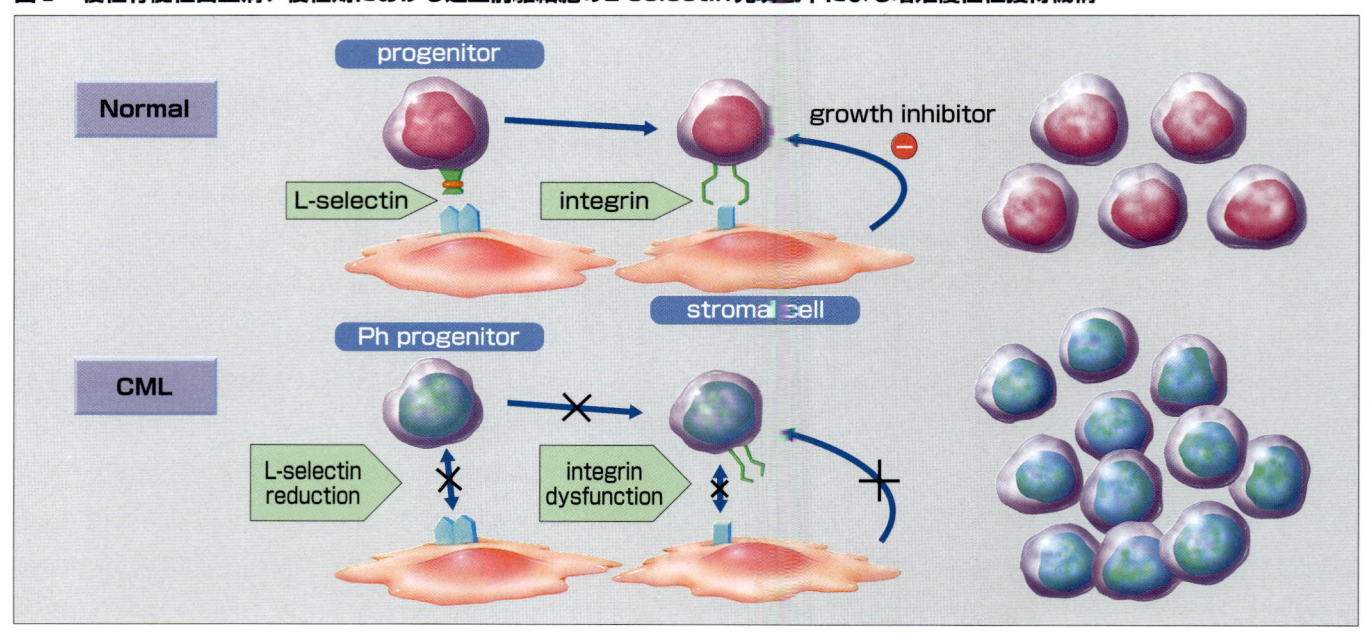

体を用いて、CML造血前駆細胞の接着因子異常を解析し、L-selectinの減少も細胞増殖優位性の獲得機構のひとつであることを明らかにした(**図2**)[22)23)]。

平成7年(1995年)9月に、現在の原医研血液内科の教授に就任した。それまで、CML,MPDの研究を中心に行ってきたが、新たに骨髄系腫瘍の中で頻度が高く、遺伝子レベルの解析がもっとも遅れているMDSも取り上げて、分子病態の解明を目指している。

チロシンキナーゼ阻害剤の登場は、血液腫瘍の治療に大きなインパクトを与えたが、今後ゲノム情報を縦横に駆使したゲノム創薬がますます発展し、分子標的治療薬の開発が加速されるものと思われる。治療法のさらなる開発につながる病態の解明を、遺伝子レベルで行うことで、少しでも患者さんの治療成績の向上に貢献できればと思っている。

骨髄系腫瘍をめぐる研究と放射線被曝者の血液障害

骨髄異形成症候群/白血病の研究

骨髄異形成症候群(MDS)/白血病の研究は、原田浩徳、小田健司前講師、信吉正治、原田結花、藏本憲、竹内陽子、今川潤、新美寛正、スルタナ・タンビラ・アフローズ、チョウデュリ・モニルディンらによって行われてきた。原爆被爆者の高齢化に伴い、MDSの増加がみられているが、そのリスクが高いことを明らかにした[24)25)]。そこで、遺伝子レベルでの異常を明らかにするため、造血幹細胞の増殖分化に必須の転写因子AML1に注目し、検索を進めた。その結果、RAEB, RAEBt, MDS-AMLにみられる新規の疾患単位を提唱するに至った[26)-28)]。

MDSの腫瘍性造血前駆細胞、あるいは成熟細胞における造血因子レセプターや接着因子などの発現や機能の異常についての研究も行っており[29)-31)]、CD34陽性細胞上に発現しているG-CSFレセプター(G-CSFR)についての解析から、顆粒球減少の原因のひとつとしてG-CSFRの発現低下を見出した[32)33)]。MDSのTリンパ球は、小核形成試験より放射線感受性が高いことを明らかにし、その原因として、DNA修復遺伝子の中でヌクレオチド除去修復遺伝子群ERCC1, ERCC3, ERCC5, XPCの発現異常を見出した[34)]。

現在、放射線医学総合研究所との共同研究として、MDSの放射線感受性遺伝子を含む遺伝子発現の網羅的な解析が進行中である。

慢性骨髄性白血病の研究

田中英夫助教授は伊藤欣朗、伊藤琢生、刘立根らと、慢性骨髄性白血病(CML)に対するインターフェロンα(IFNα)治療法についての研究を行ってきた。IFNαは、分子標的治療薬イマチニブの登場により、その有用性が多少減少したものの、イマチニブ耐性例に対しての使用や両者の併用療法もあり、依然として重要である。

IFNαの機序と病態解明を進めていく中で、CD34陽性細胞のIFNレセプターの発現を調べることにより、IFNα治療効果を治療前に予測することが可能であることを見出した[35)]。次に、IFNαには急性転化時の染色体分析から、染色体異常誘発作用はおそらくないことを報告した[36)]。

IFNα作用のメカニズムに関しては、IFNαによって誘導される重要な遺伝子RNA dependent protein kinase (PKR)の発現調節に関する仕事をはじめとして[37)-40)]、IFNα誘導性でアポトーシスに関連するTRAILやXAF1の意義についても明らかにした[41)]。

また、イマチニブ投与患者の早期における各種パラメーターの動きを観察し、BCR-ABL mRNAは投与2〜4週で急速に低下し、約12〜24週頃までにはほぼ一定化することを見出した。

今後、イマチニブ耐性例におけるIFN療法や、IFNとイマチニブ併用療法の有効性の予知および、効率的な治療法の開発を目指している。

悪性リンパ腫、骨髄腫の研究

坂井晃講師は、瀧本泰生前講師、片山雄太、沖川佳子、黒田芳明、宗正昌三らと、悪性リンパ腫・骨髄腫の広島地区の研究会を立ち上げて症例を収集し、研究を行ってきた。

悪性リンパ腫の研究においては、まず癌抑制遺伝子であるMEN1とPTEN遺伝子の変異や発現異常の解析を行った[42)-44)]。また、細胞周期のS期のマーカーPCNAと組織学的p53の発

私と血液学の仲間たち

現が予後予測因子International Prognostic Index（IPI）や化学療法に対する反応性と相関しないこと[45]、VEGF誘導性のアポトーシス関連因子MCL1の高発現は予後不良因子のひとつであることを報告した[46]。

骨髄腫の研究としては、主として骨髄腫細胞の増殖機構に関する研究を行ってきた。cyclin D1の過剰発現は、骨髄腫細胞の増殖を促進するものと考えられてきたが、実際には、cyclin D1の過剰発現と増殖との間に関連性が認められず、骨髄腫細胞の遺伝子発現にも大きな変化をもたらさないことを示した[47]。

また、骨髄腫細胞の表面抗原の解析から、病期の進行に伴い、細胞表面CD27の発現が減少することを見出した[48]。さらに、骨髄腫にみられる骨病変の分子レベルでのメカニズムの解析および、新規薬剤や治療法の治療効果の予知に役立つマーカーの同定を目指している[49]。

同種末梢血幹細胞移植の基礎的臨床的研究

兵頭英出夫講師、三原圭一朗、片山雄太らは、造血器腫瘍および固形腫瘍に対して、免疫療法としての骨髄非破壊的同種末梢血幹細胞移植（Allo-PBSCT）の有用性を明らかにすることを目的として研究を実施している[50)51)]。また、造血幹細胞移植に関連して ex vivo expansionの研究を行っている。

造血幹細胞は骨髄間質細胞上で培養可能であるが、増幅するためには種々の問題がある。そこで、テロメラーゼ遺伝子を導入して、骨髄間質細胞を不死化させることにより細胞株を得、本細胞株との共培養で、CD34$^+$細胞を少なくとも100倍以上に増幅することを可能とした。この増幅にどのような遺伝子が関与しているか検討した結果、CD34$^+$細胞の増殖に関与すると報告されている遺伝子発現が増加していることが確認され、さらに研究を進めている[52)-55)]。

免疫性血小板減少性紫斑病と止血異常・血栓症の研究

下村壮司、勝谷慎也、杉原清香らが、免疫性血小板減少性紫斑病（ITP）における血小板上の標的抗原を明らかにし、診断・治療に役立てることを目的に研究を行っている[56)57)]。

まず、ITP患者末梢血でオリゴクローナルなT細胞増殖が検出されることを報告した。次に、患者由来Bリンパ芽球細胞株表面IgGをアビジン・ビオチン結合系を介し、血小板全体と反応させ、T細胞増殖を検出する方法を開発した[58]。

現在、Bリンパ芽球細胞株の大量培養によって、血小板のT細胞標的抗原を細胞内処理提示エピトープとして、マトリックス支援レーザー脱離イオン化質量分析計を用いて同定しようとしている。血小板膜上のGPIb-IX-V複合体は、フォンビルブランド因子（vWF）に対する受容体として作用し、止血機構のもっとも初期の血小板粘着反応に関与することが知られている。しかし、我々はマウスGPV遺伝子のクローニングに成功し、マウスにおいてもヒト同様、GPVは巨核球・血小板系に特異的に発現し、ヒトとの相同性も極めて高いことを明らかにした[59)60)]。

現在、GPIb-IX-V複合体のシグナル伝達機構におけるGPVの関与について研究中である。

世界の放射線被曝者における血液障害の研究

世界の放射線被曝者における血液障害の研究は、兵頭英出夫講師らによって調査・研究を進めている。

旧ソ連の核実験場のあったセミパラチンスクでは、1949年から1988年までに大気圏と地表で約200回、地下核実験が370回行われ、放射性降下物による慢性的外部被曝や内部被曝を受けた人は50万人にのぼる。このような被曝様式は広島の被曝様式とはまったく異なっていることから、悪性腫瘍の発生様式も異なっている可能性がある[61]。

本研究では、セミパラチンスク核実験場周辺住民のMDSと白血病の実態を形態学的・細胞遺伝学的・分子生物学的に明らかにする[62]。国際協力事業団プロジェクトによるセミパラチンスク地区医療改善計画に参加し、被曝者検診からも血液異常者をスクリーニングし、白血病、MDS患者を見出している。現地での物理学的および、生物学的線量測定が進み、個人線量のおおまかな推定が可能となったことから、被曝線量も導入して、原爆被爆者（広島・長崎）との比較を行う予定である。

(2005年1月20日刊行)

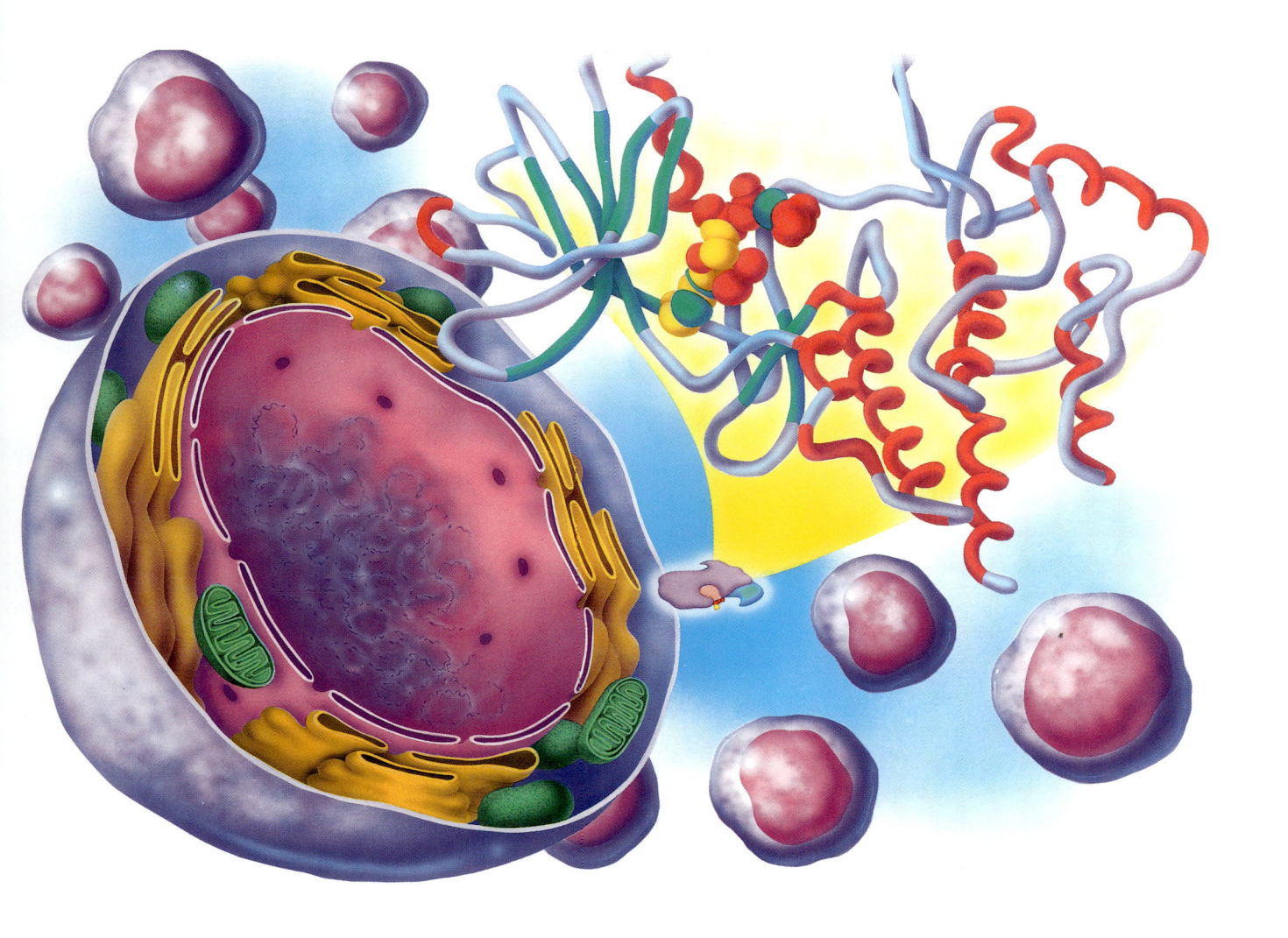

profile

高後 裕 ［プロフィール］

昭和25年1月16日生まれ、北海道出身
昭和49年　3月　札幌医科大学医学部卒業
昭和49年　4月　札幌医科大学大学院入学（癌研究内科）
昭和51年　9月　米国Albert Einstein医科大学 Research Associate（生化学）
昭和52年10月　米国Tufts大学医学部 Research Associate（生化学）
昭和54年11月　札幌医科大学医学部助手（癌研究所内科部門）
昭和57年　5月　札幌医科大学医学部講師（内科学第四講座）
昭和63年12月　札幌医科大学医学部助教授（内科学第四講座）
平成　6年12月　旭川医科大学医学部教授（内科学第三講座）
平成18年　4月　旭川医科大学医学部教授
　　　　　　　（内科学講座 消化器・血液腫瘍制御内科学分野）

【所属学会】
日本内科学会理事　　　　　　　日本鉄バイオサイエンス学会代表世話人
日本血液学会代議員　　　　　　日本消化器病学会財団評議員
日本肝臓学会評議員　　　　　　日本アルコール薬物医学会 評議員
日本癌学会評議員　　　　　　　癌集学的治療財団理事
日本癌治療学会理事　　　　　　日本学術振興会専門委員
日本臨床腫瘍学会評議員　　　　科学技術動向専門調査員
American Association of Hematology
American Association of Cancer Research
American Association of Clinical Oncology
International BioIron Society（2007年第18回世界大会会長）

【受賞など】
昭和55年　札幌医科大学医師会賞　　平成　7年　北海道医師会賞
昭和64年　寿原財団助成金　　　　　平成　8年　内藤記念財団助成金
平成　7年　北海道知事賞　　　　　　平成　9年　三越財団助成金

【編集委員】
北海道医学雑誌　分子消化器病
Journal of Carcinogenesis
International Journal of Clinical Oncology

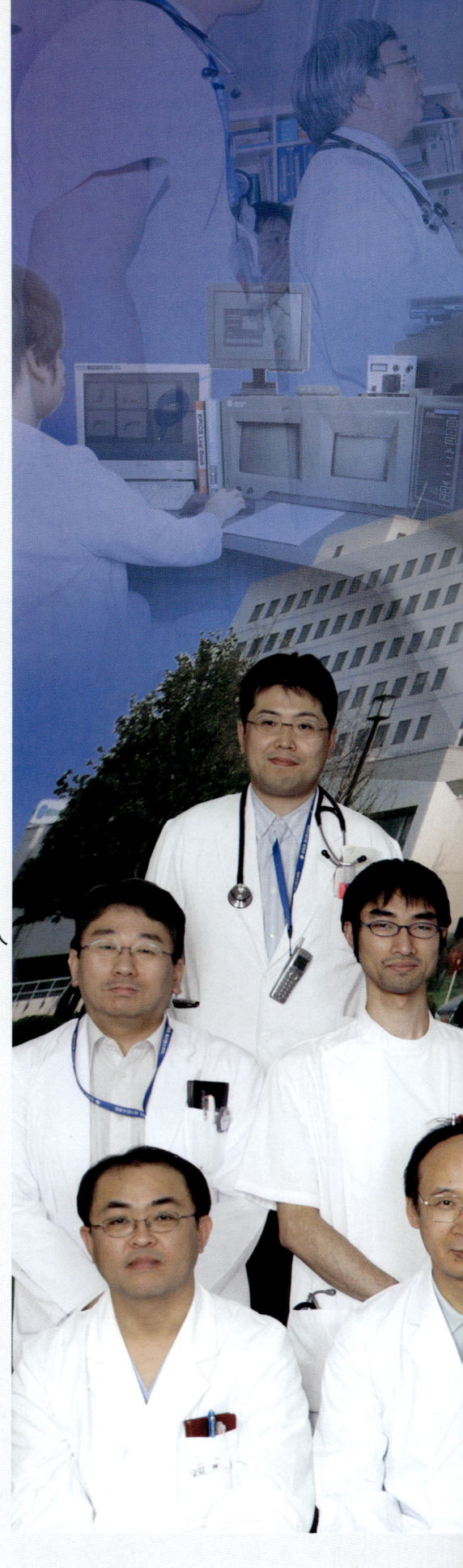

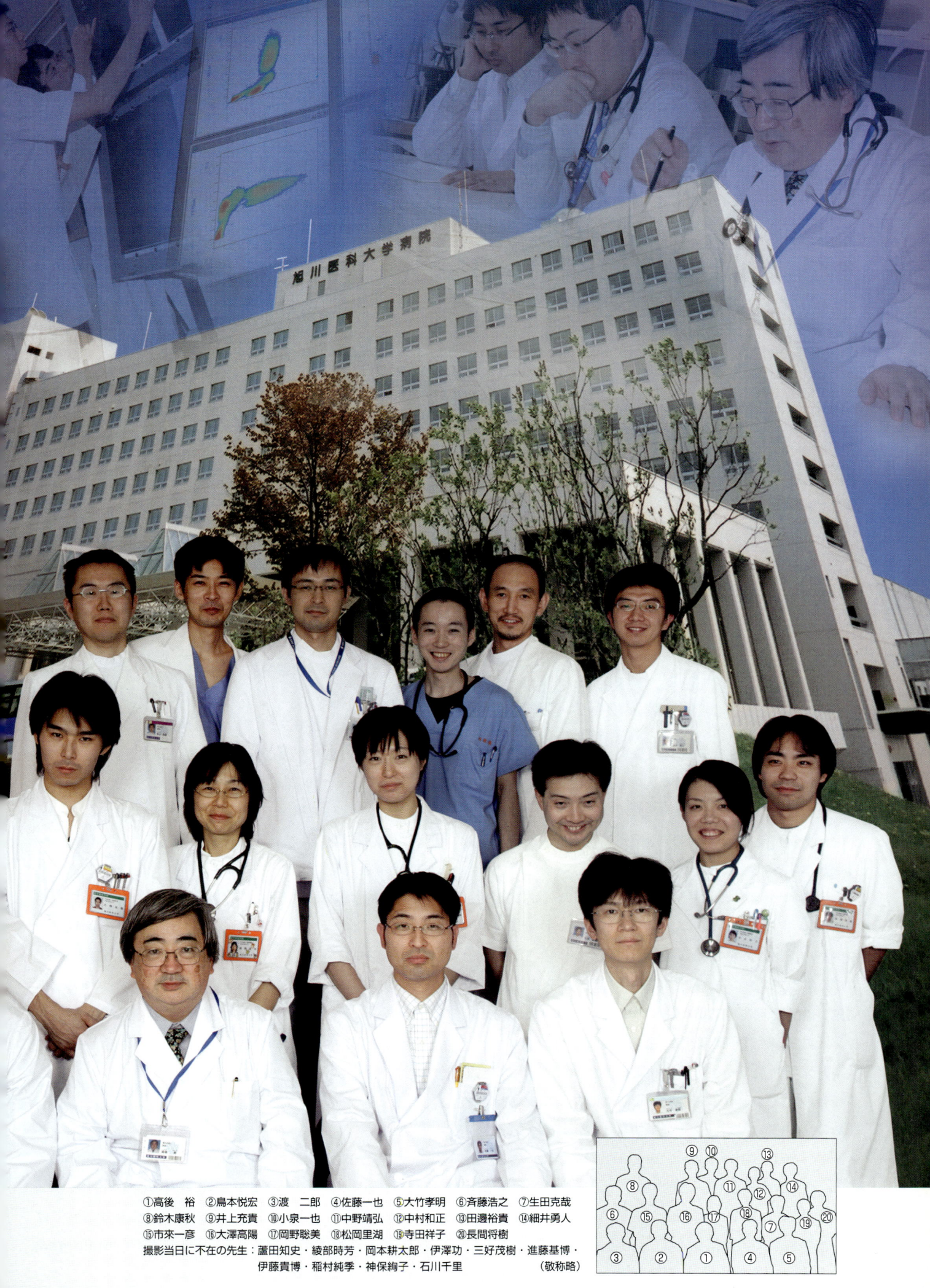

①高後 裕　②烏本悦宏　③渡 二郎　④佐藤一也　⑤大竹孝明　⑥斉藤浩之　⑦生田克哉
⑧鈴木康秋　⑨井上充貴　⑩小泉一也　⑪中野靖弘　⑫中村和正　⑬田邊裕貴　⑭細井勇人
⑮市來一彦　⑯大澤高陽　⑰岡野聡美　⑱松岡里湖　⑲寺田祥子　⑳長間将樹
撮影当日に不在の先生：蘆田知史・綾部時芳・岡本耕太郎・伊澤功・三好茂樹・進藤基博・
伊藤貴博・稲村純季・神保絢子・石川千里　　　　　　　（敬称略）

私と血液学の仲間たち

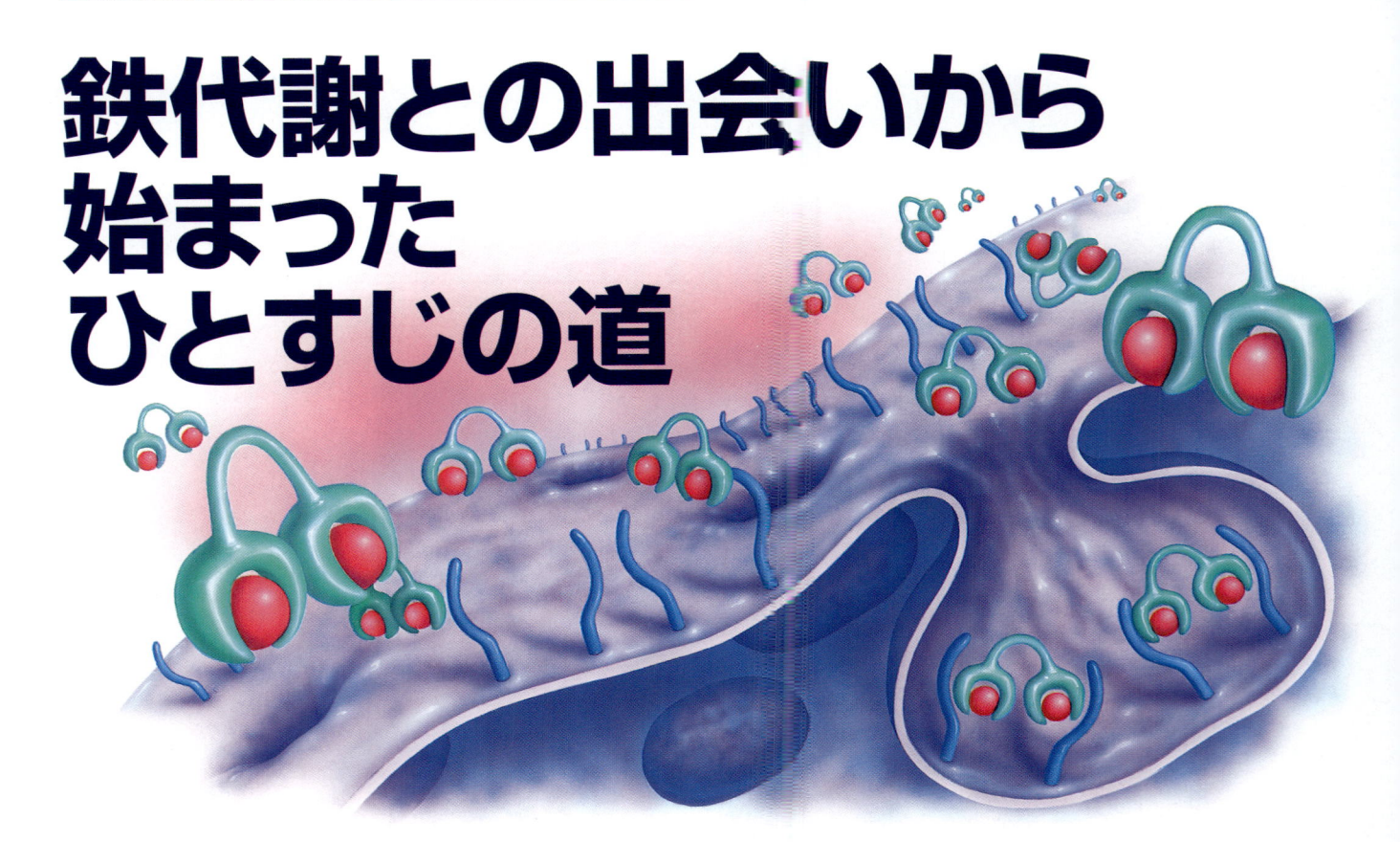

鉄代謝との出会いから始まったひとすじの道

札幌医大癌研内科へ。新津先生のもと、血清フェリチン測定のプロトタイプを開発

　私は昭和49年（1974年）に札幌医科大学を卒業し、大学院博士課程（癌研究内科専攻）に入学した。与えられたテーマは、担癌患者の鉄代謝に関するもので、ちょうど血清フェリチンが測定可能となり、そのアッセイ系を確立し、臨床的意義を検討することとなった。

　癌研内科（漆崎一朗教授）のメインテーマの一つに癌貧血の成因に関する研究があり、担癌ラットを用いた研究で、トキソホルモンは細菌由来のものではなく、宿主由来の物質であることが結論づけられていた。その後、癌貧血に関する研究は、鉄貯蔵の場である肝臓のフェリチンに移り、フェリチン蛋白質の生化学的解析が主体となっていた。

　当時大学院生であった新津洋司郎先生（現札幌医大第四内科教授）は、カラム等電点電気泳動法により、フェリチンが複数のバンドに分かれることを見出した。新津先生はその後、米国ニューヨーク市のAlbert Einstein医科大学生化学教室のListowsky教授のもとに留学し、フェリチンの鉄含量に関する研究をされ、Merck Indexにも引用された。小生が癌研究所内科部門の大学院生として入学したのは、新津先生の帰国直後で、その後留学期間を除き、旭川へ移るまで20年間行を共にした。

　大学院では、血清フェリチンの微量定量法の確立と、ヒト肝臓における鉄・フェリチン代謝異常に関する研究に従事した。新津教授（当時講師）の指導のもとに、毎夜、剖検肝から生化学的手法を用いてフェリチンを抽出し、それを標準品として家兎に免疫、抗体を作成し、それによりラジオイムノアッセイ系を確立した。

　当初2抗体法による試薬を作成したが、感度、抗体の経済性などからサンドイッチラジオイムノメトリック法を開発し、それが現在のわが国で最も広く用いられている血清フェリチン測定のプロトタイプになった。この測定法を用いて、各種血液疾患における血清フェリチン値を測定し、当時の主任教授であった漆崎一朗先生が日本血液学会で宿題報告をされた。

米国でHoberman教授、Drysdale教授に師事し、大いに影響を受ける

　大学院2年目の秋に、米国Albert Einstein医科大学の生化学教室でポスドクの募集があり、教室の薦めもあり、ニューヨークへと旅立った。26歳の時である。生化学教室ではHoberman教授に師事したが、彼の専門は、biological

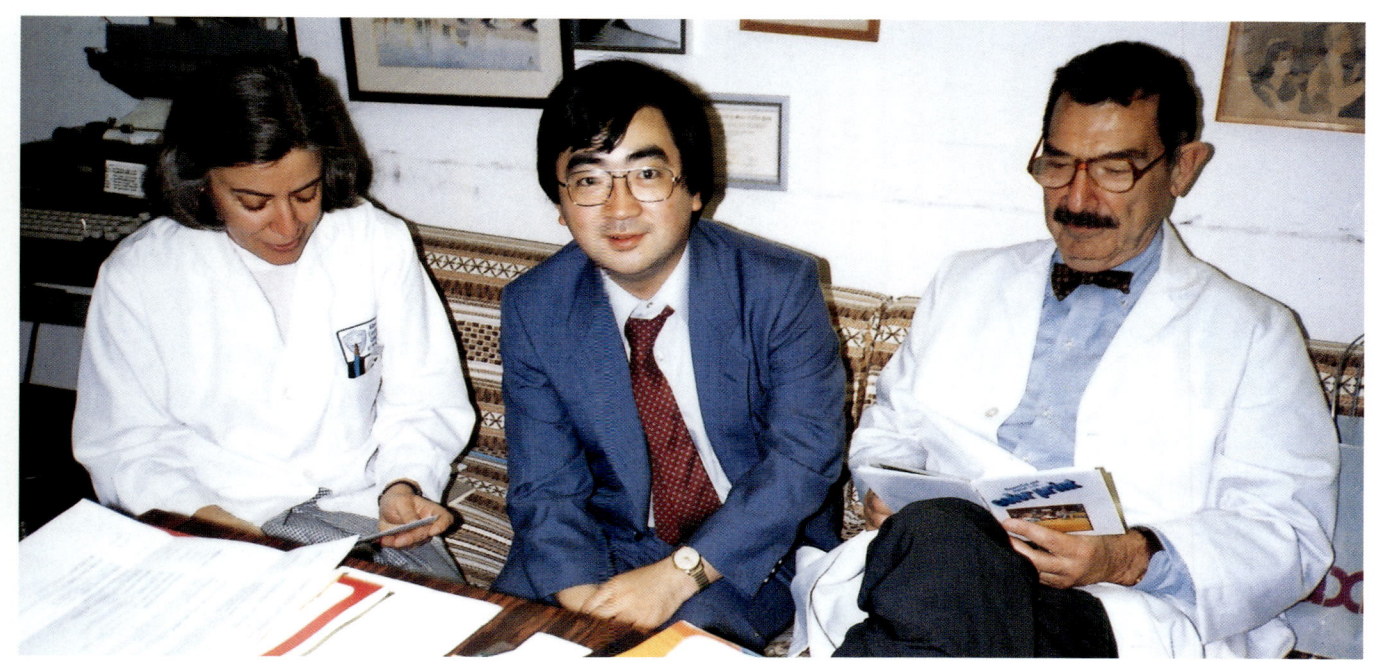

故Hoberman教授（右側）の実験室にて

oxidationであり、ラットの遊離還流肝を用いて放射性ラベルしたエタノールが、どのように生体の中間経路を介して酸化されるかというパズルをひもとく仕事であった。この間に、熱力学と糖代謝などメタボリック・マップの基礎的生化学的事項を学習し直したことは、その後の内科学での病態理解にことのほか役に立った。

1年後、ボストンのTufts大学生化学教室へ移り、フェリチンの生合成の研究に従事することとなった。Tufts大学のDrysdale教授は、フェリチン合成が鉄負荷により誘導されること、フェリチンにHとLの2つのサブユニットがあること、この組成の違いによりフェリチンのheterogeneityが説明しうることなどを最初に示した方である。

彼のもとで、細胞内での蛋白合成と分解、フェリチンmRNAの小麦胚芽無細胞合成系について研究した[1]。ちょうど、遺伝子組み換え技術が始まった時期であり、実験室での遺伝子操作の倫理に関するセミナーなどが毎週のように開かれ、分子生物学の転換期に直接触れることができ、興奮したことを覚えている。

20代の若い時期に、この2人の個性的な師匠にめぐり会え、直接薫陶を受けたことは、その後の考え方、研究の進め方に大いに影響を受けた。

帰学後は、トランスフェリン受容体の測定、末梢血幹細胞移植と貴重な経験を積む

札幌医大へ帰学後は癌研究所内科部門の助手として、病棟で血液および消化器の悪性腫瘍の診断と治療に従事しながら、研究を続けることとなった。帰国後は、フェリチンの研究から、血清中の鉄輸送蛋白質であるトランスフェリンに軸足を移し、トランスフェリンの細胞内取り込みに関与する受容体に関する研究を開始した。

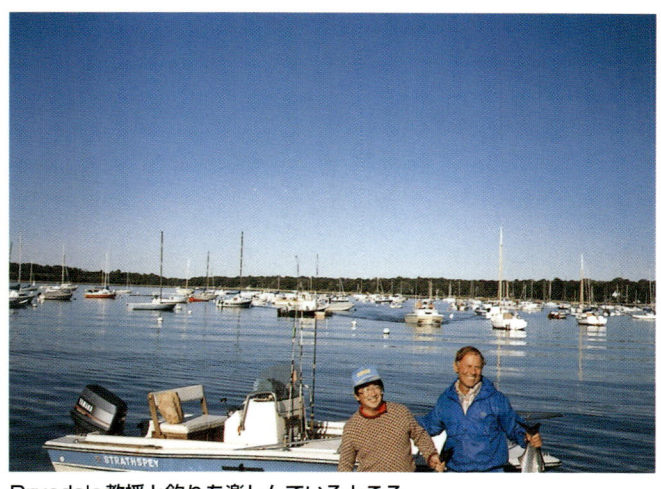

Drysdale教授と釣りを楽しんでいるところ

私と血液学の仲間たち

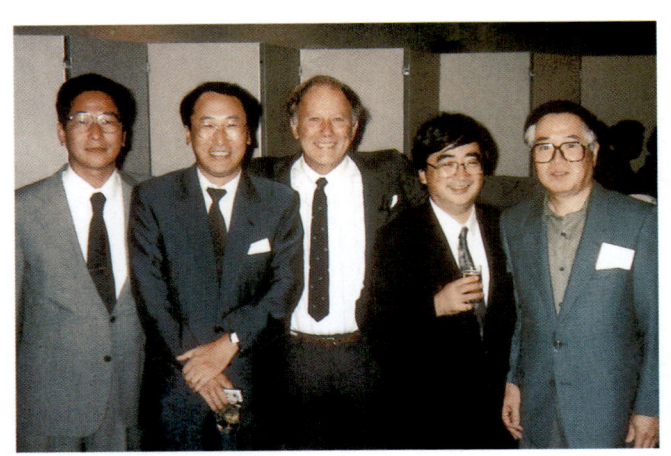

Drysdale教授と日本の仲間たち
左から渡辺教授、新津教授、Drysdale教授、著者、横田先生。

ちょうど、腫瘍の細胞増殖として関連抗原を認識するモノクローナル抗体が、トランスフェリン受容体に対するものであることが明らかになった時期である。我々は、ヒト胎盤からトランスフェリン受容体を抽出し、それを標準蛋白質として、血清中の可溶性トランスフェリン受容体を定量した[2]。

当初、細胞増殖との関連で腫瘍マーカーとしての意義付けも検討したが、最終的にはトランスフェリン受容体が最も多いのは骨髄赤芽球で、そこに由来する部分が最も多いと考え、"Serum transferrin receptor as a new index of erythropoiesis"として「Blood」などに発表した[3-9]。その後、この研究は世界中で追試され、その測定意義は確立された[10]。

同時に、慢性炎症に伴う貧血（ACD）に関する研究を、サイトカインによる鉄関連蛋白質の合成調節の面から再開するとともに[11)12)]、肝炎・肝癌自然発症ラットであるLECラットを用い、鉄細胞障害と炎症、発癌に関する研究を開始した[13)14)]。

一方、教室では腫瘍免疫の研究が盛んに行われており、小生が講師になった時点で、それまでの腫瘍免疫の仕事を引き継ぐことになった。癌患者末梢血リンパ球をIL-2で活性化して得られたLAK細胞の臨床研究である。結果は、IL-2の副作用と奏功率の低値により撤退することとなったが、当時得られた知識と細胞プロセッシングの技術を生かして、自家末梢血幹細胞移植、骨髄ストローマ細胞機能の研究へと方向を転換した。この時、研究は開始するのは容易であるが、客観的にデータを整理し、その後の方向付けを決断することの大切さを学んだ。

末梢血幹細胞移植による自家移植を重ねるうちに、健常人にG-CSFを投与した後、末梢血中に動員されるコロニー形成細胞を定量し、同種末梢血幹細胞移植が可能であるとの論文[15)]を示し、この論文が引き金となってその後の末梢血幹細胞による同種移植が始められるようになった。また、ヒト骨髄ストローマ細胞のサイトカインmRNA発現を初めて定量的に明らかにした[16)17)]。一連の細胞プロセシングの技術などは、その後の臨床研究を進めるうえでも貴重な経験になった。

旭川医大では「鉄代謝」「熱ショック蛋白質」の2本立てで研究を進めている

旭川医大に移ってからの最初の仕事は、大学・地域に血液内科を根付かすことにあった。幸い教室員は多く、その中から血液学に興味を持ってくれる者を勧誘し、新たに血液疾患診療・造血幹細胞移植チームを発足させることとした。東大医科学研究所病院の浅野茂隆教授にお願いし、移植医を養成、旭川医科大学での移植医療を軌道にのせることができた。

現在、鉄代謝に関する研究と白血病・悪性リンパ腫を対象にした熱ショック蛋白質（HSP）を用いた免疫療法の研究の2本柱を立てて進めている[18)]。2003年に行われた国際鉄代謝会議BioIron 2003にて、小生がオーガナイザーとして2007年に鉄に関する国際会議を主催することが決まり、その準備が始まったところである。

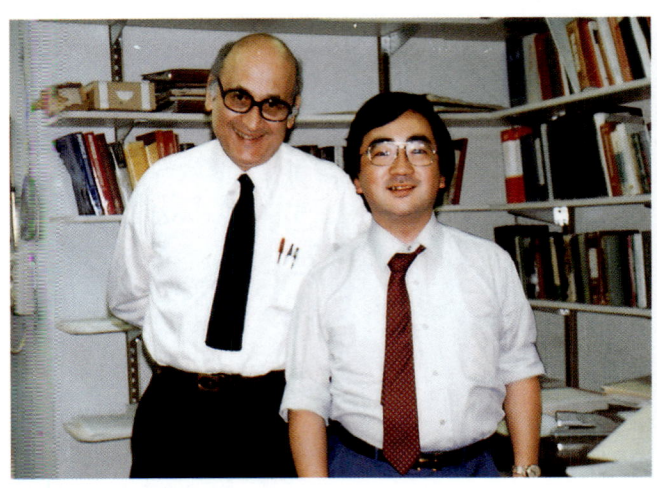

Aisen教授の実験室にて

札幌医大時代の仲間たち

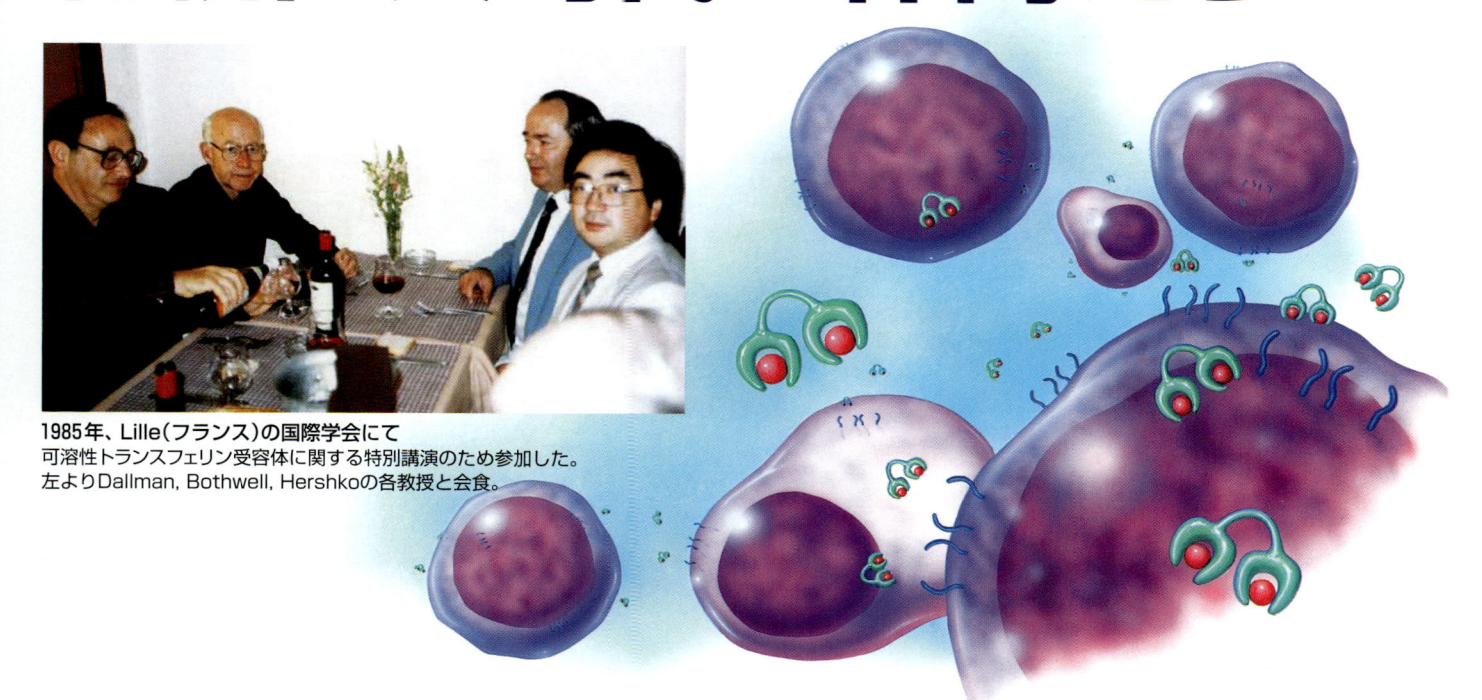

1985年、Lille（フランス）の国際学会にて
可溶性トランスフェリン受容体に関する特別講演のため参加した。
左よりDallman, Bothwell, Hershkoの各教授と会食。

可溶性トランスフェリン受容体の定量系を世界で初めて確立

　米国留学から帰学して、従来の教室のテーマであるフェリチンとは異なるトランスフェリンとその受容体に関する研究グループを立ち上げた。最初、大学院生として漆崎洋一君（現宮の森3条内科クリニック院長）が入り、トランスフェリン受容体とトランスフェリンの結合特異性の研究を行った。その後、西里卓次君（現清田病院院長）と近藤仁君（現斗南病院消化器病センター長）が、結合特異性の結果をもとにヒト胎盤からトランスフェリン受容体を単離精製し、それを標準抗原として、世界で初めて可溶性トランスフェリン受容体の定量系を確立した[2]。

　この研究は、第7回世界鉄代謝学会の特別講演として発表した。当初、その臨床的意義は不明であったが、骨髄の赤血球造血を反映しているとする仮説を立て、各種貧血患者の血清値を測定したところ、そのようになった[3]。

　この時、ワシントン大学の血液学のFinch教授が、我々のpriorityを評価してくださり、彼らの動物実験による追試のPNASへの発表を我々のBlood Journalへの公表の後とする旨連絡があり、サイエンスの世界での友情とオリジナリティへの敬意が世界を通してあることを学んだ。よく外国雑誌に出すとstealされるといった噂は必ずしも正しくなく、他者の研究に対する評価と扱いを教えていただいた。

　その後、可溶性トランスフェリン受容体が赤芽球に直接由来することを実験的に証明するために、新谷直昭君（現北海道がんセンター）、藤川幸司君（現北海道がんセンター）は、細胞株を用いたトランスフェリン受容体の細胞外への遊離の研究と、末梢血幹細胞から試験管内でIL-3とerythropoietinにより赤血球に分化させる系を利用し、可溶性トランスフェリン受容体の生成は、赤芽球造血の中期で最も著しいこと

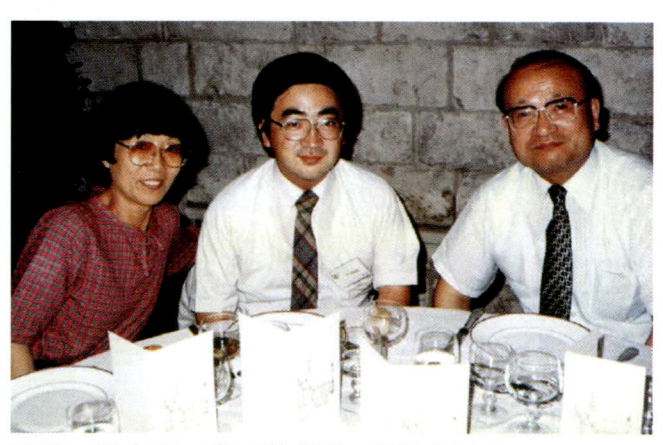

1985年、Lille（フランス）にて神成先生、宮崎先生とともに

私と血液学の仲間たち

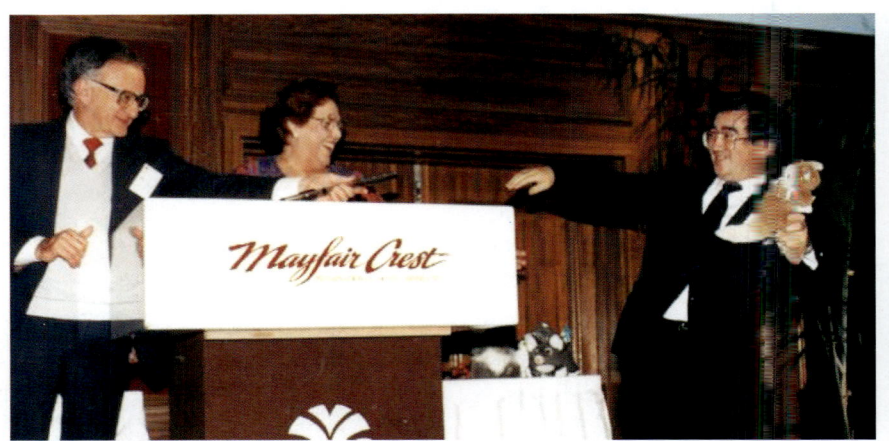

1989年、Brisbane（オーストラリア）の国際学会にて
young investigatorの表彰式にて記念のカンガルーをもらい、ジャンプしているところ

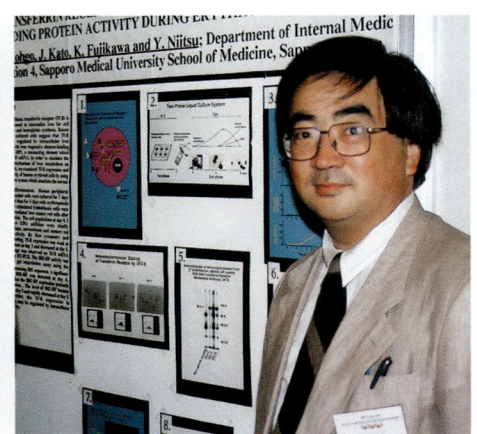

1993年、Basel（スイス）の国際学会にて

を示し、可溶性トランスフェリン受容体が赤芽球由来であることを直接証明した[8]。現在、可溶性トランスフェリン受容体は、WintrobeのClinical Hematology（11th Edition）にも記載されたほか、米国FDAでも認可され、世界中で使用されている[10]。

「ACDに関する研究」「鉄と発癌」「腫瘍免疫」など、多くの成果をあげた

慢性炎症に伴う貧血（ACD）に関する研究を、サイトカインによる鉄関連蛋白質の合成調節の面から再開した。近藤仁君、加藤淳二君（現札幌医大第四内科助教授）が中心となり、平山眞章君（現北海道消化器科病院副院長）、小船雅義君（現札幌医大第四内科）により、肝臓実質細胞への鉄の取り込みに関してのサイトカインの関与に関する研究が行われた[11)12)]。

また、トランスフェリン受容体が腫瘍細胞表面に多いことに着目して、北海道薬科大学修士課程を終えてグループに参加した佐々木勝則君（現東京大学先端研助教授）は、トランスフェリンを抗癌剤の搬送体としてtransferrin-neocarzinostatin複合体を作成、對馬伸泰君（現輪厚三愛病院統括理事長）と協力して、新たなDDSを開発した[19)20)]。

鉄と発癌の関連では加藤淳二君が中心となり、LECラットにおける肝炎・肝癌発症に鉄が深く関与していること、鉄制限により肝炎・肝癌を予防できることを示し、その後のC型肝炎瀉血療法の理論的裏づけを作った[13)14)]。

一方、腫瘍免疫に関する研究は、笹川裕君（現留萌市立病院副院長）、上野芳經君（現留萌市立病院診療部長）、野尻秀一君（野尻内科・消化器科クリニック院長）、蟹沢祐司君（現伊達赤十字病院）がLAK療法の臨床研究に従事し、その後、セルプロセシングの技術を継承して、坂牧純夫君（現東札幌病院院長）、平山泰生君（現旭川赤十字病院）、松永卓也君（現札幌医大第四内科講師）らが造血幹細胞移植グループとして再編成し[15)]、本格的に血液・腫瘍学の専門医を養成することとなり、研究面では骨髄ストローマ細胞機能の研究を開始した[15)17)]。

主が旭川へ移った後は、鉄代謝に関するグループは加藤淳二助教授が中心となり、新たな家族性鉄過剰症に関する研究[21)]、瀉血によるC型感染ウイルスによる肝発癌予防の研究[22)]に進展をみせ、血液・腫瘍グループは坂牧純夫君（当時講師、後に教授）と松永卓也君（現講師）に引き継がれている[23-25)]。

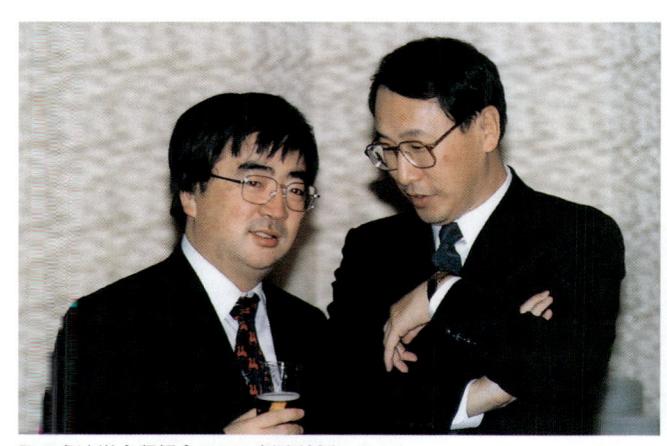

日本血液学会懇親会にて、新津教授とともに

旭川医大での新たな仲間たち

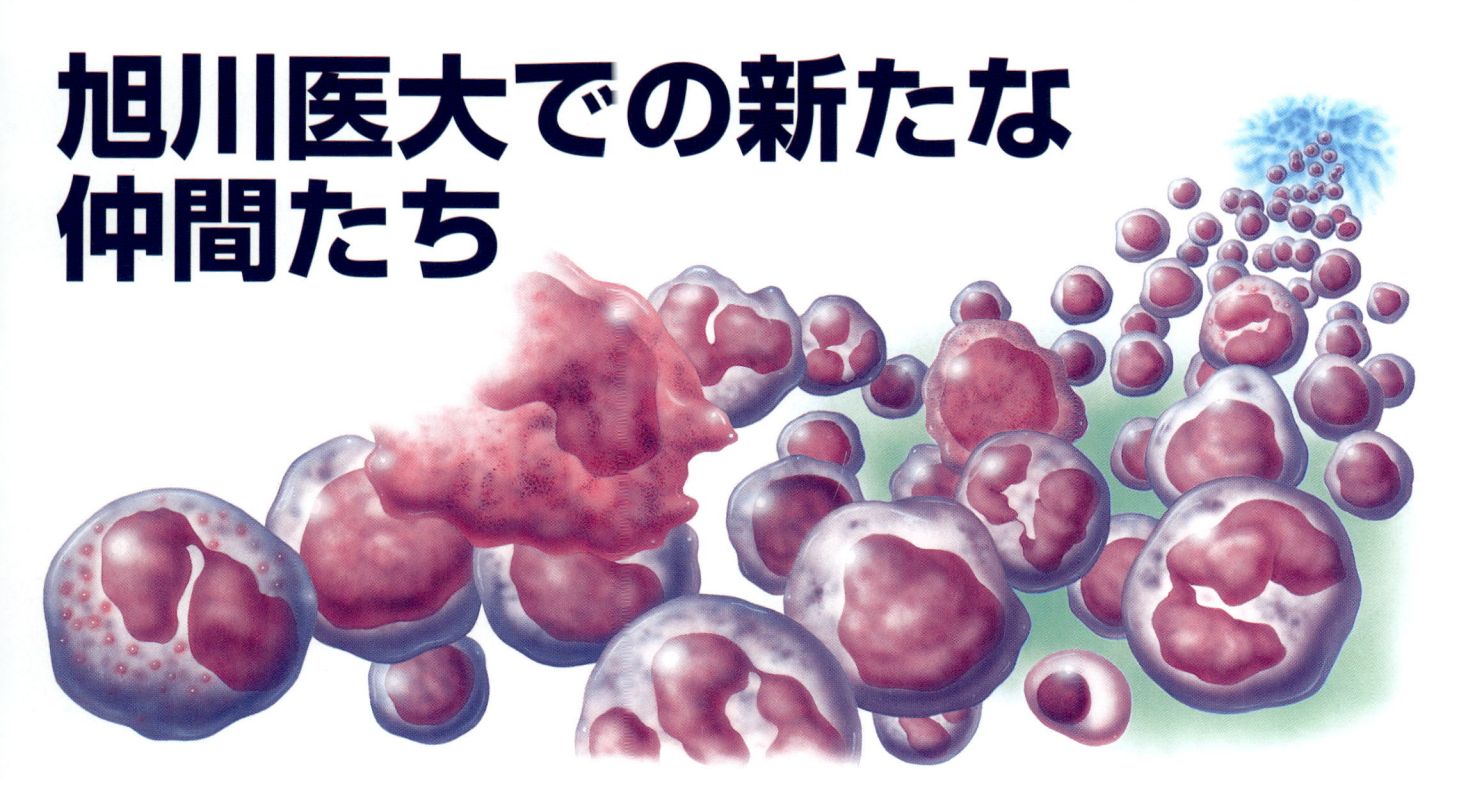

移植医療までトータルなケアのできる血液・腫瘍内科の立ち上げ

旭川医大に着任してからは、新たな血液グループの立ち上げにかかわることになった。前任の並木正義教授は消化器病学、心身医学の第一人者であった。旭川医大は北海道の北部と東部の医療を担う責任が大きく、特に血液専門医の不足が著しいことが明らかであった。教室員の中から、血液学を志望するものを募り、移植医療までのトータルなケアのできる血液・腫瘍内科の設立を目指すこととした。

ちょうど、米国Dana Farber癌研究所でSchlossman教授、森本幾夫教授（現東大医科学研究所教授）の下でリンパ球の機能解析をして帰学し、肝臓グループで肝炎患者のリンパ球を解析していた鳥本悦宏先生（現助教授）に「肝細胞も幹細胞も同じだから」と無理な理屈をつけて（結果的に今になってみれば、再生医学の面からは正しかったことになるが）、専門領域を変更してもらい[26]、札幌医大第四内科での血液研修の後、彼を中心とした診療班を立ち上げた。

鉄代謝に関する研究、血液・腫瘍免疫に関する研究を活発に行っている

鉄代謝に関する研究は、米国NIHでp53の研究を行い、帰国して肝臓グループで臨床と基礎研究[27-29]をしていた藤本佳範君（現富良野協会病院副院長）と相談して、細胞鉄代謝の分子機構に関する包括的研究を行うこととし、大学院に入った生田克哉君（現医員）とヘモクロマトーシス遺伝子HFEの細胞内カウンターパートの探索を開始した。肝癌細胞にHFE遺伝子を強制発現させ、結合してくる細胞内蛋白質を同定、その機能を調べる計画であったが、実験施行中にHFEのカウンターパートはトランスフェリン受容体そのものであることが明らかとなったため、さらにHFEのトランスフェリン受容体リサイクリングに及ぼす影響に関する検討を進め、HFEの生

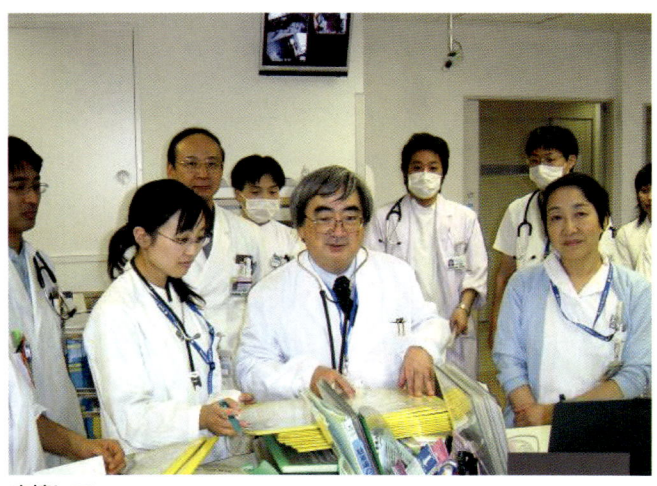

病棟にて

私と血液学の仲間たち

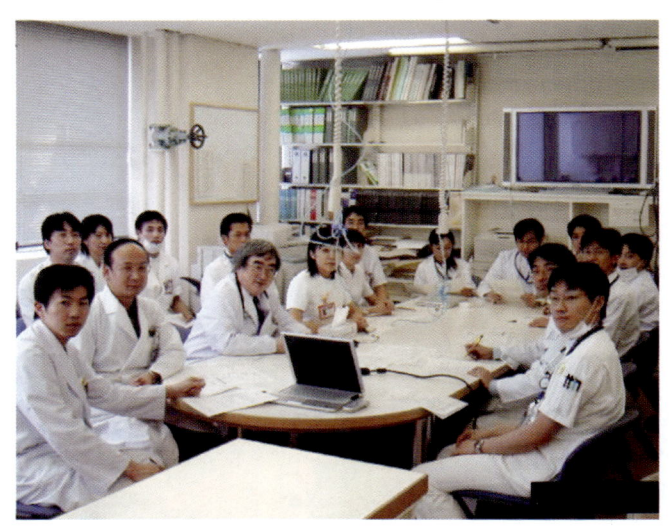

カンファレンス風景

理機能を探究した[30]。

その後も、大学院生の協力により、新規鉄関連分子の機能的解析を進めており、進藤基博君は消化管での鉄取り込みの主要なトランスポーター分子であるDMT1（Nramp2）が肝細胞におけるトランスフェリン非結合鉄の取り込みに重要な役割を果たしていることを明らかにした（投稿中）。

その間に、生田君はAlbert Einstein医科大学のAisen教授の下に留学しトランスフェリン受容体2の機能解析を行い、帰国後は細胞の外へ鉄イオンを排出する機能性蛋白に関する研究を大学院生の稲村純季君とともに継続している。

一方、可溶性トランスフェリン受容体に関しては、鳥本助教授を中心として標準品を作成すること、血清中の存在様式を明らかにすること、血清中でのHFEとの会合の有無を確認することなどをテーマとして、大西浩平君（研究生）が引き続き行っている。

炎症時の肝細胞における鉄代謝異常に関する研究も継続し、斉藤浩之君（助手）と鈴木晶子君（大学院）らは、C型およびアルコール性肝炎における肝細胞鉄沈着機構に関する臨床病理学的研究を進めた[31][32]。さらに、肝臓由来の内因性抗菌ペプチドであるヘプシジン（hepcidin）が長年追い求めてきた生体鉄代謝の制御ホルモン様物質であることが報告され、カリフォルニア大学サンディエゴ校（UCSD）で内因性抗菌ペプチドの研究に従事、帰学した大竹孝明君（助手）[33][34]により、大学院生の井上充貴君、三好茂樹君とともに研究が開始された。

内因性抗菌物質に関する研究は、白血球や腸管Paneth細胞で発現するdefensin familyに関する研究が並行して講師の綾部時芳君により進められている[35][36]。鉄に関連するtransferrin/lactoferrin, HFE, DMT1（Nramp2）, hepcidinなどが、いずれも生体防御の基本となる免疫機構に関連する分子であったことは、生命の発生と鉄と生体防御（免疫）がいかに密接に関連しているかを示すものであろう。

一方、血液・腫瘍免疫に関する研究については、鳥本君、田村保明君[37]（現札幌医大病理講師）と相談し、白血病・悪性リンパ腫に対するminimal residual disease（MRD）に対する免疫療法を開発することとし、佐藤一也君（助手）、井内康之君（大学院生）により、自家白血病由来HSPによる免疫療法の研究が行われ、良好な前臨床結果を得て「Blood」に発表した[18]。佐藤一也君は、その後テキサス大学MD Anderson癌研究所へ留学し、CD26による悪性リンパ腫の免疫療法に関する研究を行い帰学した後、HSPと樹状細胞を用いたMRDに対する免疫療法の臨床応用への準備を進めている。

血液グループは順調に発展し、臨床面・研究面ともに結実している

幸い、血液グループは順調に発展し、地域における血液病患者の治療センターとしての機能をはじめ、骨髄移植財団の認定施設になるとともに、ミニ移植や臍帯血移植の臨床研究も開始した。さらに、昨年夏からは、附属病院で無菌病棟を備えた血液・腫瘍内科病棟を独立して運営するまでになっている。

また、炎症、リンパ球、腫瘍の分子生物学的アプローチは、旭川に移ってからは消化器グループにも受け継がれ、潰瘍性大腸炎に対する白血球除去療法[38]、ステロイド感受性を規定するリンパ球ステロイド受容体のスプライシング・バリアントの出現（蘆田知史講師）[39][40]、ras阻害剤による分子標的治療（小原剛・現美瑛町立病院長）[41-43]、PPARγと腫瘍細胞の増殖抑制（奥村利勝・現旭川医科大学附属病院総合診療部教授）[44-47]などの研究に結実している。

(2005年3月20日刊行)

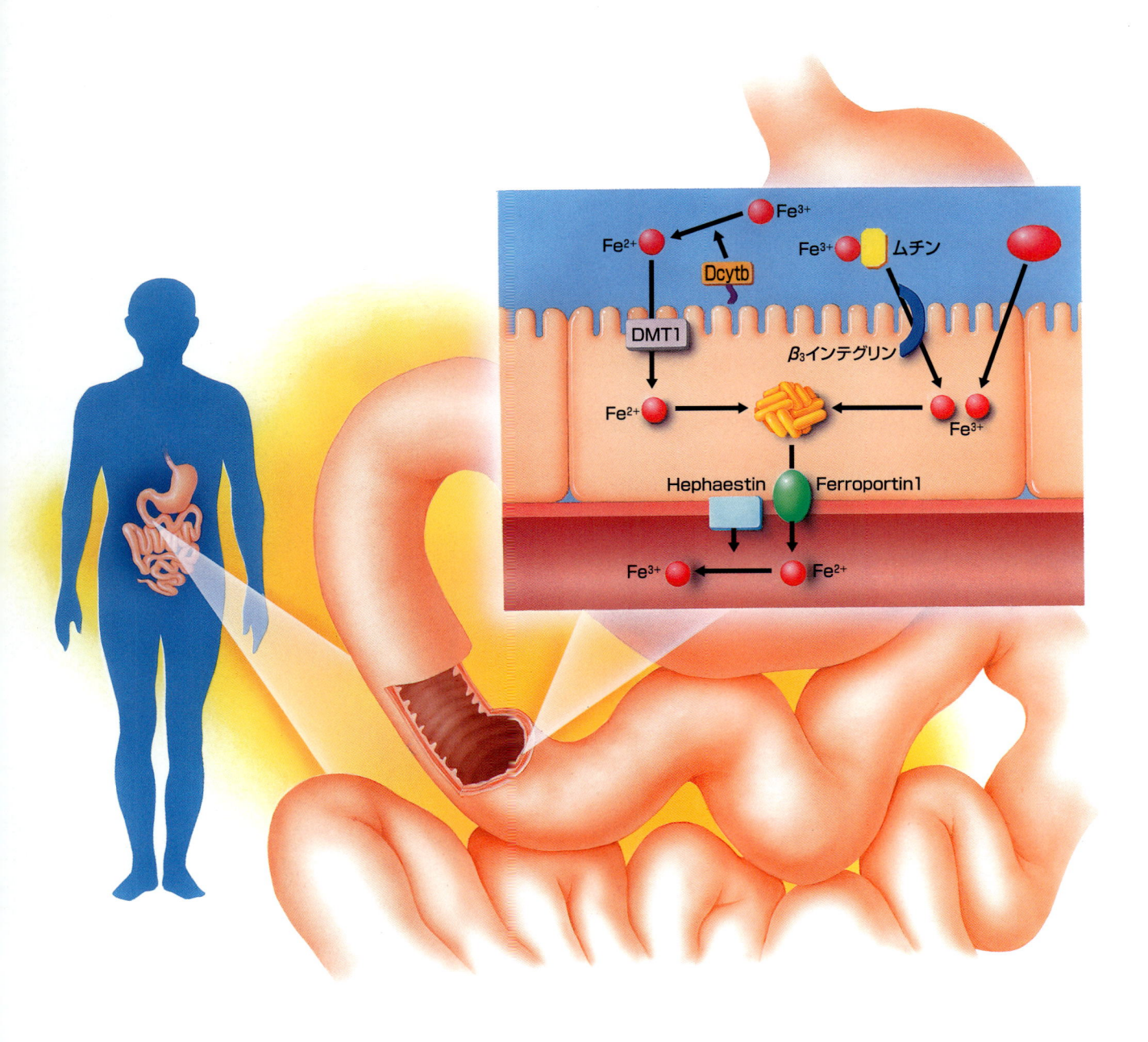

profile

中熊秀喜
［プロフィール］

昭和28年1月1日生まれ、鹿児島県出身
昭和53年　3月　熊本大学医学部卒業
昭和53年　6月　東京大学医学部附属病院（内科ローテート研修医）
昭和55年　6月　東京都小平市公立昭和病院（内科レジデント）
昭和56年　7月　東京大学医科学研究所癌細胞研究部（研究専攻生）
昭和57年　4月　東京大学大学院医学系研究科博士課程（生化学専攻）
昭和61年　4月　熊本大学医学部附属病院第二内科医員
昭和61年10月　米国国立癌研究所（NCI），Visiting Fellow
昭和63年　6月　熊本大学医学部附属病院第二内科助手
平成　3年12月　熊本大学医学部内科学第二講座講師
平成12年　4月　熊本大学医学部内科学第二講座助教授
平成15年　4月　熊本大学大学院医学薬学研究部血液内科学研究分野助教授
平成15年　6月　和歌山県立医科大学輸血・血液内科学教授
　　　　　　　　和歌山県立医科大学附属病院輸血・血液疾患治療部部長（兼職）
平成15年　8月　和歌山県立医科大学附属病院集学的治療・緩和ケア部部長（兼職）
平成17年　4月　和歌山県立医科大学大学院医学研究科血液内科学研究分野教授

【所属学会】
日本血液学会代議員　　　日本内科学会
日本輸血学会　　　　　　日本癌学会
米国血液学会　　　　　　日本臨床腫瘍学会

【受賞】
平成 5年　日本内科学会奨励賞
平成 5年　日本難病医学財団奨励賞
平成 8年　熊本医学会奨励賞

【編集委員】
International Journal of Hematology（2004～）

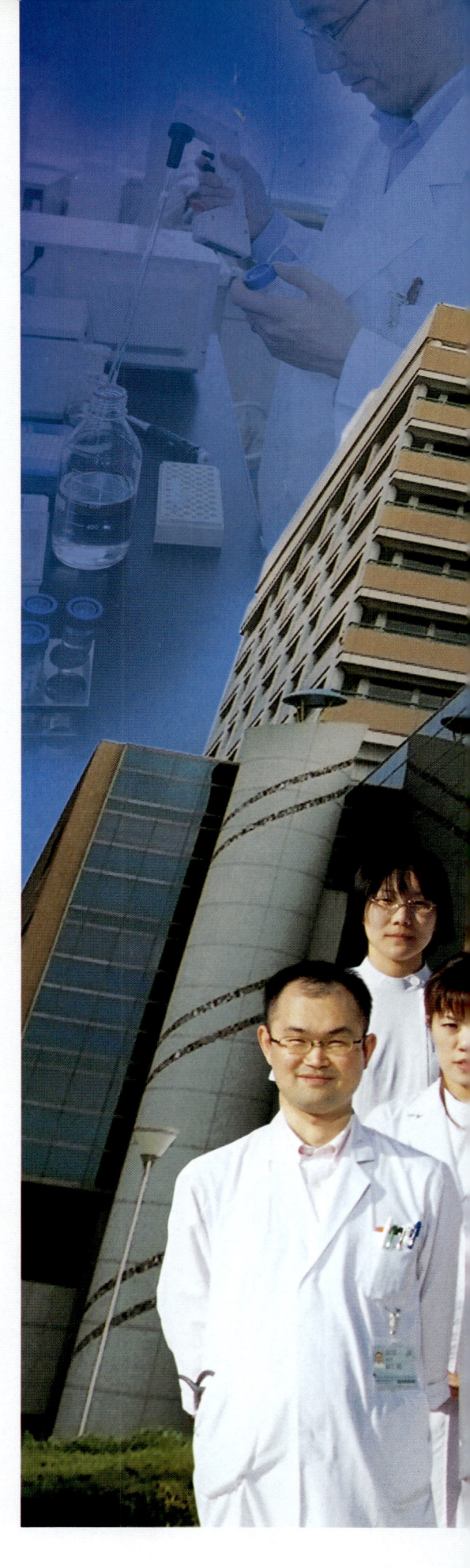

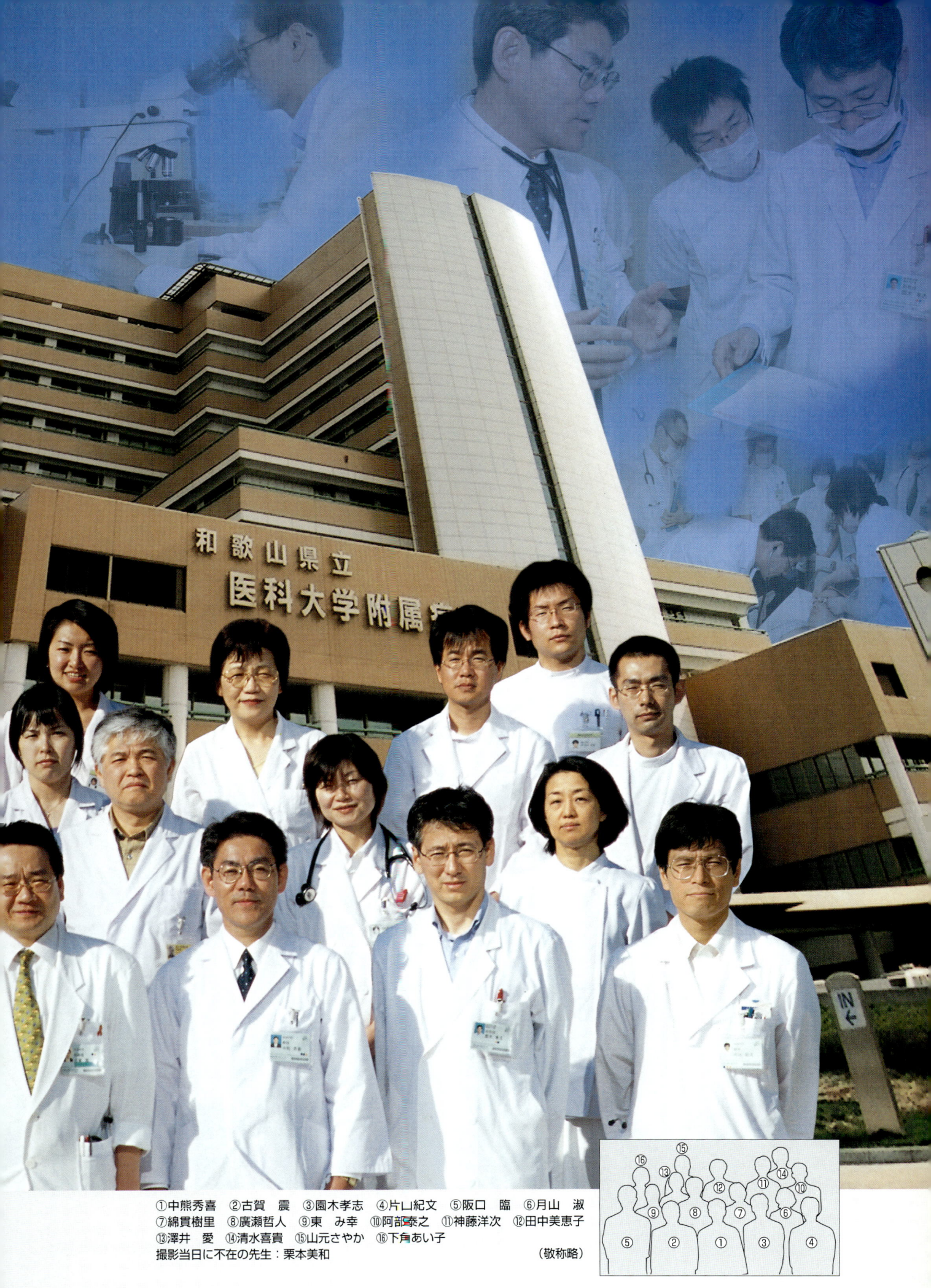

①中熊秀喜 ②古賀 震 ③園木孝志 ④片山紀文 ⑤阪口 臨 ⑥月山 淑
⑦綿貫樹里 ⑧廣瀬哲人 ⑨東 み幸 ⑩阿部泰之 ⑪神藤洋次 ⑫田中美恵子
⑬澤井 愛 ⑭清水喜貴 ⑮山元さやか ⑯下角あい子
撮影当日に不在の先生：栗本美和　　　　　　　　　　　　　　　　（敬称略）

私と血液学の仲間たち

数々の幸運に支えられた PNH研究

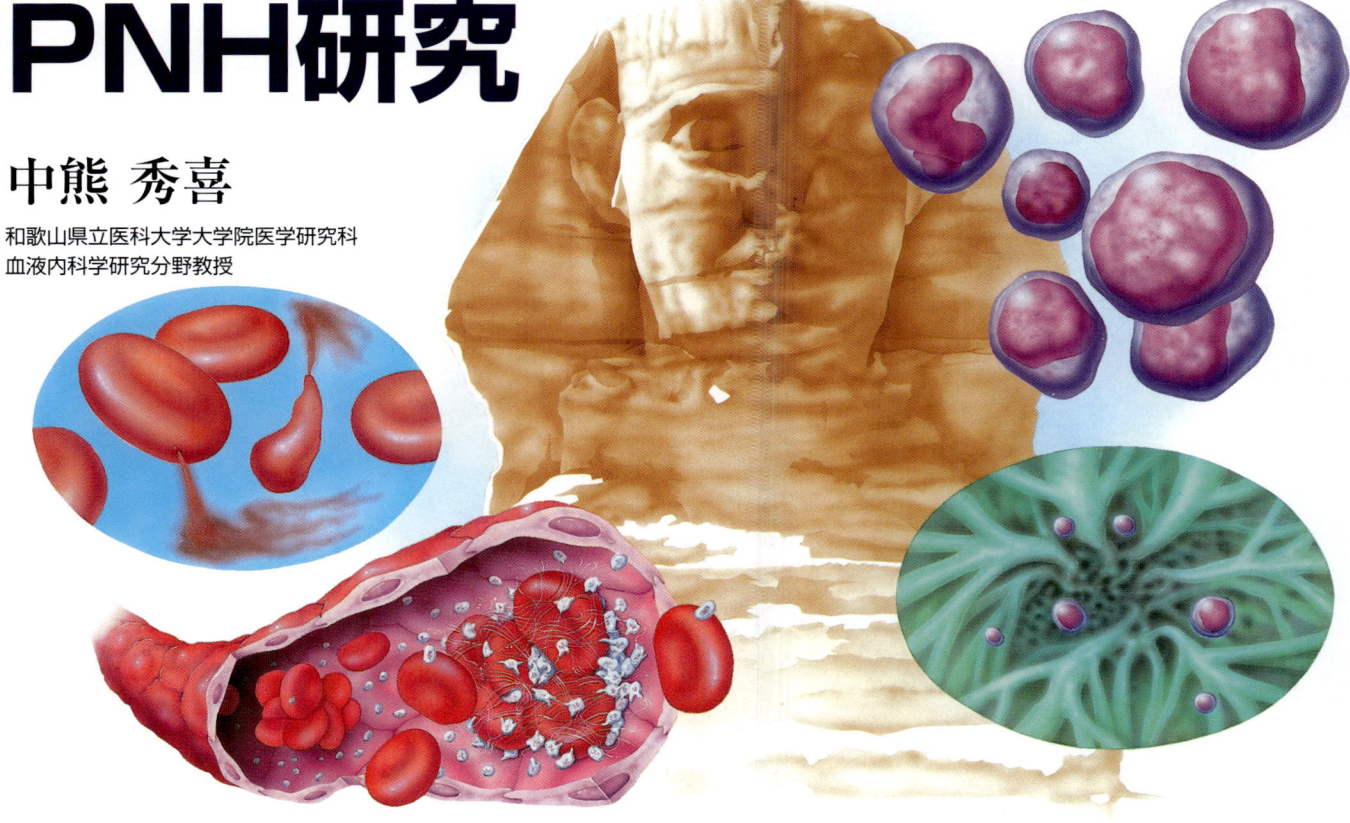

中熊 秀喜
和歌山県立医科大学大学院医学研究科
血液内科学研究分野教授

循環器を志望して、上京。東京大学で、血液学に出会う

　学生時代の不勉強を反省し、卒業後は高校の恩師の「真摯なる愚直」を目標にした。興味を抱いた循環器の教室が卒業当初の熊本大学になかったため、この際何でも見てやろうと上京し研修先を探した。

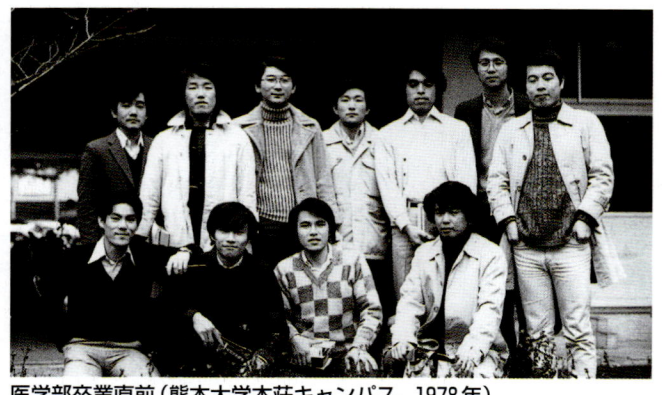

医学部卒業直前（熊本大学本荘キャンパス、1978年）
前列左から中熊、本郷弘昭、中村宏志、内賀嶋英明。後列左から、近澤章二、永田雅英、田中不二穂、中山茂樹、中村夏樹、中村享道、西園康文。

仕送り不要の生活ができそうな手当が示されたのは、東京大学であった。伊藤良雄教授主宰の第四内科の循環器グループにお世話になった。教室の家族的雰囲気が私には幸いで、隣接する心療内科との付き合いもあり楽しく学べた。伊藤先生には、私の結婚式に九州まで来ていただき、今でも感謝している。

　同僚から誘われてローテート研修に参加し、神経、内分泌、呼吸器、消化器、血液などの広い領域に触れた。白血病診療を担当すると病棟を離れづらく、周囲にはいつも浦部晶夫、小澤敬也、平井久丸先生らがいた。この時の経験および彼らの助言は血液学を志す動機となった[1]。

　内科研修の終盤には、東京大学第四内科の尾形悦郎教授から科学としての医学と医療、研究におけるオリジナリティの神髄を学んだ。鋭い洞察力で鍛えられた門下生には教授が多い。しばらく小平市の昭和病院で第一線の救急と内科診療を教わったが、忙しくも周囲に支えられて充実した日々であった。

　その後、東京大学医科学研究所を経て大学院へ進み、

飄々としながら際限ない発想で研究を楽しんでおられた永井克孝教授のご指導を受けた。当時としては最先端技術の遺伝子導入法を用いて、細胞膜糖鎖の癌性変化のしくみを調べて学位を授与された[2)3)]。これは、白血病患者にみられる血液型変化の分子基盤と重なる。

米国ではNCIのPM Blumberg博士の下で、中舘てるお（慶應大）、佐甲隆（三重大）、加藤恵己（現文部科学省）の各留学生にお世話になりながら化学発癌の分子機構を研究し、西塚・高井らが発見した蛋白質リン酸化酵素（PKC）の重要性を学んだ[4-6)]。これらの癌研究の過程で細胞生物学、分子生物学、分析化学、免疫学を学んだ経験が私の血液学研究を支えている。

熊本大学でPNH研究へ。
GPI合成不全を世界に先駆けて実証

帰国後、熊本大学第二内科（高月清教授）において細胞膜研究を継続しながら[7-13)]、研究経験を応用できる対象として発作性夜間血色素尿症（PNH）を選択し、以来16年以上一貫してPNHの分子病態を追究してきた。PNHは幹細胞の後天性変異に起因し、赤血球膜異常による溶血、血栓症、造血不全を呈し、稀に白血病を発生する[14)15)]。血球膜異常と前白血病というPNHの特徴は、癌細胞膜の研究をしてきた私

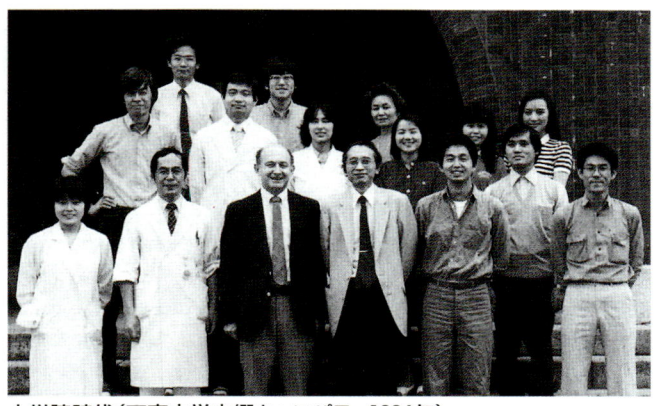

大学院時代（東京大学本郷キャンパス、1984年）
前列左から2人目は岩森正男（現近畿大学教授）、1人おいて永井克孝教授。前列右端が中熊、2列左から2人目は楠進（現近畿大学神経内科教授）、同3人目は今城純子（現防衛医大解剖学教授）。

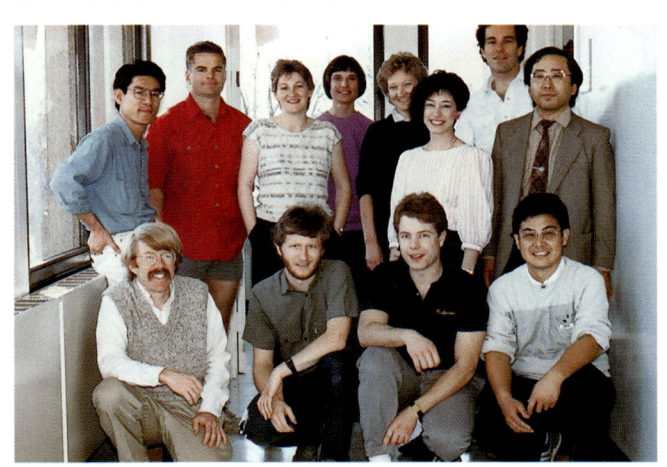

米国留学時代（National Cancer Institute, Bethesda、1987年）
前列左から、指導を受けたPeter M. Blumberg博士、後ろの青シャツは中熊、前列右端は佐甲隆（三重大学）、その後ろが中舘てるお（慶應大学）、ほかオーストラリア、ノルウェー、米国内からの研究者たち。

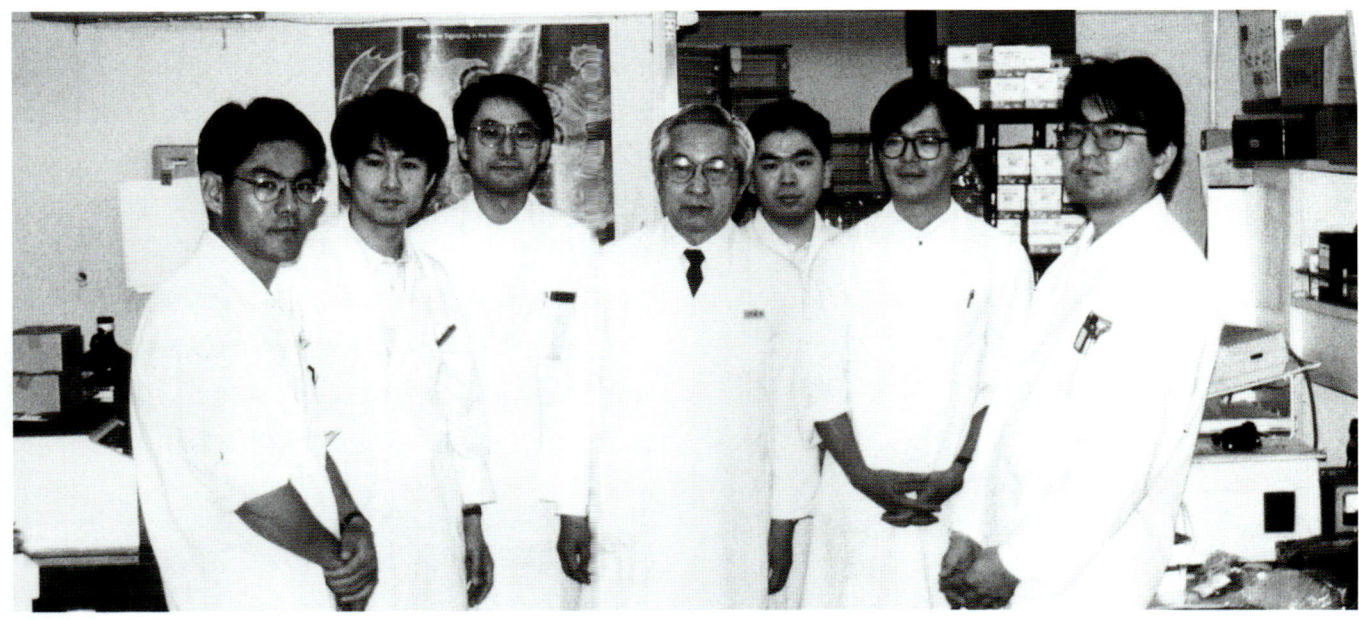

GPIアンカー異常を解明した仲間（熊本大学第二内科、1994年） 左から中熊、日高道弘、川口辰哉、高月清教授、岩本範博、堀川健太郎、長倉祥一。

私と血液学の仲間たち

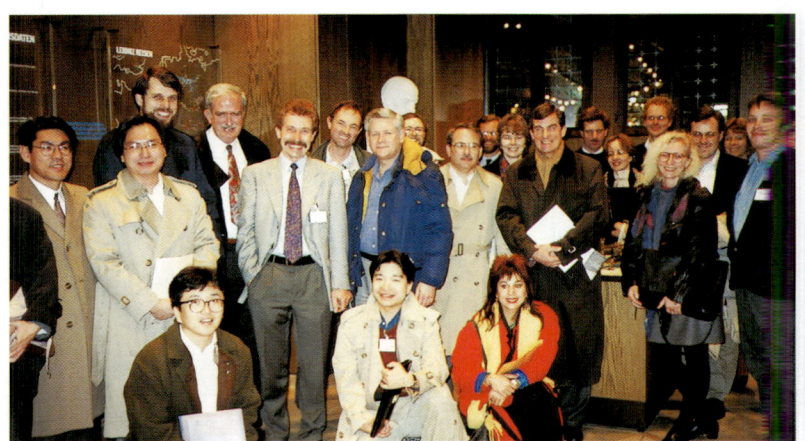

PNHワークショップ（ドイツハノーバー、1993年）
PNH血球膜異常が解明された直後に招集された日米欧の研究者たち。

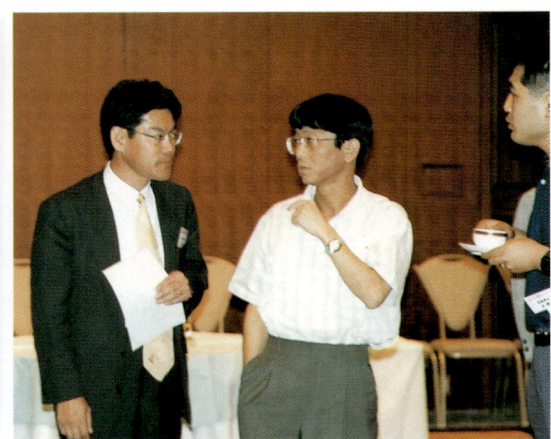

国際シンポジウム（福岡、1997年）
左端は中熊、中央は木下タロウ大阪大学教授。

に極めて魅力的に映った。

　まず、赤血球膜を調べてスフィンゴ糖脂質（GSL）の糖鎖異常を検出した[16]。この頃、PNH血球の特徴である多数の膜蛋白の欠損は、これらを膜に留めるグリセロ糖脂質glycosyl-phosphatidylinositol（GPI）の異常によると想定されていた。すでにGSL異常を検出していた我々は、GPIも糖脂質だから解析は可能と単純に考えた。

　教室では、成人T細胞白血病（ATL）の研究によりT細胞株化法が確立しているという同僚の江良択実（現理化学研究所発生・再生科学総合研究センター）の助言を受けて、PNHのT細胞株を樹立し[17][18]、これを用いて超微量糖脂質解析系を作り、GPI合成不全を世界に先駆けて生化学的に実証した[19]。

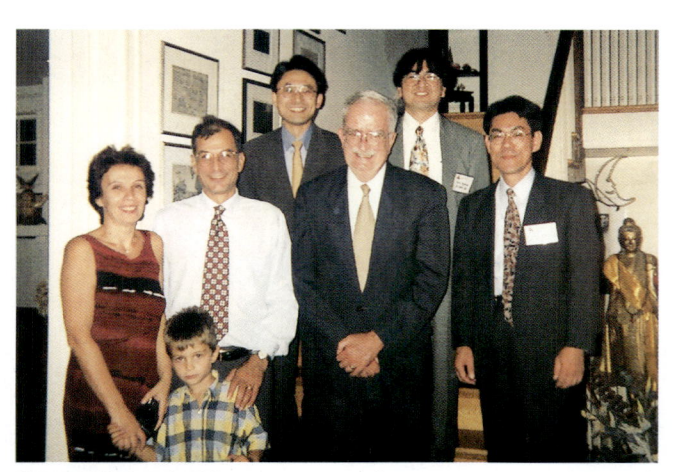

米国国立衛生研究所（NIH, Bethesda）でのワークショップ後の夕食会（NS Young博士宅、1998年）
左から3名はYoung博士のご家族、WF.Rosse教授（Duke大学）、中熊。
後列左から川口辰哉、長倉祥一。

得意とした糖鎖異常が膜異常の実体であったことは全くの幸運としかいえない。ほぼ同時に大阪大学、米国、英国のグループから同じ結論が出され、また木下らがPIG-A遺伝子も単離したことにより、PNH発見から1世紀を越えて血球膜異常の分子病態が判明した[20][21]。

　続いて、感染症性溶血発作のしくみを示して、1990年代半ばの溶血の全容解明に貢献した[22]。我々の研究は意外にも国内より海外で評価を受け、講演や総説の依頼[20][21]、血液学テキストへの掲載が続いた[23][24]。

　早速、臨床応用を積極的に進め、PNH発見率と血液型糖鎖の関連性[25]、生体内でも溶血に補体が必須であることを示したC9欠損とPNHの合併例の解析（米村ら）への協力[26]、PNHから白血病への進展過程の解析[27][28]、発症前骨髄におけるPNH細胞の検出[29]を行った。やがて末梢顆粒球と赤血球にPNH異常が現れて発症すること、長期寛解例でもPNHのTリンパ球が存続することをみつけ[30]、診断法の改善と病期分類を提案した[31]。

　溶血に続き、主死因となる造血不全が免疫機序により起こることを示し、再生不良性貧血と同様の免疫抑制療法が有効であることを初めて報告した[32][33]。また、PNHと骨髄異形成症候群との関連の追究（長崎大学）に協力した[34]。

PNHから再び癌へ、そして自己免疫へ。PNHおよび関連疾患の発生過程とは

　PNHの病因、発症に必要なPNHクローンの拡大機序、白

血病化のしくみは依然、謎である。拡大に関して、免疫機序による造血障害が発生している状況では、PNHクローンは膜異常を巧みに利用して選択的に生存できること[35]、この生存はGPI結合型膜蛋白ULBPの欠損が原因であることを突き止めた[36]。

拡大には増殖異常も関わることをSCIDマウス実験により指摘した[37]。また、PNH患者には、血球に変異が起こりやすい造血環境が存在することを報告し[38]、PNHクローンに多様な細胞特性の獲得に好都合であると提唱した。これで白血病化も説明しやすい(図1)。

ULBP発現は、免疫による細胞傷害を誘発することから、PNHや再生不良性貧血に見られる自己免疫性造血障害の診断や経過観察の指標になる。なお、生存優位は癌細胞のエスケープ、ストレス蛋白発現は自己免疫疾患の分子病態の理解に役立つと期待している[39]。

多くの幸運と恩師・先輩・同僚に感謝する。新天地、和歌山で血液学の研鑽に努めたい

あらゆる支援を惜しまなかった高月清先生には、血液学の奥深さを体験させていただき、心から感謝している。

頼もしい先輩と同僚、世界的なライバル、多くの患者さんの理解と協力に恵まれて、極めて充実した日々を過ごしてきた。多くの幸運を無駄にせず、「臨床から研究へ」「流行を追うより流行を作れ」という恩師の言葉を大切に、新天地の和歌山においてPNHをライフワークとしながら血液学の研鑽に努め、癌、移植、免疫制御などの領域へ関わっていきたい。

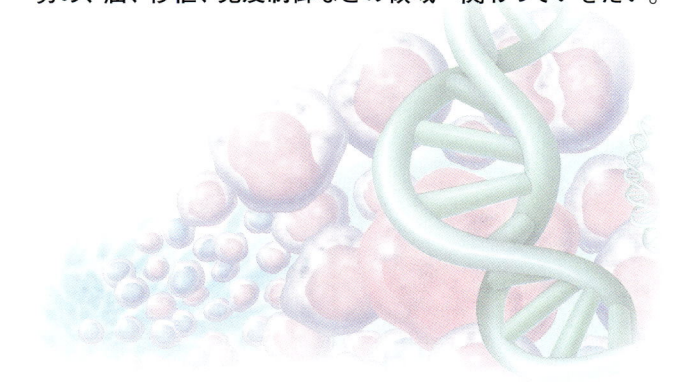

図1　PNHおよび関連疾患の発生過程（仮説）

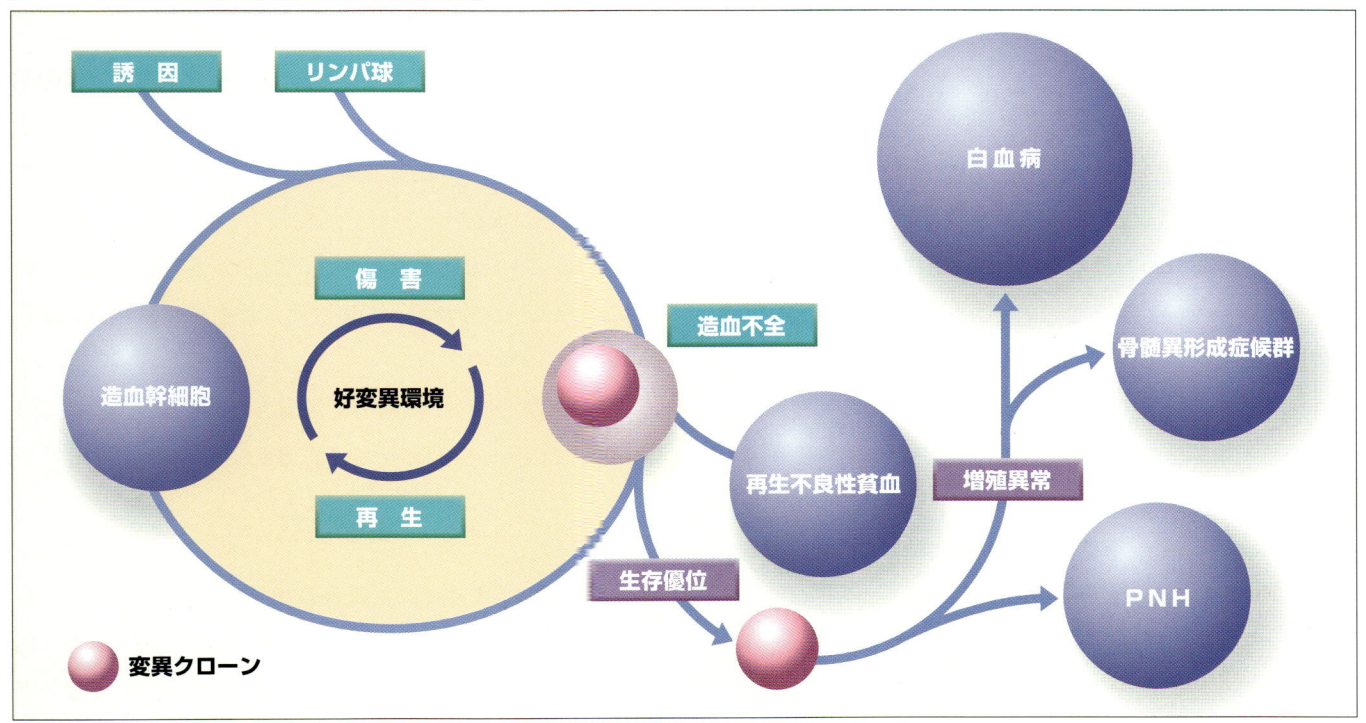

造血幹細胞に何らかの誘因が作用し（例えばウイルス感染）、これを排除しようと免疫が発動して造血細胞が傷害される。誘因が除去されない状態が続くと造血細胞傷害が継続し、造血不全を生じ、再生不良性貧血につながる。このような造血環境では多様な変異が発生しやすく、生存優位を獲得するクローン（例えばPIG-A変異細胞）、さらに増殖異常も追加獲得するクローンが現れ、各々の細胞特性に見合うクローン性疾患（PNH, MDS, 白血病など）が発生する。

私と血液学の仲間たち

血液学の醍醐味を共感した熊本大学の仲間たち

中熊 秀喜
和歌山県立医科大学大学院医学研究科
血液内科学研究分野教授

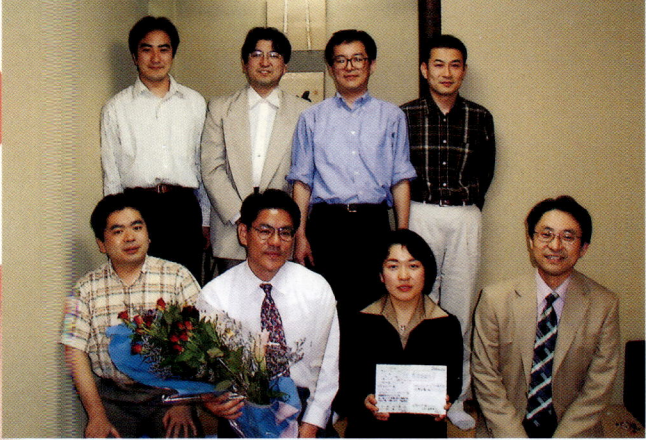

熊本大学PNH研究グループ（歓送会、2003年）
前列左から岩本範博、中熊、石原園子、川口辰哉。後列左から花岡伸佳、長倉千一、堀川健太郎、日高道弘。

一つの目標のもと血液学の謎に挑戦し、熾烈な競争と科学の醍醐味を味わった

川口辰哉

熊本大学での最初の大学院生・川口辰哉は、事実上、仲間の全研究に携わった。初期に東京大学の永井克孝研究室で、岩森正男助教授の指導を受けて糖脂質の分析化学に習熟し[8)9)40)41)]、その技術でGPIアンカー合成不全などPNH血球膜異常の実体解明に尽くした[20)]。

米国留学では、RNA研究で有名なニュージャージー医科歯科大学の井上正順教授の指導を受けて分子生物学を習得し[42)]、先天性凝固因子異常症の解析[43)]、PNHクローンの多様な特性を明らかにした。また、李克（留学生）とともにPNHで想定されていた好変異環境の特徴付けを試みた[44)]。

現在、感染免疫診療部助教授として後進を指導、またPNHおよび関連疾患の国際専門会議のメンバーとして活躍している。サッカー好き、世話好きな万年青年である。

堀川健太郎

堀川健太郎も永井研で糖脂質化学と免疫学を習得し[45)]、PNH膜異常の解明に参加した。また、糖脂質異常と溶血の関係[46)]、PNHの造血不全が免疫機序で起こること[32)33)]、血球変異が発生しやすいPNH造血環境などを明らかにし[38)]、話題を次々に提供してきた。

最近は、PNHなど骨髄不全症候群の分子病態の解明や病因の追究に余念がない。実験計画は緻密で用意周到、妥協を許さない科学者である。

現在、医局長として大勢の医局員の裏方に徹する。プロ漫画家の森本梢子さんの夫という肩書きも持つ。

日高道弘

日高道弘は、東京都老人総合研究所で竹縄忠臣先生（現東京大学医科学研究所教授）の指導を受け、イノシトールリン脂質を介する細胞膜情報伝達機構を学び[47-49)]、ATL細胞の増殖刺激亢進状態を明らかにした[50)]。

次に、PNH細胞のGPI合成不全の実証[19)]、感染症に伴う溶

PAGE 96

血発作の分子機構を解明して、PNH溶血の全容解明を主導した[22]。そして、トロント大学Alan Bernstein教授の指導を受け、遺伝子トラップ技術を駆使して、血小板などの造血に関する新規遺伝子を同定した[51-53]。

現在は、国立病院機構熊本医療センターにおいて、PNHや白血病など幹細胞疾患に対する移植医療に追われている。周囲の誰もが認める実力と優しさを兼備えた臨床医である。

長倉祥一

長倉祥一は、PNH血球で欠損する膜蛋白にCD52を肩に加え、複数膜蛋白欠損というPNH血球異常の特徴を明確にした[54]。また、患者血中にGPI蛋白decay-accelerating factor（DAF）が高濃度に存在することをみつけてPNH血球膜のGPI異常を指摘し[55]、続いてGPI合成不全の実証の一翼を担った。梅雨期には、薄層クロマトグラフィ（TLC）による糖脂質の展開パターンが一定せず、1か月以上かけてGPI欠損証明のTLCを仕上げた瞬間は、今でも仲間の語り草である[19]。

また、リンパ球を中心にPNHクローンの動態を明らかにした[17)18)27)29)30)54)56-58]。さらに造血不全の研究に着手し[3]、またNIHのNeal Young博士の指導を受け、PIG-A変異細胞が免疫細胞の攻撃を受けにくいことを5年で証明した[35]。PNHクローンの選択的拡大のしくみと考えられる。

コンピュータ好きの心優しきはにかみや、現在は日高ェともに働いている。

岩本範博

岩本範博は、清涼飲料水を大量摂取したPNH患者の溶血亢進がビタミンCによることを「Lancet」などへ報告して注意を喚起した[60)61]。また、3年かけて2万人規模の解析から、PNHスクリーニング用の砂糖水試験の有用性を立証した[62]。さらに、網赤血球の解析がPNH造血を的確に捉えることを発見し、診断や臨床経過の指標として提案した[63]。

早くから、PNHクローンの増殖亢進をSCIDマウスへの移植実験で示し[37]、最近支持が広がってきた。仕事の着手には慎重だが加速に優れ、実に頼もしい存在であった。

現在は、済生会熊本病院において呼吸器内科を専攻し、これまで培った科学的思考を試しながら、公私ともに意欲に満ちた時を過ごしている。

石原園子

石原園子は紅一点の院生で、仙道富士郎山形大学教授（現学長）と共同で顆粒球GPI蛋白質の発現解析[64]、堀川の指導で好変異環境の検証[38]、長倉と共同でPIG-A変異クローンの免疫エスケープの実証[35]などに参加した。また、新しいGPI欠損株を単離してGPI合成系の研究に協力した[65]。

PNH患者におけるWT1発現亢進を世界で最初に報告したのも石原である[28]。米国血液学会（ASH）ではTravel Awardを授与されたが、換金期限切れのまま保管していると聞く。はつらつとした元気と天真爛漫さで様々な逆境を切り抜けてくれた。阿蘇の大平原のまっただ中で伸び伸びと地域医療に浸っており、心残りの仕事はただ一つ、幸運を祈る。

花岡伸佳

花岡伸佳は、長倉・石原らが実証したPIG-A変異クローンの免疫細胞からのエスケープの分子機構をほぼ解明し、2004年のASHで話題を提供した[36]。GPI結合膜蛋白ULBPの欠損がエスケープの原因であった。この分子は癌化や感染などのストレスで細胞膜に現れ、細胞傷害性リンパ球を活性化して発現細胞の駆除を促すため、欠損はエスケープを促す[39)66]。

ULBP発現の病態生理学的意義の確立や、ULBP信号を制御する免疫調節の開発に興味を持っており、緻密な腕前と生来の感性に期待する。

●

鍵本忠教授（医療技術短大部）は、細胞膜研究で連携しつつ[67]、温かいお目付役に徹してくれた。仲間は、自らの研究成果をASHなどで発表して的確な助言と強い刺激を受け、課題解決につなげて自信を得た。

実績も経験も乏しい若者の集団が、一つの目標の下に血液学の謎に挑戦し、運にも恵まれて熾烈な競争と科学の醍醐味を少し味わうことができた。流行の研究に着手するより、診療現場に埋もれている課題を探り当て、地道に普遍的真実を追究し、少しでも広い領域へ適用できればこれに勝る楽しみはないという高月先生の言葉を思い起こしている。

私と血液学の仲間たち

和歌山県立医科大学での新しい仲間たち

中熊 秀喜
和歌山県立医科大学大学院医学研究科
血液内科学研究分野教授

意気に燃える新しい仲間の参加と成長を新たな目標にしたい

　私は、和歌山県立医科大学では血液内科学を担当し、附属病院では血液内科と輸血部からなる輸血・血液疾患治療部（輸・血）、集学的治療部と緩和ケア部からなる集学的治療・緩和ケア部（集・緩）を兼務している。

　古賀震助教授（輸・血）は凝固・線溶系の病態、低酸素による血管内皮障害、ATLの発症過程の分析、片山紀文助手と阪口臨助手は造血器腫瘍の化学療法と移植医療に専念している。

　園木孝志助教授（集・緩）は血液診療、綿貫樹里大学院生の指導、染色体転座点遺伝子の解析を通したリンパ系腫瘍の分子病態の解明に没頭している。

　月山淑講師は、主に末期癌患者に対し満足の得られる全人的ケアに取り組んでいる。

　岡本幸春臨床教授（国立病院機構南和歌山医療センター）は、教育支援に加えてHIV感染者診療を主導している。

　栗本美和医師は、学内外で血液診療を研鑽中である。

　輸血部では廣瀬哲人主任のもと、田中美恵子、神藤洋次、澤井愛、東み幸の4技師が輸血業務、輸血関連の技術指導、末梢血幹細胞移植の支援に従事している。

●

　研究を発展させて免疫制御法を開発し、移植医療の安全性の確立および癌免疫療法の開発を目指し、また患者の満足が得られる医療に努め、意気に燃える新しい仲間の参加と成長を新たな目標にしたいと考えている。

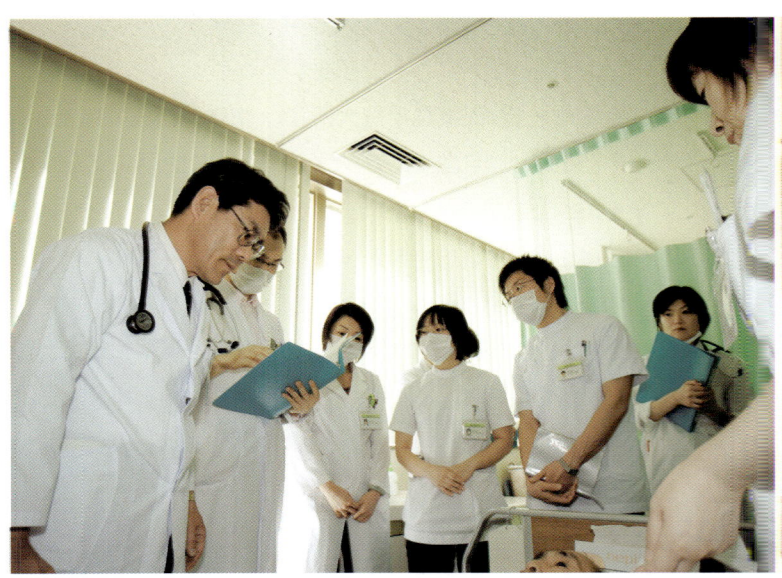

病棟回診は患者さんとの交流の場、また生の診療情報の宝庫であり、常に緊張する。

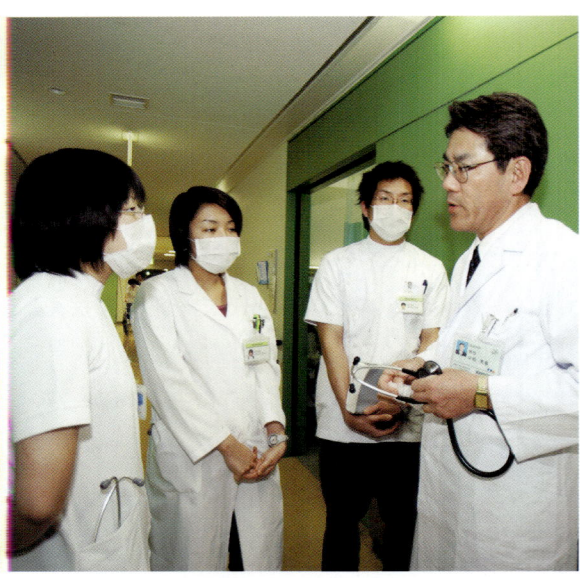

将来を担うためにも、自ら考えて自ら行動するよう期待している。

(2005年5月20日刊行)

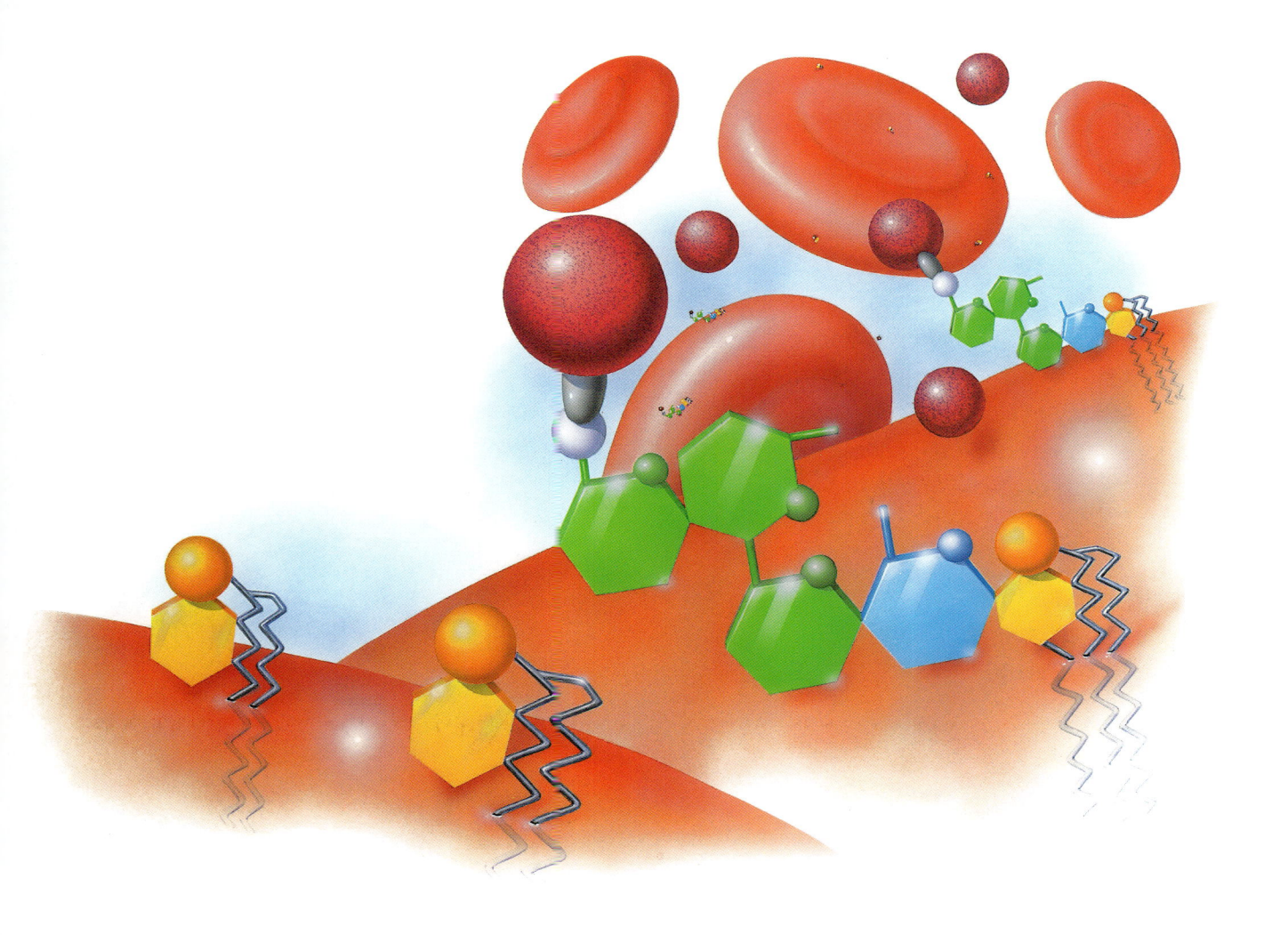

p r o f i l e

間野博行 ［プロフィール］

昭和34年6月1日生まれ、岡山県出身
昭和59年　3月　東京大学医学部医学科卒業
昭和59年　6月　東京大学医学部附属病院内科研修医
昭和60年12月　自治医科大学附属病院血液内科研修医
昭和61年　6月　東京大学医学部第三内科医員
平成 元年　5月　米国テネシー州St.Jude小児研究病院生化学部門
　　　　　　　　客員研究員
平成　3年　8月　東京大学医学部第三内科助手
平成　5年　8月　自治医科大学医学部分子生物学講座講師
平成　7年　6月　自治医科大学医学部分子生物学講座助教授
平成12年　4月　自治医科大学ゲノム機能研究部助教授
平成13年　6月　自治医科大学ゲノム機能研究部教授

【所属学会】
日本血液学会代議員　　　　日本臨床血液学会評議員
日本遺伝子治療学会評議員　日本癌学会
日本分子生物学会　　　　　日本バイオインフォマティクス学会
日本がん分子標的治療学会　日本免疫学会
日本循環器学会　　　　　　日本蛋白質科学会
American Society of Hematology
International Society of Experimental Hematology
American Society of Gene Therapy

【受賞】
日本癌学会奨励賞（1993年）
白血病研究基金 荻村孝特別賞（1998年）
日本医師会医学賞（2000年）

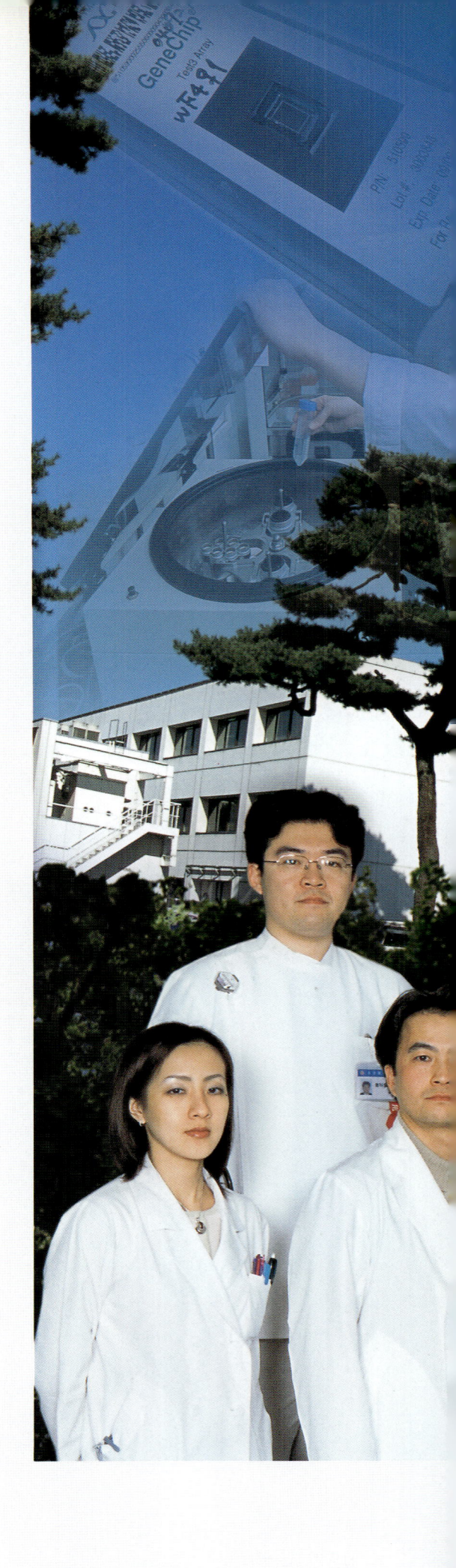

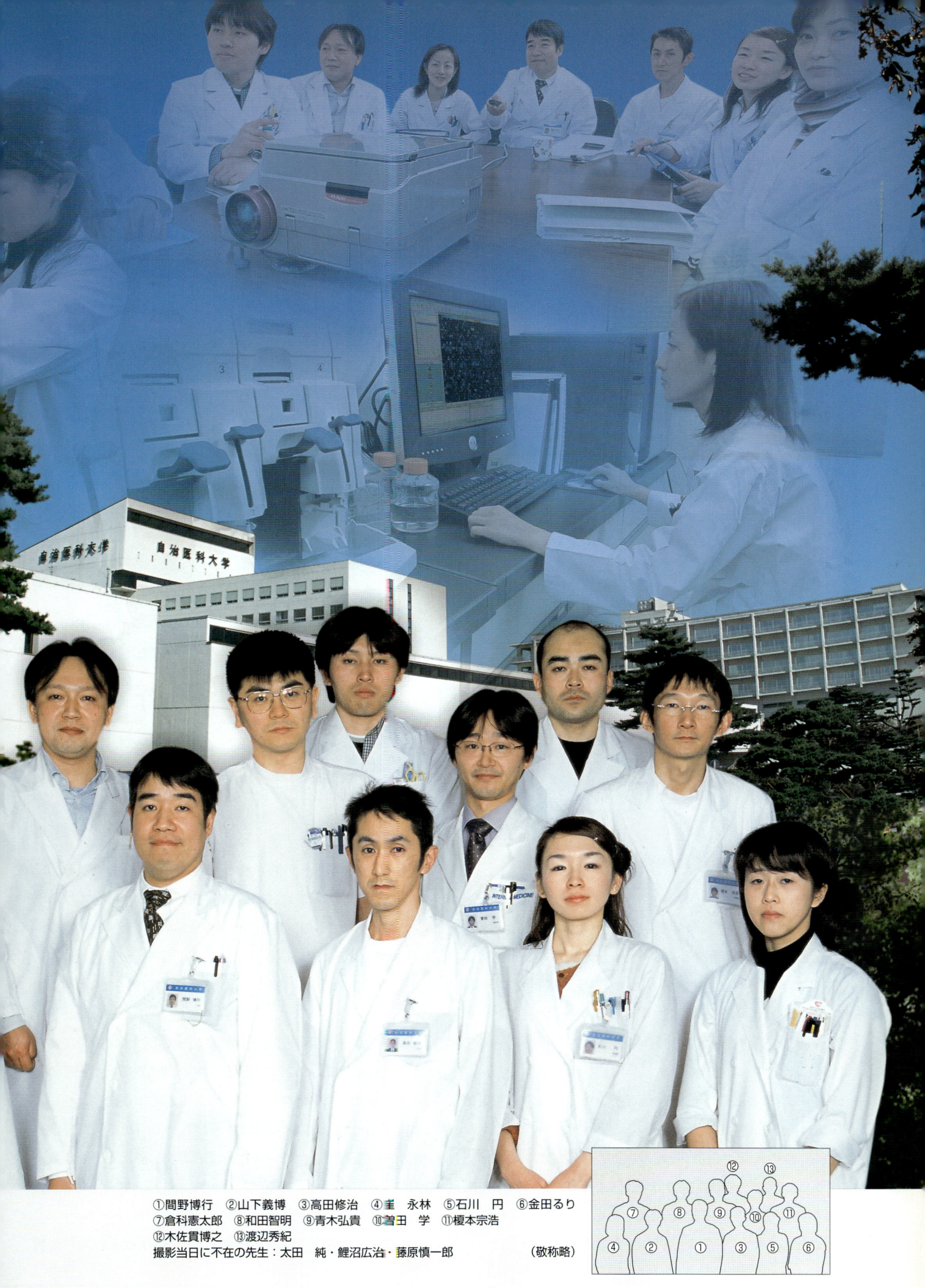

①間野博行 ②山下義博 ③高田修治 ④圭 永林 ⑤石川 円 ⑥金田るり
⑦倉科憲太郎 ⑧和田智明 ⑨青木弘貴 ⑩莟田 学 ⑪榎本宗浩
⑫木佐貫博之 ⑬渡辺秀紀
撮影当日に不在の先生：太田 純・鯉沼広治・藤原慎一郎　　　　　　　（敬称略）

私と血液学の仲間たち

血液学における分子生物学的アプローチ

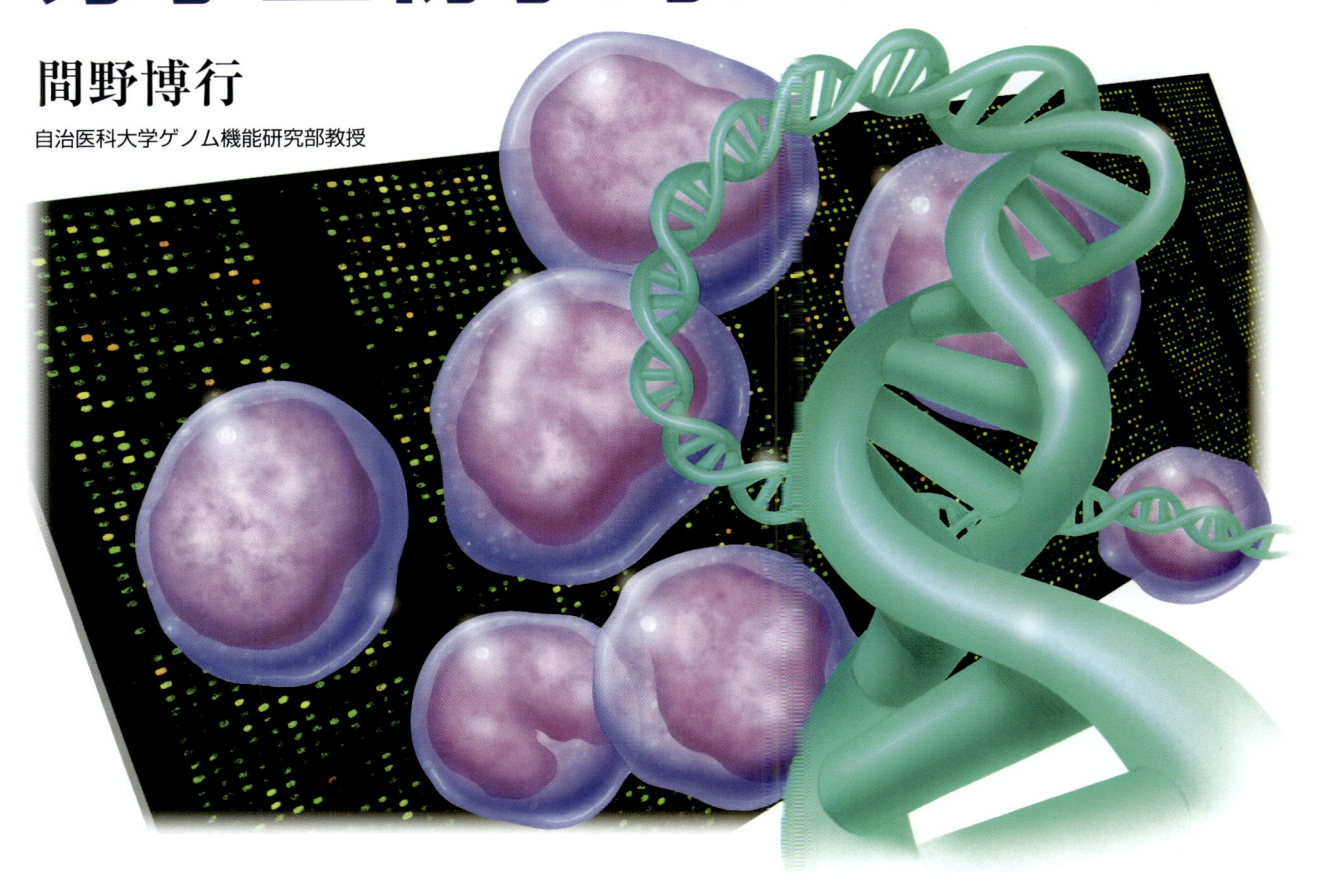

間野 博行

自治医科大学ゲノム機能研究部教授

赤白血病の患者さんとの出会い。そして、若きリーダー、平井久丸先生の下へ

　私は昭和59年（1984年）春に東京大学医学部医学科を卒業し、2年間の内科研修をスタートした。私が卒業した当時の東京大学の内科は、高久史麿教授（現自治医科大学学長）の第三内科と、尾形悦郎教授（現癌研有明病院名誉院長）の第四内科が人気を集めており、私も両内科で研修をさせていただいた。

　最初に研修したのが第四内科であった。当時、文京区音羽にあった第四内科に伺って最初に受け持たせていただいたのが、急性骨髄性白血病M6、いわゆる赤白血病の患者さんであった。60歳代の男性の方であったが、理知的な人柄で、私自身の最初の患者さんだったこともあって患者さんのご家族とも親しくなり、まさに皆で力を合わせて治療をするといった雰囲気であったと思う。

　しかし、病型から予想されるとおり、治療は困難を極めた。初回寛解導入とその失敗、抗癌剤の大量投与によるサルベージ療法、コントロール困難な全身感染症の合併、重症の呼吸不全による人工呼吸器の導入、脳脊髄膜炎の発症を経て、治療開始後数か月で患者さんは残念ながら亡くなられてしまった。

　私の指導医は濱田洋文先生（現札幌医科大学教授）であったが、当時はまさに2人で不眠不休の日々であった。この患者さんが治療の甲斐なく亡くなられたときは残念で、極めて無念であった。この患者さんを治療させていただいた経験があまりに強烈で、今にして思えばそのことが、私が後に血液内科医を目指すうえで決定的な影響力を持っていたことがわかる。

　その後、物療内科、第三内科、さらには自治医科大学附属

病院血液内科で研修した後、最終的に第三内科に入局させていただいた。当時、第三内科の血液グループには3研、8研、12研の3研究室があり、私が配属されたのは8研であった。8研は平井久丸先生（後に東京大学血液腫瘍内科教授となられ、2003年に御逝去）が始められたばかりの若い研究室で、P2実験室を備えた分子生物学専用研究室であった。先ほどの患者さんとの出会いが「血液内科医」を志す上で重要な役割を持ったといったが、この8研で学んだことが私のその後の研究者人生を決定づけたといえる。

8研はほかに、西田淳二先生（現自治医科大学大宮医療センター助教授）、小林幸夫先生（現国立がんセンター室長）、丸義朗先生（現東京女子医科大学教授）がいらっしゃり、また私と一緒に呼吸器グループの萩原弘一先生（現埼玉医科大学教授）が8研に参加された。

平井先生は極めて面倒見のよい若きリーダーで、8研全体もブルドーザーのように仕事をしていた。当時の8研はまさに不夜城のようであった。平井先生は、どのような実験のトラブルも解決してしまう博学を備える一方、ピペットの使い方からアガロースゲルの作り方まで、懇切丁寧に教えてくださる理想的な上司であった。平井先生の下で仕事を始められたことは、またとない幸運であったと思う。

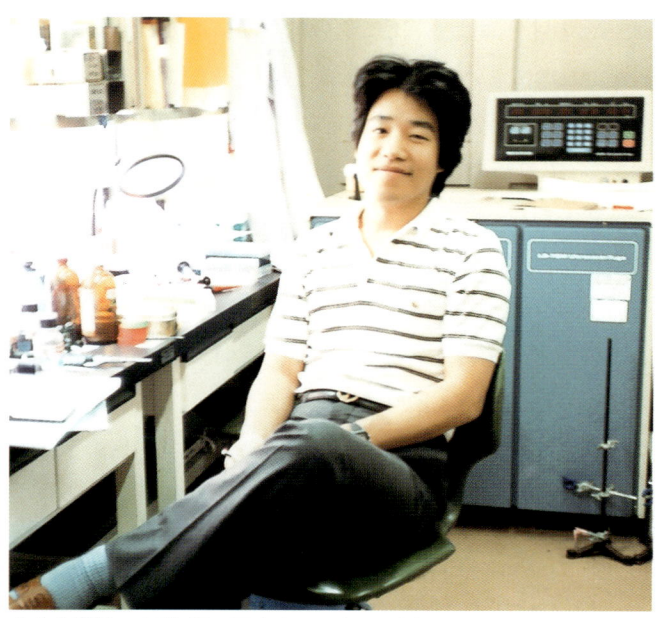

東京大学第三内科8研の研究室にて（1987年）

「MDSとは何か」という疑問から、非受容体型チロシンキナーゼ：Tecの同定へ

赤白血病の患者さんを治療した際に感じたのであるが、M6が骨髄異形成症候群（MDS）と明瞭に区別して定義できないことに私は不満であった。FAB分類におけるAML-M6と

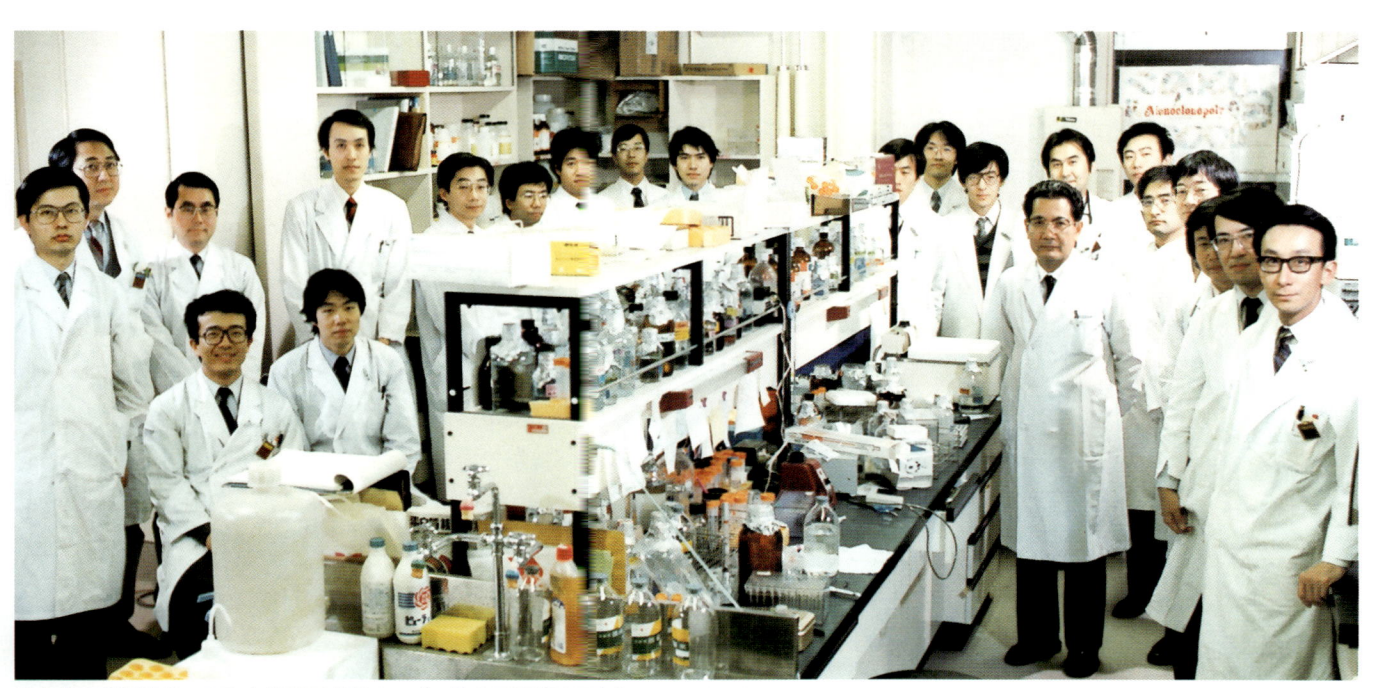

高久史麿教授時代の東京大学第三内科メンバー集合写真（1987年）　筆者は中央奥。

私と血液学の仲間たち

MDSとの区分法は、あまりに形式的な印象がぬぐえなかった。また、MDSにおいて重要な意味を持つ「異形成」についても、さまざまな立場の人がさまざまな見解を述べられており、どれをもって異形成と判定するかも判断する個人に依存するところが大きかったといえる。万人が納得できるような、明瞭な分子診断マーカーによる疾患単位の定義づけができないものであろうかと考えた。

このことからMDSとはいったいどういった疾患単位なのか、ということに強く興味を持った。当時、医科学の世界では、一部のチロシンキナーゼに癌遺伝子としての機能があることが話題の中心となっており、さらに、リンパ球の増殖分化に複数のチロシンキナーゼが関与することが明らかになりつつあった。

しかし、骨髄系細胞においても、同様にチロシンキナーゼが中心的な役割を担っているのかは全く不明であった。そこで私は、MDSの病態を理解するためにも、骨髄系細胞に豊富に発現するチロシンキナーゼを同定するプロジェクトをスタートした。

生まれたばかりのマウスは、骨髄以外に脾臓でも造血を行う。そこで、新生子マウスに顆粒球コロニー刺激因子（G-CSF）を投与し、骨髄系細胞の割合を増加させるとともに細胞自体を活性化した。このような状態で、G-CSF非投与群に比べて発現が増加するチロシンキナーゼを遺伝子クローニングすることを試みたのである。

その結果、図1にあるように、v-Fmsをプローブとしてノーザンブロットを行うと、複数のFmsに相同性のあるメッセージがG-CSF依存性に誘導されることがわかった。これらのcDNAをクローニングした結果、後に私がTecと名付けた非受容体型チロシンキナーゼを同定することに成功した[1)2)]。

米国テネシー州メンフィスでの研究生活。IL-3受容体の蛋白質純化プロジェクト

Tecキナーゼの遺伝子クローニングに成功した直後（1989年）、高久先生のご推薦もあって、私は米国テネシー州メンフィスにあるSt. Jude小児研究病院に留学することができた。この病院は、Danny Thomasというエンターテイナーが寄付を集めて設立した病院で、全世界から悪性腫瘍の治療

図1　G-CSFによるチロシンキナーゼの発現誘導（文献2より改変）

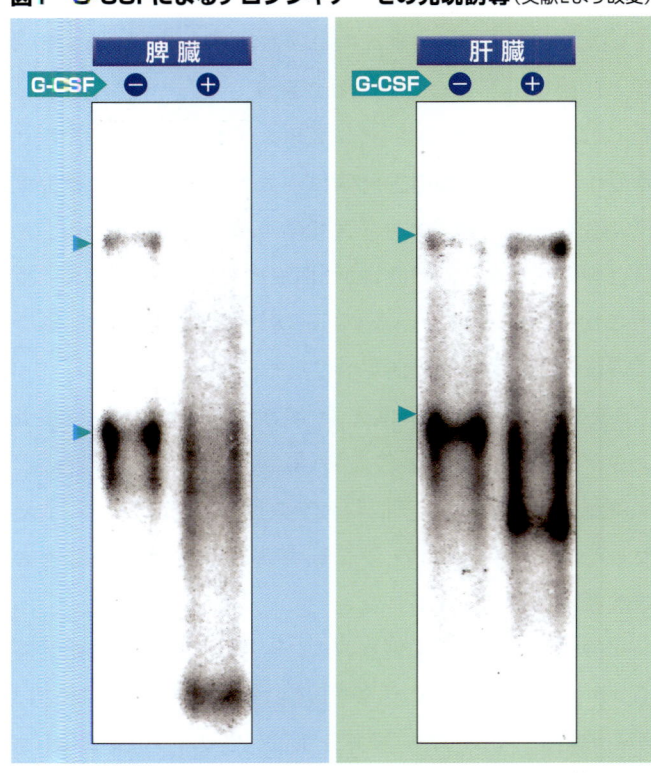

新生子マウスにG-CSF投与を2週間、継続した。投与マウスおよび非投与コントロールマウスの脾臓および肝臓よりmRNAを抽出し、v-Fmsキナーゼドメインの cDNAをプローブとしてノーザンブロットを行った。複数のキナーゼがG-CSFによって誘導されていることがわかる。矢印：リボゾームRNA

目的で子供の患者が集まってくる。驚くべきことに、医療費を払えなくてもこの病院では治療を受けることができ、これらの医療費は基本的に寄付でまかなわれているのだ。

しかも、癌の最新の治療を開発するためには研究が不可欠であると考え、研究所も併設されている。インターロイキン-3（IL-3）を発見したIhle博士や、c-Fms蛋白がマクロファージコロニー刺激因子の受容体であることを見出したSherr博士などが活躍していた。

私はIhle博士が主催するDepartment of Biochemistryにポスドクとして留学することができた。当時、Ihle博士はIL-3受容体の解析と遺伝子クローニングをメインに研究しており、私はそのIL-3受容体の蛋白質純化プロジェクトを命じられたのである。私自身はそれまで蛋白質のSDS-PAGEもしたことがなく、核酸の解析技術しか持っていなかった。本で調べようにも、メンフィスには医学系の書籍を売っている書店も存在していなかった。

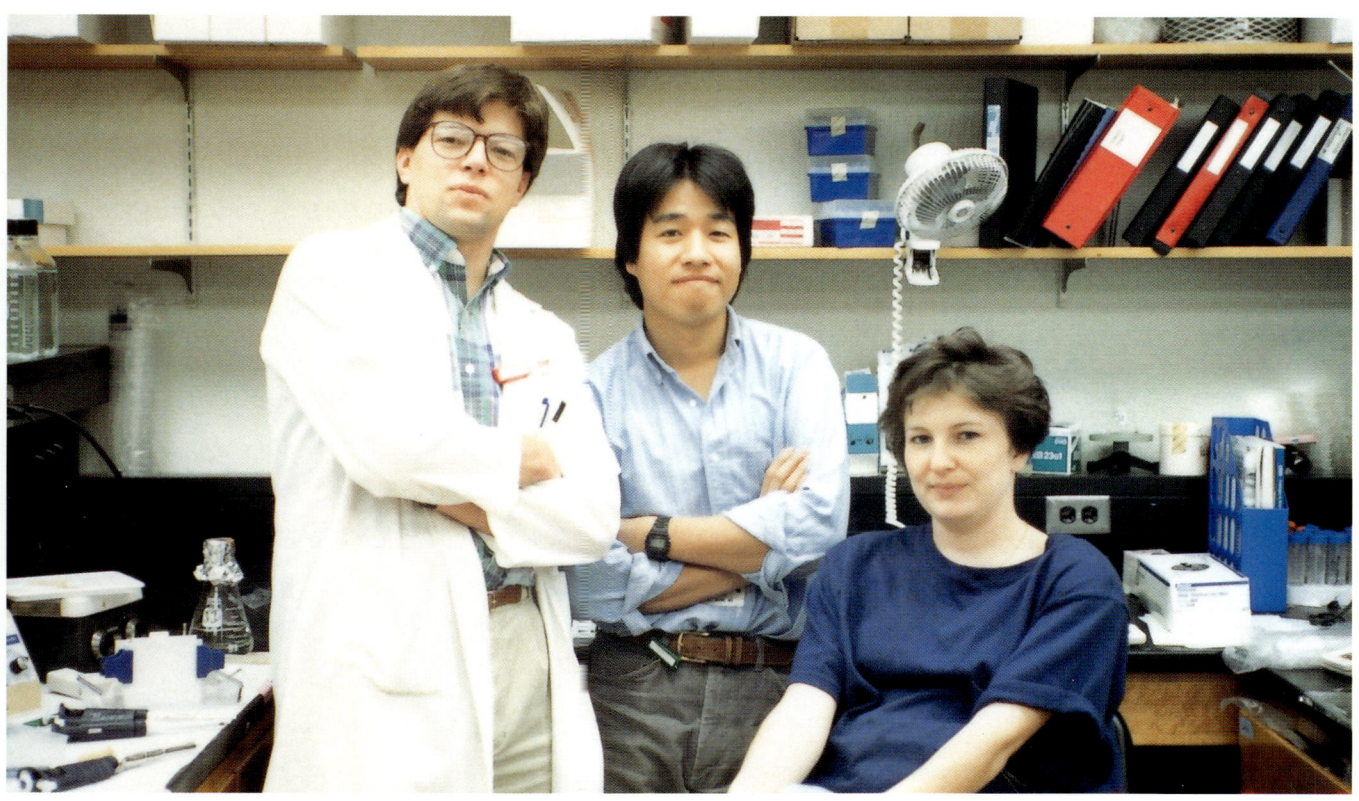

米国St.Jude小児研究病院の研究室にて、テクニシャンらとともに（1990年）

　幸い、試薬会社のSigmaカタログには実験手技を記載した書物も多く載っていたので、それを注文したり、また日本の友人に買って送ってもらって間に合わせていた。必要に迫られてではあったが、この留学中に蛋白質の純化、解析、さらにはペプチドシークエンスまで一通りのことができるようになったことはありがたかった。

東大第三内科から自治医大へ。Tecキナーゼの研究・解析に邁進する

　約2年間の留学後、平成3年（1991年）に帰国し、東京大学第三内科の助手となった。当時の第三内科血液グループは平井先生をリーダーとした大所帯であり、研究においても広い範囲で成果をあげつつあった。

　私は、平井先生のもとでグループのマネージメントに従事したわけだが、つい先日まで蛋白質の純化に没頭していた私としては、まるで180度の方向転換となる日々であった。学生の教育、研修医の指導、病棟業務、そして山のように舞い込む書類仕事に忙殺される毎日である。いずれの仕事も重要

であることは論を待たないのであるが、まだ30歳を過ぎて間がなかった私は、だんだん研究がしたくなったのである。

　留学前に遺伝子クローニングしたTecキナーゼについても十分な解析ができていないことが心残りであり、高久先生と平井先生にご尽力いただいて、平成5年（1993年）に自治医科大学分子生物学講座に転出することができた。

　自治医科大学への転出にあたって、佐藤謙先生（現防衛医科大学第三内科）が一緒に、Tecキナーゼの解析を目的に自治医大へ移ってくれたことが心強かった。また、自治医大へ移る直前に、Tecキナーゼによく似たキナーゼが複数存在すること[3-6]、またそのうちの一つBtkはヒトにおける重症免疫不全症の原因となること[7]、などが相次いで海外から報告されるようになり、その後のTec研究への熱意に拍車をかけた。

　Tecの研究をさらに発展させるためには、まず人材を集める必要があると考え、それから1年間ほどは日本中のさまざまな大学・研究所を講演して回り、人材募集のアナウンスに努めた。研究費もままならず大変な時期であったが、第三内科の先輩で当時スウェーデンにて仕事をされていた宮園浩

私と血液学の仲間たち

平先生(現東京大学教授)のご紹介で、鹿児島大学臨床検査医学講座教授の丸山征郎先生にお会いし、そのご縁で山下義博先生が自治医大へ大学院生として参加してくれることになった。さらに、自治医科大学の臨床系講座からも複数の大学院生が参加してくれたが、幸運なことに彼らはいずれも極めて優秀であった。

新テクノロジーによる血液学研究のブレイクスルーを目指す

私自身も研究に没頭し、彼らとともにやりがいのある研究時期を持つことができた。Tecキナーゼについては、この蛋白質が各種サイトカインの細胞内シグナル伝達機構に関与すること[8-22]、Bリンパ球受容体のシグナルを伝達すること[23)24)]などを明らかにし、さらに酵母のtwo-hybrid法[25)]を用いてTecの基質蛋白質のスクリーニングも行った[26-29)]。

このアッセイ法習得のため、山下先生に米国NIHへ短期留学してもらった。さらに、米国のLittman博士らとの共同研究でTecキナーゼとBtkキナーゼを同時に欠失したマウスを作成し、Bリンパ球の成熟が著明に抑制されることを明らかにした(図2)[30)]。Tecファミリーと呼ばれることになるキナーゼ群は当時、世界中で熱心に解析され、TおよびBリンパ球の分化に直接関与していることが明らかにされた[31-36)]。

これらの研究・解析を通して、私は多くのことを学ぶことができたが、しかしよく考えてみると、研究生活の最初のモチベーションであった「MDSとは何か?」についてほとんど情報量が増えていないことに愕然とした。当時は、Jakキナーゼの機能解明を中心としてサイトカインのシグナル機構がかなり明らかになっていたが、これらの知見を合わせても、MDSに関してほとんど血液学が進歩していないことは同じであった。

これは、やはり新しいテクノロジーによるブレイクスルーが必要なのではないかと思ったことが、「ゲノム機能研究部」を設立する誘因となったのである。

図2 Tec/Btkダブルノックアウトマウス(文献30より改変)

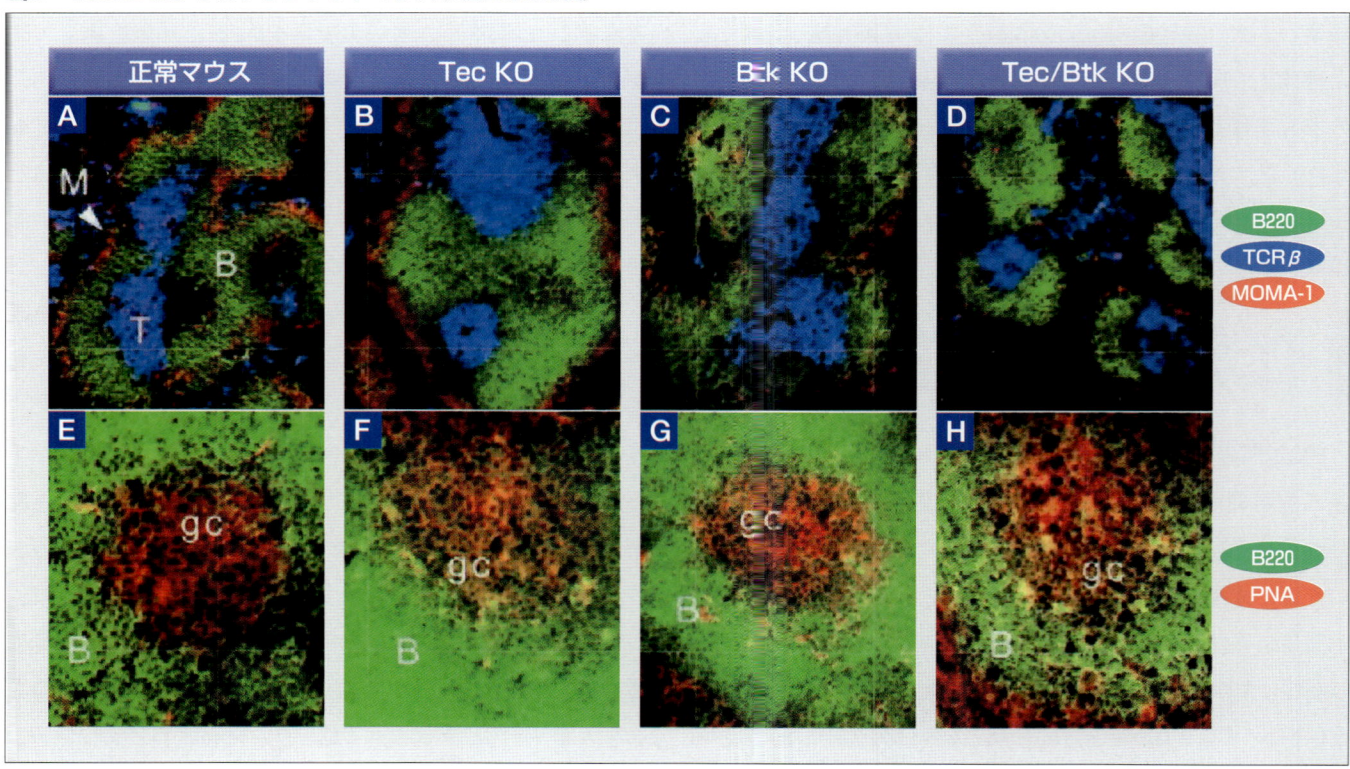

正常マウス、Tec遺伝子ノックアウトマウス(KO)、Btk遺伝子ノックアウトマウスおよび両遺伝子のダブルノックアウトマウスを作成した。各マウスの脾臓を取り出し、図右に示された蛋白質に対する抗体で免疫組織染色を行った。ダブルノックアウトマウスにおいて、B220陽性Bリンパ球の割合が著明に減少していることがわかる。

ゲノミクスの時代を迎えて

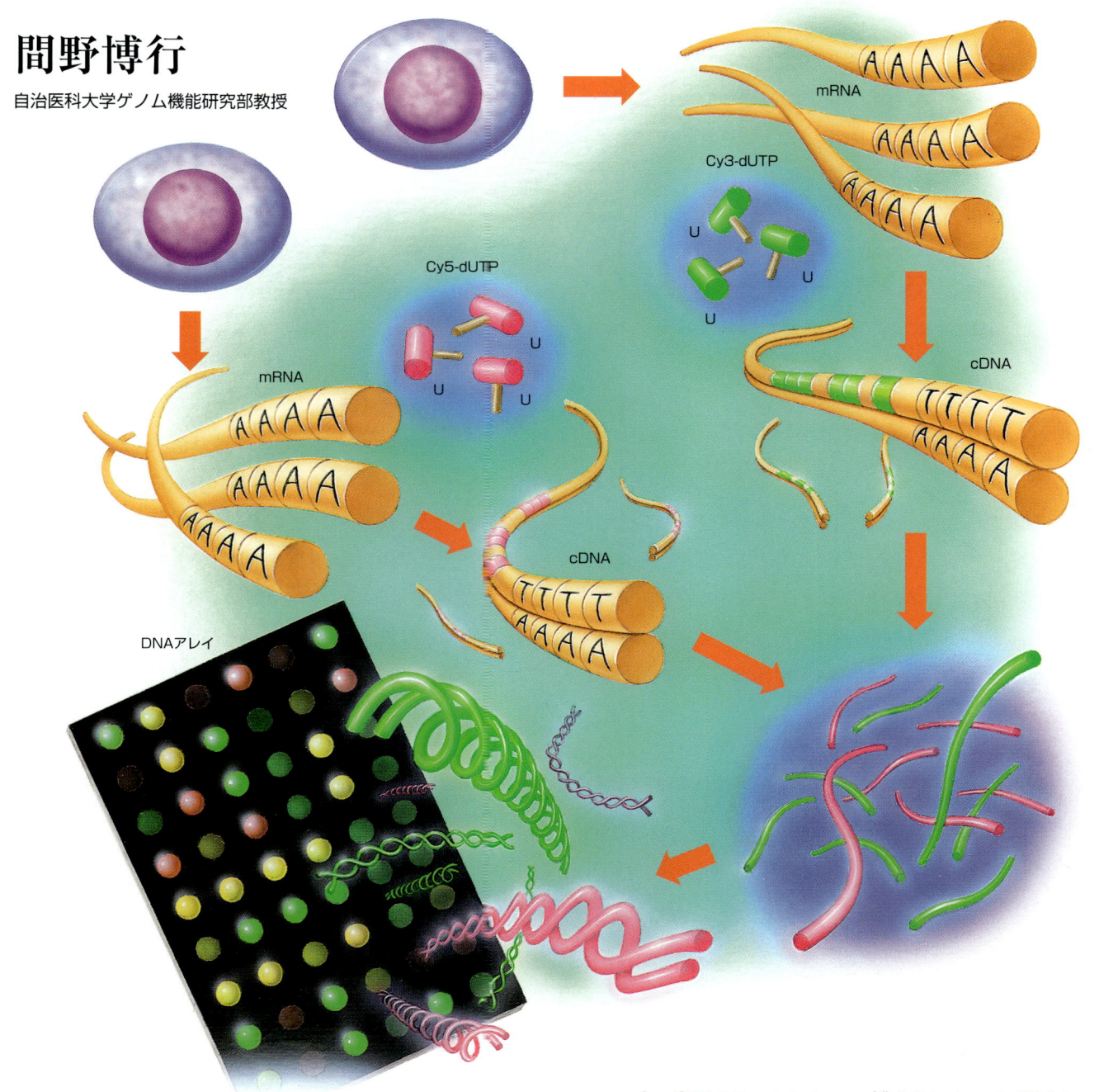

間野博行
自治医科大学ゲノム機能研究部教授

ゲノム機能研究部の設立——DNAチップによるMDS解析を目指す

　Tec研究が一段落して、MDSに対して何らかの新しいアプローチを試みてみたいと思っていたちょうどその頃、米国からゲノミクスの波が押し寄せてきた。ヒトゲノムプロジェクトが順調に進行し、我々の持つ全ゲノム配列の解読が近い将来完了することが現実のものとなったのである。

　一方、米国のPatrick Brown博士らによって、新たにDNAチップという技術が開発された[37]。これはガラススライドの上に何千種類もの遺伝子断片（cDNAあるいはオリゴヌクレオチド）をスポットし、解析したいサンプルのcDNAとハイブリダイズさせる実験手法である。DNAチップは、いわば超高密度ドットブロット法とでもいうべき実験手技で、スライド上の数千種類の遺伝子の発現量を、1度の実験で簡単に解析可能なのである。

私と血液学の仲間たち

また、DNAチップ技術の進歩と時を同じくしてヒトゲノムの解析が進み、ヒトが持つ（蛋白質をコードする）総遺伝子数が2〜3万種類程度であることが明らかになりつつあった[38]。この程度の遺伝子数であれば、1枚のDNAチップ上に全てを配置することも十分可能であり、例えば「健常者とMDS患者のサンプルにおける全ヒト遺伝子の発現量を比較する」といった魅力的な実験も現実のものになるのだ。

私は、ぜひ、この技術をMDSの解析に応用してみたいと考えた。高久先生や小澤敬也先生（自治医科大学内科血液学教授）にご相談し、幸いにも2000年に自治医科大学内に新たにゲノム機能研究部を設立することができた。

精度の高いゲノミクス実現のため、世界最大級のBlast Bankを設立

新たに研究部を立ち上げたものの、冷静に考えてみると我々のDNAチップ研究には問題が山積していた。どの疾患を扱うか、実験に用いるDNAチップは作成するのか購入するのか、購入するとすれば何を用いるのか、微量のRNAを増幅するのにはどうすればよいか、膨大な発現データの解析はどうするのか、それよりまず予想される莫大な実験費用をどうやって捻出すればよいのか？

しかし、何より実験を試してみなくては始まらない。「どんなに借金をしても、生きていればそのうち返せるだろう」と考え、向こうみずにプロジェクトをスタートした。最初は数百の遺伝子しか解析できないDNAチップであったが、自治医科大学血液学講座から参加していた宮里彰先生（現ノバルティスファーマ株式会社）が技術をマスターしてくれ、慢性骨髄性白血病（CML）の各病期を比べるチップ実験を行った。これが我々の最初のDNAチップ実験であったが、幸いにも実験自体に成功し、数百種類の遺伝子に関する発現データを手に入れることができた（図3）。

CMLの移行期と急性転化期の骨髄単核球を比較した実験であったが、両者の間で最も発現量の違う遺伝子の一つはCD34であった。血液学を志す者であれば容易にわかるように、CD34は造血前駆細胞で発現が豊富である。当然、CMLの悪性芽球においてもしばしば高発現しているため、芽球が増加した急性転化期では移行期に比べてCD34が増加しているのは当然である。言い換えれば、先のDNAチップ

図3 DNAチップのスキャン画像

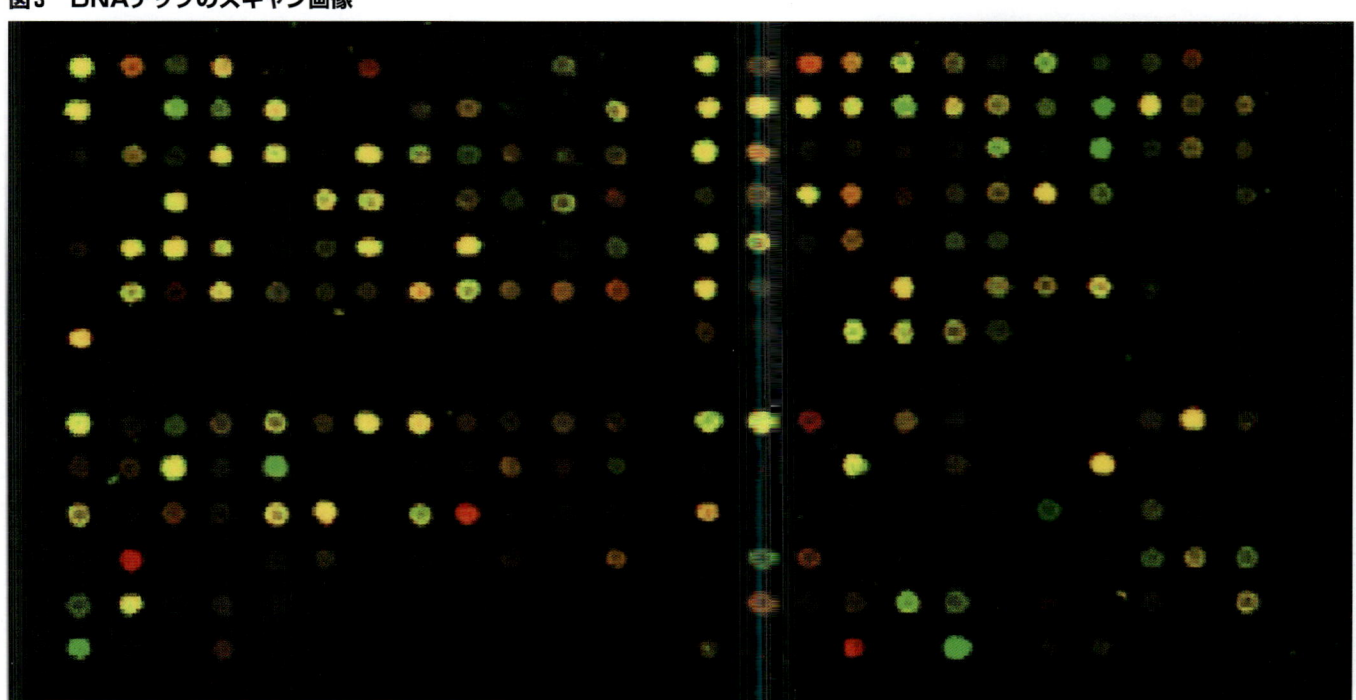

cDNAチップをスキャンした画像を示す。2種類のサンプルから調整したcDNAをそれぞれCy3とCy5の蛍光色素で標識し、混合してハイブリダイズした。Cy3標識cDNAが主に結合したスポットは緑色、Cy5標識cDNAが主に結合したスポットは赤色、両者がほぼ等量結合したスポットは黄色で表される。

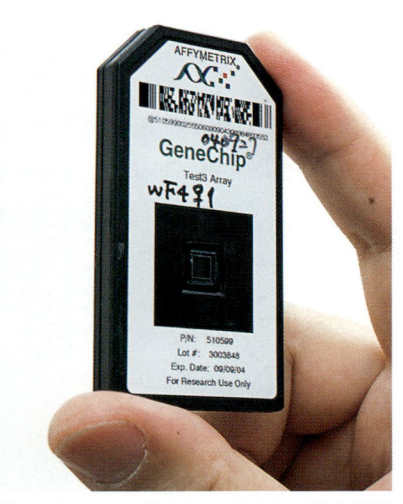

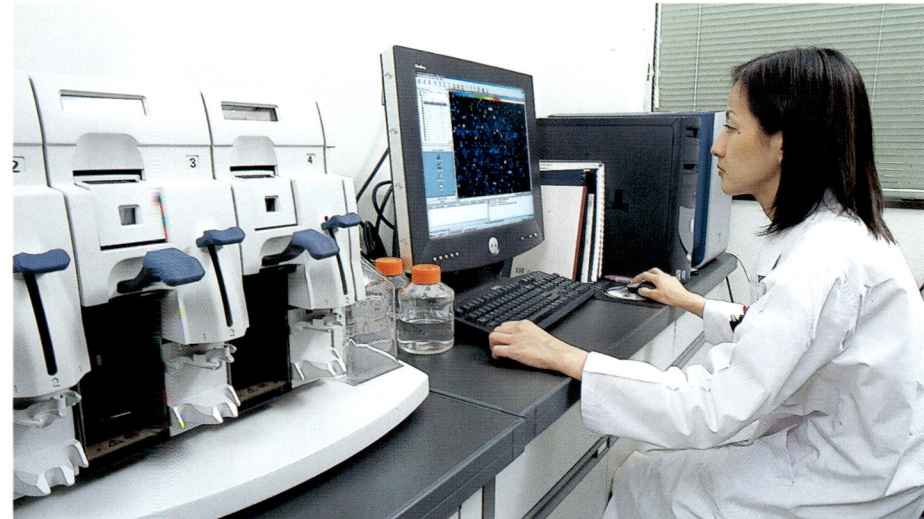

現在、Affymetrix社のGeneChipによる大規模遺伝子発現解析を行っている。

GeneChipのハイブリダイゼーション・シグナル検出は、いずれも専用機器によって行う。

のデータは、移行期と急性転化期の骨髄中の悪性細胞の割合の変化を単純にみていたに過ぎないのではないか、と考えられたのである。

そこで、さまざまな血液疾患の患者骨髄より極めて未分化なCD133陽性造血幹細胞分画のみを純化保存するプロジェクト「Blast Bank」を設立した[39]。本バンクに属するサンプルをDNAチップを用いて比較すれば、患者骨髄中の芽球の割合や芽球の分化傾向などに影響されない、精度の高いゲノミクス解析が可能になると考えたのである。

その後、このプロジェクトは順調に拡大し、現在は600例ほどのBlast Bank検体保存に成功している。これは、ヒトの純化疾患細胞のバンクプロジェクトとしては、世界最大級のものである。これらを用いた解析によって、各種白血病の病態にさまざまな知見を得ることができた。また、多くの施設との共同研究も進み、白血病に限らず固形癌の解析も行っている。

ゲノム機能研究部設立当初は、メンバー全員がDNAチップ実験を行っていたが、現在は大きく3種類のプロジェクトに分かれている。

DNAチップ・プロジェクト

鹿児島大学から参加してくれた山下義博先生は、現在、ゲノム機能研究部の中心的メンバーである。山下先生の指導の下、MDSの解析（ノバルティスファーマ・宮里彰先生、長崎大学・堤千寿子先生、自治医科大学・上田真寿先生）[39-41]、AMLの解析（自治医科大学・大島康雄先生）[42]、CMLの解析（自治医科大学・大嶺謙先生）[43,44]、大顆粒リンパ球増多症の解析（信州大学・牧島秀樹先生、現自治医科大学大学院・崔永林先生）[45,46] などが行われてきた。

さらに、Blast Bankプロジェクトの第1回総決算とでもいうべきAML/MDSの100例に及ぶ全ヒト遺伝子解析も、山下先生が中心となって行われている。また、血液疾患に限らず、大腸癌の解析（自治医科大学・鯉沼広治先生）[47] や心疾患の解析（自治医科大学・上野修一先生、金田るり先生）[48-51]、膵臓癌の解析（現川崎医科大学・吉田浩司先生）[52] なども精力的に行われてきた。

私と血液学の仲間たち

エピジェネティクス・プロジェクト

　DNAチップで観察された遺伝子の発現変化のメカニズムを理解するうえで、エピジェネティクスの解析は必須の問題として立ち上がってきた。エピジェネティクスとは、遺伝子配列自体に変化がないが染色体に何らかの修飾をすることで、発現調節が行われるメカニズムのことをいい、ヒストン蛋白のアセチル化とゲノムDNAのメチル化が代表的なものである[53]。

　エピジェネティクス・プロジェクトの中心には、2004年より助手として参加してくれた高田修治先生があたっている。高田先生は、ゲノムのメチル化を通した性の決定機構に多くの業績があり、当講座でもマイクロサテライト不安定性[54]の解析など、さまざまなメチル化解析プロジェクトの面倒をみてくれている。

　さらに、COEポスドクの金田るり先生は、任意のサンプル間でヒストンのアセチル化レベルが異なる遺伝子をゲノムワイドにスクリーニングするdifferential chromatin scanning（DCS）法[49]を開発して、臨床検体の解析を行っている。

発現ライブラリー・プロジェクト

　さらに現自治医科大学大学院生の崔永林先生が中心となって さまざまな疾患の臨床特性の原因となっている遺伝子異常を機能スクリーニングによって同定するプロジェクトを行っている[55]。

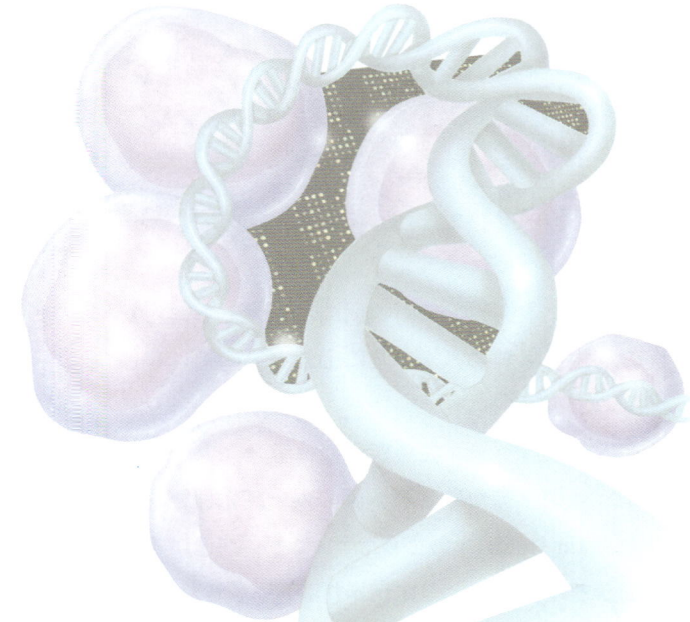

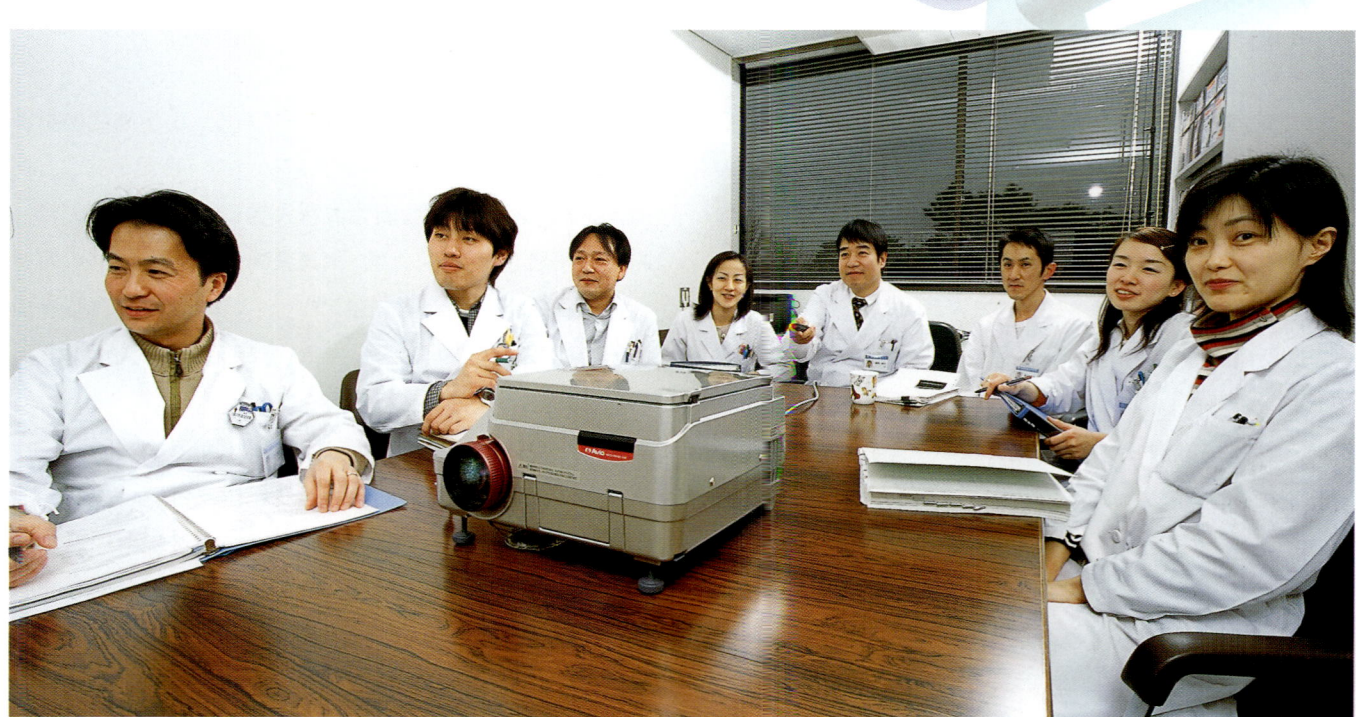

定期的に行われるラボカンファレンスによって、各メンバーの研究内容が討議される。

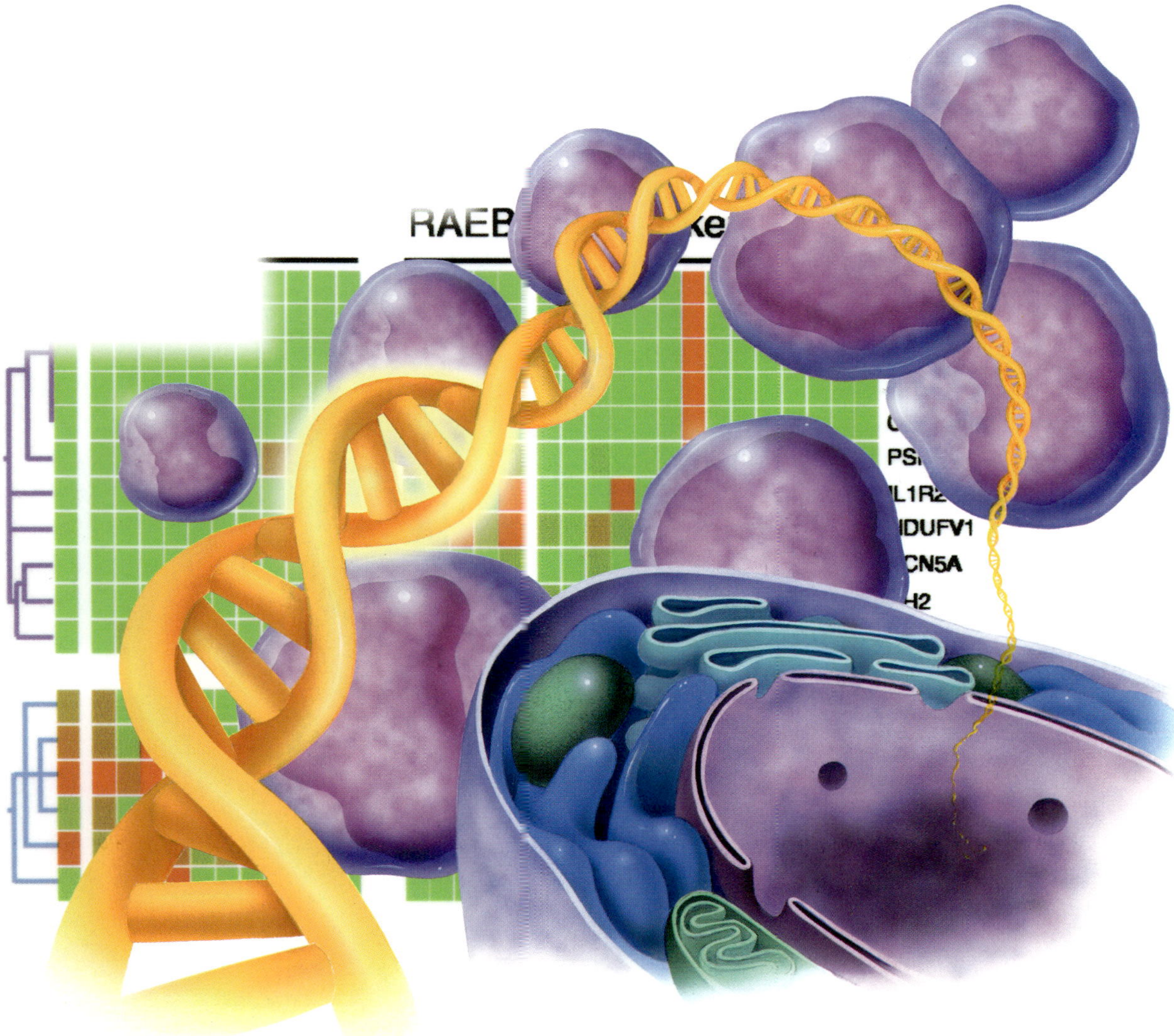

（2005年7月20日刊行）

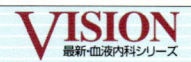

profile

藤村吉博
[プロフィール]

昭和24年3月25日生まれ、奈良県出身
昭和48年 3月　奈良県立医科大学卒業
昭和48年 5月　奈良県立医科大学小児科研修医
昭和49年 1月　国立大阪病院小児科医員
昭和53年 5月　奈良県立医科大学小児科助手
昭和59年 1月　米国Scripps研究所に留学（NIH-Fogarty 国際奨学生）
昭和62年 1月　奈良県立医科大学輸血部講師
昭和63年 1月　奈良県立医科大学輸血部助教授
平成 8年10月　奈良県立医科大学輸血部教授

【所属学会】
日本血栓止血学会評議員　　　日本臨床血液学会地区幹事
日本輸血学会評議員　　　　　日本小児科学会
日本血液学会評議員　　　　　国際血栓止血学会

【役職】
日本輸血学会近畿支部長

【Adhoc reviewer】
Blood, Hematologica, Int J Hematol

【研究分野】
血小板血栓形成の分子機構解析

【受賞】
1972年　住友医学特別奨学生賞
1982年　奈良県医師会学術奨励賞
1985年　NIH-Fogarty国際奨学生賞
1994年　中島佐一記念学術奨励賞

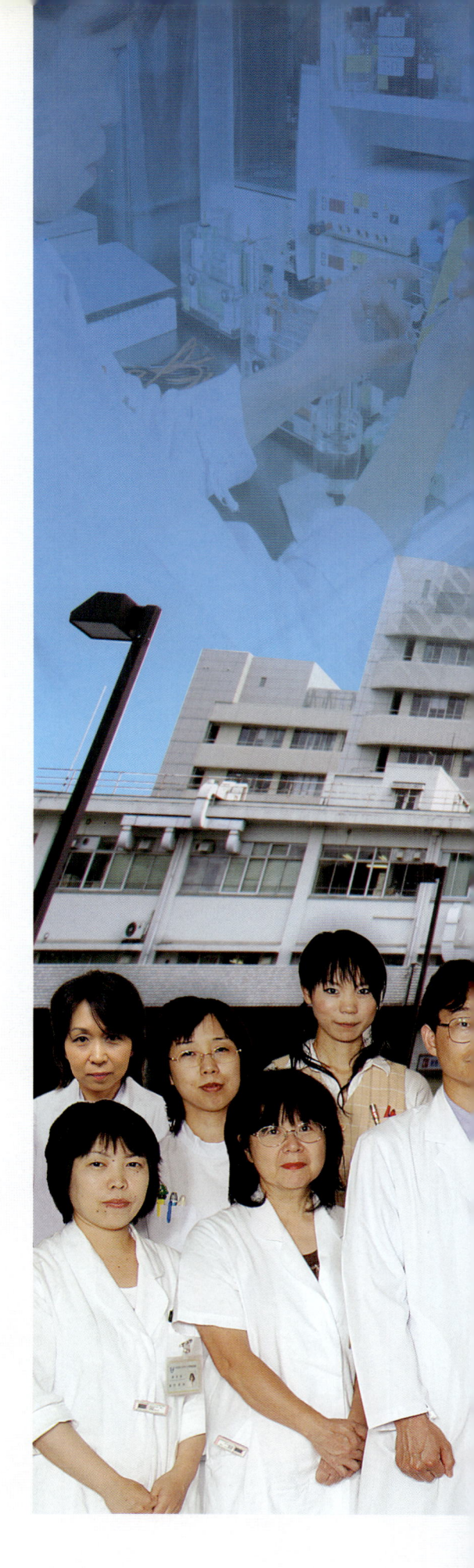

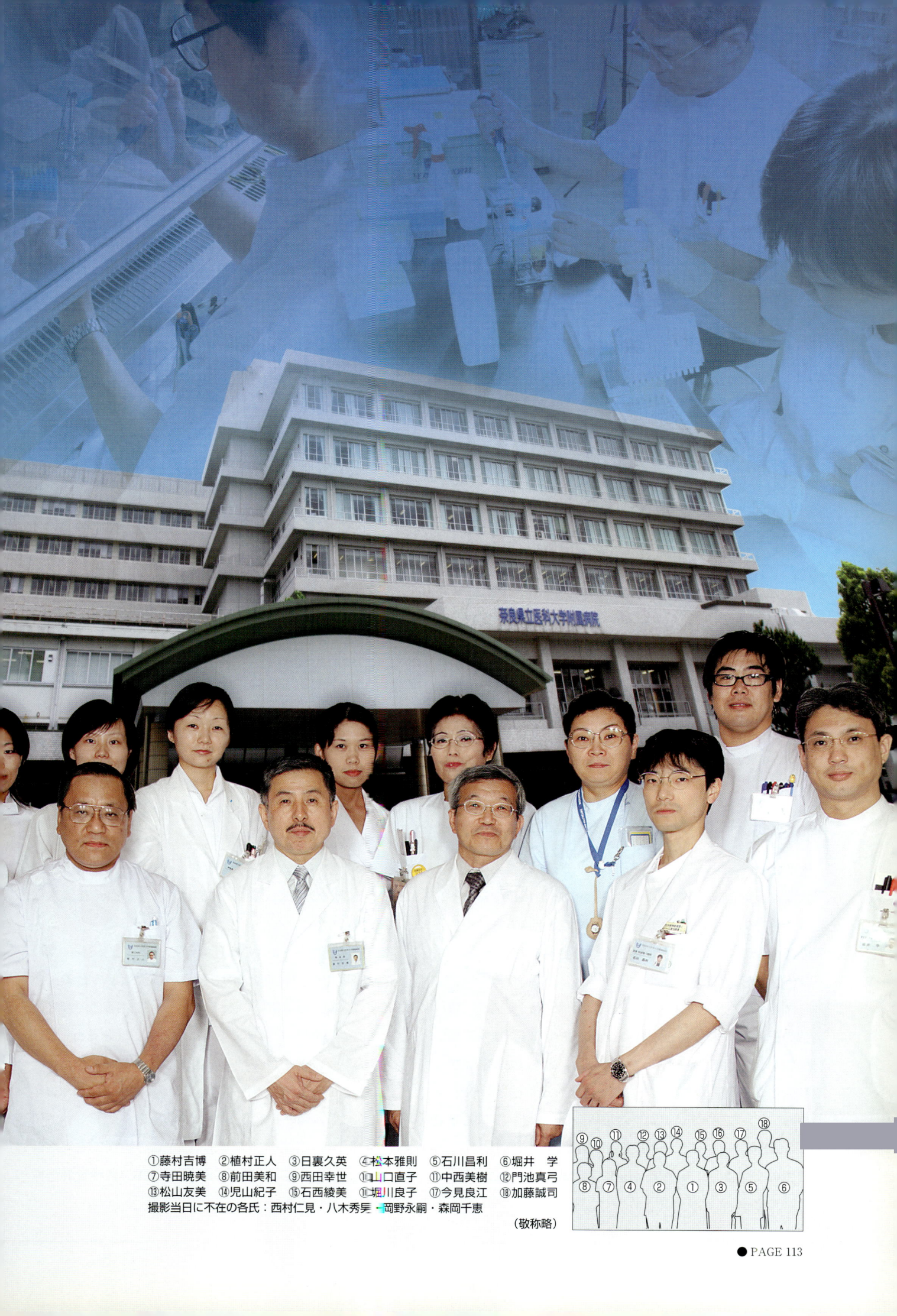

①藤村吉博 ②植村正人 ③日裏久英 ④松本雅則 ⑤石川昌利 ⑥堀井　学
⑦寺田暁美 ⑧前田美和 ⑨西田幸世 ⑩山口直子 ⑪中西美樹 ⑫門池真弓
⑬松山友美 ⑭児山紀子 ⑮石西綾美 ⑯堀川良子 ⑰今見良江 ⑱加藤誠司
撮影当日に不在の各氏：西村仁見・八木秀昊・岡野永嗣・森岡千恵

（敬称略）

私と血液学の仲間たち

血小板輸血の重要指標──VWF/ADAMTS13解析

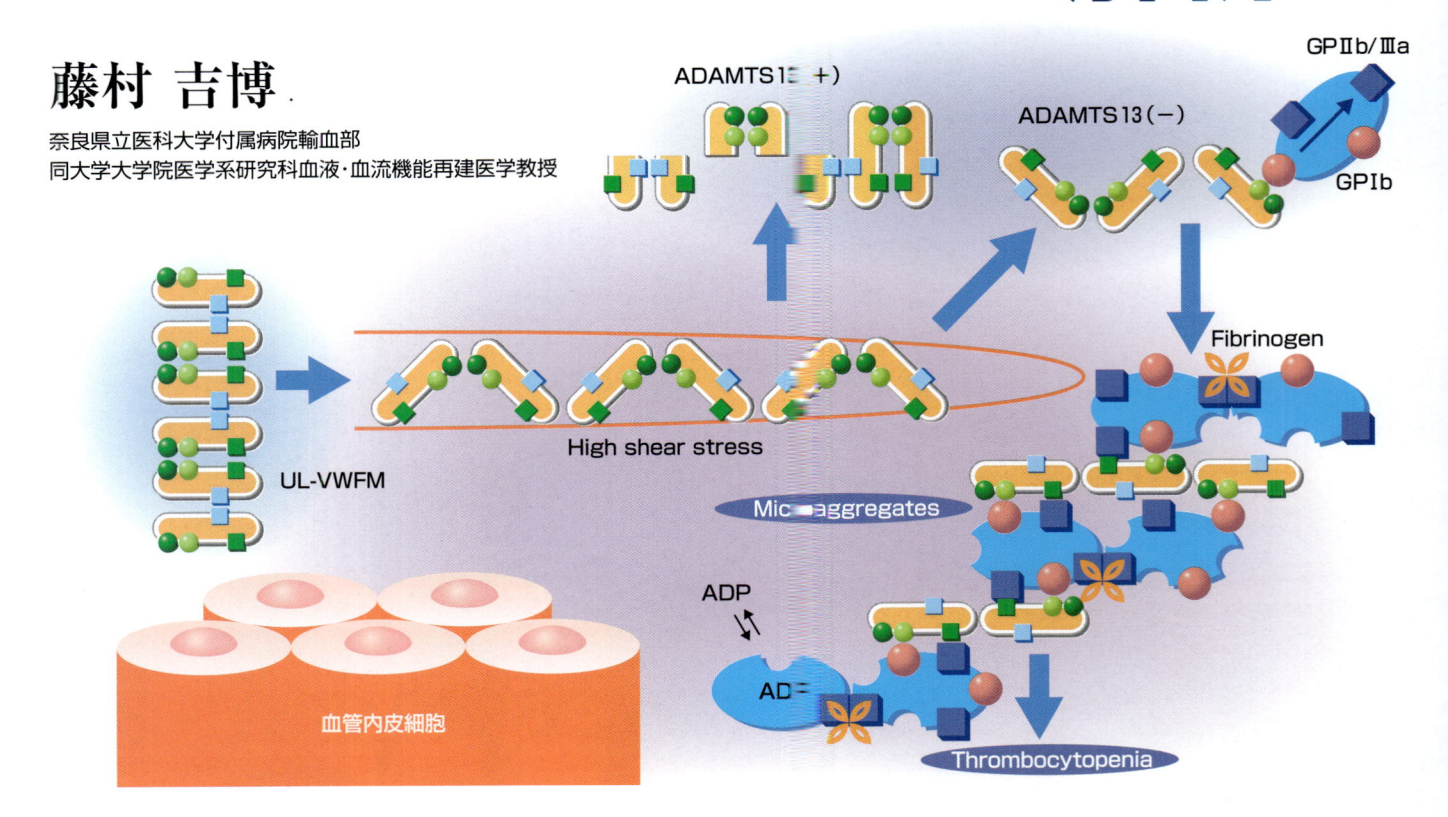

藤村 吉博
奈良県立医科大学付属病院輸血部
同大学大学院医学系研究科血液・血流機能再建医学教授

小児科臨床で、本邦初のバイパス療法を実践。血栓止血学研究に興味を持つ

　私は1973年に奈良県立医科大学を卒業し、母校の小児科学教室に入局した。この理由は、自らが幼児期に重症消化不良症で生死の境をさまよった経験を持つことと、当時の小児科助教授（現名誉教授）の福井弘先生の特異なキャラクターを慕っていたことにある。

　翌年から国立大阪病院小児科に勤務となったが、ここには医長の吉岡慶一郎先生と医員の吉岡章先生（現奈良県立医科大学小児科教授）が勤務しておられた。勤めて2年後、吉岡章先生が一時期体調をくずされ、休まれる事態となった。その時、一人の血友病A患者が腹腔内血腫で入院し、間もなくこれがⅧ因子インヒビター発生例であることが判明した。

　治療の文献検索にて「KonyneによるⅧ因子インヒビターバイパス療法」という論文をみつけ、藁にもすがる思いで、これを数日間実行した。当初、小児頭大にまで腫大していた血腫も1週間後には小康状態となり、事なきを得た。これが、本邦初のバイパス療法の実践となったわけだが、初回のKonyne輸注を独断で行ったために、後で医長のお叱りを受けることになった。しかし、この経験を通して血液凝固学に興味を持つようになった。

　同時期、生後1～3か月の母乳栄養児が突然ビタミンK（VK）依存性凝固因子欠損症となり、頭蓋内出血などの重篤出血にて緊急入院する事例がいくつか続いた。こちらの治療経験と患者血中に異常プロトロンビン（PIVKA-Ⅱ）を見出したことは、私の興味をVK依存性凝固因子へと引きつけた。

　この後、母校の小児科助手として勤務した1978～1983年の間、これら因子の精製・免疫学的研究に従事し、主にPIVKA-Ⅱ、Ⅸ、Ⅹの解析に専念した。この過程で先天性低プロトロンビン血症の本邦第1例や、血友病B数種変異病型の発見などを行った。

米国のScripps研究所への留学を機に、von Willebrand因子の研究を始める

1984年初めから、米国のLa JollaにあるScripps研究所のTheodore. S. Zimmerman博士のラボに、NIH国際奨学生として留学する機会を得た。これをきっかけに、研究テーマは「von Willebrand因子（VWF）の構造・機能解析」となり、VWFのトリプシン分解で得られる52/48kDa フラグメント（VWFサブユニットのアミノ酸残基449-728）に血小板GPIb結合ドメインが局在していることを突き止め、さらにこの部位にはヘパリンやVWF結合蛇毒ボトロセチン結合部位もあることを明らかにした。

これらの研究の進展には、途中から共同研究者に加わっていただいたSeattleのWashington大学生化学教授であった千谷晃一先生に、アミノ酸分析などで多大な貢献をしていただいた。

このような環境の中で3年間の留学期間は瞬く間に終わり、帰国に際してボスとの話し合いにより、Scrippsで行ったテーマとは競合しないよう、私は新たに蛇毒ボトロセチンの精製・構造解析の研究をすることになった。

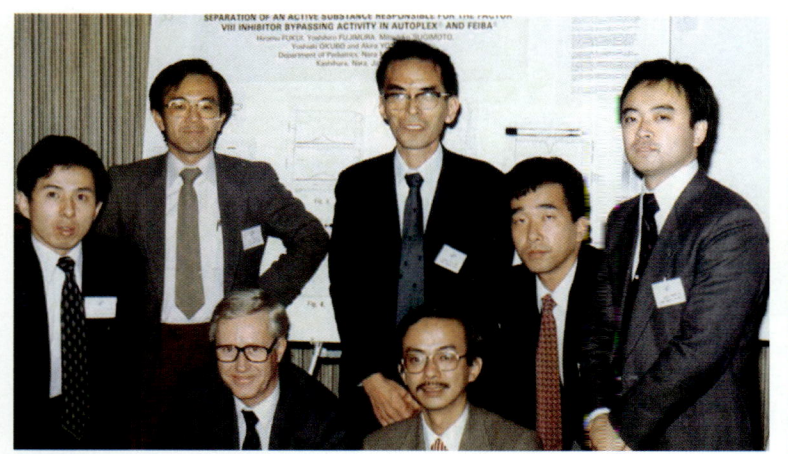

1983年末のVIIIインヒビターシンポジウム（Hartford）にて
左より私、吉岡章、Elsinger（FEIBAの開発者）、福井弘、三上貞昭、杉本充彦、大久保芳明の各先生。

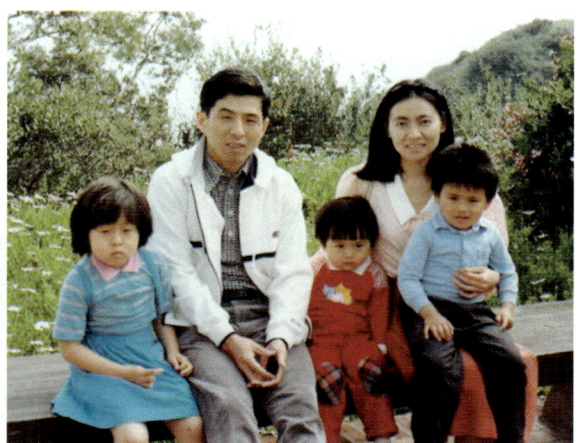

1984年早春、Point Loma岬にて
雪ふる厳冬の日本からLa Jollaに着くと、花咲き乱れ、この世の天国のように思えた。家族とともに。

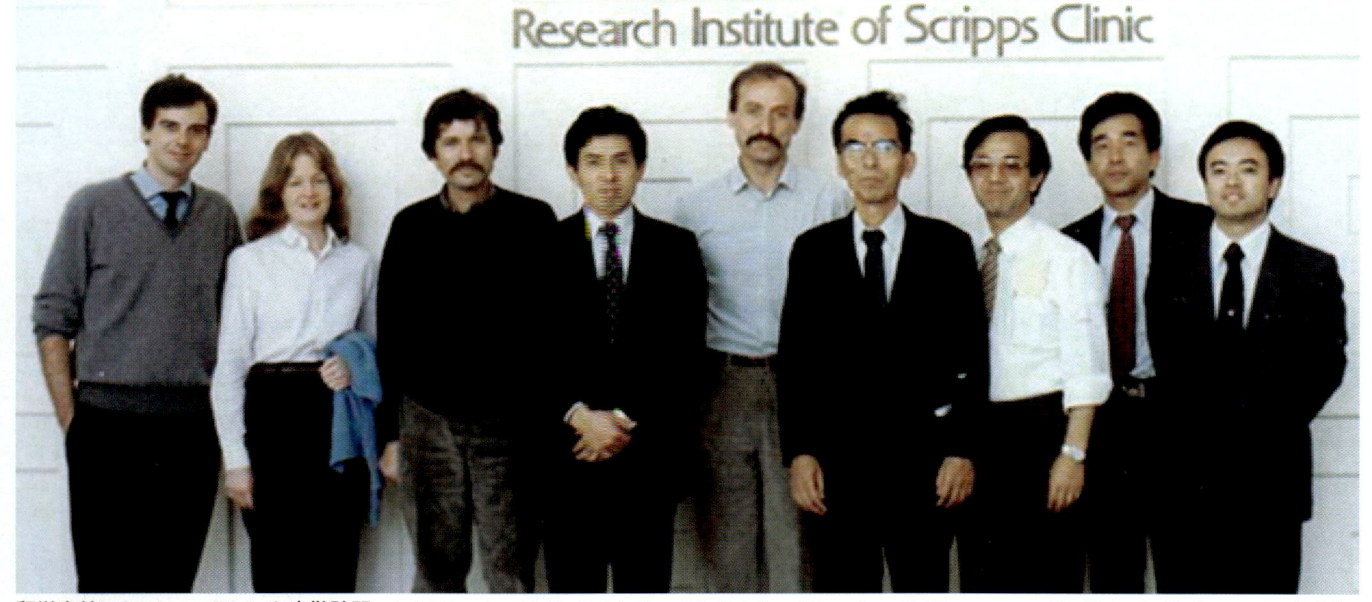

留学直前にScripps Clinicを表敬訪問　左よりAugust B. Federici、Carol A. Fulcher、Theodore S. Zimmerman、私、Zaverio M. Ruggeri の各先生。

私と血液学の仲間たち

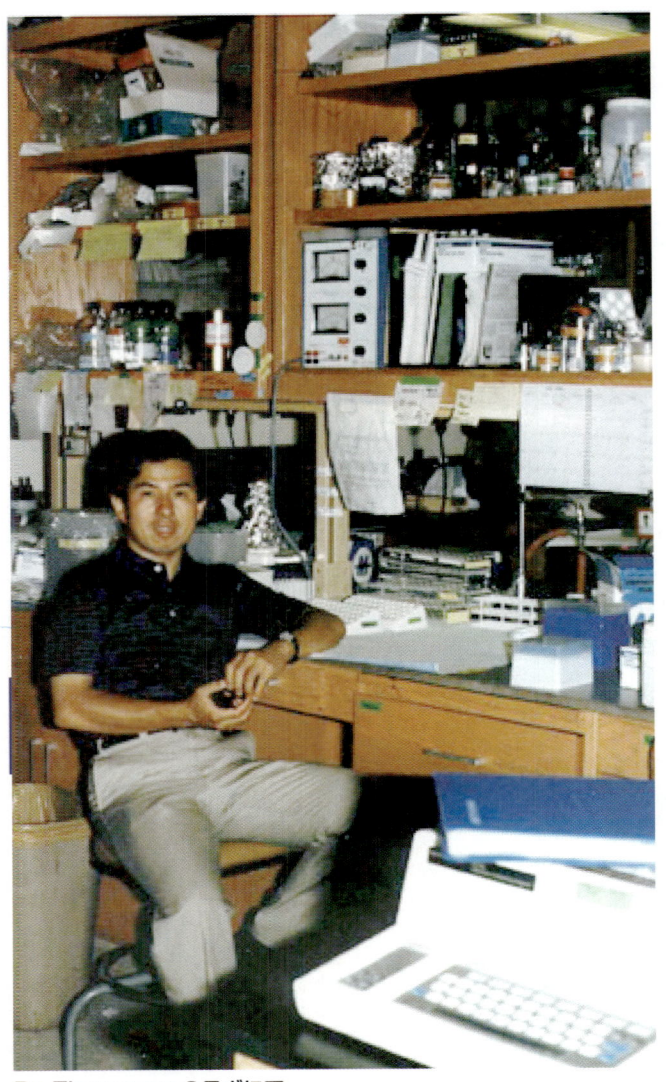

Dr. Zimmermanのラボにて
ちなみに、私の隣のベンチは慶應大医学部から留学されていた半田誠先生（現同助教授）。

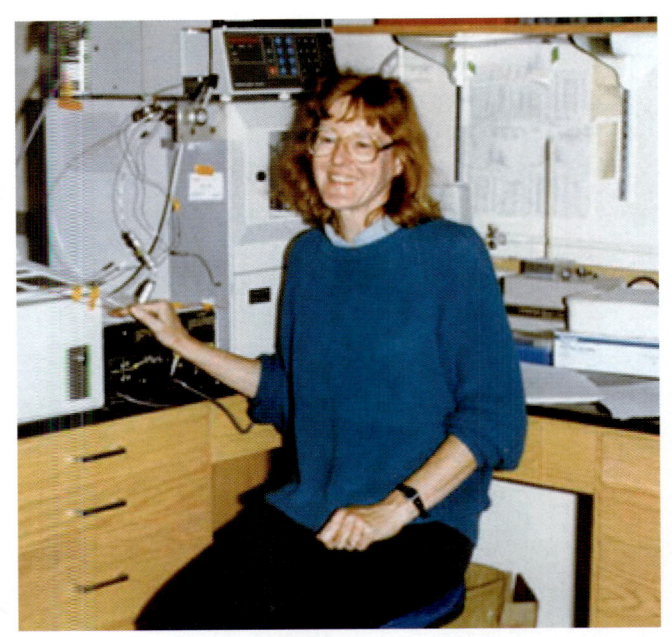

ボスから私のテクニシャンと紹介されたLinda Z. Holland
立場は逆であることを悟るのに、時間はかからなかった。

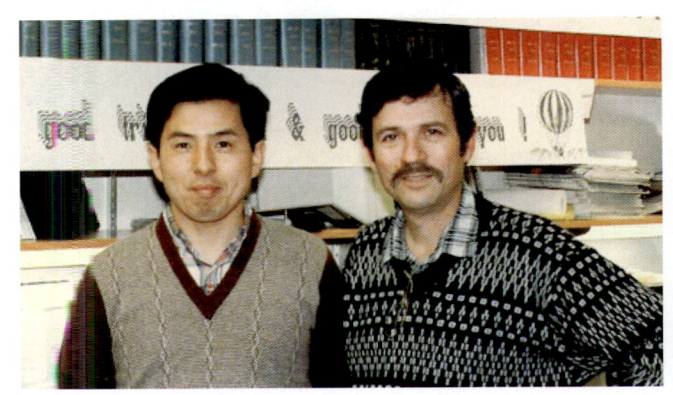

Dr. Zimmermanとともに
彼は私の研究者としての人生に最もdeep impactを与えた方であった（1988年末に死亡）。

VWF/ADAMTS13活性測定500例より、26例のUpshaw-Schulman症候群を発見

　1987年1月より、奈良県立医科大学輸血部勤務となった。また、同年3月には千谷先生が帰国され、藤田保健衛生大学医科学研究所教授に就任されたので同所の客員講師にしていただいた。VWF結合蛇毒ボトロセチンの研究を開始し、同蛋白の精製・構造解析を行った。この後、小児科大学院生とともにハブやマムシ毒からボトロセチン構造類似体であるが、VWFではなく血小板GPIbに結合する数種蛇毒蛋白質を精製し、これらの構造を決定した。

　ちょうどその頃、VWF依存性の高ずり応力惹起血小板凝集（H-SIPA）が血栓止血学領域でトピックスとなっており、H-SIPAを阻害する天然界物質を検索していたら、ヒト胎盤絨毛由来の微粒子に強い同凝集阻害能があることを同定した。そこで、第二内科大学院生とともにこの物質の精製を始め、苦心の末、ようやく同物質に対する特異的マウスモノクローナル抗体が得られた。以後の精製・構造解析は順調で、最終的にこれがCD39 isoformであることを明らかにした。

　この研究が一段落した1996〜1998年頃、スイスのFurlan博士らがヒト血漿よりVWF切断酵素（VWF-CP）を部分精製したとの報告が「Blood」に掲載され、輸血部勤務の私にとっ

ては廃棄血液を有効利用できるよい研究テーマと考えた。以後、数年間、当部の松本雅則助手（現講師）とともにこの酵素の精製に精魂を注いだが、これは2001〜2002年にかけて、欧米日の4つの研究者グループに先を越されてしまった。この結果、VWF-CPはADAMTS（a disintegrin-like and metalloproteinase with thrombospondin type 1 motifs）13に分類される新規メタロプロテアーゼであることが明らかにされた。

しかし、精製VWFを基質としてマルチマー解析で定量するFurlanらのVWF-CPアッセイは、本邦では当ラボで最初に確立した。以後、八木秀男先生と石指宏通講師の両名が毎週これを測定してくれるシステムができたので、全国の医療施設から血栓性血小板減少性紫斑病（TTP）や溶血性尿毒症症候群（HUS）の患者検体のVWF-CP/ADAMTS13活性測定の依頼が多数来るようになった。その数は、現在ほぼ500例となっている。この中より21家系26症例の同酵素活性の先天性欠損症（Upshaw-Schulman症候群）を発見し、これらの患者数は一つのラボの集積数としては世界屈指である。

TTP/HUSを含む血栓性微小血管障害症（TMA）では古くから「血小板輸血禁忌（fuel on the fire）」とされてきたが、VWF/ADAMTS13研究の進歩により、これをEBMに基づいて説明できるようになった。

現在は、多彩な基礎疾患に併発するTMAの系統的診断法とその治療法の選択ができるフローチャート作成を目指して研究を進めている。

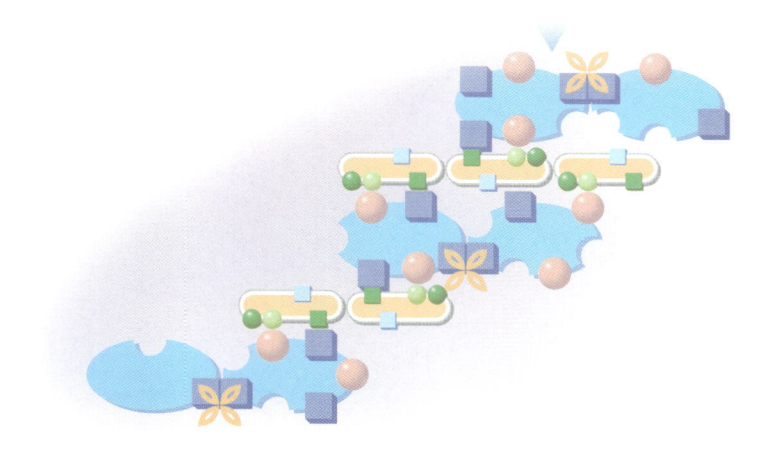

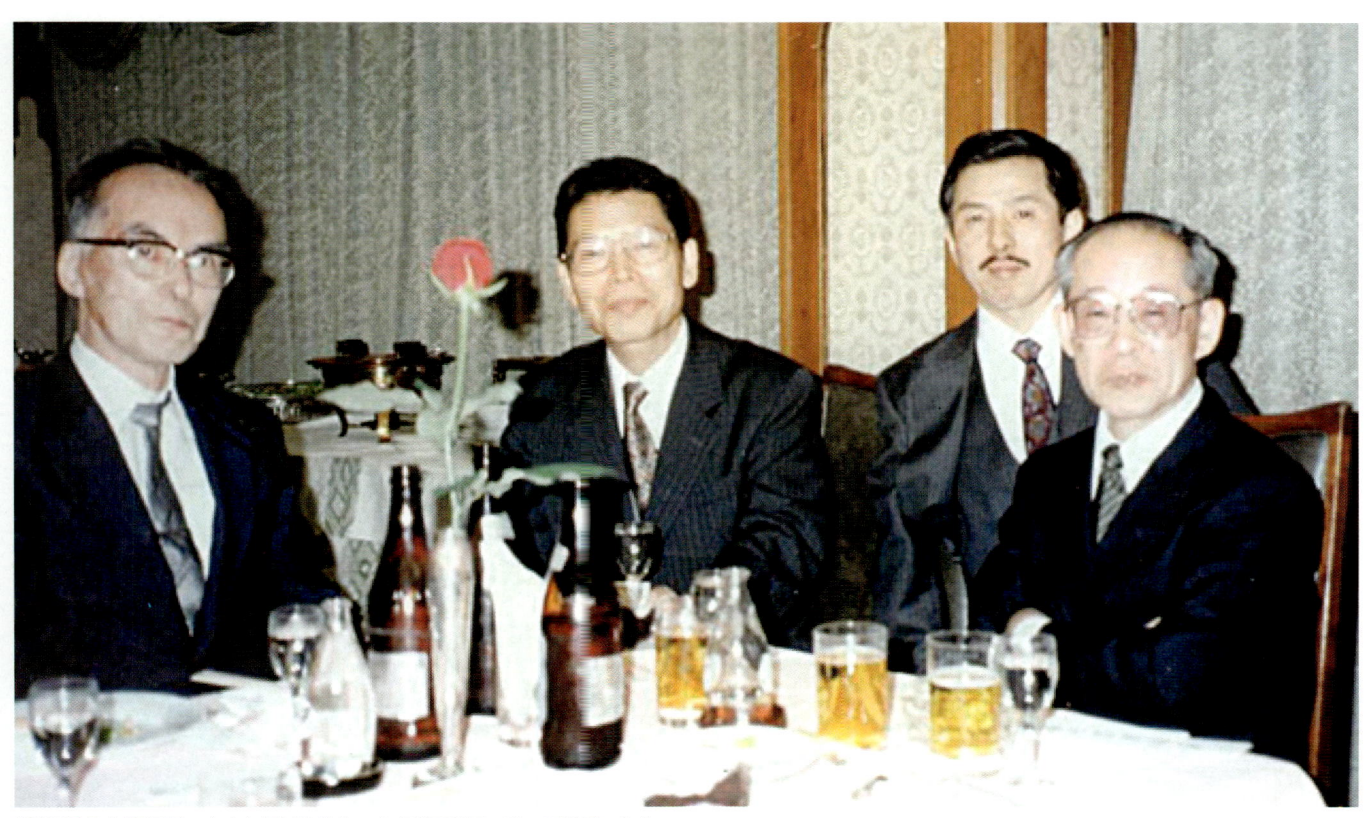

1996年の小宴にて　左より福井弘先生、大森光三郎氏、私、千谷晃一先生。

私と血液学の仲間たち

VWF/ADAMTS13を軸とした輸血医学研究の構築

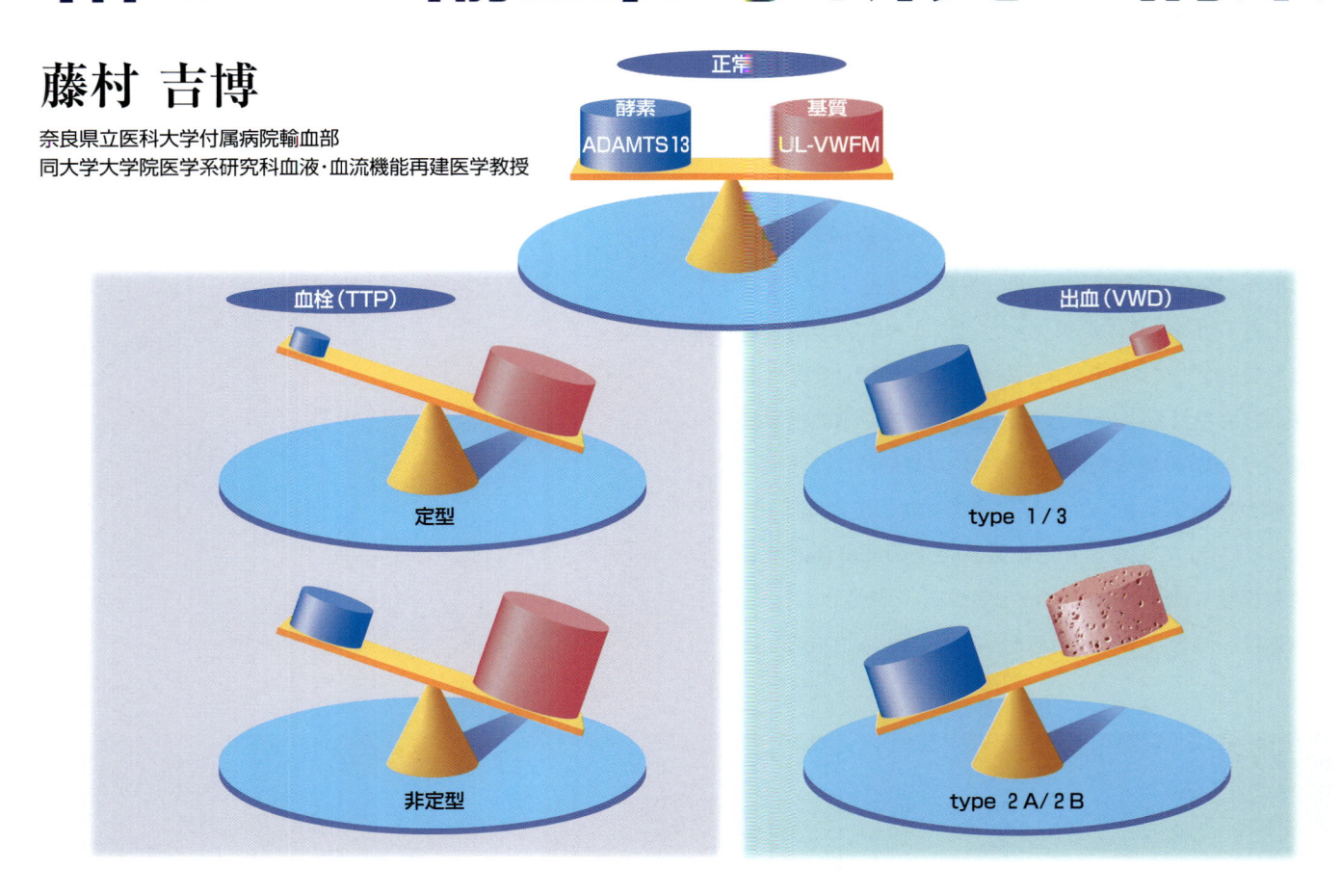

藤村 吉博

奈良県立医科大学付属病院輸血部
同大学大学院医学系研究科血液・血流機能再建医学教授

EBMに基づいた輸血医療のための基礎研究とVWF/ADAMTS13

　病院の輸血部が、この「VISION」で紹介されるのは今回が初めてのようである。

　昨今、厚労省サイドでは輸血管理部門の整備徹底が指導されているが、反面、文科省サイドでは臨床科医師の輸血部責任者併任が推奨されるなど、機能・管理体制のあり方において混乱が生じている。臨床医は輸血の実施、輸血部医師は使用量の削減という立場にあり、「輸血医療において、より安全性を求める」という目的は同じであっても、そのアプローチの仕方は相反する。

　このため、EBMに基づいた輸血医療のための基礎研究成果を、少人数の輸血部組織の中でいかに生み出していくか

が重要となる。それゆえ、当ラボの医師スタッフは、特に「自己血輸血」と「効果的血小板輸血」の推進を中心に仕事を行っている。

　前者については100病床当たりの自己血輸血患者数が2003年度の日本輸血学会の集計（委員長・面川進　秋田大学輸血部講師）で全国第10位であった（**図1**）。一方、後者については私のライフワークであるVWF研究が、その特異的切断酵素ADAMTS13の発見によって、「血小板輸血の適否を決定する重要指標」として、近年大いに注目されているので、これを中心に紹介する。

輸血部：TMA研究総括グループ

　TMA研究総括グループは、松本雅則講師（平成元年　自治

図1　貯血式自己血輸血

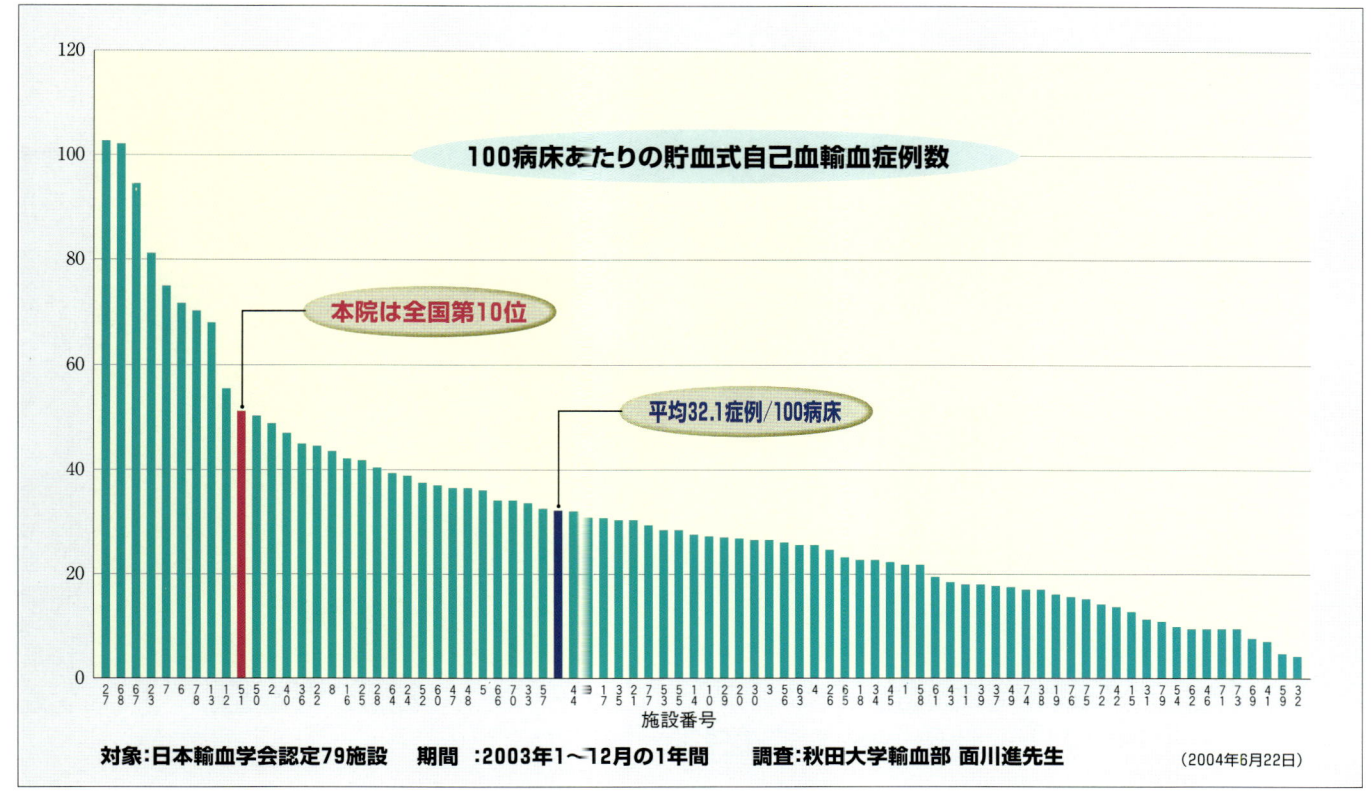

100病床あたりの貯血式自己血輸血症例数

本院は全国第10位

平均32.1症例/100病床

対象：日本輸血学会認定79施設　　期間：2003年1～12月の1年間　　調査：秋田大学輸血部　面川進先生　　（2004年6月22日）

医大卒）、石指宏通講師（平成5年　兵庫医大大学院卒、保健体育）、そして八木秀男非常勤講師（平成2年　本学卒）の3名が担当している。

　過去7年間にわたり、院内並びに全国の医療機関から依頼されたTTP/HUSの患者検体についてADAMTS13活性／インヒビター測定を行い、その解析数は2004年末で500例を超える。この中より21家系26症例の先天性TTP（Upshaw-Schulman症候群）の発見、また多彩な基礎疾患に合併するTMAの個々病態の解析と総括を行っている。

　また、2004年10月より日本医学臨床検査研究所（京都、所長・日裏久英先生）から研究生を1名迎え、同所と共同でADAMTS13によって切断されたVWF断片を特異的に認識する画期的なマウスモノクローナル抗体（N10-146）の作成に成功した。

> **消化器内科：慢性肝疾患に合併する血小板減少解析グループ**

　慢性肝疾患に合併する血小板減少解析グループに、植村正人講師（昭和57年　本学大学院卒）が中心となり、2名の大学院生とともに、さまざまな慢性肝疾患の経過中に合併する血小板減少症、そして疾患増悪因子としての血栓による多臓器不全の成因解明をADAMTS13とその基質であるVWFの解析からアプローチしている。

　このグループは、ごく最近、ADAMTS13は肝星細胞（旧名伊東細胞）で産生されていることを明らかにした。

> **小児科：流動条件下での血小板血栓解析グループ**

　血小板血栓形成は血流（特に、ずり応力）によって大きく異なるが、とりわけ、VWFは心筋梗塞などの動脈血栓症が成立するとされる高ずり応力下で、最も効果的に血小板粘着・凝集機能を発揮する。

　杉本充彦講師（昭和56年　信州大卒）らの研究グループは、フローチャンバーと共焦点レーザー顕微鏡を組み入れた実験システムで、これらの機構解明を行っている。

私と血液学の仲間たち

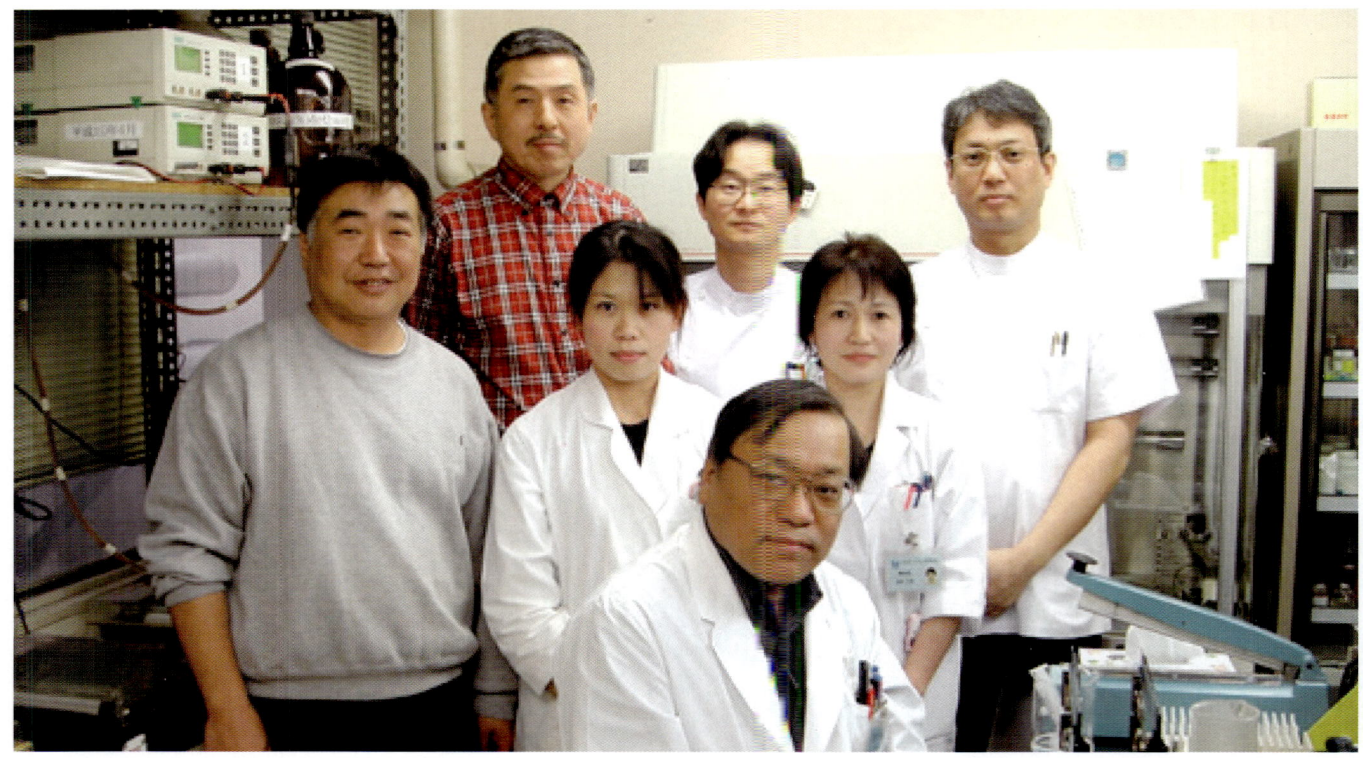

左より石指宏通、私、石西綾美、松本雅則、植村正人、西村仁見、堀井学の各先生。

学外共同研究：国立循環器病センター研究所

宮田敏行部長（昭和58年 九州大学大学院卒）と小亀浩市室長（平成6年 京都大学大学院卒）は、発見されたUpshaw-Schulman症候群とその家族のADAMTS13遺伝子解析を行っている。また、同定した同遺伝子異常の発現実験は、化学及血清療法研究所（熊本）の副島見事先生のご協力を得ている。

また、彼ら独自のプロジェクトとして同遺伝子のノックアウトマウスの作成、さらに最近ではVWF-A2ドメインの合成ペプチド（VWF73）に蛍光基を導入して、迅速なADAMTS13活性測定ができるFRETS-VWF73 assayの開発などを行っている。

学外共同研究：宮崎大学医学部病理学教室

浅田祐士郎教授（昭和62年 宮崎医大大学院卒）は1985年に、TTP患者の血栓は主に血小板/VWFからなることを発見した。近年、TMAの成因としては血漿因子のほかに、血管内皮組織傷害も大きく関与していることが示唆されており、このような観点から、血管内皮細胞膜に発現しているADPスカベンジャーであるectonucleoside triphosphate diphosphohydrolase（E-NTDase）（別名CD39）の抗血栓機能について研究を行っている。

研究に用いているCD39 isoform のcDNAは、1998年に我々がヒト胎盤よりクローニングしたものである。

学外共同研究：藤田保健衛生大学衛生学部

松井太衛教授（昭和60年 名古屋大学大学院卒）は同大学の名誉教授である千谷晃一先生の下で、1993年、ヒトVWFのAsn結合型糖鎖にはその個人に特異的なABO血液型糖鎖物質が含まれていることを発見している。また、VWF-GPIb軸反応を修飾する数多くの蛇毒由来蛋白質の構造、機能、そして結晶構造解析などを行っている。

我々のラボとは、1987年以降共同研究を行っており、主に精製蛋白質のアミノ酸配列・分析などを担当している。

(2005年10月1日刊行)

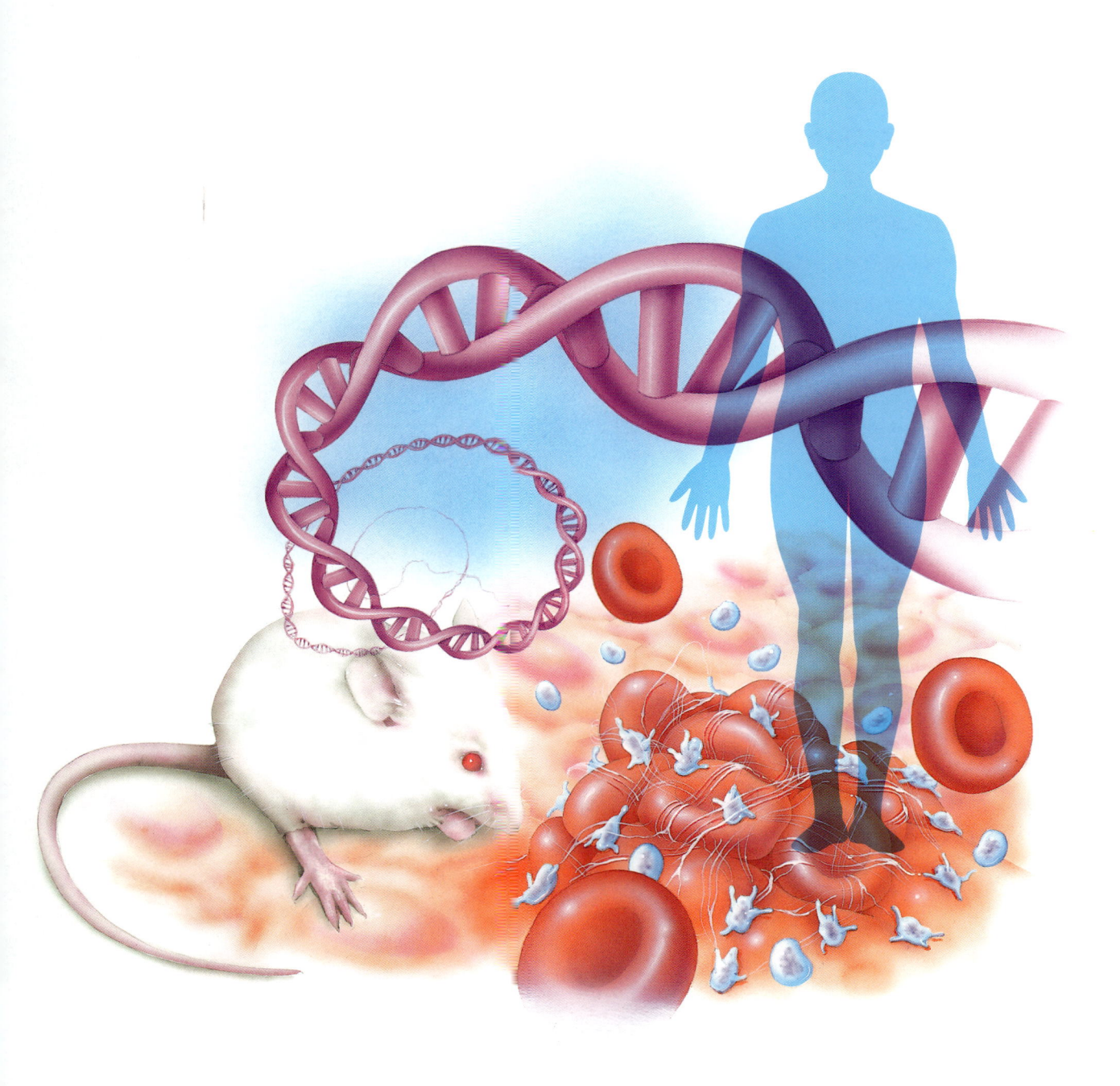

profile

河野嘉文
[プロフィール]

1981年 3月	鹿児島大学医学部医学科卒業
1981年 4月	聖路加国際病院小児科　研修医・医員
1985年 4月	徳島大学医学部附属病院小児科医員
1985年 7月	バーゼル大学血液内科留学
1987年 7月	徳島大学医学部附属病院小児科医員
1988年 6月	徳島県立海部病院小児科医長
1991年 5月	国立療養所東徳島病院小児科医員
1993年10月	徳島大学医学部附属病院小児科助手
2000年 4月	徳島大学医学部附属病院小児科講師
2000年 7月	国立病院九州がんセンター小児科医長
2002年 9月	鹿児島大学医学部小児科学講座教授
2003年 4月	鹿児島大学大学院医歯学総合研究科教授 小児科学分野

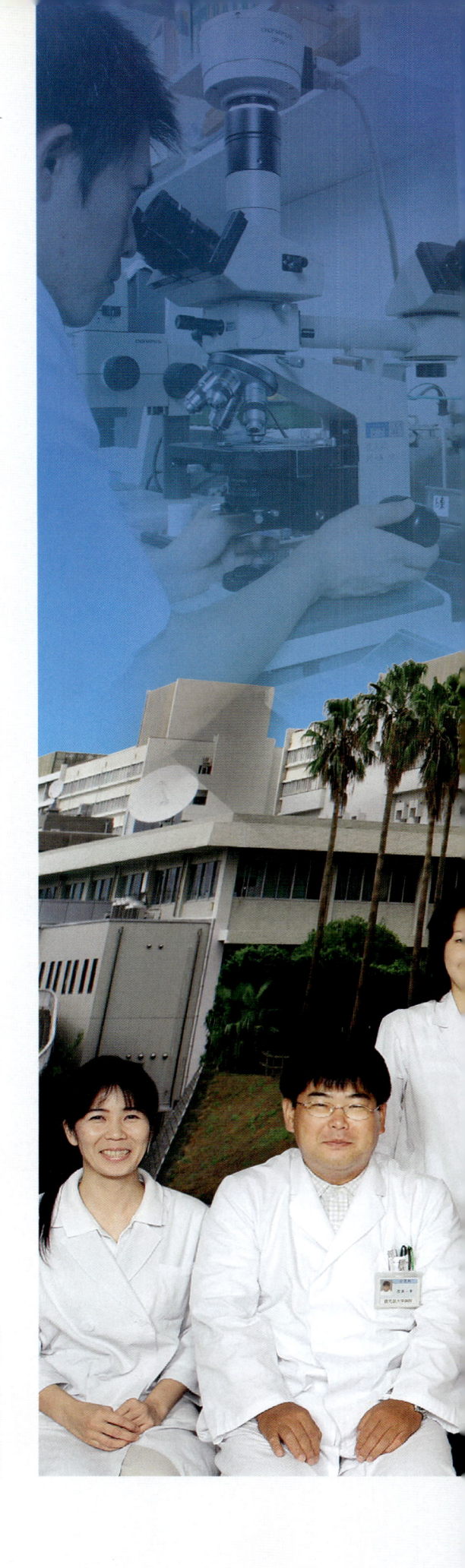

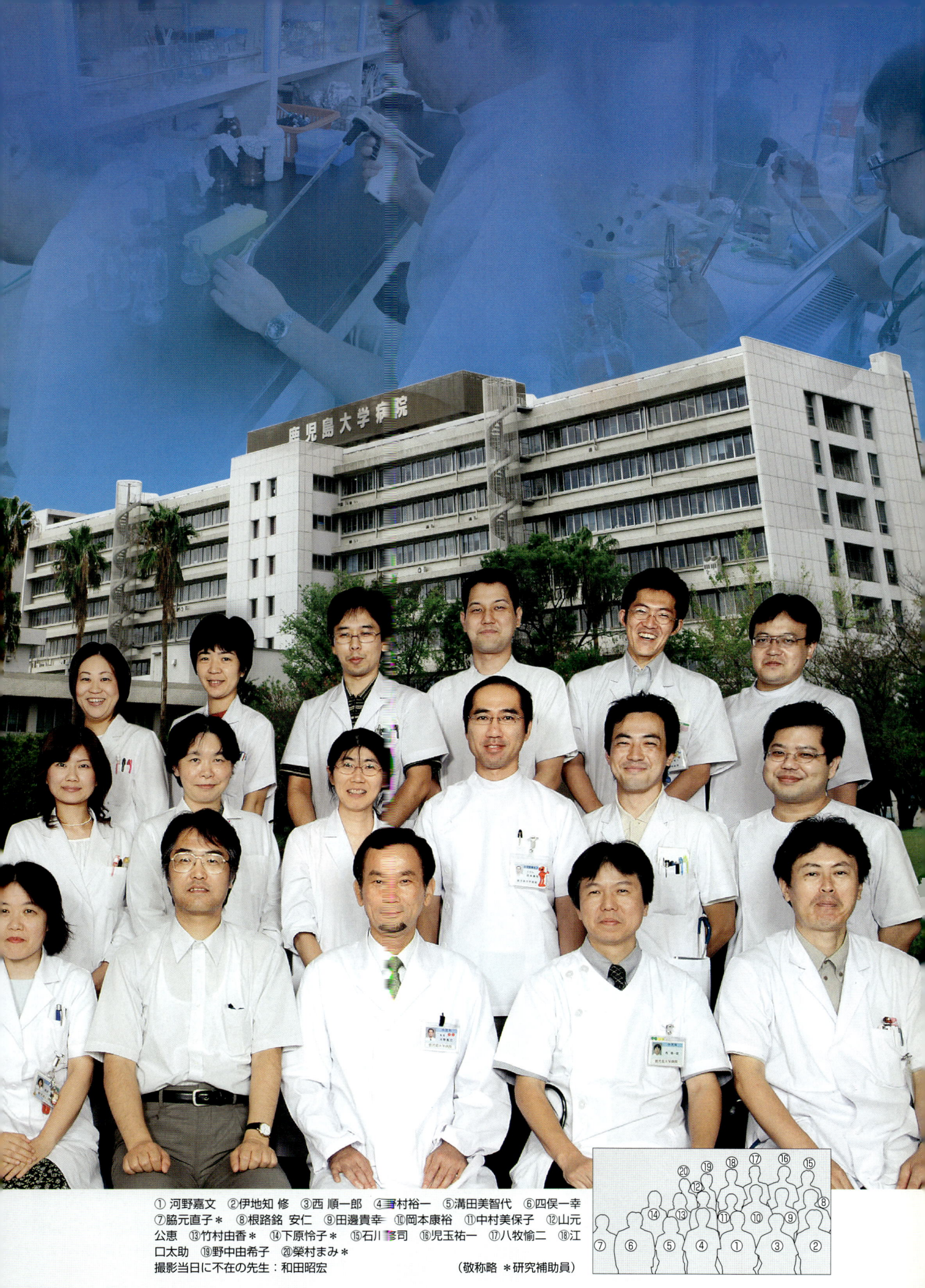

① 河野嘉文　② 伊地知 修　③ 西 順一郎　④ 津村裕一　⑤ 溝田美智代　⑥ 四俣一幸
⑦ 脇元直子＊　⑧ 根路銘 安仁　⑨ 田邊貴幸　⑩ 岡本康裕　⑪ 中村美保子　⑫ 山元公恵　⑬ 竹村由香＊　⑭ 下原怜子＊　⑮ 石川 司　⑯ 児玉祐一　⑰ 八牧愉二　⑱ 江口太助　⑲ 野中由希子　⑳ 榮村まみ＊
撮影当日に不在の先生：和田昭宏　　　　　　　　　（敬称略　＊研究補助員）

私と血液学の仲間たち

研究とは診療そのもの──
小児血液腫瘍学の第一線から

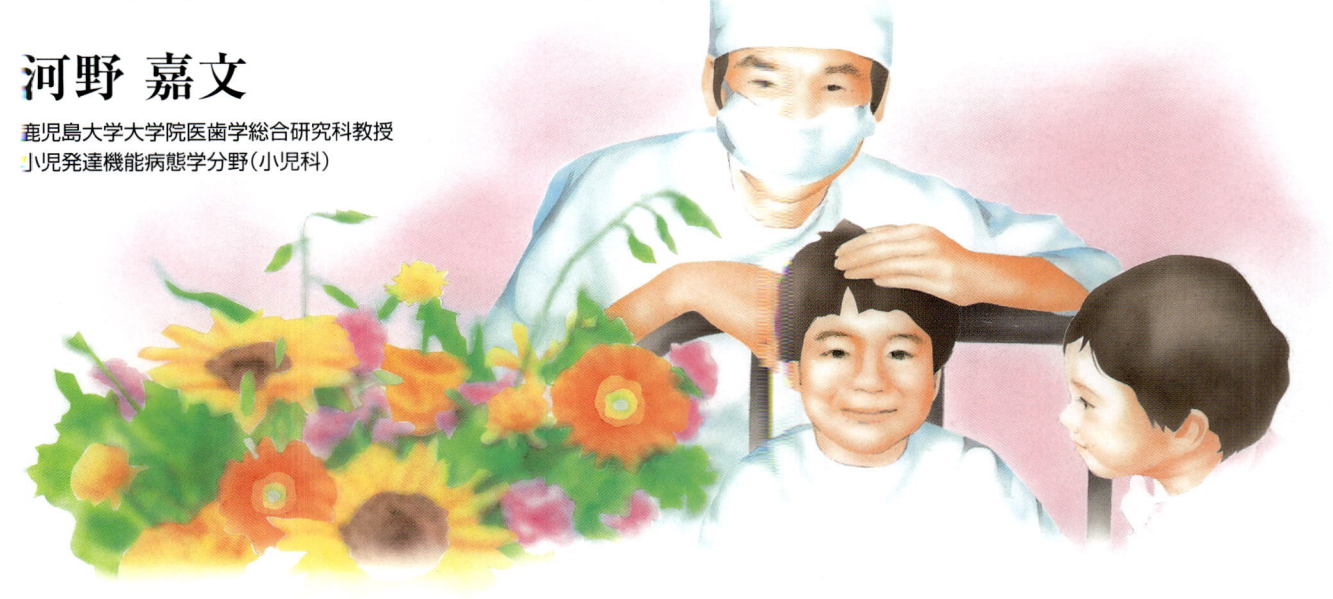

河野 嘉文
鹿児島大学大学院医歯学総合研究科教授
小児発達機能病態学分野(小児科)

はじめに

　今回、「VISION」で自分の研究歴を振り返り、新しい職場での展望をまとめる機会をいただいたが、専門的な方向性を示せるわけではない。聖路加国際病院での初期研修に始まり、ずっと診療の第一線で働いてきた私にとっては、研究とは診療そのものである。

　総合診療科である小児科学を担当する者は、血液腫瘍学だけの診療・研究に従事するわけではない。また、地方大学医学部は社会的に地域医療を担う役割が大きい。このような制約の中で小児血液腫瘍学の診療・研究に励んでいる、多くの若手臨床医へのエールにもなれば幸いである。

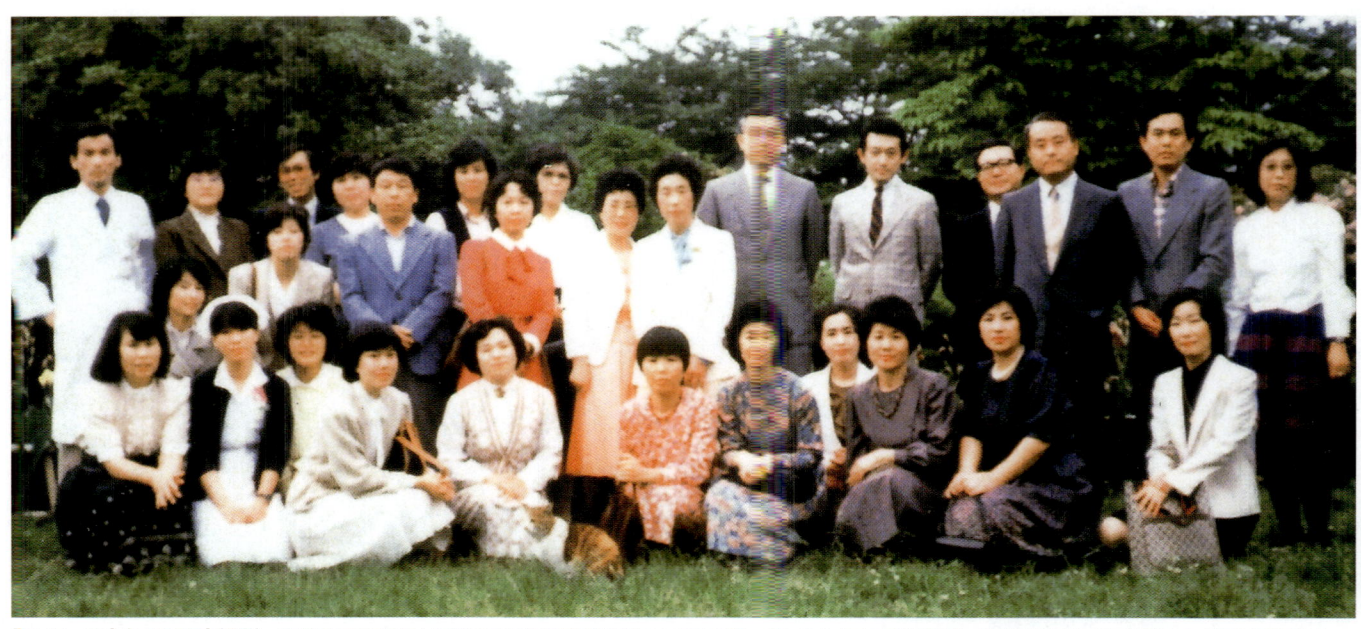

「つくしの会」での記念撮影　聖路加国際病院小児科の血液腫瘍患者家族の会である「つくしの会」での記念撮影。筆者は後列左端、後列中央が西村昂三先生。

聖路加国際病院で、新進気鋭の血液腫瘍医・細谷亮太先生に出会う

1981年春に鹿児島大学を卒業し、研修先として選んだ聖路加国際病院小児科は、川崎病の心合併症を発見した山本高治郎先生と、日本に近代的な小児がん治療を持ち込み、本邦初の治療研究グループTCLSG（現東京小児がん研究グループ：TCCSG）の発足に貢献された西村昂三先生とが医長として活躍されていた。

私が研修医として勤務したころは、MDアンダーソン病院での研修を終えて帰ったばかりの新進気鋭の若手血液腫瘍医である細谷亮太先生が医幹（聖路加国際病院独自のポスト名）

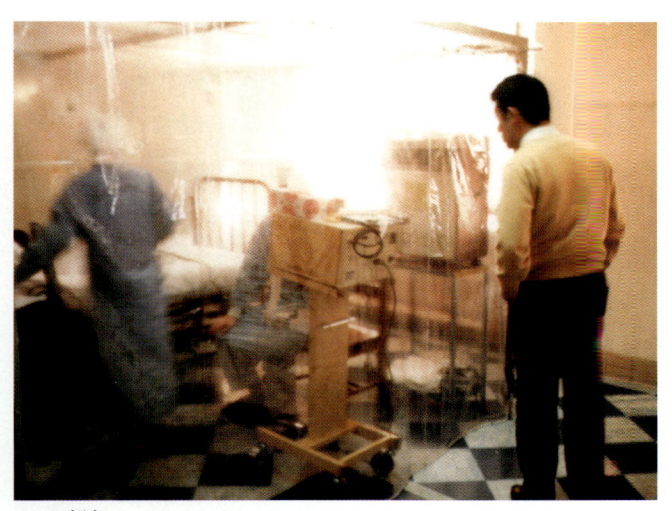

ALG療法 ALG療法初日の細谷先生。重症再生不良性貧血の薗部浩章君を簡易無菌室で治療した（薗部友良先生提供）。

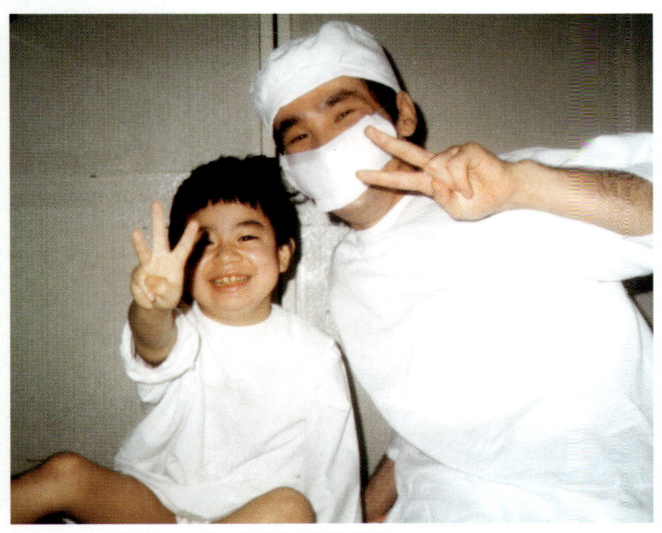

治療後2か月経過した時の薗部浩章君と筆者。

としてレジデント教育に携わっていた。細谷先生との出会いが、その後、血液腫瘍学の分野に興味を持つきっかけであった。聖路加国際病院小児病棟内には、白血病などの血液腫瘍疾患患児が多く入院していた。

レジデント1年目の終わりに、重症再生不良性貧血に罹患した薗部浩章君（日赤医療センター・薗部友良先生のご長男）をスイス製のAnti-lymphocyte globulin（Lymphoser Berna®）で治療させていただいた。当時、骨髄移植ドナーがいない最重症型の再生不良性貧血患者に残された道は、欧州の一部でその有効性が報告されていたALG療法しかないことを、患児の父は一生懸命勉強して細谷先生に提示されたのだった[1)2)]。さらに、自ら交渉されてバーゼル大学から直接、Lymphoser Berna®を供与されて持ち帰ってこられた。

その後も細谷先生が電話で、Speck教授やNissen助教授と連絡をとりながら治療が行われたことを覚えている。残念ながら患児はALG療法に反応せず、数か月後にウサギ由来のATG療法も行ったが、1年後に亡くなった。

この時の経験から再生不良性貧血への興味がわき、ALG療法とは何なのかを研究・解明したいと希望することとなった。

徳島大学小児科へ入局するなり、バーゼル大学・Speck教授の下へ留学

聖路加国際病院での4年間の研修を修了するまでに、レジデントの先輩であり、私の郷里徳島で小児血液腫瘍医として活躍されていた二宮恒夫先生（現徳島大学保健学科教授）と高上洋一先生（現国立がんセンター中央病院部長）を頼って徳島大学医学部小児科学講座に入局させていただいた。高上先生は留学中の時期である。

すでに、ALG療法を学びたいと考えてバーゼル大学のSpeck教授から勉強に来てもよいと返事をもらっていた私は、入局するなりスイスへ行くことを承諾していただいた。講師の二宮先生から医局長や当時の宮尾益英教授に根回ししていただいていたことで実現したが、今から思えば勝手な振る舞いだったかもしれない。宮尾教授からは、旧友であるチューリッヒ小児病院のPrader教授をぜひとも訪ねるようにというのが、留学許可の条件だったように感じた。

何の準備もなくバーゼル大学血液内科へ行き、「ALGにつ

私と血液学の仲間たち

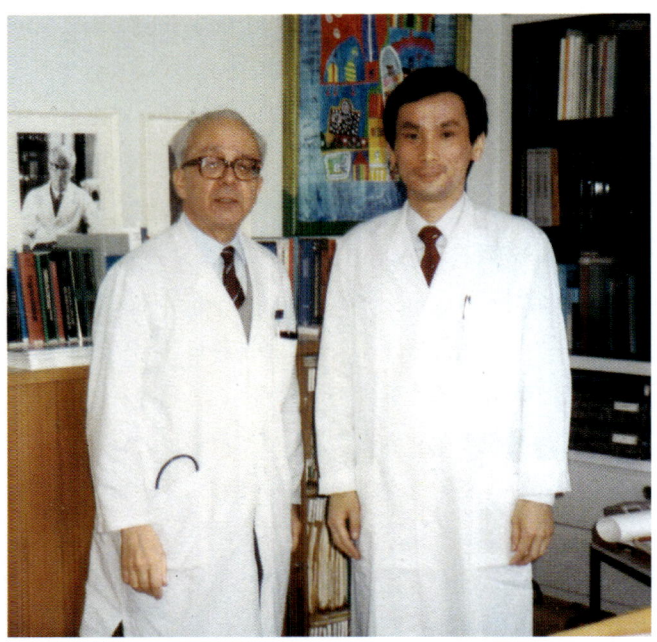

チューリッヒ小児病院のPrader教授と一緒に　当時病院長をされており、生涯で「Prader」の名前が付く病気を8つ発見したといわれていた。

いて研究したい」と言った時に、Speck教授から「何ができるのか？」と聞かれて、「何もできない」と答える自分は今から考えると、いかにも無計画な留学であった。日本の医師免許があれば病院で医療行為ができると言われ、半年くらいは骨髄移植の臨床の現場で働かざるを得なかったが、ドイツ語を話せないし、英語も片言の日本の若造をよくも受け入れてくれたものである。

実際には、聖路加国際病院で鍛えていたアフェレーシスの針刺しや骨髄穿刺が現地の内科ローテータよりうまかったので、まずはナースや患者さんに信頼され、その次に教授やスタッフに信用されたのである。

当時のバーゼル大学は欧州における骨髄移植センターの一つで、年間50例の骨髄移植を実施していた。BMTの臨床を経験しながら、ALG研究らしきものを始めたが、研究室で英文論文を読んでいると、Nissen助教授（研究担当）に「読めるのか？」と聞かれたことはよく覚えている。その後、私が書いた英文論文もどきを笑いながら添削してくれたものである[3,4]。

なんだかんだの2年間でSpeck教授、Gratwohl助教授（診療担当：元EBMTプレジデント）、Nissen助教授などにかわいがられて過ごさせてもらい、その後も継続しておつきあいしてもらっている。EBMT創設メンバーであったSpeck教授は1998年に64歳で他界されたが、彼のわかりにくいスイ

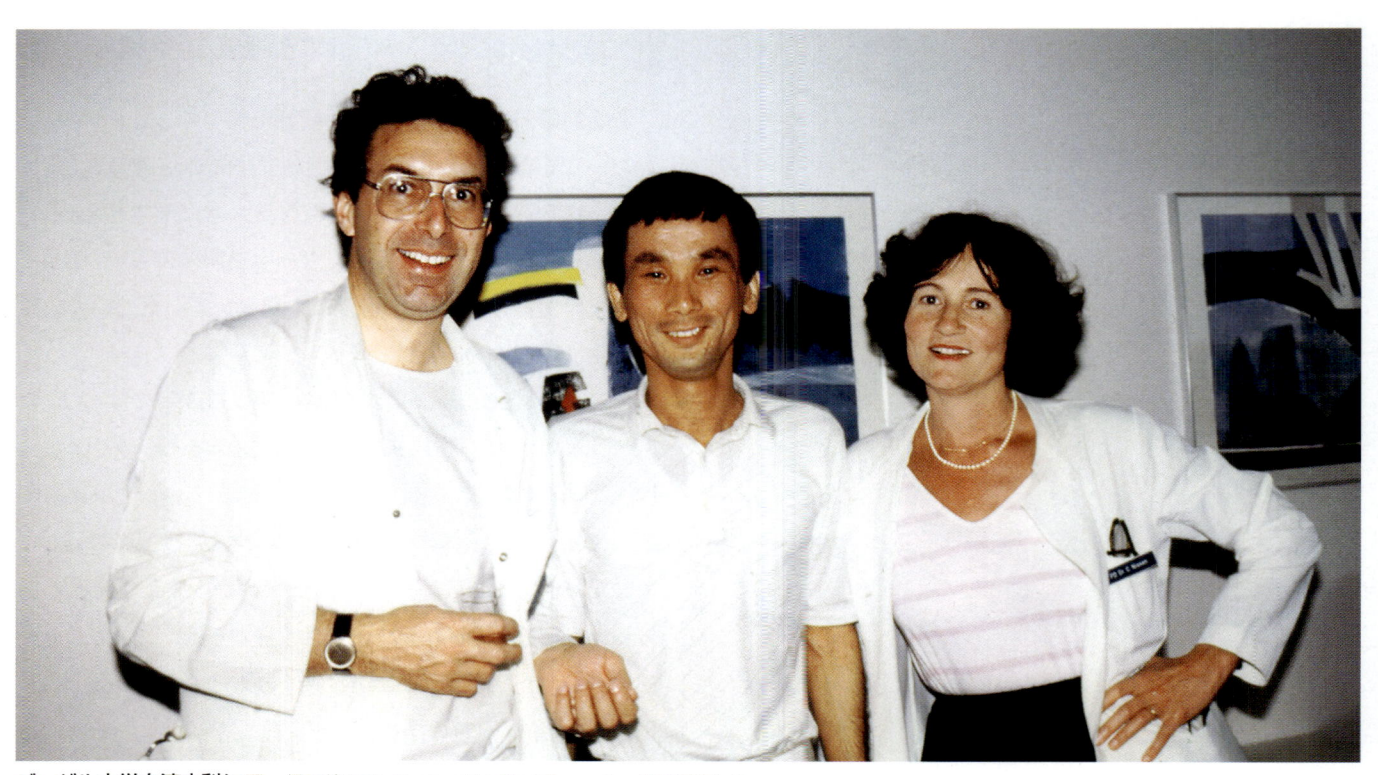

バーゼル大学血液内科にて　帰国前にDr. GratwohlとDr. Nissenと一緒に撮影した。

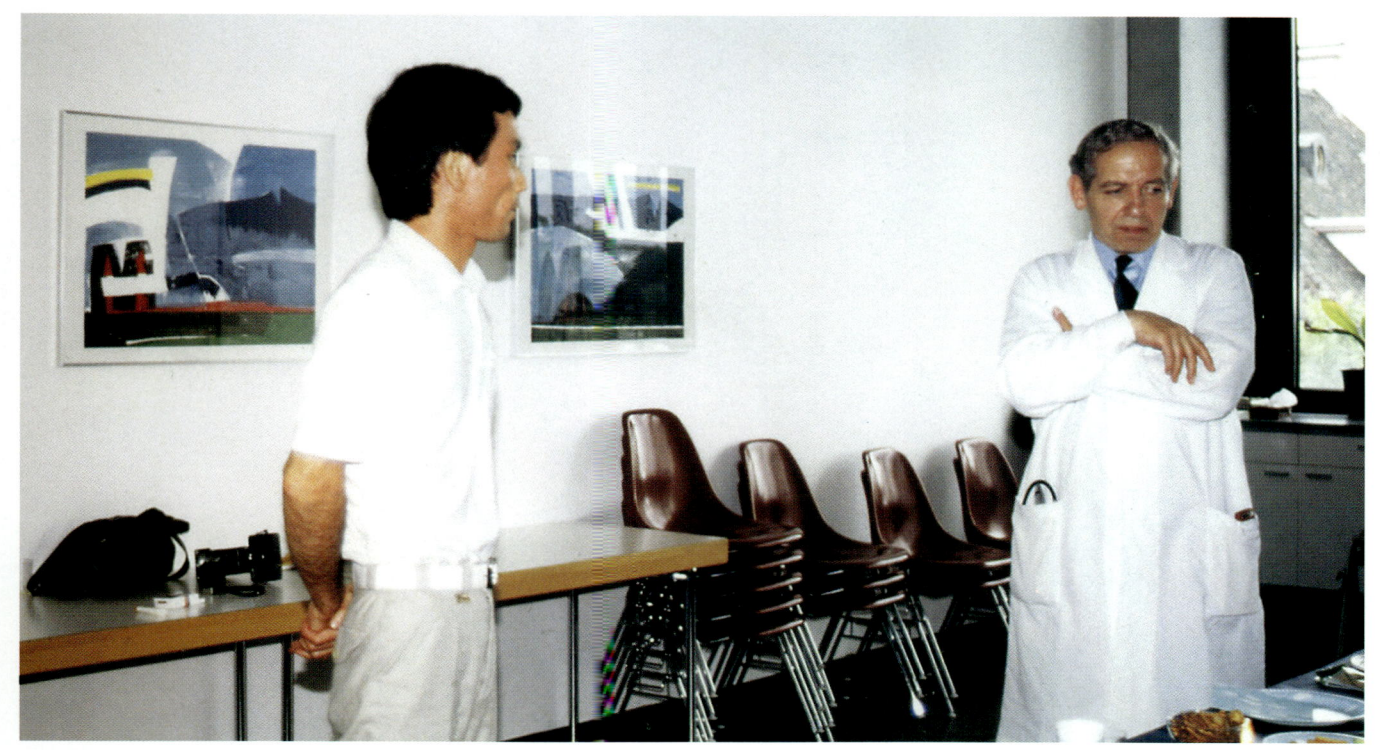

故Speck教授とともに　「2年間よく頑張ったな」という激励を受けた。

スドイツ語は頭にこびりついている。

この期間に、MDアンダーソン病院にいた高上先生から手紙が届いた。「これからは末梢血幹細胞移植だ」という内容で、ハイデルベルグ大学のKörblingらが報告した「Blood」のコピーが同封されていた[5]。

徳島大学での13年間。
高上先生のサポートの下、200％の能力を発揮

1987年7月に徳島大学に戻ってきた。医局ではすでに高上先生、渡辺力先生（現徳島大学小児科講師）、阿部孝典先生（現高知赤十字病院）ほかのメンバーで日本初のPBSCTの準備ができていた。帰国1か月後くらいに第1例を移植したが、それ以降1997年までは高上先生と一緒の時代である。

大学病院および関連病院で診療しながら、移植チームの一員としていろいろ報告させてもらったが、最も印象に残る会は金沢で開催された骨髄移植研究会（1989年？）のシンポジウムで、強面の原田実根先生（当時金沢大学第三内科）からドスのきいた声で「免疫機能の回復はどうか」と質問されたことだった。

当初、徳島大学小児科からの発表に、「子供だからできるんだ」と言われることがよくあった。実際には、諸外国では子供では無理だという評価で、これを小児に応用したチームがいるということで国際的に評価されたことはあまり知られていない。

この期間中には、透析・腎移植が専門の水口潤先生（川島病院院長）と一緒に研究をさせていただいた。同病院の手術室で高橋公太先生（新潟大学教授）執刀の腎移植症例において、術前術後の貧血改善過程などを観察させていただいたこともよい思い出である[6)7)]。また、Dr. Nissenの研究テーマの関係で元吉和夫先生（現防衛大学第三内科教授）にも知遇を得て、帰国後、継続してご指導をいただいた[6)29)]。

徳島大学小児科在籍中は、とにもかくにも我々に自由にさせていただいた黒田泰弘教授には感謝でいっぱいである。チームの中には自治医大を卒業して地域医療をやりながら、血液腫瘍学をやりたいと参加し、その後は須田年生先生（当時熊本大学教授、現慶應大学教授）の指導で基礎学者になった平尾敦先生（現金沢大学教授）もいたのである。

高上先生の全身全霊を込めたサポートには頭が下がりっぱなしであった。自分の能力の200％以上を引き出してもら

私と血液学の仲間たち

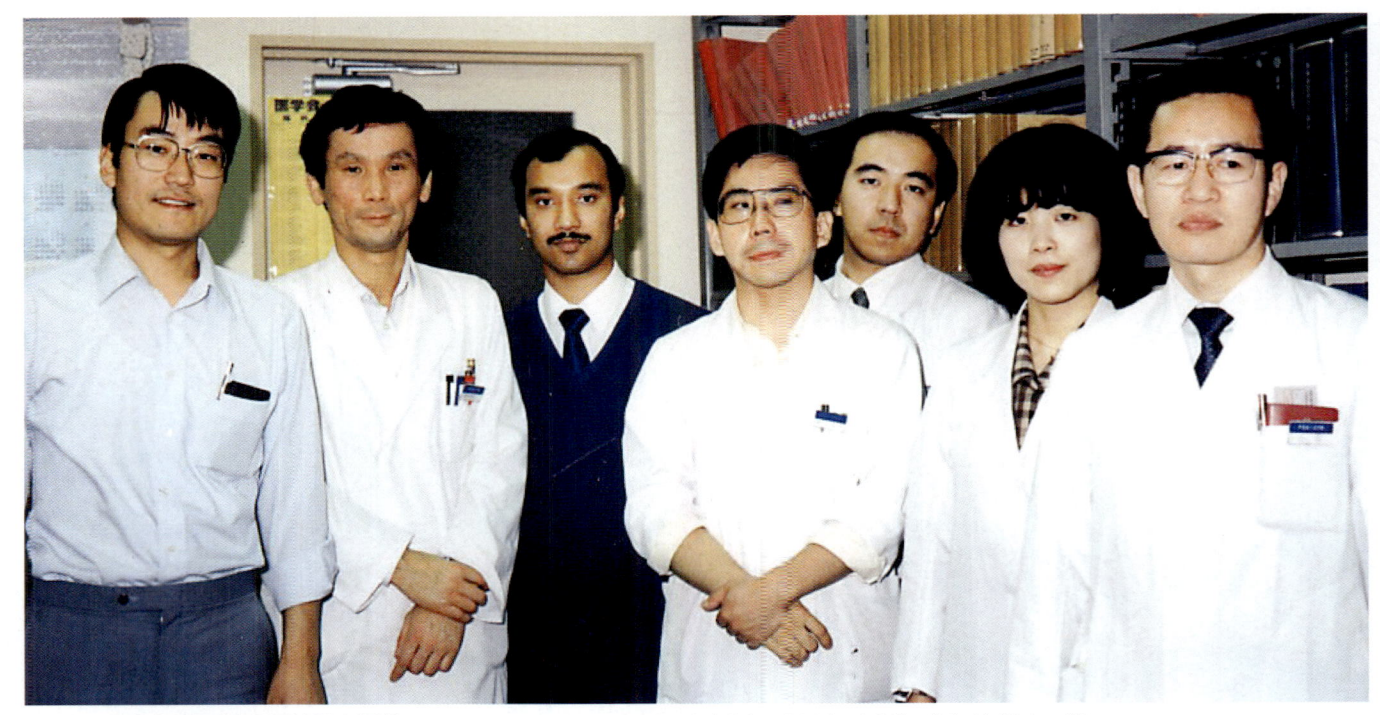

1987年、徳島大学医学部附属病院小児科にて　二宮恒夫先生（右端）、渡辺力先生（前列中央）、高上洋一先生（左端）と一緒に。

った高上先生が国立がんセンターに異動されてからは、原田実根先生（当時岡山大学第二内科教授、現九州大学教授）の指導の下で中四国臍帯血バンク設立活動に加わった。液体窒素に入れた凍結臍帯血を、「うずしお」と「マリンライナー」を乗り継いで、徳島から岡山血液センターへ運んだものである。

ある日受けた1本の電話から、国立病院九州がんセンターへ

1999年秋に、京都で研究会に出席していた時に携帯電話が鳴り、岡村純先生から「九州がんセンターへ来ませんか？」と言われた。「徳島で末梢血幹細胞移植術しか経験していませんよ」と伝え、日本の骨髄移植の老舗の一つである九州がんセンター小児科にお世話になることにした。当時の黒田泰弘教授に許可を求めにいくと、「本当に行きたいか？　1週間考えてみろ」と言われ、1週間後に再度伺って許しを得た。

九州がんセンターでの2年あまりの間に、忘れがちだった臨床医としての各種手技を思い出し、岡村先生、永利先生から刺激を受けて、自分をreactivationできた有意義な時間であったと思う。また、永利先生やレジデントの先生に臨床研究論文の作成を刺激できたことは多少の功績かなと考えている[8-11]。

岡村先生から電話がかかってきた理由は今も不明である。

鹿児島大学医学部小児科学講座に着任。診療・研究・教育の発展を楽しみにしている

2002年9月に、縁あって鹿児島大学医学部小児科学講座に赴任した。折しも大学院部局化、附属病院統合、新医師臨床研修制度など数十年に1回の改革の時期であった。学生時代6年間を過ごした母校であるとはいえ、全く知らない教室への着任で不安もいっぱいであったが、学生時代からお付き合いさせていただき、また、同じ小児血液腫瘍医である川上清先生（鹿児島市立病院小児科部長）をはじめ、同門会の方々が本当に温かく迎えてくれた。

鹿児島大学小児科の血液グループには伊地知修、新小田雄一、田邊貴幸、石川修司など、患者さん想いのすばらしい臨床医が育っていた[12)13)]。ここに、多少のリサーチマインドが加われば、よい仕事ができると確信した。

2005年6月には徳島大学から岡本康裕（St. Jude Children's Research Hospitalでクリニカルフェローとして3年間研修）が来てくれ、これから診療・研究・教育に、さらに強力なチームができることを楽しみにしている。

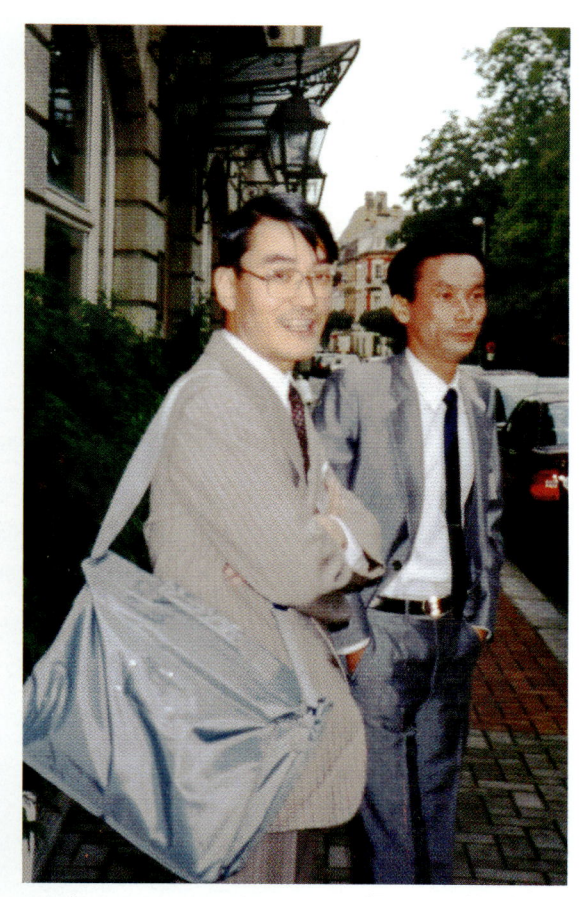

1991年、フランスのMulhouseで行われた第2回国際PBSCT研究会にて　高上洋一先生とともに。

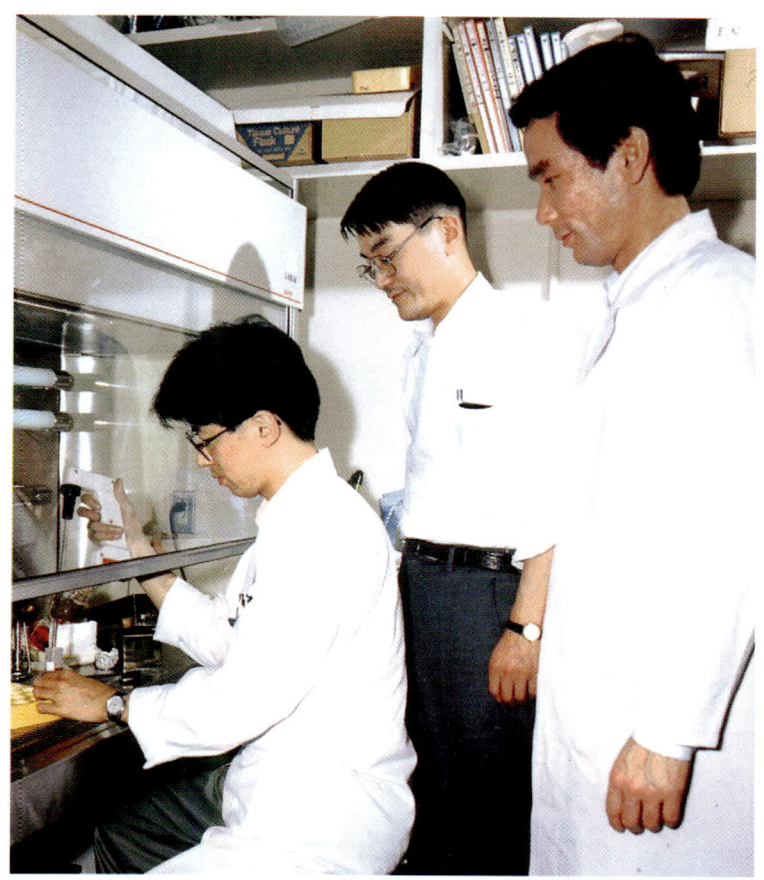

徳島大学小児科の研究室にて　左から阿部孝典先生、高上洋一先生、河野。

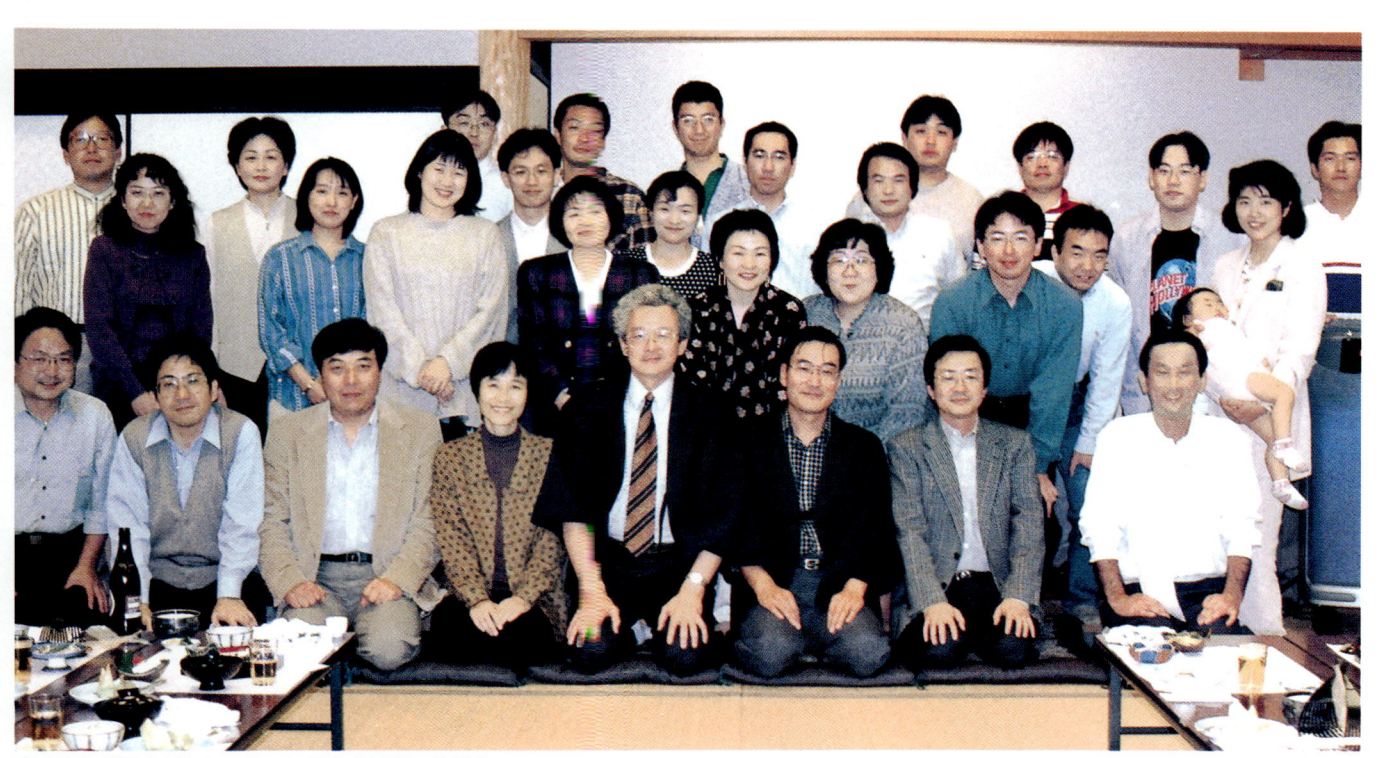

高上先生が国立がんセンターに異動する際の壮行会

（2005年11月20日刊行）

profile

小島勢二
[プロフィール]

昭和25年9月24日生まれ、静岡県浜松市出身
昭和51年 3月　名古屋大学医学部医学科卒業
昭和51年 4月　愛知県厚生連加茂病院研修医
昭和52年 4月　名古屋大学医学部小児科学教室入局
昭和53年 4月　愛知県厚生連加茂病院小児科
昭和56年 4月　静岡県立こども病院血液腫瘍科
昭和59年 6月　名古屋第一赤十字病院小児医療センター血液腫瘍科
平成10年12月　名古屋大学大学院医学系研究科成長発達医学教授
平成14年11月　名古屋大学大学院医学系研究科小児科学教授

【所属学会】
日本小児科学会代議員
日本血液学会代議員
日本小児血液学会理事
日本臨床血液学会代議員
日本造血細胞移植学会理事

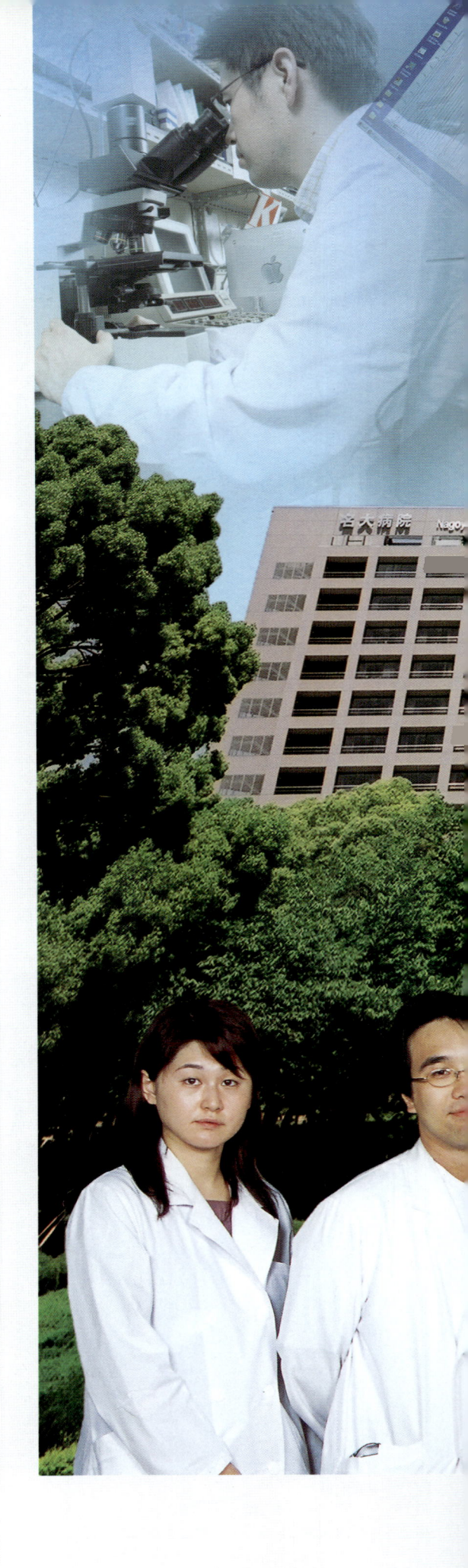

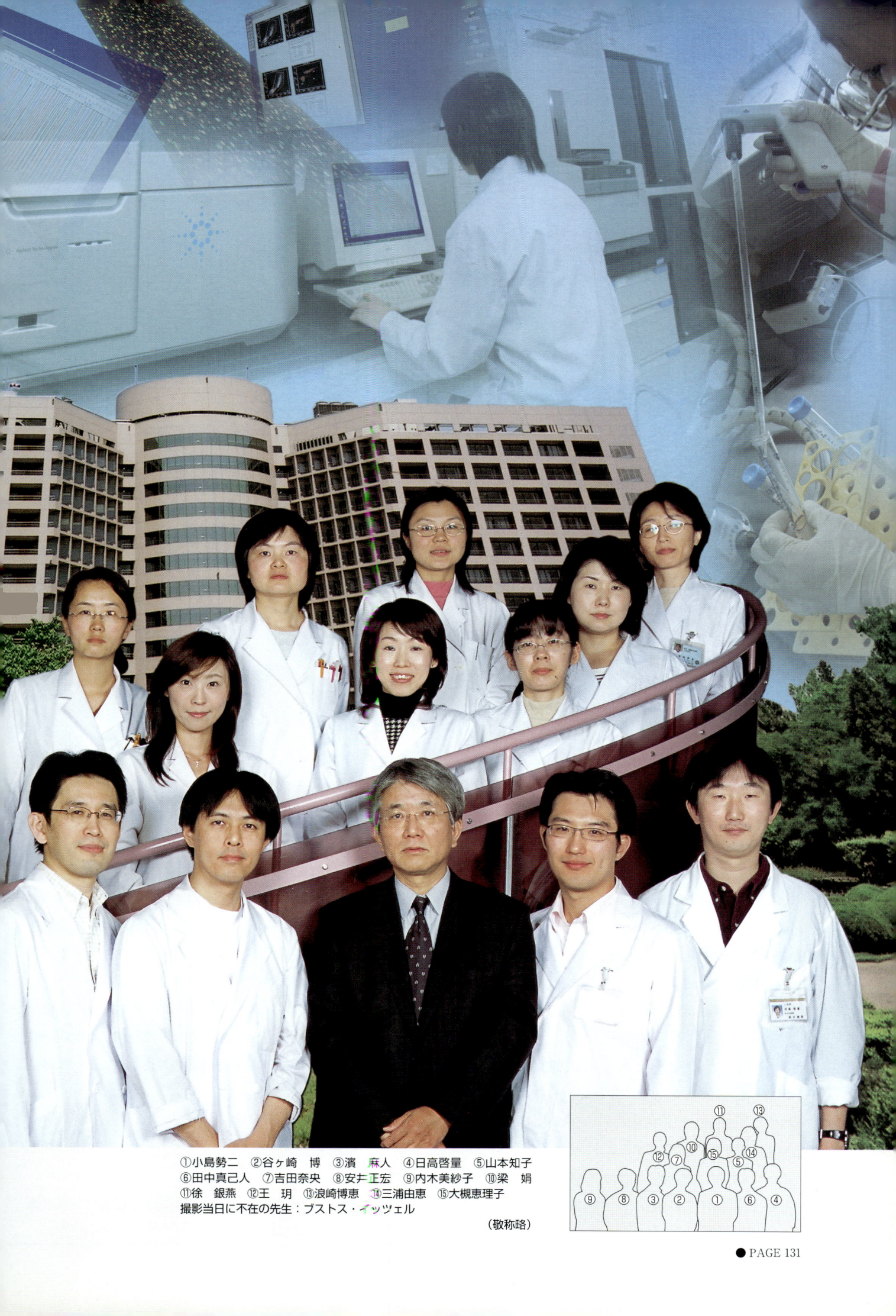

①小島勢二　②谷ヶ崎 博　③濱　麻人　④日高啓量　⑤山本知子
⑥田中真己人　⑦吉田奈央　⑧安井正宏　⑨内木美紗子　⑩梁　娟
⑪徐　銀燕　⑫王　玥　⑬浪崎博恵　⑭三浦由恵　⑮大槻恵理子
撮影当日に不在の先生：ブストス・イッツェル

（敬称略）

私と血液学の仲間たち

新たな飛躍を求め続けて歩んできた道のり

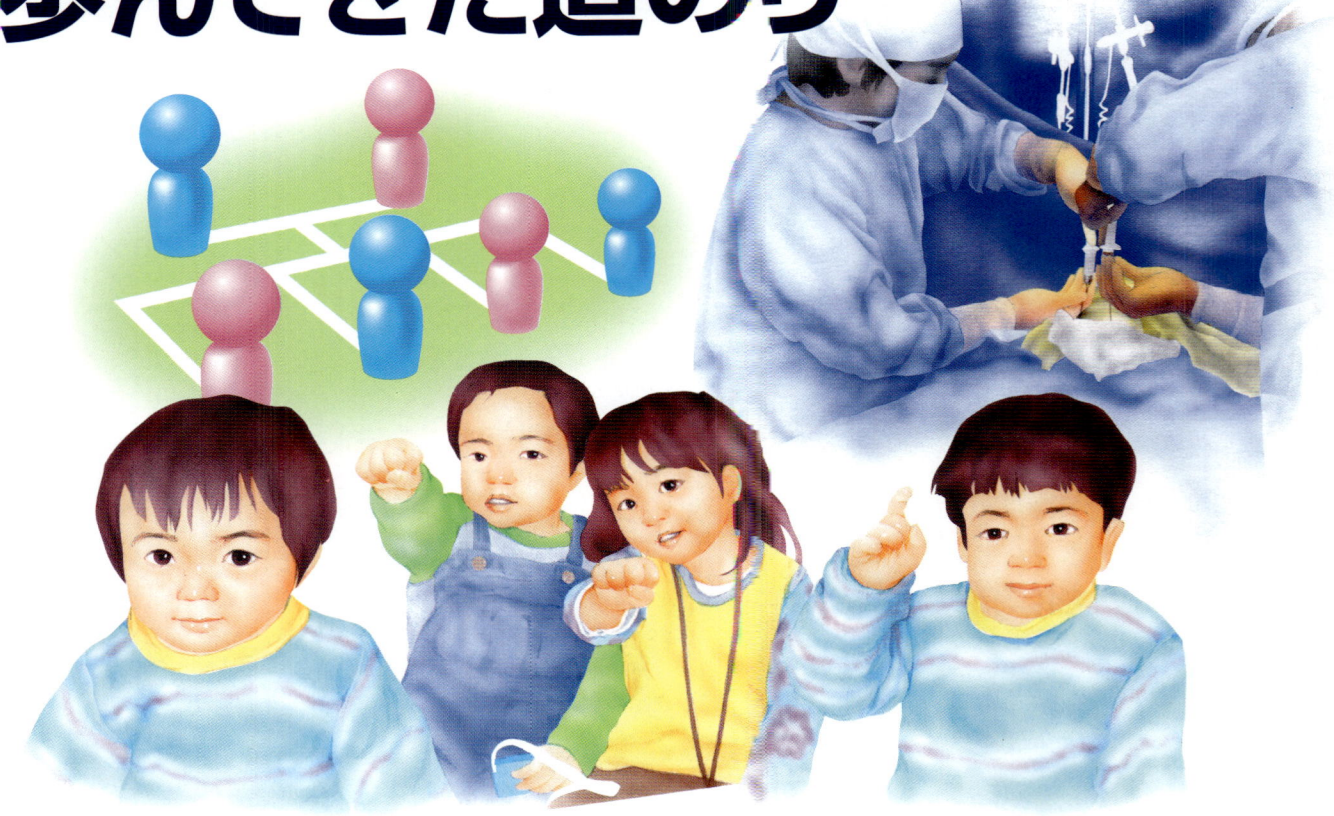

山田先生・堀田先生の指導が、血液学に進むきっかけとなった

　私は、1976年（昭和51年）に名古屋大学医学部を卒業した。名古屋大学では、その当時から卒業生のほぼ全員が即入局はせずに、市中病院でスーパーローテート研修を受けていた。私も、愛知県豊田市にある厚生連加茂病院での初期臨床研修を希望した。当初は、志望する科も定まらず、ローテート研修中は内科や外科への入局も考慮したが、最終的には、"子供はかわいい"、それだけの理由で小児科を選択した。

　翌年、名古屋大学小児科に入局、大学病院での小児科研修が始まった。当時、名古屋大学小児科には血液学を専攻する教官は不在で、大学院生が一人、内科医の指導を受けて血液疾患の患児の診療に従事していた。

　1978年（昭和53年）からは再び3年間、古巣の加茂病院で一般小児科医として勤務した。当時加茂病院へは、名古屋大学第一内科から、山田英雄先生（東名古屋病院名誉院長）、堀田知光先生（現東海大学医学部長）が血液疾患の患者のコンサルトにみえていた。再生不良性貧血の重症度分類として名高い堀田・山田のスコアーを提唱したころであった。

　この2人に血液標本の見方を指導していただいたのが、その後、私が血液学に進むきっかけになったのは間違いない。エステラーゼ二重染色が臨床応用され始めたころで、同染色法を用いて診断が確定した慢性骨髄単球性白血病の小児例を報告したのが、私の初めての症例報告である。

　トヨタ自動車の本社がある豊田市は、小児人口の急増地帯で、特に流行性小児感染症の宝庫であった。加茂病院在職時に細菌性下痢症の臨床像をまとめた論文が、私の学位論文となった。

静岡県立こども病院で診療の傍ら、研究。骨髄移植への渇望を募らせる

　私は、もともと静岡県出身であったので、機会があれば地

元に戻ることを望んでいた。ちょうどそのころ、名古屋大学小児科から静岡県立こども病院血液腫瘍科に出向していた前任者が開業することになり、後任を探していたことからすすんで静岡への赴任を希望した。

こども病院では三間屋純一医長の下、麦島秀雄先生（現日本大学先端医学総合研究センター・センター長）とともに白血病、血友病などの血液疾患のみならず神経芽細胞腫などの悪性固形腫瘍の診療に従事した。

麦島先生は、その後UCLAに留学し、Robert Gale博士のもとで骨髄移植を学び日本に持ち帰った。静岡では、診療に明け暮れていたが、中央検査室の一部を借りて造血幹細胞や白血病細胞の培養など、実験のまねごとも行っていた。

若年型骨髄単球性白血病（JMML）は、乳幼児に特有な骨髄増殖性疾患であるが、当時新患例が続き、造血幹細胞培養法を用いて病態研究を行った。現在に至るまで、その病態の解明は、私の継続する研究テーマとなっている。

また、静岡時代に経験した重症再生不良性貧血の息児は、全例が短期間に頭蓋内出血や敗血症で死亡した。すでに欧米では、同種骨髄移植が重症再生不良性貧血の有効な治療法として確立されており、国内での成功例も報告されていたことから、骨髄移植への渇望が募った。

我が国における骨髄移植の中心的存在、名古屋第一赤十字病院へ

そんな折に、当時から我が国における骨髄移植の中心的存在であった名古屋第一赤十字病院への転任が名古屋大学小児科医局から要請された。名古屋第一赤十字病院に、愛知県の小児病院の代替として、小児医療センターを新設するゆえ、血液腫瘍科のスタッフとして赴任するようにとの要請であった。

血液腫瘍科の部長は松山孝治先生（現名古屋西クリニック）であった。松山先生は小児科医でありながら、名古屋市立大学放射線科の非常勤講師を兼ねており、小児の血管撮影の名手で、私も静岡から名古屋市立大学へ通い、松山先生から血管撮影を習っていた。ほどなく、ニューヨークのSloan Kettering癌センターから帰国したばかりの堀部敬三先生（現名古屋医療センター臨床研究センター長）がスタッフとして加わった。

また、名古屋第一赤十字病院の骨髄移植の基礎を築いた吉川敏先生の後任として、血液内科部長として小寺良尚先生が着任した。小寺先生をはじめ、血液内科スタッフの指導を受けて、小児グループも短期間のうちに骨髄移植の分野では、国内でその存在が知られるようになっていった。海外から来日した骨髄移植関係の著名人の多くが、名古屋第一赤十字病院を訪れ、彼らに接する機会を得たのも、海外留学の経験がない私には、大きな刺激となった。

再生不良性貧血のATG療法に取り組む。国外研究者との親交が大きな財産に

重症再生不良性貧血は、同種骨髄移植の絶対的適応であったため、当時、我が国で小児に対する同種骨髄移植が可能な、数少ない施設の一つとして、全国から重症再生不良性貧血の患児が名古屋第一赤十字病院に紹介されてきた。しかし、現在のように骨髄バンクもないことから、ドナーが得られるのは移植が必要な患者の3分の1に過ぎなかった。

一方、1980年代からすでに欧米からは再生不良性貧血に対する抗胸腺細胞グロブリン（ATG）療法の有効性が報告されていたが、我が国におけるATG療法の有効率は低く、高い評価は受けていなかった。後に、その原因は国産ALG製剤と輸入ATG製剤とでは、含有する抗体の種類が異なることにあることが判明した。

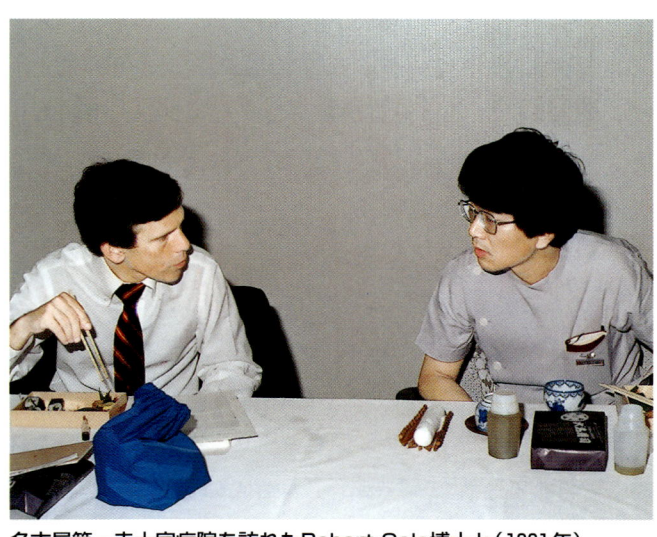

名古屋第一赤十字病院を訪れたRobert Gale博士と（1991年）

私と血液学の仲間たち

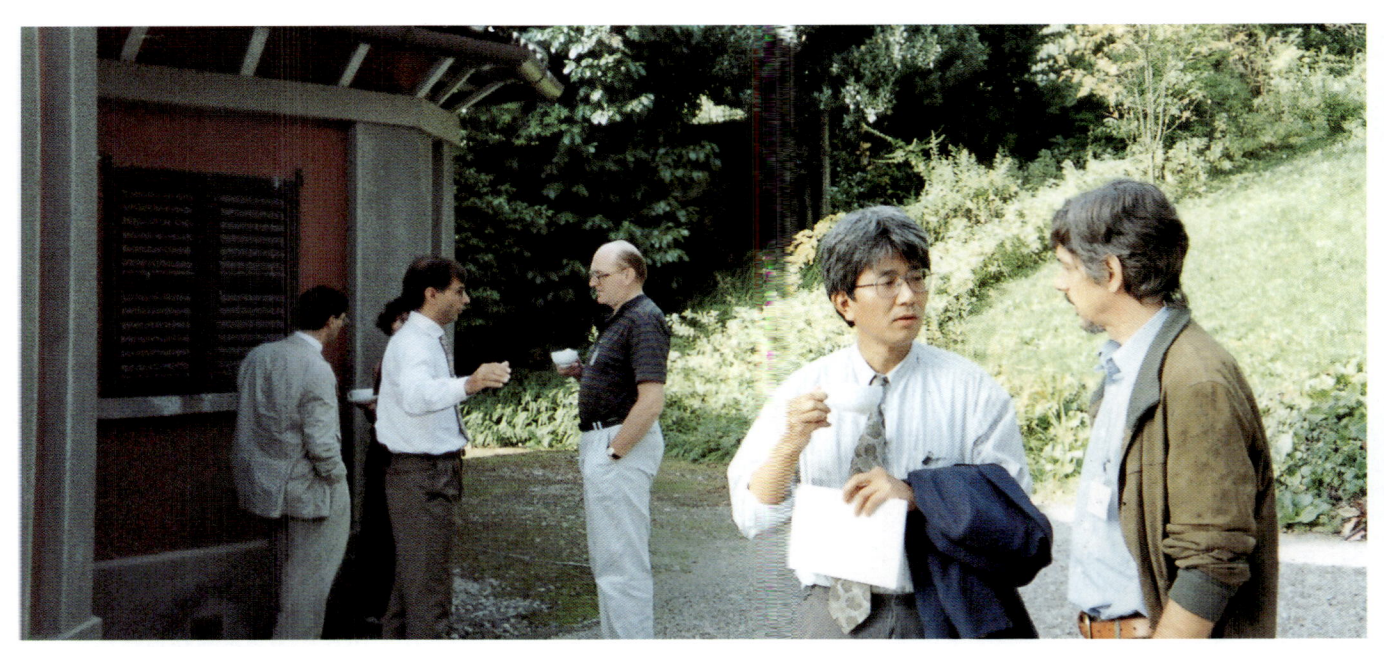

イタリア・コモ湖での国際再生不良性貧血ワークショップ（1992年）
左から、Lee Nadler博士（後ろ姿）、Neal Young博士、Gordon Smith博士、筆者、André Tichelli博士。

　当時、輸入ATG製剤を使用している病院は国内ではほとんどなく、名古屋第一赤十字病院には全国から患者の紹介があった。免疫抑制療法で、目の当たりに造血能の回復が得られる患者を経験したことから、Tリンパ球による造血抑制機序を中心に、再生不良性貧血の病因研究にも関心を持つようになった。病院検査室の一角にあった細胞培養設備を利用して、T細胞や各種サイトカインによる造血幹細胞の抑制、さらに血球や骨髄間質細胞からのサイトカインの産生能などの検討を行い、論文発表を行った。

　1992年（平成4年）にイタリアのコモ湖で開催された再生不良性貧血の国際ワークショップに招かれ、これらの研究成果を報告したが、これを機会に再生不良性貧血の研究にかかわる国外の研究者と親交を得たのは、私にとってその後大きな財産となった。G-CSFが再生不良性貧血においても、好中球増加を促進する効果があるのを世界で初めて報告したのも、1991年（平成3年）であった。

　再生不良性貧血の患者会の設立に参加したのはこのころであった。なかでも、1992年（平成4年）に患者会が主催した阪本記念再生不良性貧血シンポジウムは意義深いものであった。再生不良性貧血で死亡した故人の名をとって阪本記念再生不良性貧血シンポジウムと名付けられたこの会では、決議事項として以下の3つが採択された。
(1) 小児再生不良性貧血の全国実態調査を行う。
(2) 小児再生不良性貧血の共同治療研究を進める。
(3) 再生不良性貧血の治療薬（ATG、シクロスポリン）の保険採用を国に働きかける。

　これ以降、これまでの一施設の臨床研究から全国規模の多施設共同研究への展開が始まった。

　ダウン症に合併した急性白血病の研究にも強い思い入れがある。これも、名古屋第一赤十字病院時代の臨床経験が出発点である。全国の小児血液専門医の協力を得て、電顕ペルオキシダーゼ反応や抗血小板モノクローナル抗体を用いて、乳児期に発症するダウン症に合併した急性白血病の大部分が、急性巨核芽球性白血病であることを明らかにしたことを端緒に、本症の治療法の確立にも寄与することができた。世界に先がけて、ダウン症に合併した急性白血病のみを対象に治療プロトコールを立案した先見性は、国際的にも評価されている。

名古屋大学で多くの研究仲間を得る。新たな飛躍を求めて、探索を続けたい

　1999年（平成11年）に名古屋大学が大学院大学となり、新

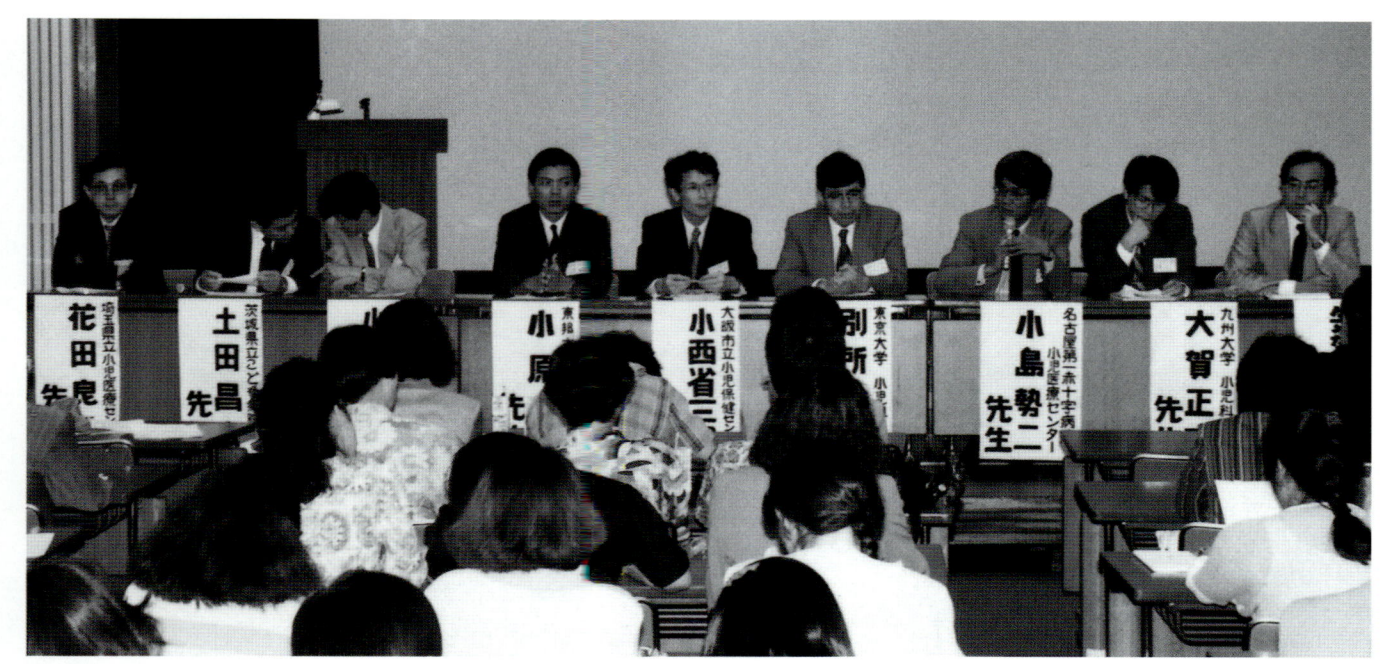

阪本記念再生不良性貧血シンポジウムのひとこま（1992年）　司会は月本一郎教授（東邦大学）、上田一博教授（前広島大学）が行った。

たなる教授ポストが新設されたことがきっかけで、20年振りに大学人となった。これまでの個人プレーから、血液・腫瘍分野のみでなく、小児科学全体を俯瞰する立場を任されることになった。名古屋大学にはすでに堀部助教授を中心とした血液・腫瘍グループが存在していたので、スムーズに大学での研究を開始することが可能であった。また、着任が新病棟の開設時期に一致し、小児科病棟の無菌室のみでなく、血液内科と共有で新設の無菌病棟を使用できたことも、移植医療を進めるには追い風となった。

　感染症グループの協力のもと、造血細胞移植後のウイルス感染症が新たに研究テーマに加わった。"難治性ウイルス感染症に対する養子免疫療法の開発"を課題にした文部科学省高度先進医療開発経費が採択されたことにより、GMP基準に準拠したセルプロセッシングセンターが新設された。現在、難治性ウイルス感染症のみでなく、悪性腫瘍をも対象にした細胞療法の実施に向けた研究が進行中である。

　多くの研究仲間を得たことから、動物実験や分子生物学的手法を取り入れ、名古屋第一赤十字病院時代の研究テーマを掘り下げる病態研究も可能となった。再生不良性貧血に関しては、

（1）免疫不全マウスを用いたモデル動物の作成、
（2）Dana Faberがん研究所の平野直人、Lee Nadler博士との共同研究による自己抗原の同定、
（3）テロメアーゼ関連遺伝子を中心とした疾患関連遺伝子の探索

を行っている。

　JMMLやダウン関連白血病についても、

（1）免疫不全マウスを用いたモデル動物の作成、
（2）疾患関連遺伝子の探索

を行っている。

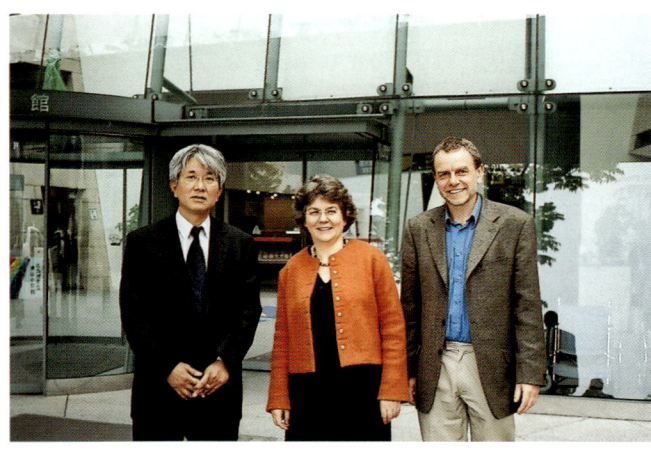

長崎での国際MDSシンポジウム（2005年）
中央はCharlotte Niemeyer博士、右はHenrik Hasle博士。

私と血液学の仲間たち

名古屋大学小児科の仲間たちの活躍

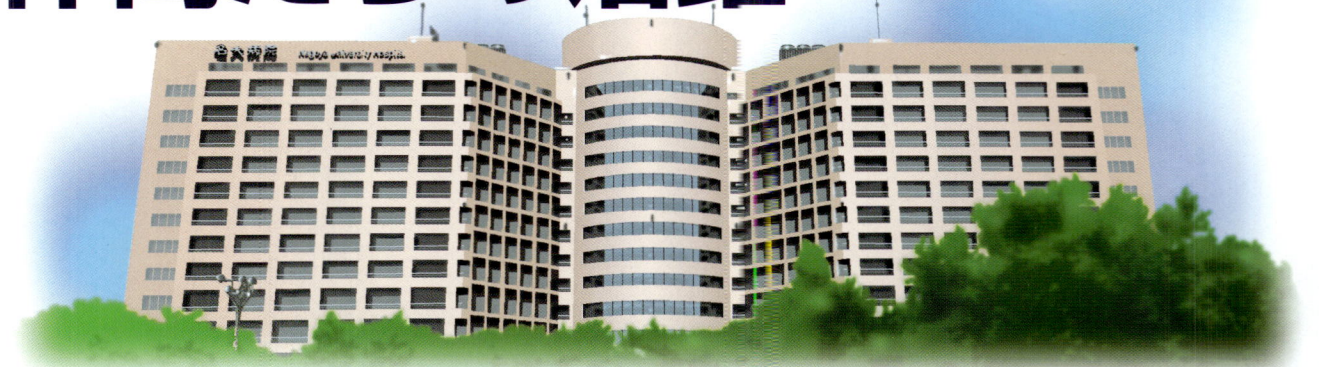

歴史ある名古屋大学小児科で多くの仲間たちの活躍に期待する

　名古屋大学小児科の歴史は明治まで遡るが、代々の主任教授のなかで、血液学を専門としたのは私が初めてである。しかし、教室史を紐解くと、ウイルス学が専門であった3代教授の坂本陽先生（在職1934-1960年）は、白血病の発症がウイルスによることを提唱し、ニワトリによる発がん実験を行っていた。

血液・腫瘍グループ

　現在は、大学では私のほか、谷ヶ崎博助手（平成7年卒）、濱麻人医員（平成8年卒）が血液・腫瘍グループとして、ローテーターの協力を得て、平均25名前後の入院患者の診療に従事している。造血幹細胞移植の実施件数も同種骨髄移植を中心に年間25例に達し、多忙な毎日を過ごしている。
　同種骨髄移植症例のなかでは、とりわけ再生不良性貧血患者の占める割合が高いのが特徴である。
　このほか、大学院生8名（うち4人は海外からの留学生）が研究に専念している。

名古屋医療センター

　学外では、名古屋医療センターの堀部敬三先生（昭和53年卒）が厚生労働省"小児造血器腫瘍の標準的治療法の確立に関する研究班"の班長を務めるほか、白血病リンパ腫治療の全国組織として新たに組織された日本小児白血病リンパ腫研究グループ（JPLSG）のリーダーとして活躍している。名古屋医療センターは、先に述べたJPLSGのデータセンターとして機能し、我が国の小児白血病やリンパ腫のプロトコール研究の中心となっている。

名古屋第一赤十字病院

　名古屋第一赤十字病院では、松山孝治先生の後任として、加藤剛二先生（昭和54年卒）が血液腫瘍科部長に就任、松本公一先生（昭和62年卒）とともに、平均30～40名の入院患者の治療にあたっている。これまでの伝統から、造血幹細胞移植の依頼件数も多く、とりわけ小児移植患者の累積症例数は500例に達し、国内有数である。加藤剛二先生は国内の臍帯血移植の草分けのひとりで、臍帯血バンクネットワークの主要メンバーのひとりである。

●

　なお、工藤寿子先生（昭和59年卒）は現在、茨城こども病院小児科で血液腫瘍疾患の診療に従事している。高橋義行先生（平成4年卒）は、現在米国NIHのR. Child博士の下で移植関連の、吉見礼美先生（平成6年卒）はドイツ・フライブルグ大学のC.Niemeyer博士の下で、小児MDSをテーマとした研究で成果をあげており、今後の活躍が期待される。

小児重症再生不良性貧血の治療

再生不良性貧血の骨髄像

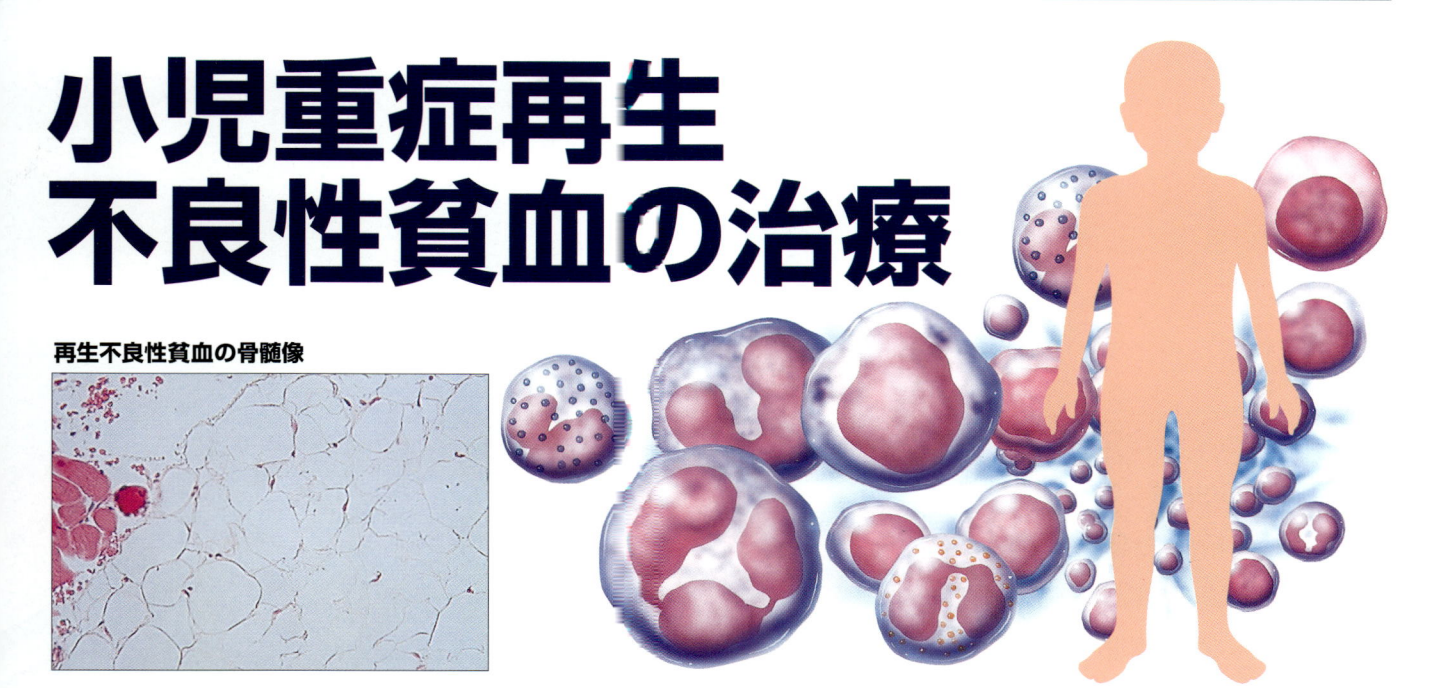

　1984年に名古屋第一赤十字病院に赴任して以来、過去20年間、小児重症再生不良性貧血（再不貧）患者の治療に最も力を注いできた。

　この間、前方視的多施設共同研究と日本骨髄バンクからの非血縁者間骨髄移植が開始された1992年が、治療方法や治療成績を解析するにあたって分岐点となっている。

免疫抑制療法において著明に死亡率が低下

　欧米においては、重症再不貧の治療として抗胸腺細胞グロブリン（ATG）／抗リンパ球グロブリン（ALG）療法は、すでに1980年代に確立されていたが、我が国で保険適用となったのは1995年からにすぎない。

　名古屋第一赤十字病院に赴任して以来、HLA一致血縁ドナーが得られない76例の小児を、ATG/ALGを含む免疫抑制療法で治療した。1992年までの治療例の死亡率は17/40（43％）に及ぶが、1993年以降の死亡率は3/36（8％）と著明に低下した。

　とりわけ、前半期に5例みられた骨髄異形成症候群（MDS）／白血病への移行例は、後半期には1例もみられていない。

　1992年から開始された日本小児再不貧治療研究会の事務局として、これまで3つの研究プロトコールの立案に関与した。AA-92プロトコールでは、ATG／シクロスポリンに顆粒球コロニー刺激因子（G-CSF）の無作為割付試験を行い、G-CSFを併用しても有効率や生存率の向上がみられないことを明らかにした。

　AA-97プロトコールでは、最重症／重症例には初回免疫抑制療法に反応がみられない症例に対する救済療法としての反復免疫抑制療法と、非血縁者間同種骨髄移植を比較した。中等症例には、ATG／シクロスポリン療法とATG療法を比較した。

同種骨髄移植を施行し、96％が造血能回復を得る

　これまで、血縁者間にHLA一致ドナーが得られれば初回治療法として骨髄移植を選択し、非血縁者間移植やHLA不一致血縁者間移植は免疫抑制療法の不応例に対してのみ選択した。

　これまで、HLA一致血縁者間移植を45例、非血縁者間移植を28例、HLA不一致血縁者間移植を6例施行した。それぞれの群で1例の死亡があるが、全体としては76/79（96％）は造血能が回復し生存中である。

　最近は、血清学的HLA不一致非血縁ドナーからの移植が日本骨髄バンクで許可されるようになったことから、移植ドナーの拡大を目指し取り組んでいる。これまで移植した10例は全例が生存しており、移植適応がありながら従来、移植を受けることができなかった患者には有用な方法と考える。

（2006年1月20日刊行）

profile

友安 茂
[プロフィール]

昭和23年3月18日生まれ、広島県出身
昭和42年 4月　昭和大学医学部入学
昭和48年 3月　昭和大学医学部卒業
昭和48年 4月　昭和大学医学部第二内科大学院入学
昭和52年 3月　昭和大学医学部第二内科大学院修了
昭和57年12月　昭和大学医学部第二内科講師
昭和63年 4月　昭和大学医学部血液内科助教授
平成17年11月　昭和大学医学部血液内科教授
平成19年 4月　昭和大学腫瘍センター長兼任

【所属学会】
日本臨床血液学会評議員
日本内科学会
日本血液学会
日本癌学会
日本臨床免疫学会
日本造血細胞移植学会
日本エイズ学会

【研究分野】
鉄代謝
白血病の病態、予後解析

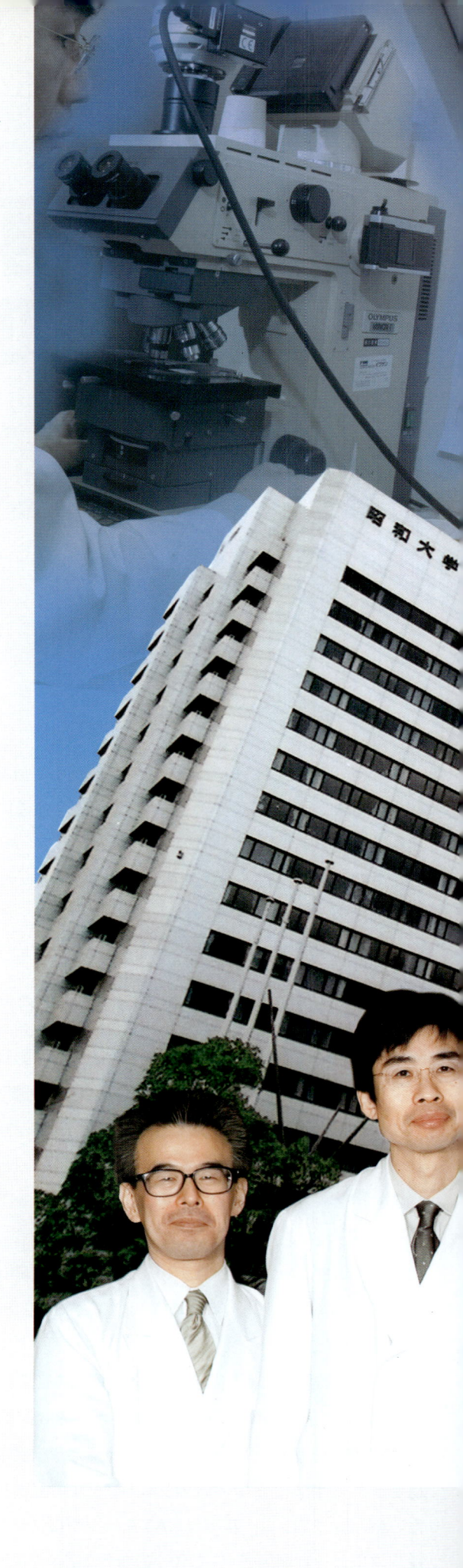

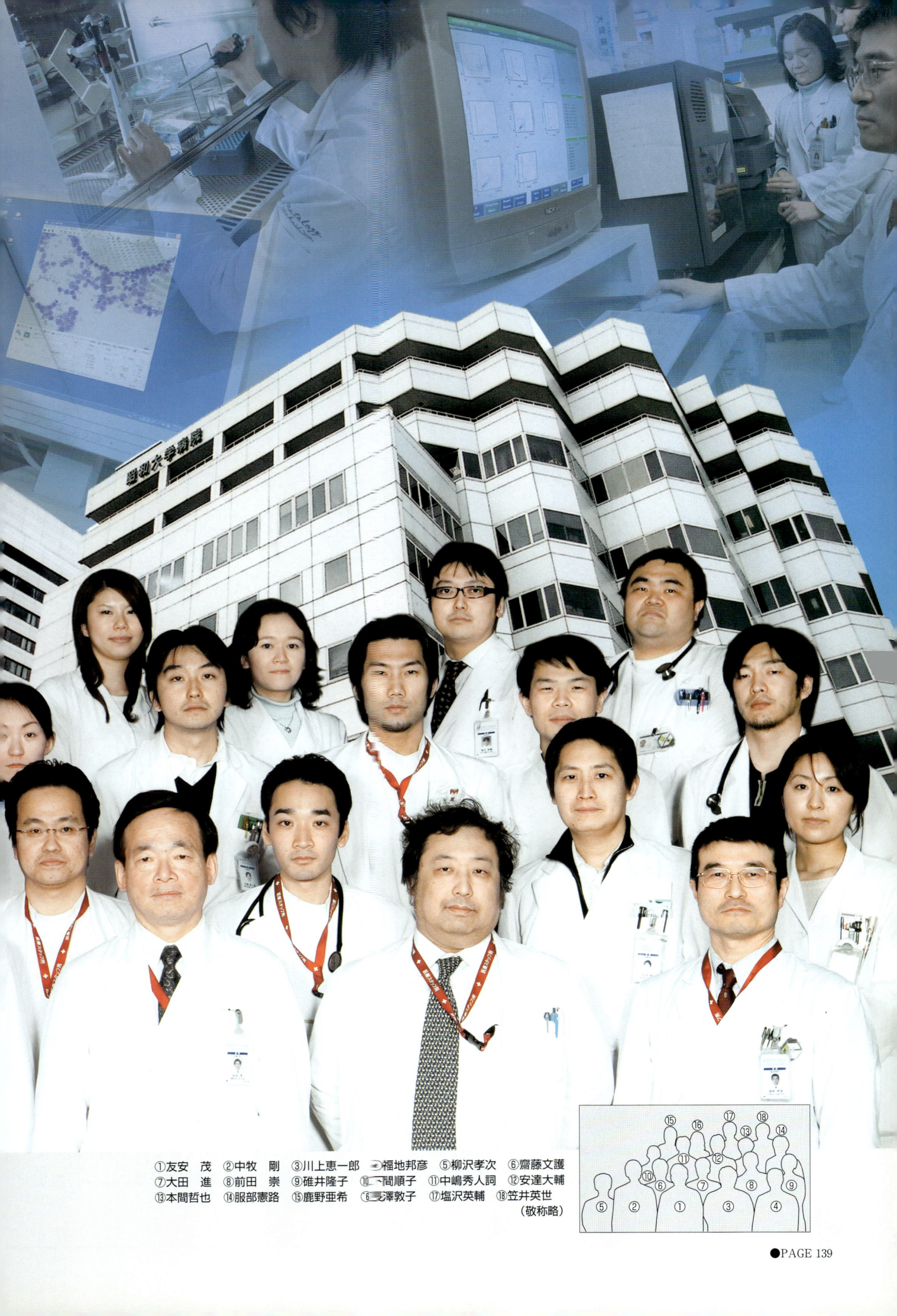

①友安　茂　②中牧　剛　③川上恵一郎　④福地邦彦　⑤柳沢孝次　⑥齋藤文護
⑦大田　進　⑧前田　崇　⑨碓井隆子　⑩本間順子　⑪中嶋秀人詞　⑫安達大輔
⑬本間哲也　⑭服部憲路　⑮鹿野亜希　⑯三澤敦子　⑰塩沢英輔　⑱笠井英世
（敬称略）

私と血液学の仲間たち

化学療法が始まった時代から血液学とともに

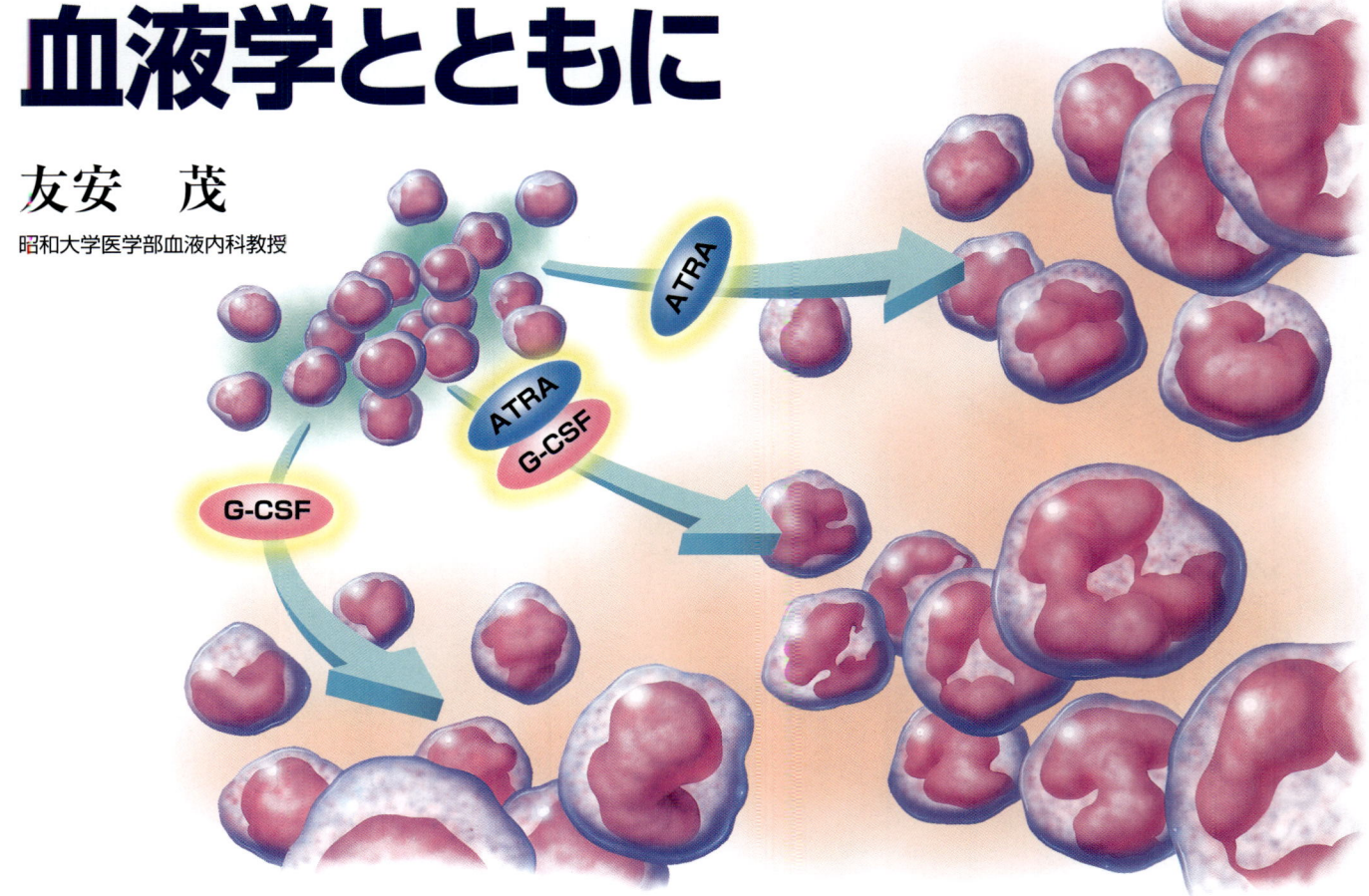

友安　茂
昭和大学医学部血液内科教授

白血病に化学療法が成果を出し始めた時代。血液疾患を専攻したいと考えた

　私は昭和48年に昭和大学医学部を卒業して、第二内科大学院に入学した。主任教授は清水盈行先生（第44回日本血液学会会長）で、血液疾患と消化器疾患を専門とする内科であった。

　当時、消化器疾患は胃潰瘍、十二指腸潰瘍の診断がつくと外科切除、慢性肝炎といえば安静臥床とされていた。いまだHBs抗原という名称はなく、Au抗原といわれており、肝炎の原因としてウイルスが考えられ始めたころで、有効な治療法はなかった。

　また、固型腫瘍は原発部位の診断をもって終了し、化学療法は施行されていなかった。しかし、血液疾患は白血病に対して化学療法が施行され成果を出し始めた時代であり、血液疾患を専攻したいと考えるようになった。

ceruloplasminの研究──鉄欠乏性貧血、再生不良性貧血とCP値

　清水教授がceruloplasmin（CP）の臨床応用を検討され、私もCPの研究を開始するようになり、直接の指導を鶴岡延熹講師（後の血液内科初代教授、第39回日本臨床血液学会会長）から受けた。

　当時、CPは東京工業大学の尾崎博士によって鉄酸化作用があることが明らかにされていた[1]。私はCPといえば銅代謝異常症であるWilson病が浮かぶのみで、銅代謝と鉄代謝を結びつけることができなかった。しかし、銅欠乏ラットの実験で鉄欠乏性貧血が発症すること[2]を清水、鶴岡両先生から教授され、鉄欠乏性貧血と再生不良性貧血でのCPの意義については長谷川洋先生とともに研究した。鉄欠乏性貧血の一部に、確かにCP低値になると貧血が増悪する症例がみられ、本態性と思われる鉄欠乏性貧血患者の一部にはCPの関与があることを見出した。

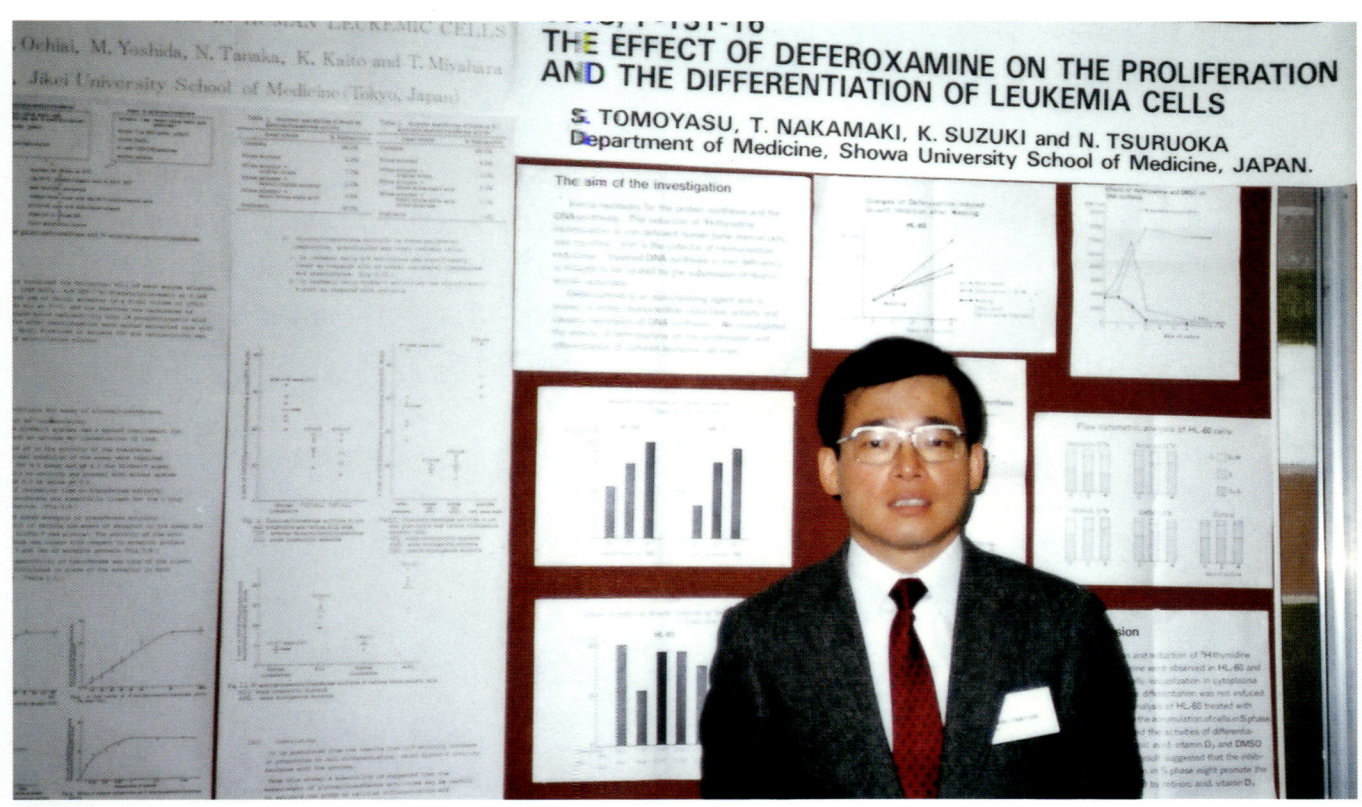

昭和61年、シドニーでの国際血液学会での発表。

　再生不良性貧血の予後不良因子の一つとして、血清銅高値もあげられていた。そのような症例ではCPも高値であり、CPの変動とともにHb値も変化する症例もあるように思えた。不応性貧血の患者では貯蔵鉄が増加している症例がほとんどであり、鉄キレート剤であるDeferoxamineを投与すると鉄が排泄され、貧血が回復した症例がある[3]。

　近年、再度、不応性貧血に対して鉄のキレートが有効であると発表されてきており、改めて鉄代謝異常は不応性貧血の結果の病態ではなく、原因として考えるべき側面もあると感じている。

昭和63年、血液内科創設。教室全体で、白血病細胞の分化誘導の仕事に邁進した

　昭和63年、第二内科から独立して血液内科が創設された。鶴岡教授の下で白血病細胞に関する研究を開始し、白血病の分化増殖と鉄代謝の関係を研究した。すなわち、細胞内の鉄をキレートした状態と、分化誘導剤を添加して増殖を遅らせた状態でのがん遺伝子、特にc-mycの変動について研究した。鉄キレート剤添加の増殖抑制ではc-mycは高値、分化誘導剤で分化させるとc-mycは低下し、増殖抑制の機構が両者間で異なることを明らかにした[4)-7)]。

　今はM3の治療法として当たり前となっている分化誘導療法についても、研究をした。primary cultureで培養した白血病細胞が、分化誘導物質が添加されると劇的に形態が変化するのを目の当たりにした時は興奮した。

　埼玉がんセンター研究所所長の穂積本男博士、本間良夫博士（現島根大学医学部教授）の指導の下、教室全体が分化誘導についての仕事に邁進した。共同研究者の日野研一郎先生（現鶴川サナトリウム病院院長）と中牧剛先生とともに、HL-60を使った基礎実験、primary cultureで夜遅くまで患者細胞を処理したことが思い出される。

　精力的な仕事を通して研究結果が出始め、副腎皮質ステロイド、アクラシノマイシンが分化誘導作用を持つことを臨床例で明らかにした。サイトカインの影響によって白血病細胞の形態が変化すること、all-*trans* retinoic acid（ATRA）とG-CSFの関係などを詳細に検討した。特にATRAとG-CSFを

私と血液学の仲間たち

併用するとATRA単独に比べて併用群では分化の程度が強くなること、ATRAとINFγを併用するとHL-60は単球系のマーカーが出現し、サイトカインによって分化のlineageが変わることを発見した。

また、$1\alpha,25$-dihydroxyvitamin D_3によってHL-60は単球系に分化誘導されるが、その誘導効果は弱く、$1\alpha,25$-dihydroxyvitamin D_3を除去すると元のHL-60細胞の形態に戻ることも明らかにした。細胞は単球系にコミットされてもまだ最終決定されず、単球系細胞は多くの可能性を秘めた細胞であると感じていた[8)-14)]。

そのほか、本間博士とともに、臨床応用が可能な分化誘導剤がないか共同研究をした[15)-19)]。

「臨床重視の内科」として教室を運営

予後因子の解析も、臨床の重要な仕事である。nm23は悪性リンパ腫の予後因子としての地位を確立してきているが、当科ではそれ以前に急性骨髄性白血病のうち、特にM5で高値となり、nm23高値の急性骨髄性白血病は予後が悪いことを発表した。そのほかの因子として、transferrin receptor 2高値の急性骨髄性白血病は予後がよいことを発表し、今後はその因子の白血病における細胞生物学的特徴を明らかにしていきたいと思っている[20)-23)]。

私立大学病院の経営環境は厳しく、臨床の教室は経済観念なしでは運営できなくなってきている。当科は「臨床を重視する内科にせよ」との大学の方針により、大学院生は公衆衛生学教室、病理学教室、臨床病理学教室に所属している。それらの教室には血液内科のOB諸氏が働き、その指導の下に研究を行っている。

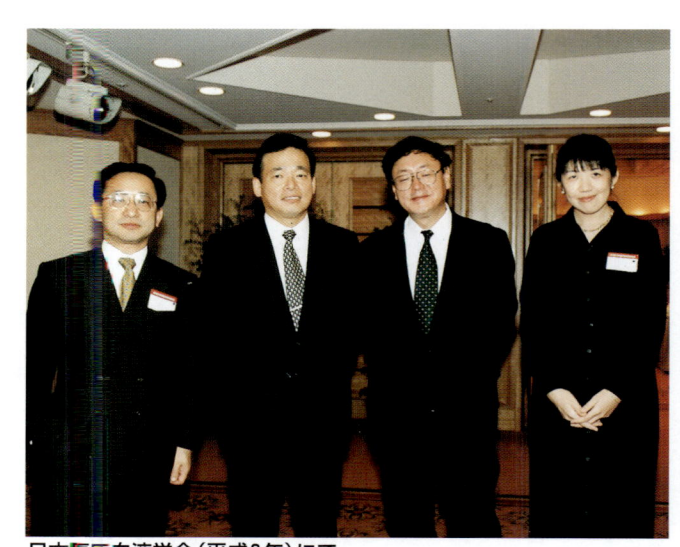

日本臨床血液学会（平成9年）にて
左から本間良夫先生（現島根大学教授）、小生、日野研一郎先生（現鶴川サナトリウム病院院長）、坂下暁子先生（昭和大学横浜市北部病院助教授）。

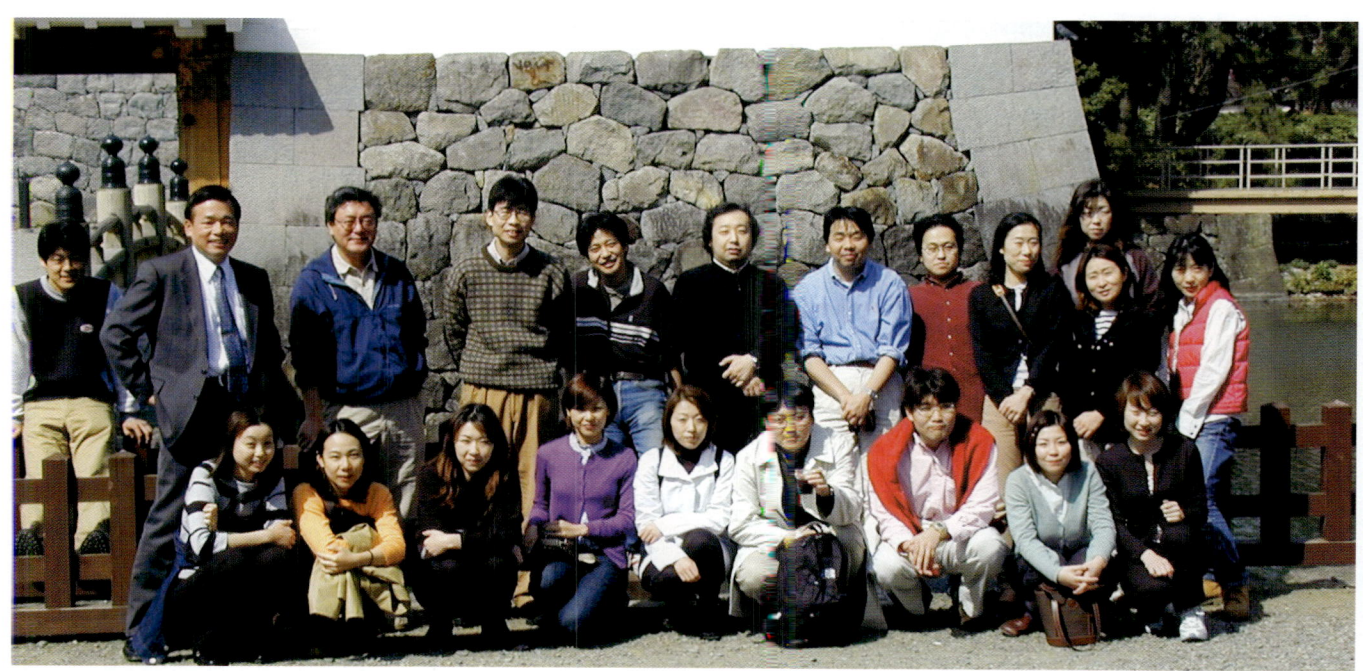

箱根医局旅行（平成13年3月） 小田原城をバックにした集合写真。

臨床医が直感する問題点が普遍的な真実につながる

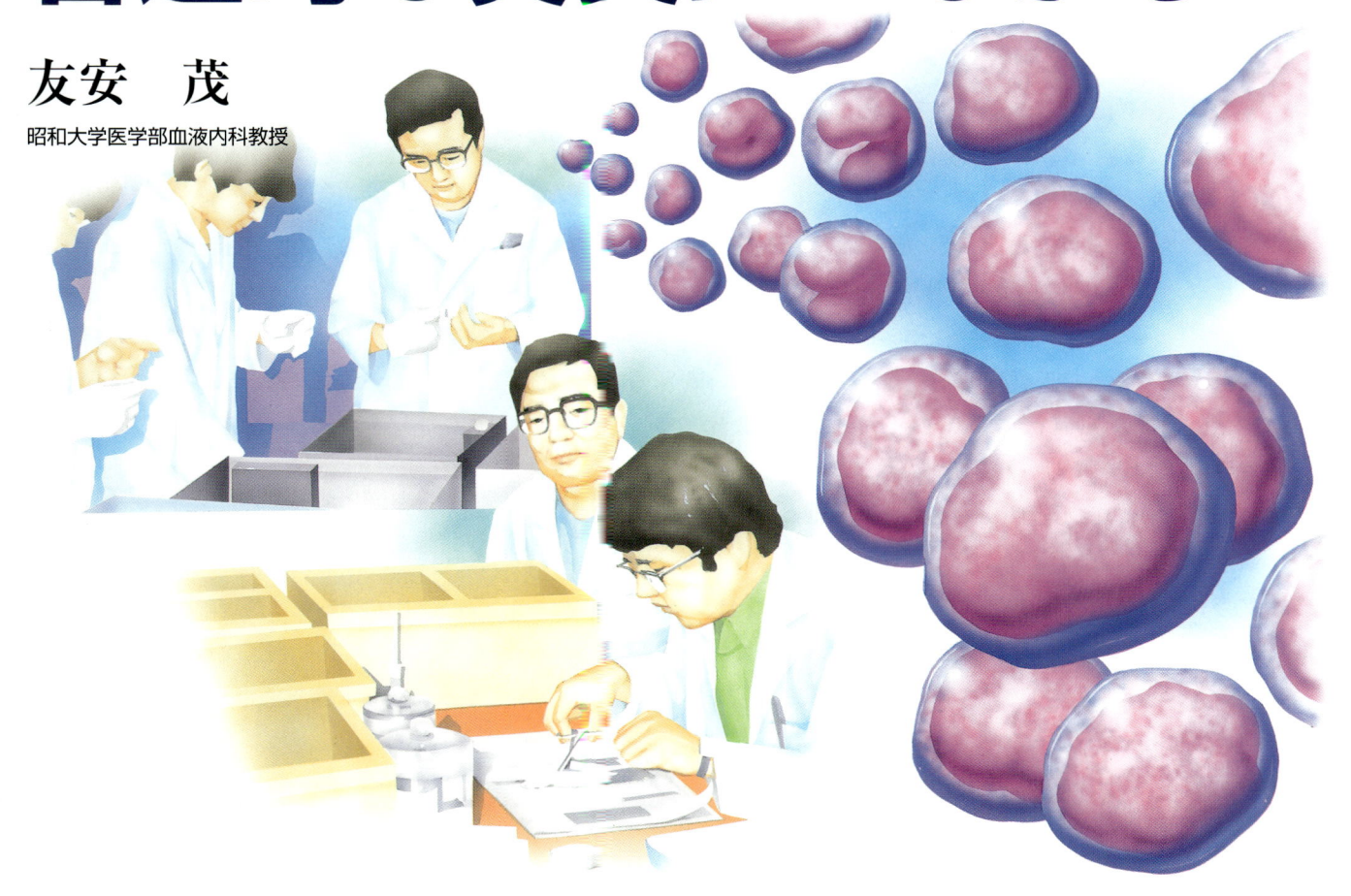

友安　茂
昭和大学医学部血液内科教授

Shay顆粒球肉腫の継代培養が、分化誘導の研究へとつながっていく

　私が入局した当時の第二内科の研究の一つに、白血病細胞の病態解析があった。当時は細胞培養の技術が未熟で、白血病細胞の継代移植を行うことにより、白血病細胞の動態解析を行うのが一般的であった。

　使用した白血病細胞は1950年、Dr.Shayによって作成された実験的緑色腫であり、Wistar系ラットの背部皮下に一週間に1回、継代移植していた。清水教授が日本に持ち帰った当時は緑色を呈していた腫瘍細胞が、継代移植50代ごろから緑色調を帯びなくなった。そのため、緑色腫という名前から、顆粒球肉腫と名称を変更した。

　緑色調を失い始めたころから、腫瘍細胞の形態は前骨髄球から骨髄芽球に変化し、さらに白血化した。緑色腫とされていた当時の染色体数は43本であったが、継代培養を続けるとともに新しい染色体異常が認められ始め、第245代目までの染色体変化が観察された（酒井孝夫、浅野洋治先生）[24)25)]。

　この時期、顆粒球肉腫細胞の軟寒天培養、浮遊培養が可能となりクローニングに成功し、本腫瘍細胞の分子生物学的研究が活発に行われた（布上直和、日野研一郎、横山新一郎先生）[26-28)]。

　以上のShay顆粒球肉腫を中心とした研究は、前任の鶴岡教授の指導の下で行われた。腫瘍細胞が前骨髄球から骨髄芽球へ脱分化することを経験したことから、白血病細胞形態は普遍的でなく、分化もありえるのではないかとの発想が生まれ、分化に関する研究が開始された。

●PAGE 143

私と血液学の仲間たち

白血病細胞の分化・増殖機構、薬剤耐性の解明──中牧剛助教授

Shay顆粒球肉腫の研究は血液内科が創設された以後も続けられたが、血液内科として新しい研究もスタートしようとの気運が高まり、「臨床医としてbed sideで得た問題点を科学者の視点で解析し、臨床の場へfeed backする」ことを新たな目標にした。

Shay顆粒球肉腫の継代培養で培った経験から、白血病細胞は脱分化・分化すると推測され、患者白血病細胞を分化誘導することができるかどうかの模索が始まった。そして、この方面の第一人者である埼玉がんセンターの穂積本男博士、本間良夫博士の指導を仰いだ。その結果、分化誘導療法という治療理念が急性前骨髄球性白血病の臨床像を一変させた歴史的なプロセスで、微力ながら臨床的な貢献ができたのではないかと自負している。

久武助手は、臨床応用可能なVD₃製剤が血液腫瘍細胞、前立腺癌、乳癌でも有効かどうか検討した。DNA arrayに代表される種々の分子生物学的手法は膨大な情報を提示してくれるが、中牧助教授らは、その中で真に重要な変化を抽出することが臨床医の責務と考え、その研究は多岐に及んでいる。急性前骨髄球性白血病（APL）以外の骨髄性白血病に対する分化誘導療法の基礎的研究、細胞周期調節にかかわるcyclin kinase inhibitor（CDKI）の代謝の基礎的研究、骨髄性白血病の病態・予後にかかわる因子の研究、悪性リンパ腫の病態・治療反応性・進展に関与する因子の解明などである。

血液臨床医の研究環境に多くの制約と困難があることは、当血液内科も例外ではない。しかし、我々は苦悩する患者に対時した一人の臨床医こそが直感できる問題点が、普遍的な真実につながる研究を生み出せると信じて努力を続けている。

臨床血液学と造血器病理学の統合的研究──第二病理学教室との連携

太田秀一教授が主宰している第二病理学教室は、診断病理学、特に造血器病理学を主テーマとしている。

塩沢英輔先生は血液内科で臨床研修を修了した後、第二

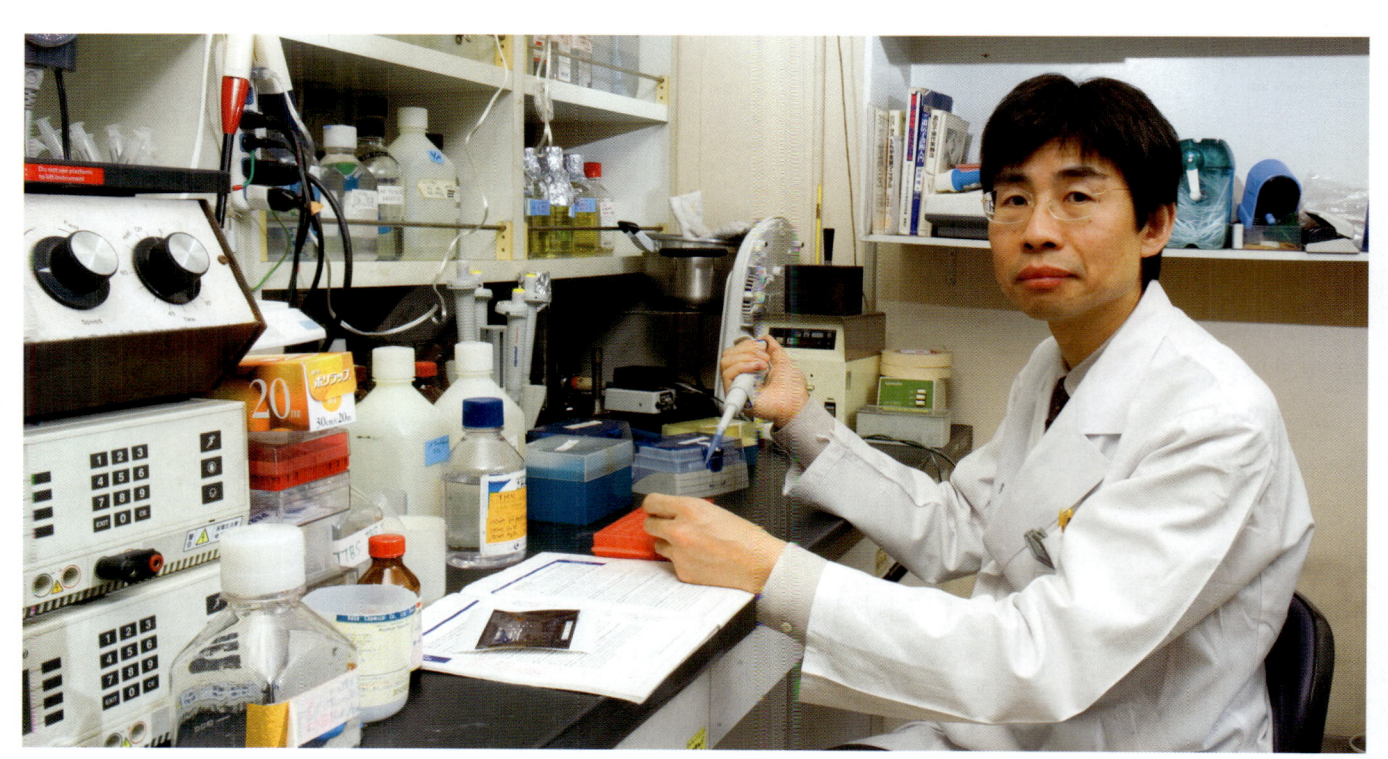

中牧剛助教授
膨大な情報を提示してくれる分子生物学的手法から、真に重要な変化を抽出し、その研究は多岐に及んでいる。

病理学教室で瀧本雅文助教授、矢持淑子講師の指導の下、悪性リンパ腫診断をテーマとした研究に取り組んでいる。濾胞性リンパ腫のび漫性大細胞型B細胞リンパ腫への組織学的転化を検討し、腫瘍濾胞を構成するCD21陽性濾胞状細胞のネットワーク消失が、び漫化の過程において重要な役割を果たすことを報告した[29]。

また、ホルマリン固定パラフィン包埋ブロックから抽出した微量のDNAを用いて、高感度なPCR法により免疫グロブリン遺伝子およびT細胞受容体遺伝子の再構成を検出し、クロナリティ解析を行う分子病理学的手法を報告した[30]。この手法によって、市中病院で病理検査が行われた後に当科に紹介された場合など、従来では患者に負担のかかる再生検を施行していた症例でも、患者に新たな負担をかけずにリンパ腫診断の精度を向上できることを報告している。

齋藤文護先生は、濾胞性リンパ腫のリツキサンの治療効果に関する免疫組織化学的検討では、リンパ腫細胞におけるKi-67蛋白の過剰発現がリツキサン治療効果と負の相関を示すことを報告した[31]。

このほかにも、血液内科の若手医師が第二病理学教室で非ホジキンリンパ腫におけるがん抑制遺伝子DNAメチル化機構の解析、非ホジキンリンパ腫および間葉系腫瘍におけるFLT3遺伝子変異の解析などの幅広い分子病理学的研究を行っている。

鉄キレート剤による細胞増殖制御機構
――臨床病理学教室との提携

五味邦英教授主宰の臨床病理学教室の福地邦彦助教授と私は、鉄代謝の共同研究を行ってきた。

鉄キレート剤のDeferoxamineをHL-60などの白血病細胞に添加すると、Deferoxamineは細胞内に直接入り、細胞内鉄をキレートし、ribonucleotide reductase 活性を阻害する。Deferoxamine処理は、細胞増殖速度を遅延させ、処理を継続することでapoptosisを誘導した。

細胞増殖遅延機構を詳細に検討したところ、Deferoxamineはp53発現を誘導し、その下流のcyclin kinase inhibitorのp21mRNAは誘導したが、p21蛋白の発現は亢進させなかった。この結果は、p21の蛋白レベルでの発現制御

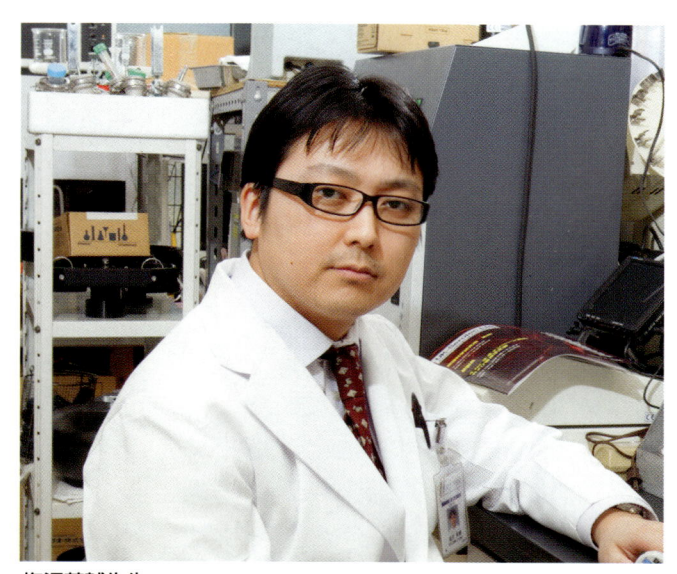

塩沢英輔先生
第二病理学教室で、悪性リンパ腫診断をテーマとした研究に取り組んでいる。

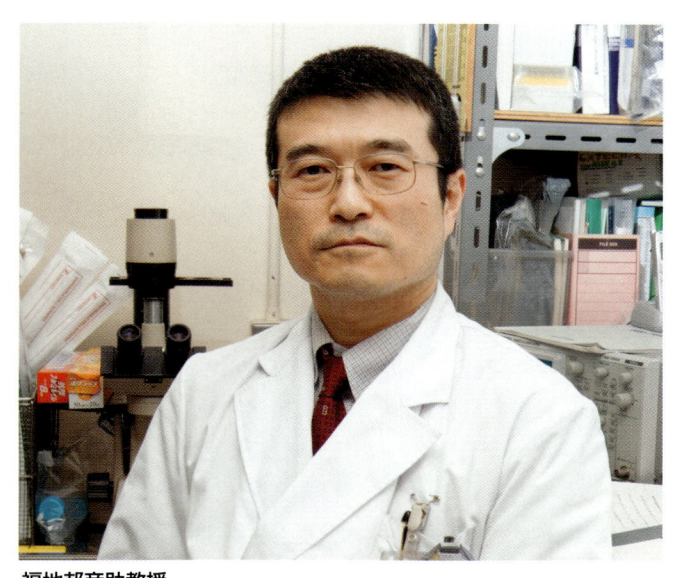

福地邦彦助教授
福地先生と私は鉄代謝の共同研究を行っている。Deferoxamineによる細胞増殖抑制効果の解析を端緒として、細胞増殖制御機構の研究を展開してきた。

を強く示唆した。我々は、Deferoxamine処理をモデルシステムとして、p21の蛋白レベルでの発現機構の解析を行った。

Deferoxamineを添加して培養した細胞中で、p21がproteasomeで分解されていること、さらにubiquitin結合p21を検出したことで、p21発現制御におけるubiquitin-proteasome蛋白分解経路の関与を証明し得た。

上記のように、Deferoxamineによる細胞増殖抑制効果の解析を端緒として、細胞増殖制御機構の研究を展開してきた。現在、我々は、p21の安定化機構の解析を継続している。

（2006年3月20日刊行）

profile

北村俊雄
[プロフィール]

昭和31年7月21日生まれ、大阪府出身
昭和56年 3月　東京大学医学部卒業
昭和56年 6月　東京大学医学部附属病院研修医
昭和58年 6月　東京大学医学部第三内科医員
昭和58年 6月　国立がんセンター研究所ウイルス部リサーチレジデント
昭和60年 6月　東京大学医学部第三内科医員
平成 元年 4月　米国DNAX研究所博士研究員
平成 4年 4月　同研究所シニアリサーチアソシエート
平成 8年 9月　東京大学医科学研究所造血因子探索寄付研究部門　客員助教授
平成11年 9月　東京大学医科学研究所造血因子探索寄付研究部門　客員教授
平成13年 9月　東京大学医科学研究所先端医療研究センター　細胞療法分野教授

【所属学会】
日本血液学会評議員　　日本アレルギー学会
日本臨床血液学会　　　日本癌学会
日本生化学会　　　　　日本免疫学会
日本分子生物学会　　　日本遺伝子治療学会
日本炎症再生学会　　　日本再生医療学会
米国血液学会　　　　　国際実験血液学会
米国微生物学会　　　　米国生化学会
国際幹細胞学会

【受賞】
1991年　Hajime Memorial Award（DNAX Research Institute）
1999年　東京テクノフォーラムゴールドメダル賞
2005年　日本白血病研究基金　萩村孝特別研究賞

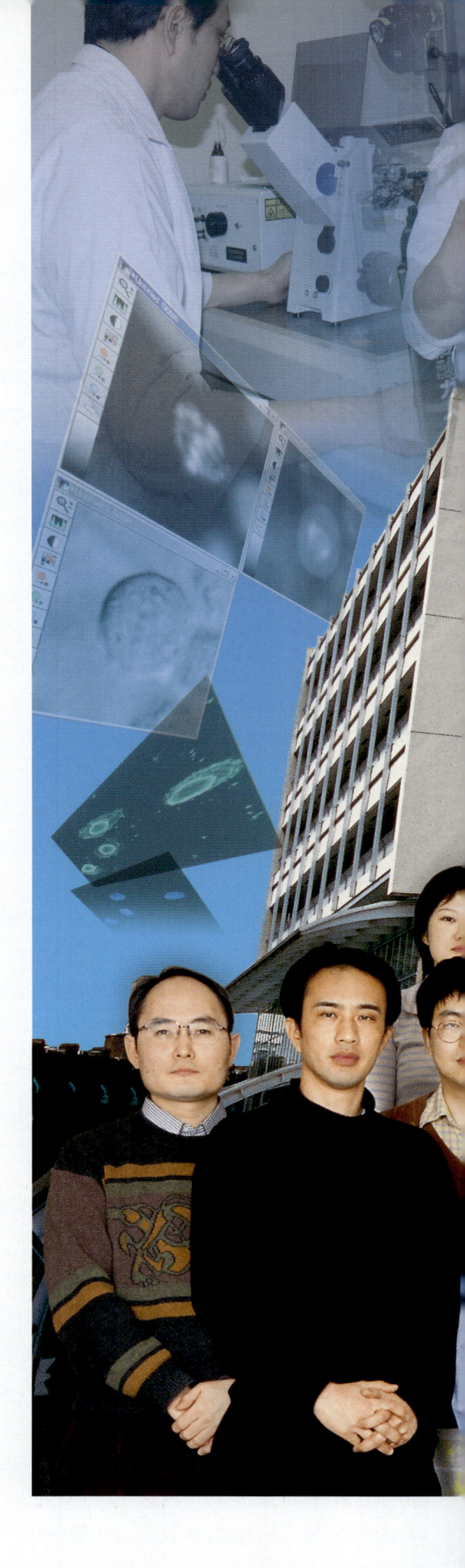

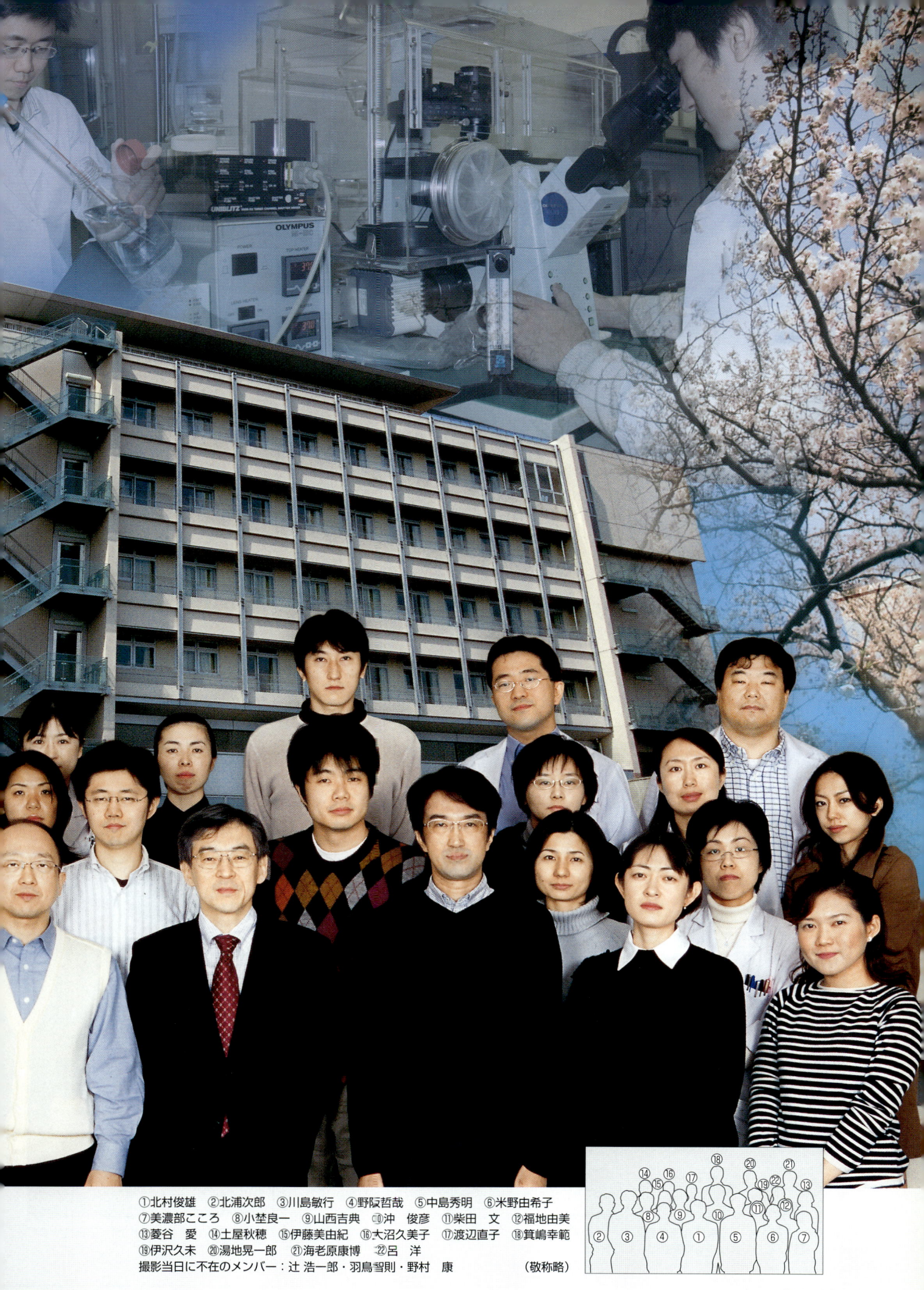

①北村俊雄　②北浦次郎　③川島敏行　④野阪哲哉　⑤中島秀明　⑥米野由希子
⑦美濃部こころ　⑧小埜良一　⑨山西吉典　⑩沖　俊彦　⑪柴田　文　⑫福地由美
⑬菱谷　愛　⑭土屋秋穂　⑮伊藤美由紀　⑯大沼久美子　⑰渡辺直子　⑱箕嶋幸範
⑲伊沢久未　⑳湯地晃一郎　㉑海老原康博　㉒呂　洋
撮影当日に不在のメンバー：辻　浩一郎・羽鳥智則・野村　康　　　　　　（敬称略）

●PAGE 147

私と血液学の仲間たち

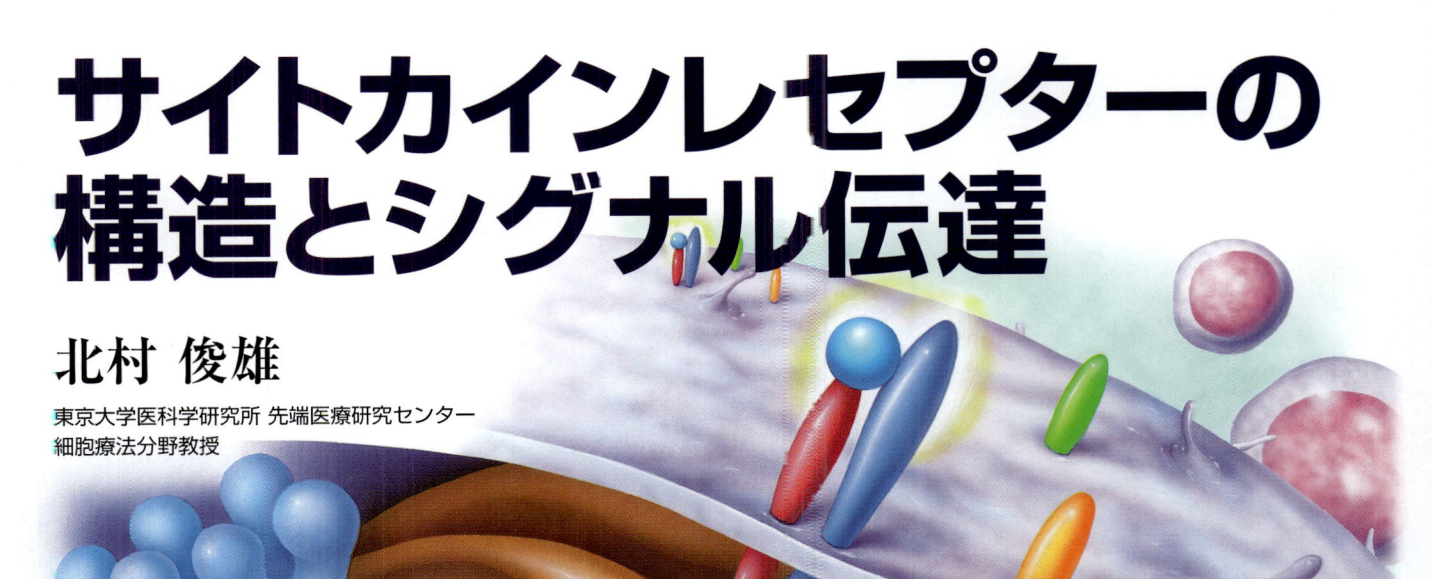

サイトカインレセプターの構造とシグナル伝達

北村 俊雄

東京大学医科学研究所 先端医療研究センター
細胞療法分野教授

"白血病細胞では、何が起きているのか" 疑問は尽きず、血液内科を選択

　私は1981年に医学部を卒業後、2年間の内科研修を経て、血液か免疫かで迷った末、東京大学医学部第三内科（高久史麿教授）に入局、血液内科医を目指した。

　血液内科に興味を持った最初のきっかけは、第一内科での研修中である。受け持ちの骨髄腫の患者さんは週末外泊予定であったが、その週末に突然の発熱。採血してストリッヒを自分で染色して鏡検したところ、無顆粒球症を確認した。この時、土曜日にもかかわらず、ていねいにご指導いただいたのは中原一彦先生である。

　アレルギーに興味があった私には、物療内科（現アレルギーリウマチ内科）入局も選択肢の一つであった。その時、熱心に誘ってくださった宮本昭正教授にはアレルギーの研究を通じて、いつか恩返しさせていただきたい。

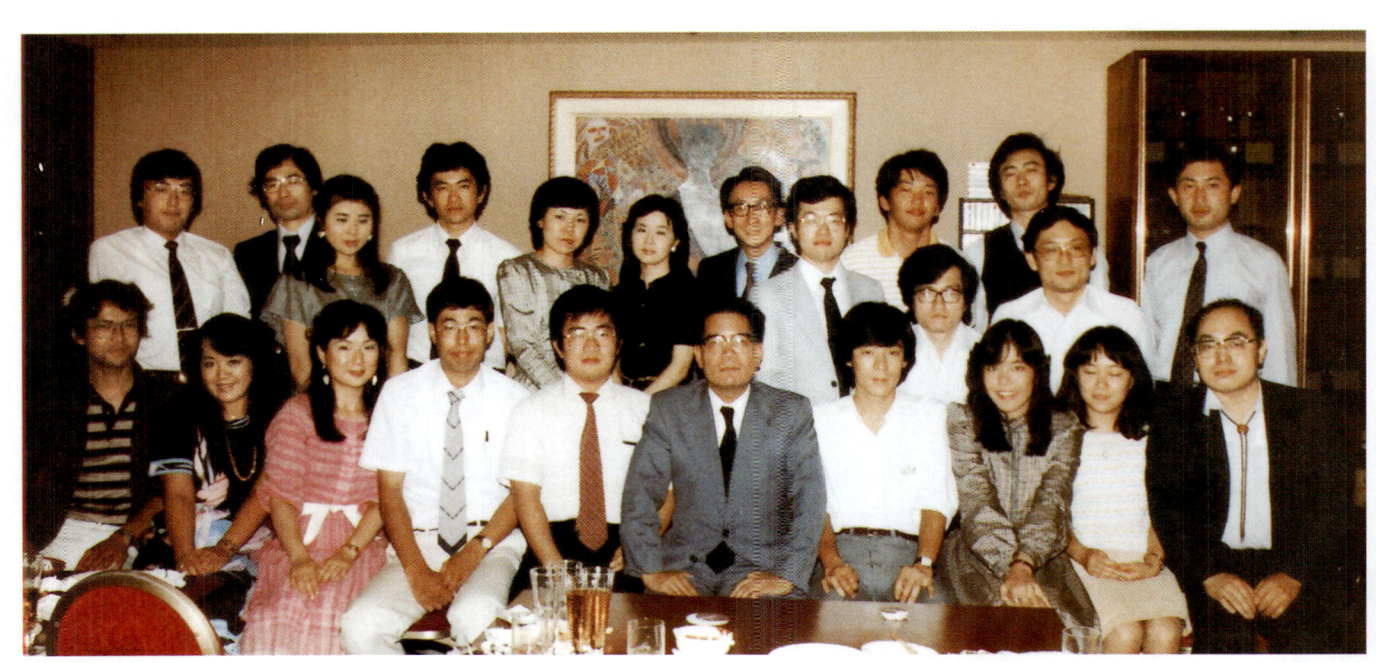

1983年、東京大学第三内科六研の歓迎会　その年の入局者、宮園浩平先生と私が高久先生の両隣。このなかの多くの人が独立して国内外に研究室を率いている。研究室として目指すべき重要なことである。

最終的に血液内科を選択したのは、顕微鏡で白血病細胞を観察する時、この細胞の中ではいったい何が起こっているのだろうか、などの疑問が尽きなかったからである。といっても、当時は研究者ではなく臨床医を目指していた。初めて医師として仕事をした研修医の2年間は、私にとって印象深い期間である。

　2年間の研修医生活のあと入局してすぐに、国立がんセンターウイルス部（三輪正直部長）で研究する機会を与えていただき、ヒトレトロウイルスによって発症することが明らかになって間もないATLの研究に従事することができた。初めて研究の世界に触れ、世の中にはこんなに面白いことがあるのかと驚き、実験に没頭した。ここで学んだレトロウイルス学は、独立後の研究方法として役立つことになる。

サイトカイン依存性細胞株TF-1を樹立し、ある仮説を思いつく

　1985年、大学に戻り、最初に与えられたテーマは腎臓におけるエリスロポエチンの産生部位の同定であった。そのころ、non-RIでできる in situ ハイブリダイゼーション法を発表された東海大の中根先生の研究室に1か月通った。しかしながら、当時の技術では発現量があまり多くないmRNAの検出は難しく、結局、大学に戻りS^{35}を利用した系で実験を行った。昼間は外来と病棟で臨床、夜は実験の生活で、午後8時か9時以降には新たに入室できなくなるシステムのRI研究室の窓から侵入して、深夜まで研究を行ったこともすでに時効であろうか。残念なことに、この実験はアメリカのグループに先を越されてしまったが、実験に使ったフィルムエマルジョン法の経験が後に留学中に役立つことになる。

　次に行った実験は、エリスロポエチンレセプターの研究である。当時、多くの研究室でマウス細胞を使ってレセプターの構造解析を行っていた。それなら私は、患者白血病細胞由来のエリスロポエチン依存性細胞株を樹立してヒトのレセプターを調べようと思った。そして、受け持ちの赤白血病患者さんの骨髄からIL-3、GM-CSF、エリスロポエチン依存性のTF-1細胞を樹立することができた。TF-1細胞は、その後の私の研究に大いに役立った。今では、サイトカイン依存性細胞株のスタンダードの一つとなった。

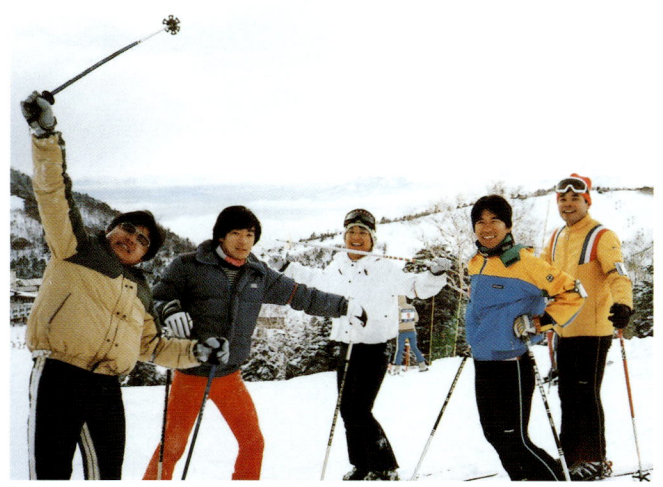

1985年、国立がんセンター研究所ウイルス部のスキー旅行にて
初めて研究に触れたところ。今でも多くの人と親交がある。

　TF-1細胞が発現するサイトカインレセプターの構造を調べているうちに、IL-3とGM-CSFのレセプターが130Kdaのサブユニットを共有している可能性を考えるようになったのは1988年のことである。当時はまだサイトカインとレセプターは1対1であると信じられていたので、私の仮説を信じてくれる人はあまりいなかった。

　当時の第三内科は30代半ばまでにほぼ全員が留学するという環境にあり、海外で研究することにそれほど積極的ではなかった私も、自然と留学のことを考えるようになっていた。

アメリカのカリフォルニア州パロアルトで研究に没頭した8年間

　医局に戻って4年後、米国DNAX分子生物学研究所に留学し、1989年4月から1996年12月までの約8年間をサンフランシスコ空港から車で南に30分、パロアルトという町で過ごした。カリフォルニアの明るい空のもと、バイトや外来や全てのことから解放され、研究に没頭できたこの8年間は充実した楽しいものであった。

　夜は皆が帰った後、好きな音楽を聞きながら、毎日明るくなるまで実験した。また、週に1回くらいのゴルフも近くに気軽に行けるコースがたくさんあり、楽しめた。9ホールくらいなら、夕食代わりにホットドッグを食べながらラウンドすれば、2～3時間で研究室に戻ってまた実験できるという気軽さであった。

私と血液学の仲間たち

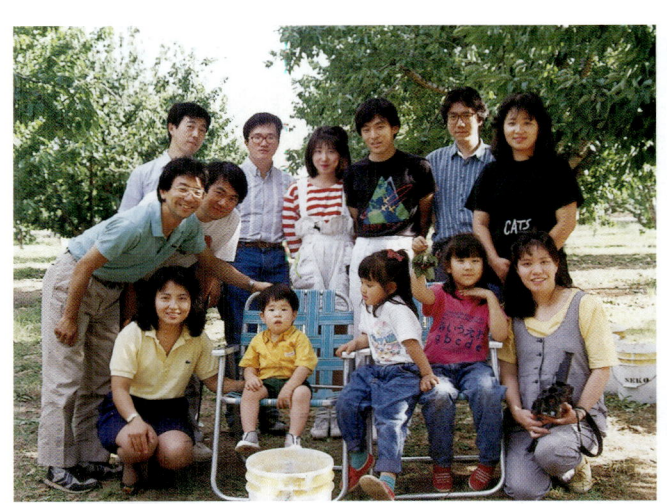

1989年、留学後間もないころ　故平井久丸先生の呼びかけで、ベイエリア在住の3内6研出身者でサクランボ狩り。

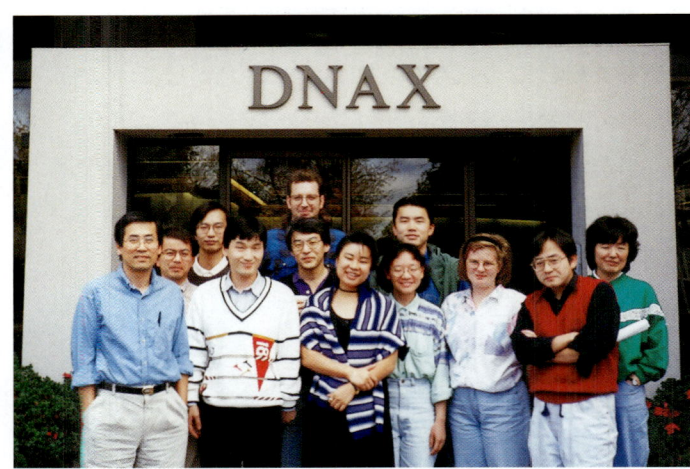

1992年ごろのDNAX分子生物学研究所の宮島研のメンバー（左端が宮島先生）
カナダ出身、イギリス出身、中国出身、アメリカ出身各1名以外は日本人。当時、DNAX研究所には約100名の研究員がいたが、国籍は24種類という国際色豊かなところであった。

　快適なカリフォルニアであったが、1年目は予想通りの実験結果が得られず、出口のない迷路に迷い込んだような焦燥感に駆られ、さすがにゴルフをする気もなくなった。1990年夏ごろから、フィルムエマルジョンを利用した発現クローニング法でTF-1細胞由来のcDNAライブラリーをスクリーニングし、10月にはヒトIL-3レセプターαサブユニットを同定し、サイトカインレセプター間のサブユニットの共有の最初の例をみつけることができた。

　この結果は、サイトカイン作用の重複性の分子機構を説明するものとして注目され、論文は翌年、「Cell」に掲載された。それにもまして私にとって重要だったのは、この結果をアーサー・コーンバーグ先生、ポール・バーグ先生、チャールス・ヤノフスキー先生、上代淑人先生という分子生物学の創始者ともいえる科学者の前で発表する機会を得たことであった。4人の先生方がサイエンスを大事にし、楽しんでいらっしゃることを強く感じ、感銘を覚えた。この経緯については「アメリカ留学」と題したエッセイをホームページに掲載している。

カリフォルニア時代の後半、小さなラボのPIとして

　スーパーバイザーの宮島篤先生の帰国に伴い、1993年ごろから、DNAXで研究室を運営することになった。日本人博士研究員2名、アメリカ人研究者1名で私を含めても4名の小さなラボである。

　この研究室では、レトロウイルスを利用した発現クローニング法を開発し、独自のアプローチでシグナル伝達を研究することを目的とした。このころ開発したレトロウイルスを利用した効率のよい遺伝子導入法と発現クローニング法は、今でも研究室の重要な戦略となっている。

　カリフォルニアで実りある研究ができたのは、DNAXを留学先に勧めてくださった高久史麿先生、快く引き受けてくださった新井賢一先生、素人に毛が生えた程度の私を我慢強くご指導くださった宮島先生、サポートしてくれた研究室の仲間と家族と、多くの人に支えられたおかげと深く感謝している。またすばらしい環境のカリフォルニアは、今でも私の心の拠り所である。

　初めて研究室を運営するようになり、英語で行う対外交渉など、いろいろな経験ができた。どのような研究室が理想なのか、よく考えたのもこのころである。自由な発想で実験し、楽しく議論し、協力して実験する。そして、一生忘れられないようなすばらしい実験結果を得る。こういう時間を若い人たちと共有できる研究室をつくりたいと考えていたころ、浅野茂隆先生と新井賢一先生の誘いで1996年9月より東京大学医科学研究所造血因子探索寄付研究部を担当することになった。32歳で留学した私も40歳になっていた。

　同12月には8年過ごしたDNAX研究所の研究室を片付け、大晦日にサンフランシスコ発、1997年元旦成田着の便で、大量の研究試料とともに帰国した。

帰国後の最初のプロジェクトは、レトロウイルス技術を駆使したアプローチ

　帰国して研究室を始めたものの、はじめは研究室に実験机も事務机もない状態でのスタートであった。メンバーも助手の野阪以外に、実験の経験がない麻酔科医と大学院生、秘書を含めて全部で5名。連日、2人の生徒に2人の先生で試行錯誤した。「この研究室から本当に論文を出せるだろうか？」という不安と緊張感もあったが、新しい研究への希望と期待が勝っていた。大学院生の川島と森田、中外製薬から小嶋が「造血因子」に参加してくれ、ようやく研究室らしくなった。

　帰国後の最初のプロジェクトは、帰国前から考えていた。まず、効率のよいレトロウイルスのパッケージング細胞を樹立すること、そしてレトロウイルスベクターを利用したシグナルシークエンストラップ法を開発することであった。種々の工夫を加えて樹立した効率のよいパッケージング細胞PLAT-Eは、現在までに800以上の研究室に供給した。また、シグナルシークエンストラップに関しても効率のよいSST-REX法を開発することができ、多くの新規膜蛋白質や分泌蛋白質を同定することに成功した。同時にGFP融合蛋白質を利用して細胞内局在で遺伝子を同定するFL-REX法も開発できた。

　また、改良を重ねたレトロウイルスベクターpMXsは感染効率と遺伝子発現効率がよく、種々の初代培養細胞への遺伝子導入を可能にした。例えば、T細胞受容体のαおよびβサブユニットを脾臓由来のT細胞に導入すると、機能的T細胞受容体を再構成できる。我々のレトロウイルスベクターは、すでに国内外の1800以上の研究室に供与している。

　心配していた論文も、SST-REX、FL-REX、PLAT-Eをそれぞれ「Nat Biotechnol（1999）」「Proc Natl Acad Sci USA（2000）」「Gene Therapy（2000）」に発表した。また、DNAXから継続したSTAT5の研究でも「Mol Cell Biol（1998）」「EMBO J（1999）」「J Biol Chem（2000）」「Int J Hematol（2000）」と論文を発表することができた。このうち4報は研究室の初期の学位論文となった。前述の実験をしたことがない2人の論文も含まれている。

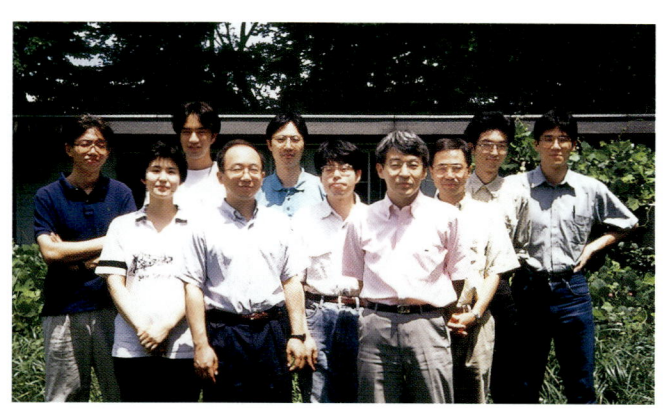

造血因子探索寄附研究部門の初期のメンバー（1998年）
背景にみえているのが、研究室があった臨床研究B棟。港区では珍しい1階平屋の建物の前は、雑草が茂る空き地であった。写真を撮影してくれた秘書以外の女性は大学院生が1名であった。

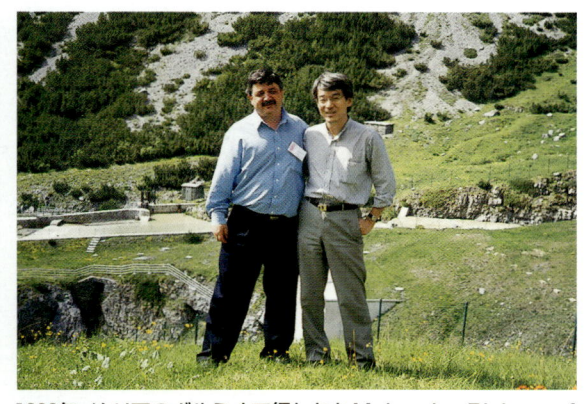

1999年イタリアのボルミオで行われたMolecular Biology of Hematopoiesisという学会にて
オーストラリア血液学分野のニック・ニコラ博士と。彼はIL-3やGM-CSFレセプタークローニングのプロジェクトでは競争相手であったが、研究を離れると仲のよい友人でもある。同じ時代にレセプターのクローニング競争に参加した研究者とは、今でも多くの親交がある。

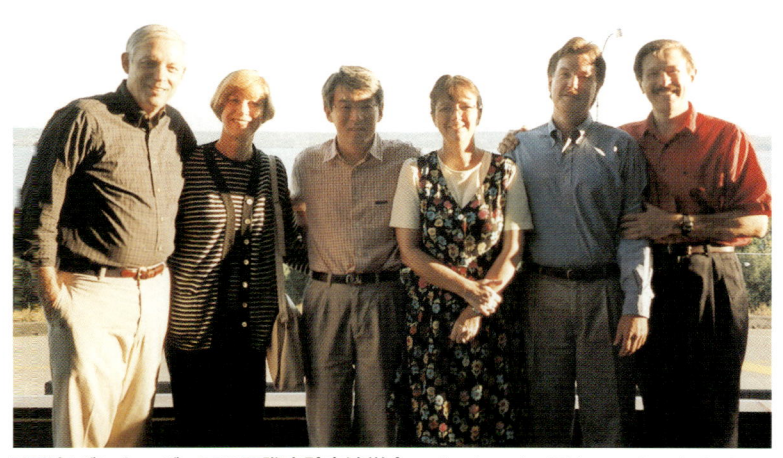

1998年バンクーバーでの国際実験血液学会　バンクーバー郊外で、長年の友人ジェリー・クリスタル博士（右端）とストラト・メイ博士と夕食。左端はジェリー・スピバック博士。

私と血液学の仲間たち

多彩なテーマで
基礎研究・応用研究を

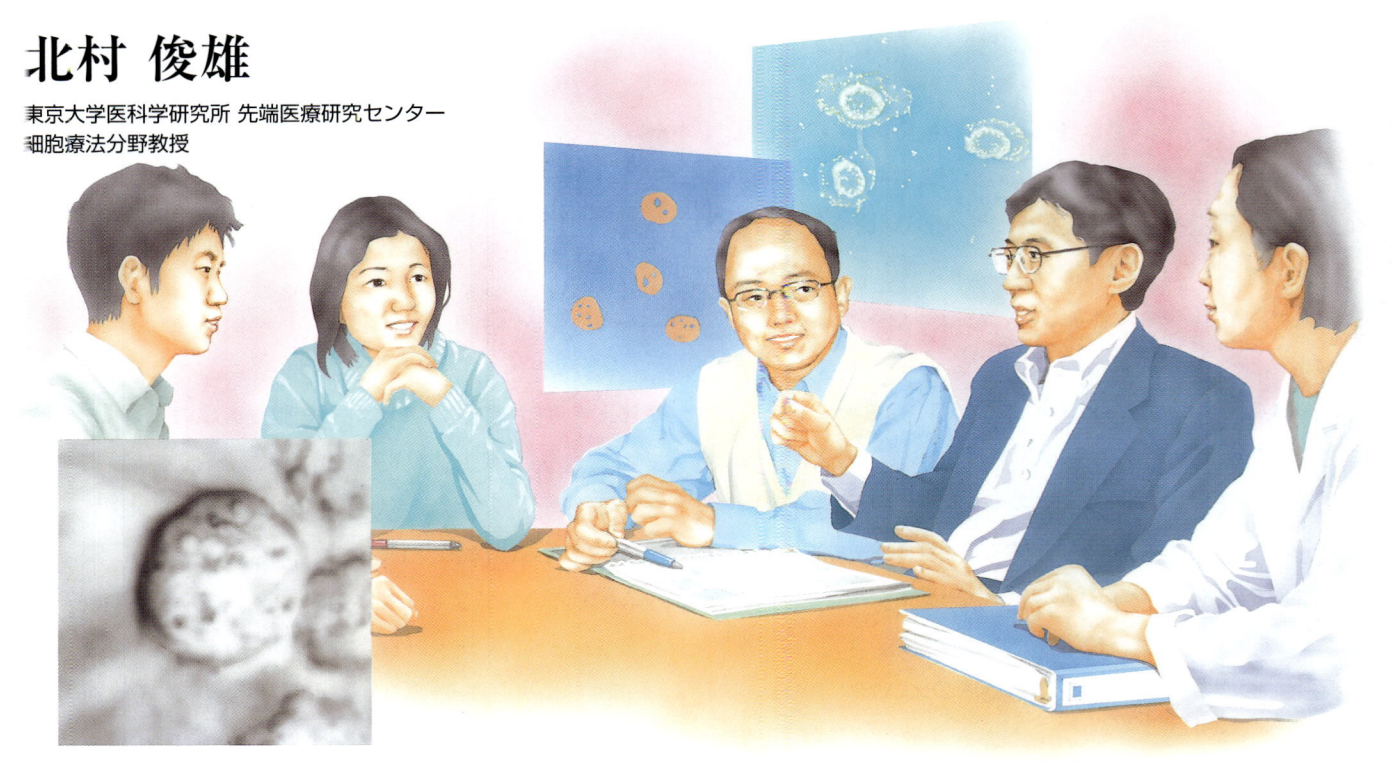

北村 俊雄
東京大学医科学研究所 先端医療研究センター
細胞療法分野教授

■ 造血因子探索と細胞療法分野の仲間たち

2001年の私の細胞療法分野異動に伴い、野阪助教授が代わりに造血因子探索を率いることになった。2003年には、中島が細胞療法分野助手からCOE特任助教授に異動。独立した研究単位としてスタートした。また、細胞療法分野の辻助教授も独立して研究を行っている。

ここで紹介する5つのグループのリーダーはいずれ自分の研究室を持つことができる能力を有しており、彼らの独立をサポートするのも私の重要な役割である。また研究部の大学院生、博士研究員にも多くの人が研究者として独立してほしいと願っている。

[野阪グループ（造血因子探索）]

野阪助教授と初めて話をしたのは1995年のアメリカの血液学会（ASH）である。その年、彼はJAK3のノックアウトマウスの研究でASH meritを受賞した。受賞講演後、ホテルのレストランで偶然に彼をみかけて、お祝いの意を伝えたのがきっかけである。

その後、私の帰国が決まり、一緒に帰らないかと声をかけたところ快諾を得た。帰国後、一緒に研究をしてすでに9年以上になるが、彼の存在なくして研究部はうまくいかなかったと思い感謝している。

野阪助教授は、ていねいな実験に基づいて着実に研究を進める一方で、時には冒険的な研究テーマに取り組む。もともと畑中正一先生の著書「レトロウイルスと私」に感銘を受けて京大ウイルス研の畑中研究室の大学院生となったという、科学的ロマンチストでもある。

現在、白血病発症の二段階モデルについて着実な成果を出しているが、いずれ冒険的なテーマも成功することを期待している。

野阪は、2006年から三重大学医学部教授として活躍している。

シグナル伝達グループ

助手の川島が率いるグループは、私が20年近くかかわってきたサイトカインレセプターのシグナル伝達の研究を発展させてくれた。現在の中心テーマは「細胞の分裂と分化増殖の調節機構における低分子量G蛋白質とSTATのクロストーク」とかなり基礎的であるが、基礎研究の成果を臨床に役立てるため、STAT3阻害剤を利用した抗がん剤の開発も目指している。

川島はもともと隣の研究室の大学院生であったが、何回か研究のことで相談にきた後で私の研究室に移ってきた。8年前のことである。大胆な発想で提案された実験は実現が難しいと思ったが、結局、川島がこの実験で同定した遺伝子によって研究は大きく展開することになる。

アンチセンスでIL-6依存性のM1細胞の分化を抑制する遺伝子MgcRacGAPは、その後の研究によって細胞質分裂、STAT転写因子の活性化、さらには染色体分配にも重要な働きをすることが判明した。

研究がスタートした時は大学院生だった川島は、博士研究員を経て助手になり、研究を引っ張ってくれている。

幹細胞グループ

COE特任助教授の中島が中心となり、造血幹細胞の増殖分化の調節に関する研究と、新しい造血幹細胞マーカーの解析を行っている。中島は野阪と同じ時期に、メンフィスのセントジュード小児病院のアイリー博士の研究室に留学していた。中島と初めて会ったのは、私が野阪を訪ねていった時である。優秀そうな人がいるなと思ったので、機会があったらいつか一緒に研究しようと声をかけた。

その次に会ったのは2年後のASHだったと思う。この年、彼もASH meritに輝いたが、驚いたのは英語のうまさである。中島は帰国後、出身大学である慶應の輸血部に2年間在籍し、4年前に私の研究室に参加してくれた。

実際に一緒に研究してみて優秀さがよくわかった。現在、研究は順調に進んでおり、今後、重要な論文が続けて発表できるはずである。

中島は2008年から独立し、慶應義塾大学医学部講師として研究室を運営している。

免疫・血液グループ

このグループは、2004年4月に助手として研究室に参加した北浦が指導している。

北浦は1998年から6年間、米国サンディエゴの近くのラホイヤアレルギー免疫研究所の川上敏明先生の研究室で研究した。私は共同研究の関係で、10年以上前から川上研を1～2年に1回は訪れている。その時、ホームパーティーなどでいつも同席したのが北浦であった。

私の北浦についての第一印象は、のんびりとした穏やかな人というものであった。しかしながら、彼はバスケットの名手であり、受ける感じからは想像もできないくらい俊敏な動きをするという。また1500メートルのタイムが4分そこそこと、持久力も並はずれている。一緒に研究するようになってからは、研究面でも優秀であることがわかったが、人柄のよさは想像以上である。

このグループのプロジェクトは、マウスのMDSおよび白血病モデル（AML-1、MLLとFLT3が中心）、白血病原因遺伝子ITD-FLT3のシグナル伝達、新しい免疫レセプターファミリー分子の解析、マスト細胞の接着と生物学など多彩である。病棟助手の湯地も忙しい病棟の合間に研究に参加してくれている（湯地とは彼が学生時代、アメリカにサマースチューデントとして来て以来の付き合いである）。

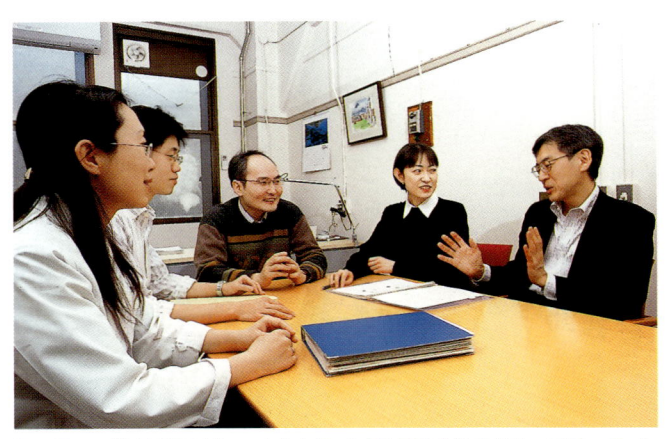

ミーティングは毎週のジャーナルクラブ、月1回の全体のリサーチミーティングに加えて、4つのグループの個別リサーチミーティングを月2～4回行っている。写真は毎週金曜日午前中に行っている、北浦が率いる免疫・血液グループのリサーチミーティングの様子。研究においてはディスカッションが重要な位置を占めるので、自由な議論ができる環境が必須である。

私と血液学の仲間たち

1～2年前から始めたテーマが多く、これからの分野であるが、北浦を中心として日夜を分かたず研究しているグループが多くの発見をすることを期待している。

胎生幹細胞グループ

辻助教授は、私の前任の中畑教授の時代から細胞療法分野で活躍していた実績ある研究者であり、心優しい小児科医でもある。私の娘も風邪や腹痛の時に診察してもらっていた。責任感が強く、面倒見がよいので、よき指導者になるだろうと思う。

最近は、長年研究してきた造血幹細胞の増幅などの仕事をさらに発展させ、ヒトES細胞から赤血球や血小板などの血球をつくる研究を行っている。研究費獲得も論文発表も着実である。最近、サウスカロライナの小川眞紀雄先生の研究室に留学していた海老原助手が復帰し、今後の成果がますます期待される。

出会いを大切に、若い人たちをサポートしていきたい

最近、修士の優秀な学生が、「人とかかわる仕事をしたいので就職活動をさせてください」と言ってきた。研究とは関係なく営業職が希望のようだ。研究者という職業は、研究室にこもってずっと実験する非社交的なものという誤解がある。確かに研究活動において、研究室にこもって実験すべき時期は存在する。しかしながら、得られた結果が面白いものであればあるほど、結果を学会や学術誌で発表し、多くの人と議論する機会が増える。共同研究や試料のやりとりで知り合いが増え、なかには友人として付き合うようになる人も少なくない。私も研究を通じて、多くの友人、共同研究者ができた。このように研究とは十分、社会的活動である。

ここに紹介した野阪、川島、中島、北浦、湯地と出会えたことは、私にとってかけがえのないものとなった。サイエンスでも、他の分野でも、人との出会いが大切なものであることは変わらないと思う。

研究に興味がある人、研究してみたい人、また見学、相談希望の人も、遠慮なく私にメール（kitamura@ims.u-tokyo.ac.jp）あるいは電話（03-5449-5758）で連絡してください。その出会いから、新しい世界が始まるかもしれません。

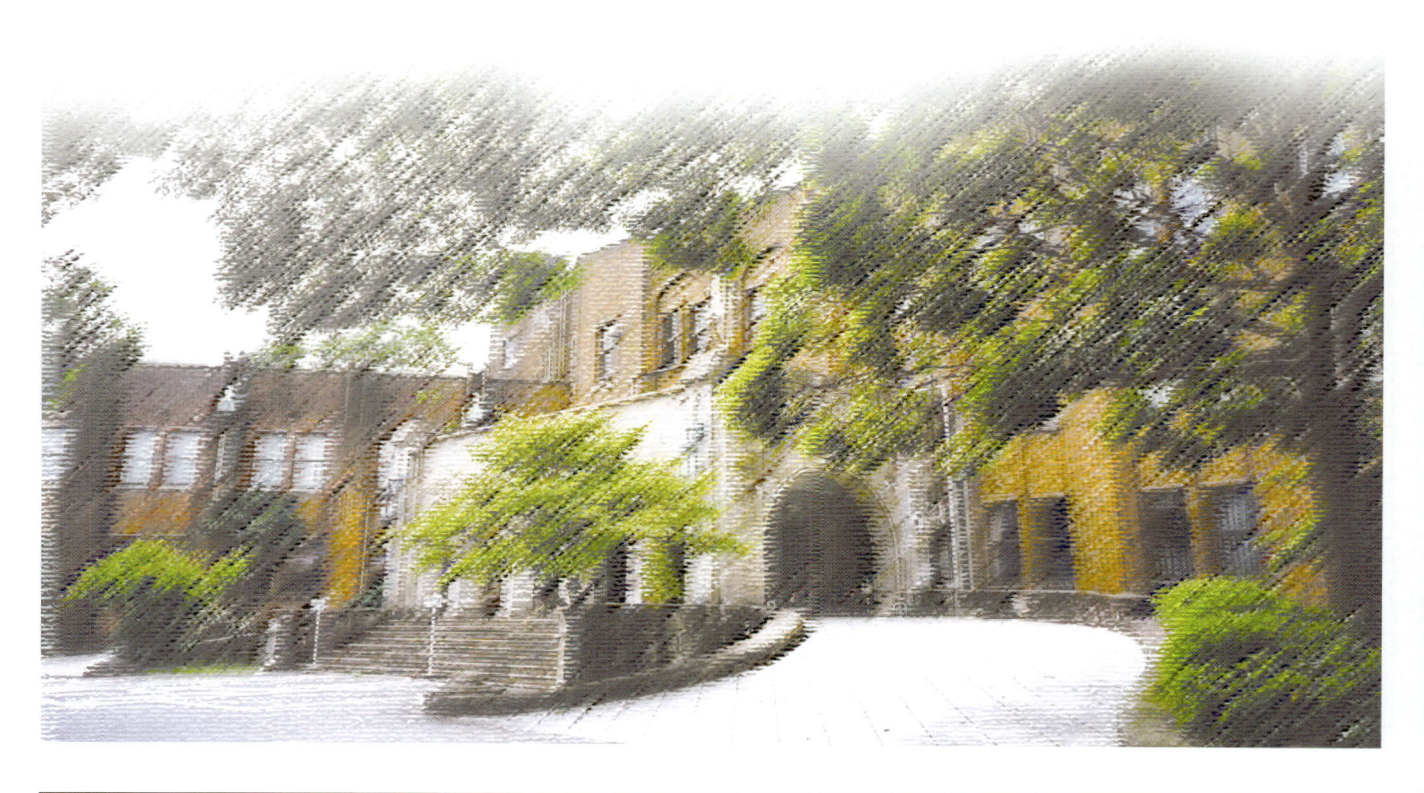

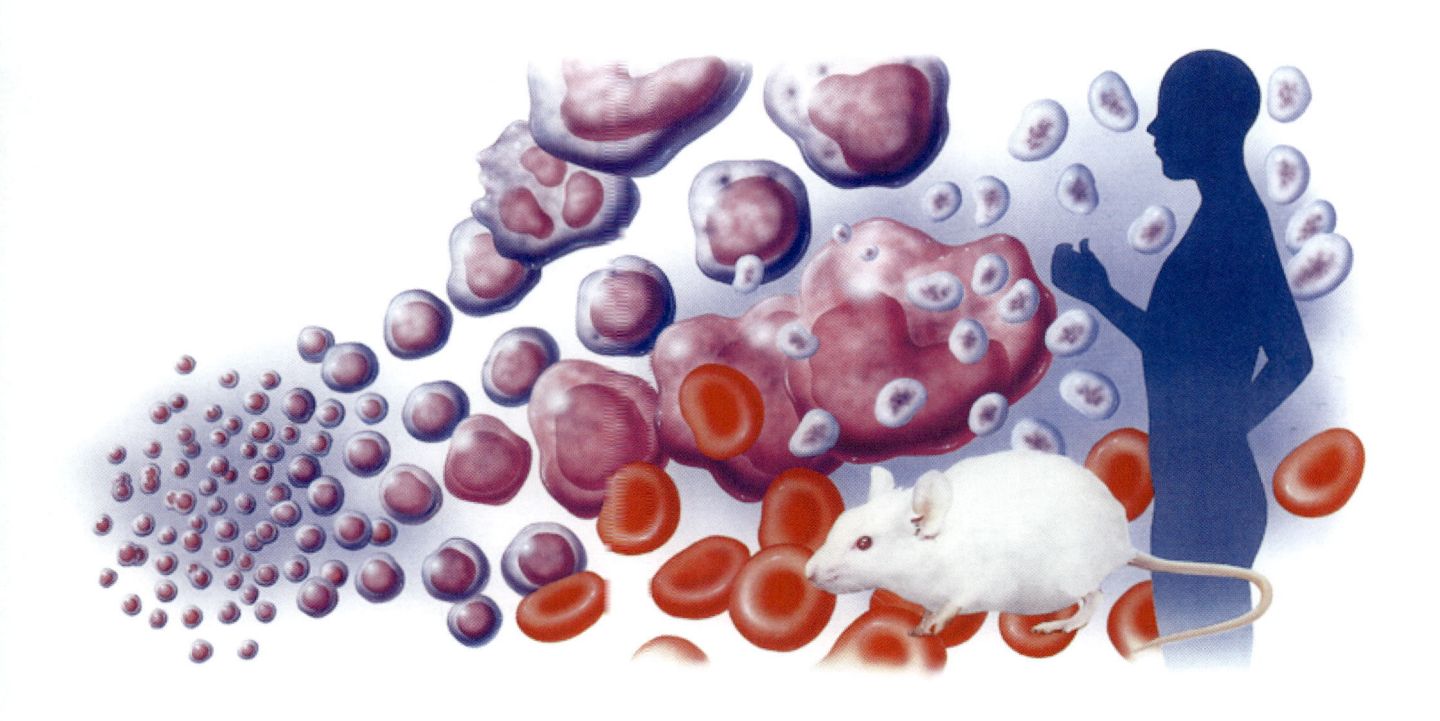

(2006年5月20日刊行／2008年7月改訂)

profile

池原 進
[プロフィール]

昭和17年10月10日生まれ、京都市出身
昭和42年　京都大学医学部卒業
昭和51年　京都大学医学部病理学第二講座助手
昭和52年　京都大学大学院医学研究科博士課程修了
昭和53年　N.Y.のMemorial Sloan-Kettering Cancer Centerへ留学
昭和57年　京都大学医学部病理学第二講座助教授
昭和60年　関西医科大学病理学第一講座教授
昭和61年　関西医科大学附属肝臓研究所免疫部門教授併任
平成 2年　厚生省特定疾患難病の疾患モデル調査研究班班長（平成8年3月まで）
平成10年　関西医科大学移植センター長
平成13年　関西医科大学再生医学難病治療センター長
平成15年　関西医科大学癌治療センター長
　　　　　関西医科大学再生移植治療学大塚製薬寄附講座教授
平成20年　厚生労働科学研究費補助金（免疫アレルギー疾患等予防・治療研究事業）
　　　　　「新しい造血幹細胞移植技術の開発に関する研究」班長

【所属学会】
日本免疫学会評議員　　　　　日本移植学会会員
日本病理学会評議員　　　　　日本炎症・再生医学会会員
日本組織移植学会評議員　　　日本再生医療学会会員
日本リウマチ学会評議員　　　日本臨床電子顕微鏡学会会員
日本癌学会会員　　　　　　　The New York Academy of Sciences会員
日本血液学会会員　　　　　　American Association for the
日本アレルギー学会会員　　　Advancement of Science会員

【Regional Editor (Asia)】　【Editorial Board】
Autoimmunity　　　　　　　Stem Cells
　　　　　　　　　　　　　J. Autoimmunity

【受賞】
昭和61年　第17回内藤記念科学奨励賞
昭和61年　第17回三菱財団自然科学研究助成
昭和61年　第4回持田記念医学薬学振興財団研究助成
昭和62年　第7回鈴木謙三記念医科学応用記念財団助成
平成 元年　平成元年武田科学振興財団特別研究奨励賞
平成 3年　第2回日本チバガイギー・リウマチ賞
平成10年　11th International Symposium, Molecular Biology of
　　　　　Hematopoiesis学会賞
平成10年　文部省私立大学ハイテク・リサーチ・センター（移植センター）選定
平成12年　科学技術庁科学技術政策局ミレニアム技術開発提案公募
　　　　　プロジェクト"革新的技術開発研究推進費補助金"選定
平成13年　文部科学省私立大学学術フロンティア推進拠点
　　　　　（再生医学難病治療センター）選定
平成15年　文部科学省私立大学ハイテク・リサーチ・センター
　　　　　（癌治療センター）選定
平成15年　文部科学省「21世紀COE（卓越した拠点）プログラム」拠点リーダー

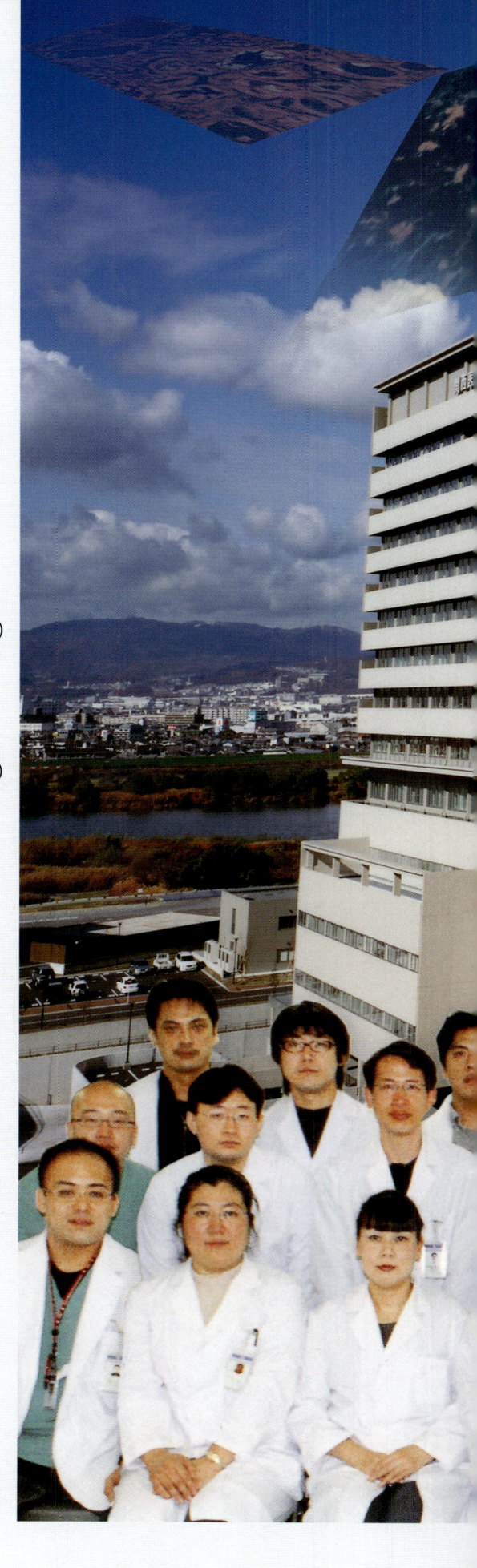

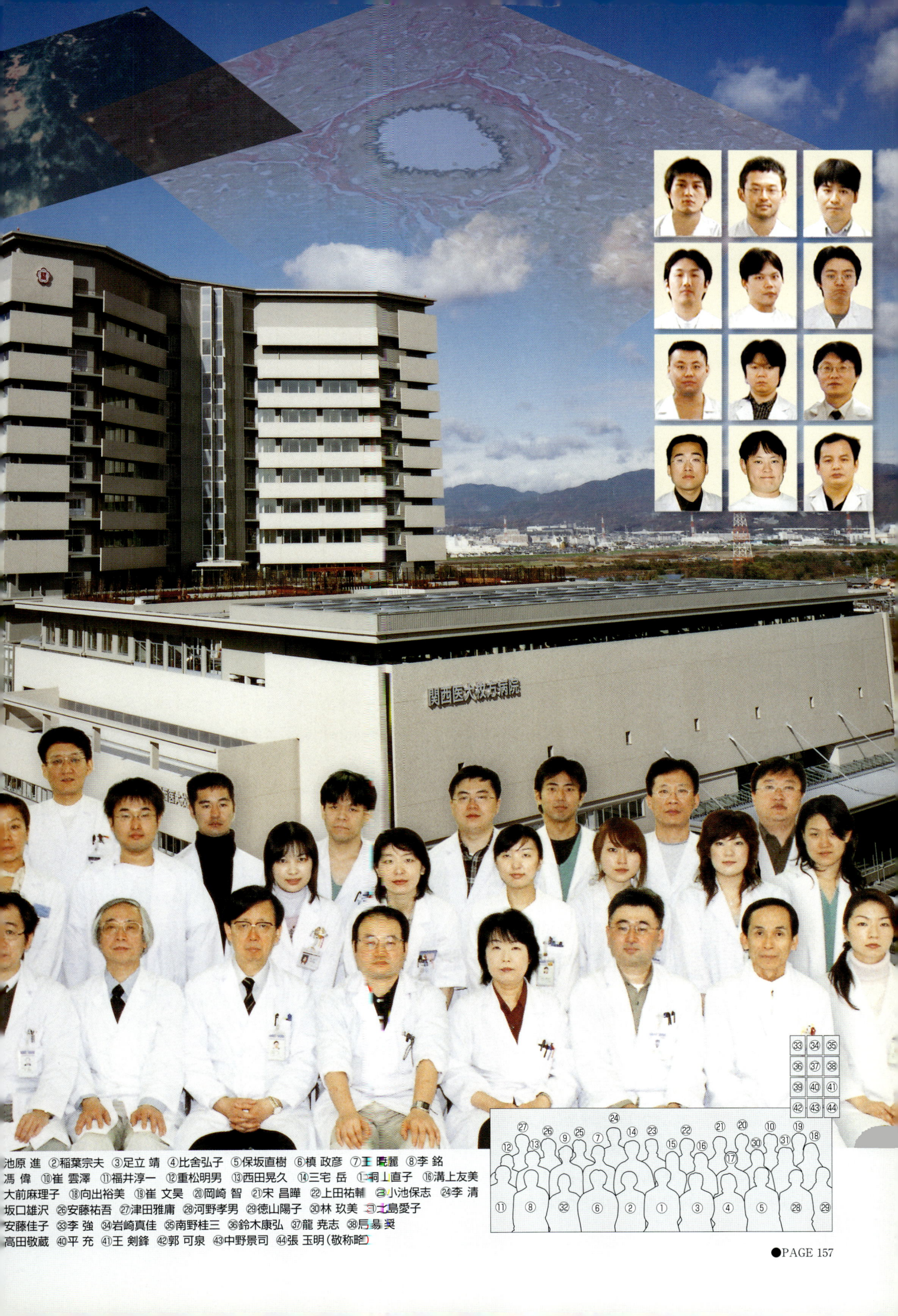

①池原 進 ②稲葉宗夫 ③足立 靖 ④比舎弘子 ⑤保坂直樹 ⑥槇 政彦 ⑦王 暁霖 ⑧李 銘
⑨馮 偉 ⑩崔 雲澤 ⑪福井淳一 ⑫重松明男 ⑬西田晃久 ⑭三宅 岳 ⑮桐山直子 ⑯溝上友美
⑰大前麻理子 ⑱向出裕美 ⑲崔 文昊 ⑳岡崎 智 ㉑宋 昌曄 ㉒上田祐輔 ㉓小池保志 ㉔李 清
㉕坂口雄沢 ㉖安藤祐吾 ㉗津田雅庸 ㉘河野孝男 ㉙徳山陽子 ㉚林 玖美 ㉛北島愛子
㉜安藤佳子 ㉝李 強 ㉞岩崎真佳 ㉟南野桂三 ㊱鈴木康弘 ㊲龍 尭志 ㊳肩 易奘
㊴高田敬蔵 ㊵平 充 ㊶王 剣鋒 ㊷郭 可泉 ㊸中野景司 ㊹張 玉明 (敬称略)

私と血液学の仲間たち

新しい骨髄移植方法を開発するまで

池原 進
関西医科大学病理学第一講座教授
同再生医学難病治療センター長
同癌治療センター長

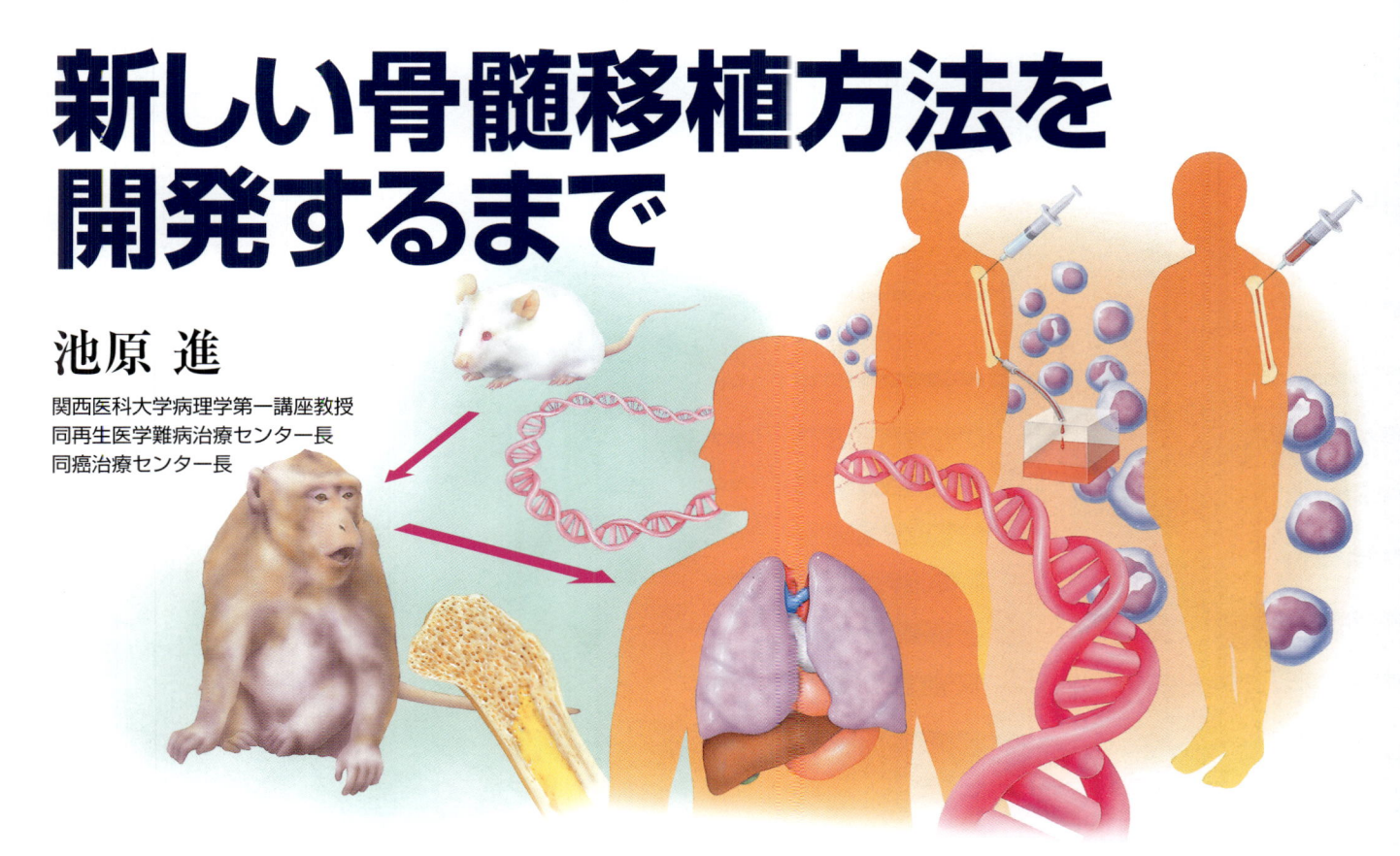

大学紛争をきっかけに病理学の道へ。京極先生、翠川先生、濱島先生の薫陶を受ける

私は1967年（昭和42年）に京都大学医学部を卒業した。その当時は大学紛争の最も激しい時で、内科を志していた私は非入局ということで、内科をローテイトしていたが、市中病院へ出向することになった。私は、大学病院の内科で血液学、免疫学を研究するつもりであったので、市中病院へ行けば研究ができなくなると考え、基礎の病理学教室へ行くことにした。第二病理には高血圧ラット（SHR）の研究で世界的に有名な岡本耕造先生が教授でおられたが、私は免疫学、血液学に興味があったため、助教授の京極方久先生の下で研究をすることになった。

京極先生はその当時、リウマチ熱研究の第一人者であった。私は心筋を培養し、溶連菌に対する抗体をウサギで作製して、心筋に対する抗体の毒性をビデオ（その当時は8ミリ）で解析していた。

1971年（昭和46年）、私は京大の大学院に入学したが、同年10月に京極先生が神戸大学へ教授として移られた。岡本教授の停年退官後、第二病理の教授はしばらく不在であったため、第一病理の翠川修教授の指導の下で研究を続けることになった。翠川先生からは、臨床病理の方面でも厳しい薫陶を受けた。

ちょうどそのころ、胸腺からT細胞の分化を誘導する液性因子（thymosinなど）が単離・精製され、免疫の分野では最大のトピックスになっており、私自身もこの研究を開始した。先天的に胸腺のないヌードマウスに胸腺抽出物を長期間投与することにより、T細胞の機能が回復することを発見した。「Nature」にその仕事が掲載[1]され、大喜びをしたのが昨日のことのように懐かしく思い出される。

1975年（昭和50年）、第二病理の教授として濱島義博先生が着任された。濱島先生は、蛍光抗体法を日本中に普及させた先生である。

Sloan-Kettering癌研究所の所長、Robert A. Good先生の下へ留学

1978年（昭和53年）から3年間、ニューヨークのMemorial Sloan-Kettering Cancer Centerの所長であったRobert A. Good先生の所へ留学した。Good先生は1961年に、マウスで新生仔期に胸腺を摘出するとT細胞が出現しないことを世界で最初に発見された。

先生は小児科医でもあり、1968年（昭和43年）に重症免疫

不全症（SCID）の小児に姉の骨髄細胞を移植した。今から38年前のことで、この症例が世界で最初の骨髄移植成功例である。長い間、ノーベル賞候補にノミネートされていたが、残念ながら一昨年、食道癌のため82歳で逝去された。

　私は1990年（平成2年）から6年間、「厚生省特定疾患難病の疾患モデル調査研究班」の班長をしていた。1995年（平成7年）にGood先生を日本に迎え、東京で"Bone Marrow Transplantation: Basic and Clinical Studies"という、国際シンポジウムを開催した。その時のProceedingは、高久史麿先生とGood先生と私の3人の編集によるものである。

　1998年（平成10年）、Good先生は勲二等（外国人としては最高の賞）を受賞された（右の写真は、受賞記念パーティーでGood先生が交流の深かった岸本忠三先生と握手を交わしておられる風景）。

骨髄細胞を入れ換える移植実験を開始 骨髄移植の研究にのめり込む

　帰国後、1982年（昭和57年）から京大第二病理の助教授になり、自己免疫疾患の病因を解析する研究を開始した。これは、濱島教授の主な研究テーマでもあり、私の学生のころから最も興味のあったテーマでもある。

　Burnetが提唱したように、自己と非自己を識別する能力を授けるのが胸腺であるとすれば、胸腺の異常が自己免疫疾患の原因であると考えて、自己免疫疾患自然発症モデルマウスと正常マウスの間で胸腺移植をしたところ、胸腺移植によって病気をtransferすることも治療することもできなかった。

　そこで、骨髄細胞を入れ換える骨髄移植の実験を開始した。自己免疫マウスの骨髄細胞を正常マウスに移植すると、自己免疫疾患が正常マウスに発症すること、逆に自己免疫マウスに正常マウスの骨髄細胞を移植すると病気が発症しないことを発見した。驚いたことに、病気が発症してからでも正常マウスの骨髄細胞を移植すると、自己免疫疾患が治療できることも明らかになった[2]。

　これがきっかけとなって、骨髄移植の研究にのめり込むことになり、新しい骨髄移植方法の発見へと発展する結果となった。その詳細な経緯に関しては、次項で述べる。

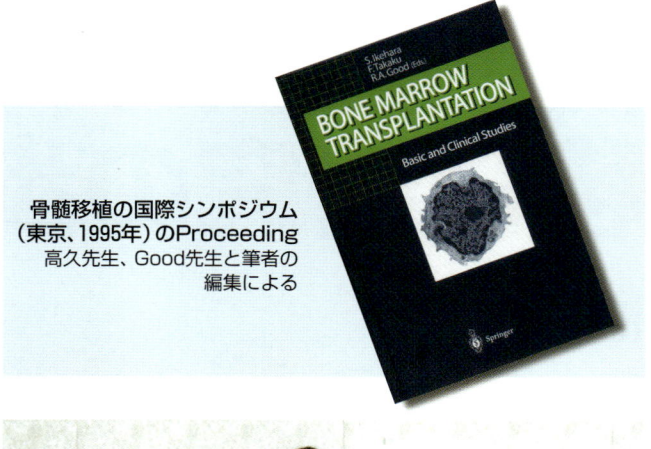

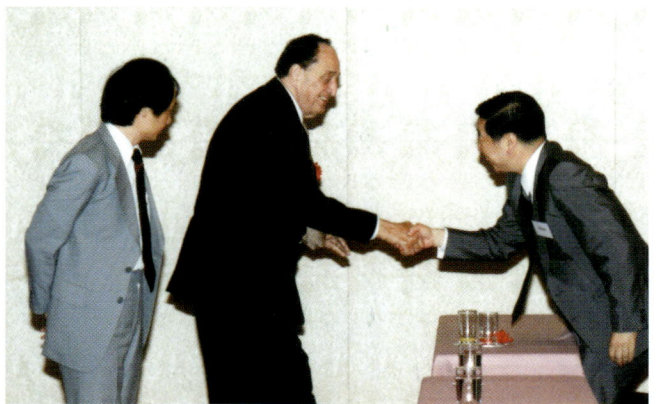

骨髄移植の国際シンポジウム（東京、1995年）のProceeding
高久先生、Good先生と筆者の編集による

勲二等叙勲記念パーティーにおけるGood先生（1998年）
外国人としては最高の栄誉に輝く勲二等をGood先生は受賞され、祝賀パーティーで前大阪大学総長の岸本先生と握手を交わしておられる。

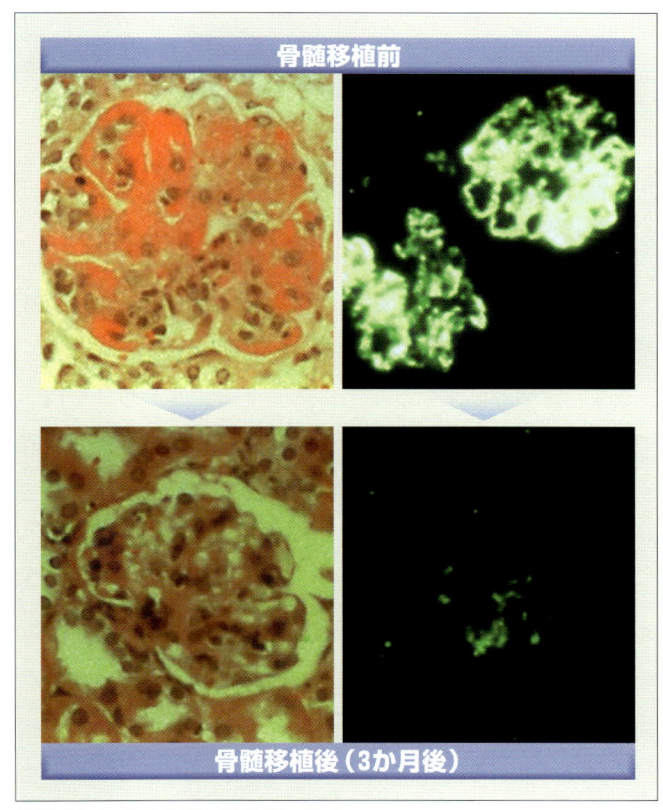

骨髄移植による自己免疫疾患の治療
自己免疫疾患自然発症モデルマウスのループス腎炎は、正常のマウスの骨髄細胞を移植することにより、著明に改善している。

私と血液学の仲間たち

関西医大の仲間たちとの移植研究の歩み

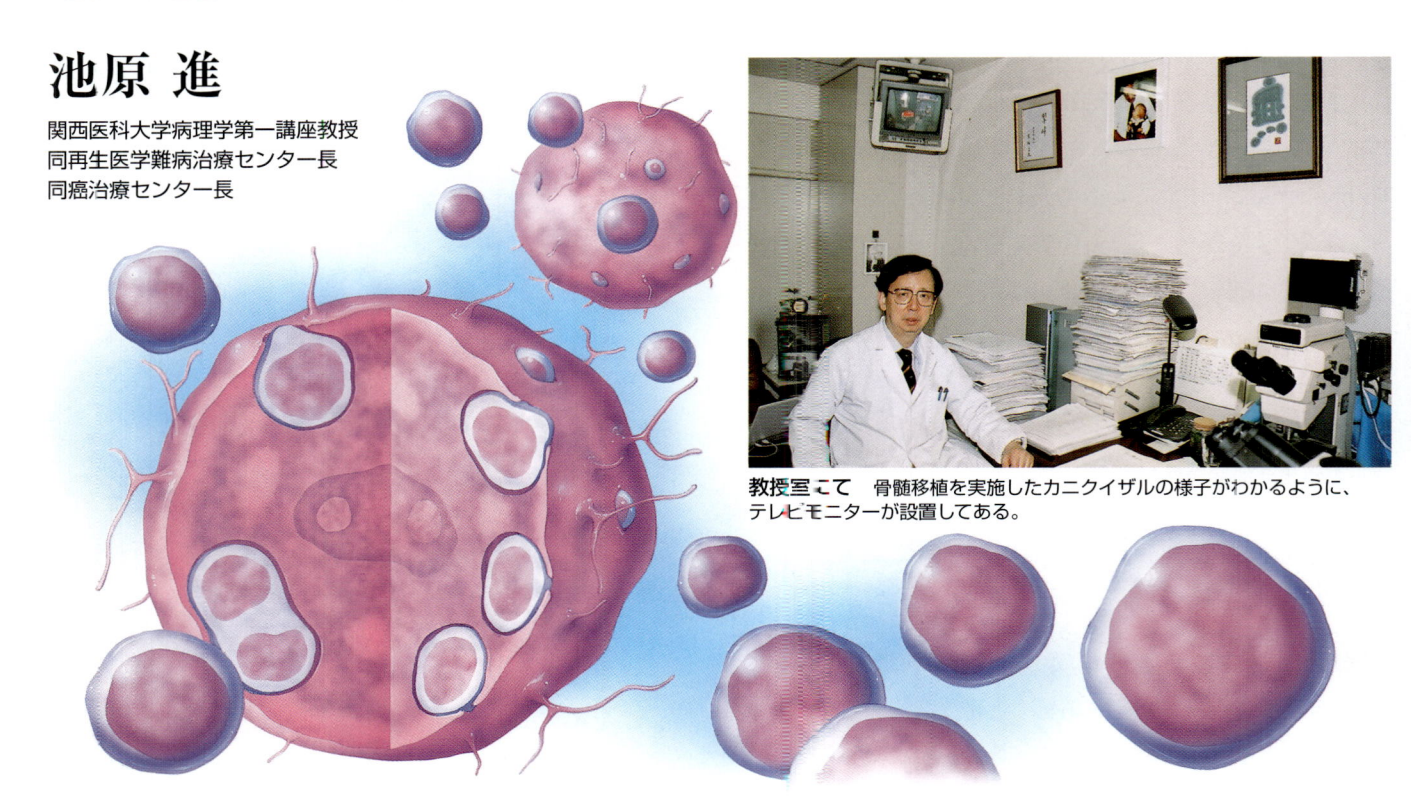

池原 進
関西医科大学病理学第一講座教授
同再生医学難病治療センター長
同癌治療センター長

教授室にて　骨髄移植を実施したカニクイザルの様子がわかるように、テレビモニターが設置してある。

間葉系幹細胞の重要性を見出し、全骨髄細胞を移植する方法を開発

　1985年（昭和60年）、関西医科大学病理学第一講座の教授に就任し、関西医科大学での研究の歴史が始まった。

　まず、種々の自己免疫疾患自然発症モデルマウスを用いてI型の糖尿病[3)4)]だけでなく、ある種のII型の糖尿病[5)]や難治性の慢性腎炎（FSGS）[6)]も骨髄移植で治療できることを証明した。

　しかしながら、MRL/lprマウスだけが例外で、このマウスは放射線感受性のため、8.5Gy以上の放射線に耐えられず、低線量（8.5Gy以下）の放射線と従来の静脈（iv）より骨髄細胞を注入するBMTの方法（IV-BMT）ではドナーの骨髄細胞が生着せずに、自己免疫疾患が再発してくることが明らかになった[7)]。

　そこで、このマウスを用いてmildなconditioning regimenでもアロのBMTが成功する条件を探索した結果、ドナーのストローマ細胞（特に間葉系幹細胞：MSC）が重要であることに気がついた。

　ドナーの造血幹細胞（HSC）、すなわち、"種"が増殖分化するためには、主要組織適合抗原（MHC）が一致したストローマ細胞（特に間葉系幹細胞：MSC）、すなわち、"畑"のhelpが必要であることを見出した[8)]。

　したがって、ドナー由来のHSCを生着させるためにはドナーのMSCを効率よく骨髄に生着させる必要があり、全骨髄細胞（HSCとMSCを含む）を骨髄内（intra-bone marrow：IBM）へ直接注入する移植方法（IBM-BMT）を開発した。このIBM-BMTは、治療抵抗性のMRL/lprマウスの自己免疫疾患の治療にも効果を示し、mildなconditioning regimen、すなわち、5Gyを2回（total 10Gy）の分割照射（8Gyの1回照射に相当）で自己免疫疾患が治療できることを発見した[9)]。

図1 新しい骨髄移植法（灌流法＋骨髄内骨髄移植）

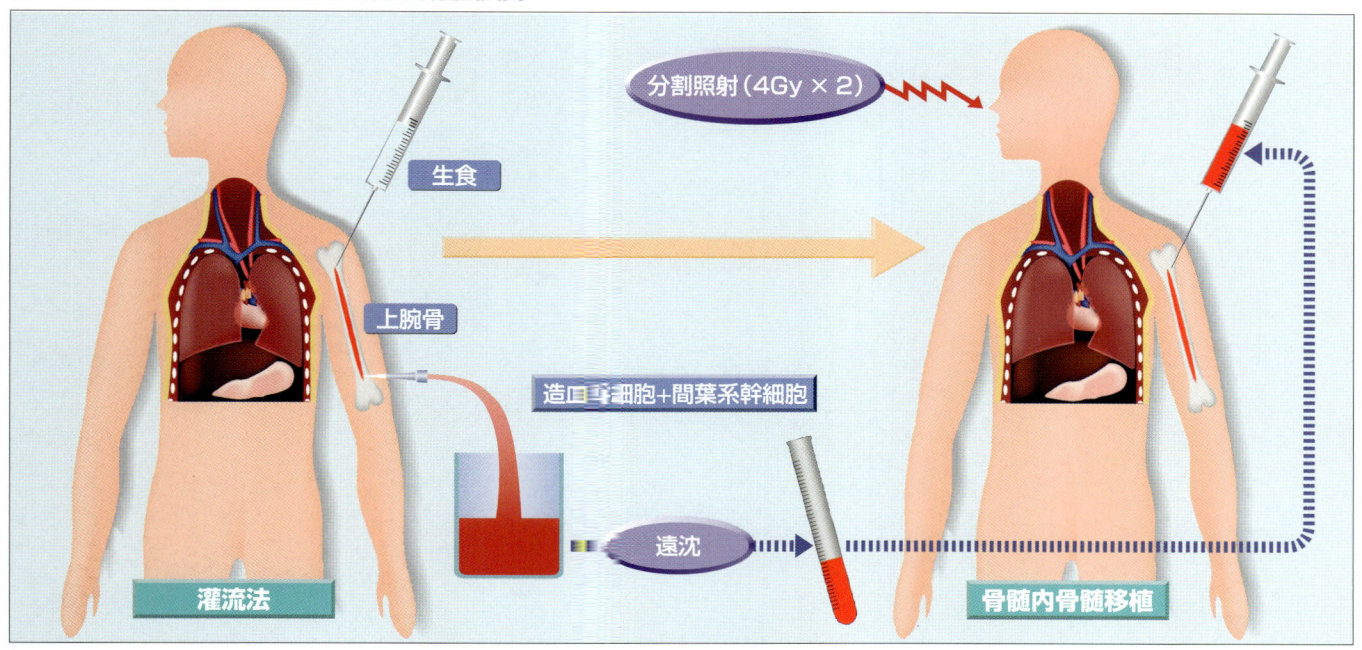

長管骨に2箇所、骨髄穿刺針を刺して、片方から生理食塩水を注入し、反対側から骨髄細胞を集める（灌流法）。この方法では、末梢血の混入もなく、HSCとMSCの両者が効率よく採取される。遠沈後、長管骨の骨髄内へ直接、全骨髄細胞を注入する（骨髄内骨髄移植）。

骨髄細胞の新しい採取方法の開発とMSC移植のメリット

ヒトの骨髄細胞は腸骨に骨髄穿刺針を200箇所近く刺して、吸引法で採取しているが、末梢血が混入し、T細胞が20％以上も含まれるため、T細胞を除去しない限り、移植片対宿主病（GvHD）が発症する。この弊害をなくすため、私たちは長管骨を用いて、マウスのように灌流法で採取することを試みた**（図1）**。

実験用カニクイザルを用いて解析すると、T細胞の混入は10％以下で、GvHDも発症しないことが明らかになった[10]。さらに、腸骨からでも、灌流法で末梢血の混入なしに骨髄細胞が採取できることを見出した[11]**（図2）**。

採取骨髄細胞中には、HSCのみならず、MSCも含まれており、灌流法で採取した全骨髄細胞を直接骨髄内へ移すIBM-BMTとの併用の有用性は、「自明の理」で、今から思えば"コロンブスの卵"と言える。

ドナーのストローマ細胞（MSCを含む）を移植することによるメリットは、以下の通りである。

(1) ドナーの造血系・免疫系の回復が速やかである。

(2) MSCはHSCに対するホスト側の細胞の攻撃をpseudoem-peripolesisによってprotectする**（図3）**。

(3) MSCから免疫抑制性のサイトカインや液性因子が分泌されるため、GvHDや拒絶反応が抑制できる**（図3）**。

(4) ドナーの正常のMSCを移植することによって、MSCの異常に起因する疾患（例えば、骨粗鬆症など）の治療にも役立つ[12)13]。

図2 サルを用いた灌流法の研究風景

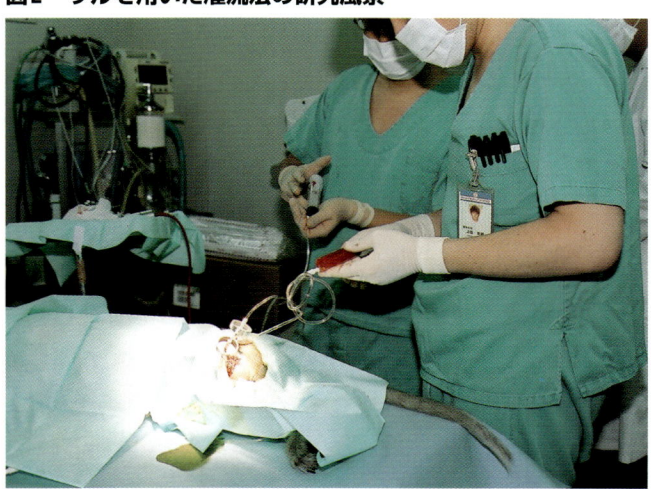

手術室で、実験用カニクイザルを用いて、大腿骨から骨髄細胞を灌流しているところ。

私と血液学の仲間たち

図3　造血幹細胞と間葉系幹細胞の相互作用

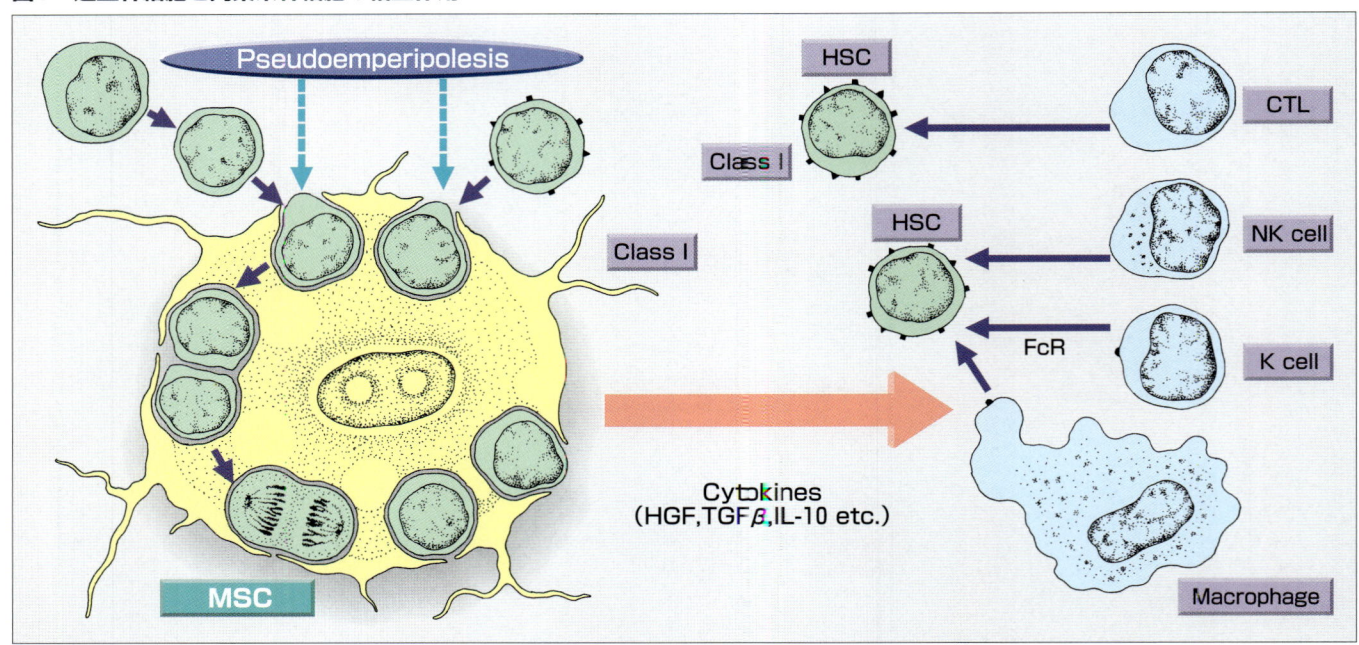

間葉系幹細胞（MSC）は、pseudoemperipolesis（HSCを抱きかかえるように包み込む）によって、放射線抵抗性のホスト側の細胞の攻撃（HvGR）からHSCをprotectしている。また、MSCはHGF、TGF-βのような免疫抑制性のサイトカインを分泌し、GvHRやHvGRを抑制している。

新しい移植方法は、これまでの移植・再生医療を根本的に変える画期的方法

以下に、このMSC移植のメリットを利用したIBM-BMTの臨床応用について簡単に述べる。

まず、臓器移植に関しては、IBM-BMTを併用すると放射線量が減量でき、レシピエントの負担が軽減されるため、ヒトへの応用が期待できる[14)-16)]。

次に、遺伝子治療であるが、遺伝子導入したHSCならびにMSCを骨髄内へ直接注入するIBM-BMTのほうが、より有効であることがサルの実験で証明されている[17)]（自治医大の小澤敬也教授との共同研究による）。これは、従来の骨髄移植のように遺伝子導入した骨髄細胞を経静脈で戻すと、ほとんどが肺にtrapされ、少数（<5%）しか骨髄へホーミングできないからである。

次に再生医療であるが、最近、骨髄中にはHSCやMSC以外に、よりprimitiveなES様の細胞や組織幹細胞も存在していることが報告されており、私たちも骨髄細胞や臍帯血を用いて、網膜神経細胞への分化誘導に成功している[18)-20)]。将来、IBM-BMT後に、骨髄中のこれらの未分化な細胞を効率

新聞に紹介された当教室の眼の再生医療に関する記事
2003年3月9日の日本経済新聞夕刊に取り上げられた再生医療に関する研究成果（再生医療学会で発表）で、ヒト臍帯血中の未熟な細胞（ES様の細胞）を免疫不全マウス（SCIDマウス）の網膜下に注入すると、網膜神経細胞への分化誘導がみられたという記事（P.15図6参照）。

よくmobilizeし、病変部位に到達させることができるようになれば、種々の難病がIBM-BMTにより治療できるものと考えられる。

最後に、加齢に伴って発症する難病、特に癌などの悪性腫瘍の治療方法への応用であるが、IBM-BMTにドナーリンパ球輸注（DLI）を併用することによって、GvHDは抑制するが、移植片対腫瘍反応（GvTR）は促進することを私たちは見出している[22]。

さらに、加齢に伴って発症する種々の疾患（癌を含む）の治療には、IBM-BMTに胸腺移植を併用することが期待される（高齢者の胸腺は退縮しているので）。

この新しい移植方法（灌流法＋骨髄内骨髄移植）は、これまでの移植・再生医療を根本的に変える画期的な方法で、種々の難病の治療に役立つものと確信する。

●

最後に、私たちのグループ（ただし、稲葉、足立、上田、保坂、槇、各先生方のグループに属した先生方の名前はPart-3の項を参照ください）として、これまで研究に携わってくださったOBの先生方（安水良知、長田憲和、杉浦喜久弥、土岐純子、新宅雅幸、岩井大、中村敬夫、井上秀治、西岡仁郎、西村昌則、高尾文介、緒方肇、Soe Than、Cherry、廉哲雄、金鉄南、王剣鋒、山本義尚、小柳津治樹、天羽辰雄、

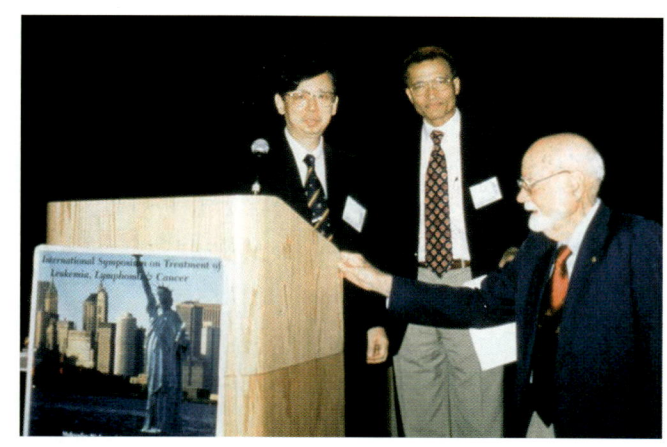

造血分子生物学の国際シンポジウムでの特別講演
2000年（テロの一年前）、N.Y.での13th International Symposium, Molecular Biology of Hematopoiesisのランチョンセミナーで特別講演を終えたところである。Donnall Thomas先生（1990年、骨髄移植でノーベル賞を受賞）が握手にこられ、感激している写真。

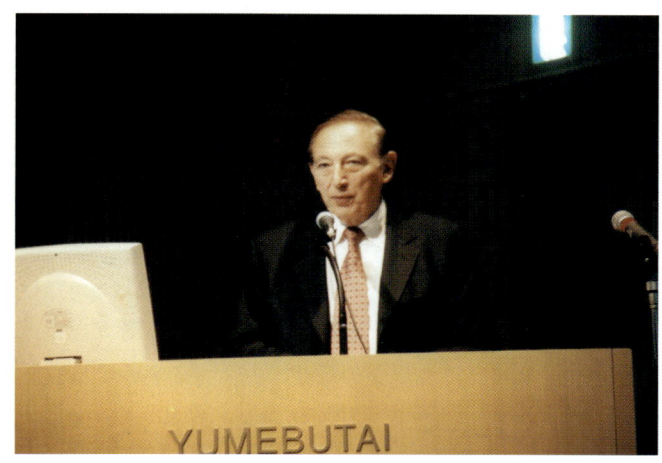

COEシンポジウム（2004年8月 淡路島夢舞台）で特別講演中のRobert C. Gallo教授。

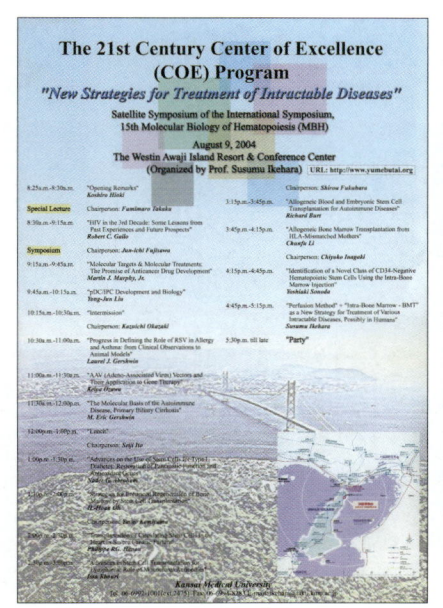

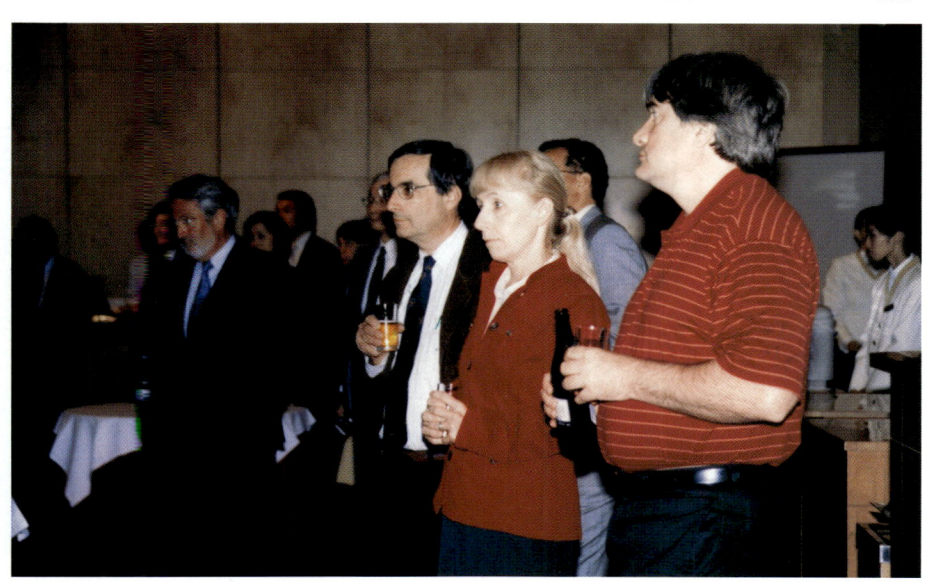

夢舞台のパーティーの風景　右からRichard Burt教授、Laurel J. Gershwin教授、M. Eric Gershwin教授。

私と血液学の仲間たち

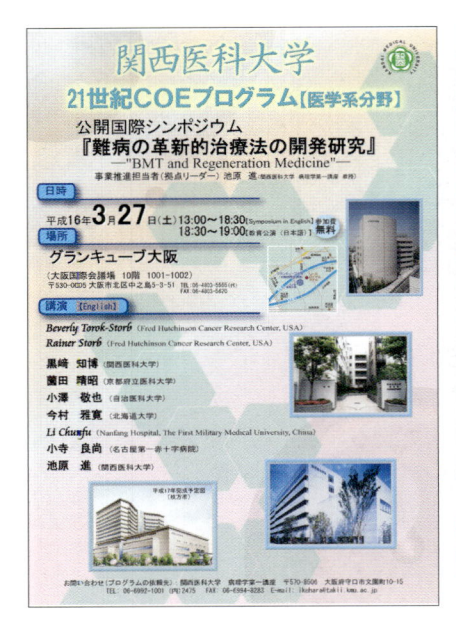

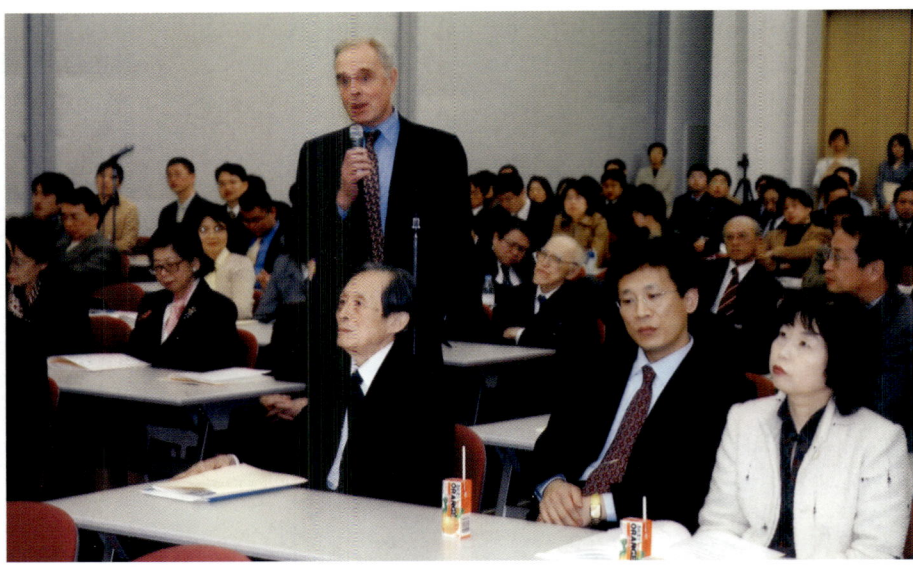

林治材、橋本不動志、井上陽子、中川琢磨、宮島茂、草深公秀、草深美智)ならびに技術員(徳山陽子、林玖美、北島愛子)、秘書の安藤佳子、癌治療センター課長の河野孝男氏に感謝の意を表します。

さらに、関西医大の現理事長の塚原勇先生、現学長の日置紘士郎先生、前学長の田代裕先生、名誉教授で現常務理事の小川亮恵先生、ならびに徳永力雄先生、名誉教授の熊澤忠躬先生ならびに各講座の教授の先生方の温かい御支援なくしては、これらの研究は成し遂げられなかったと深謝いたします。また、関西医大の事務部(特に研究課と施設課)には、大変お世話になりました。

なお、平成15年から、再生移植治療学大塚製薬寄附講座を開設していただき、御支援いただいた大塚製薬株式会社に、この場をお借りして厚く御礼申し上げます。

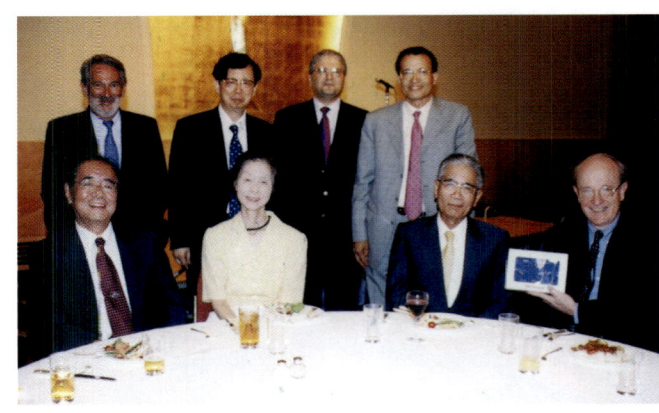

COEのシンポジウム(2004年3月 大阪の国際会議場)において、Rainer Storb教授が質問をしておられる。

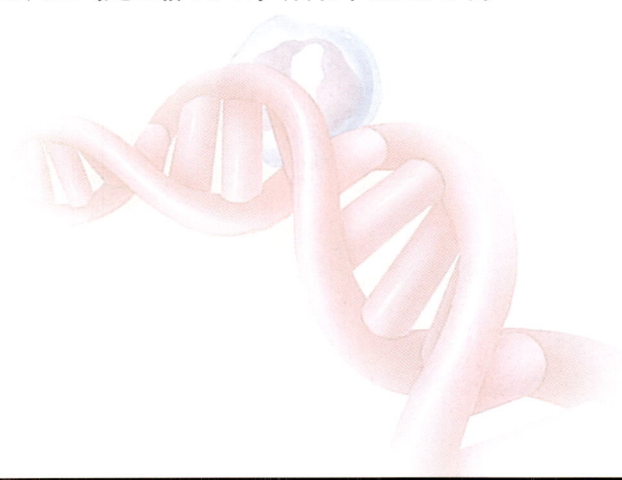

国際シンポジウムのパーティーにて 2004年、淡路島の夢舞台で国際シンポジウム "The 21st Century of Excellence (COE) Program: New Strategies for Treatment of Intractable Diseases"を開催後のパーティー。前列中央のお二人が高久先生御夫妻、左端は翠川先生、右端はMartin J. Murphy先生。後列の右側からNader G. Abraham先生、Issa Khouri先生、筆者、Philippe RG. Henon先生。

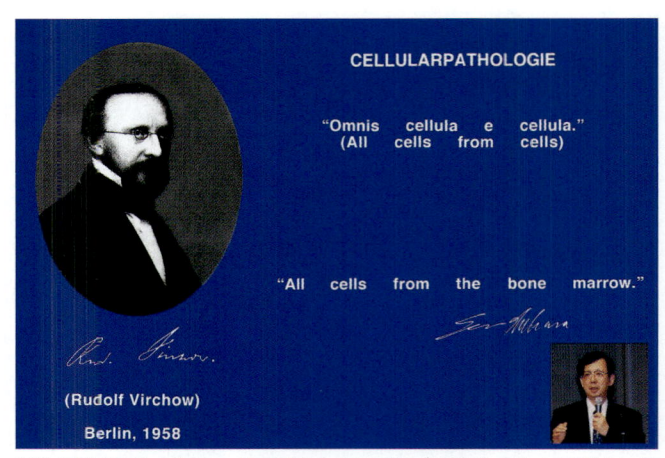

近代病理学の祖、Virchow教授の"すべての細胞は細胞から生まれる"という言葉を、筆者は"全ての細胞は骨髄から生じる"と言いかえたい。

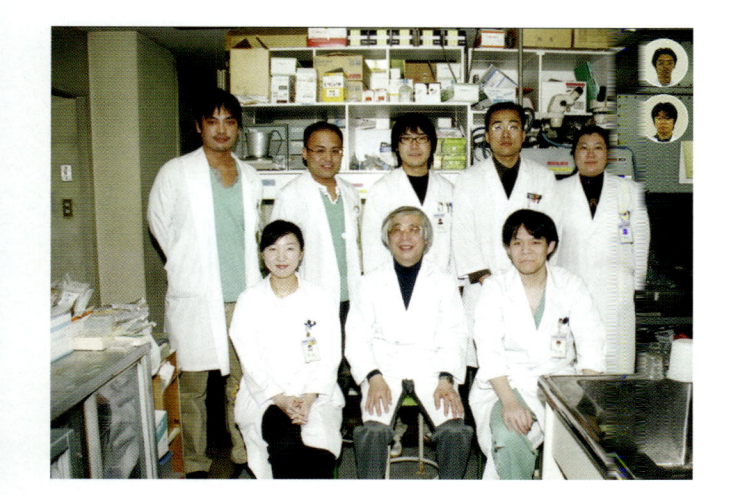

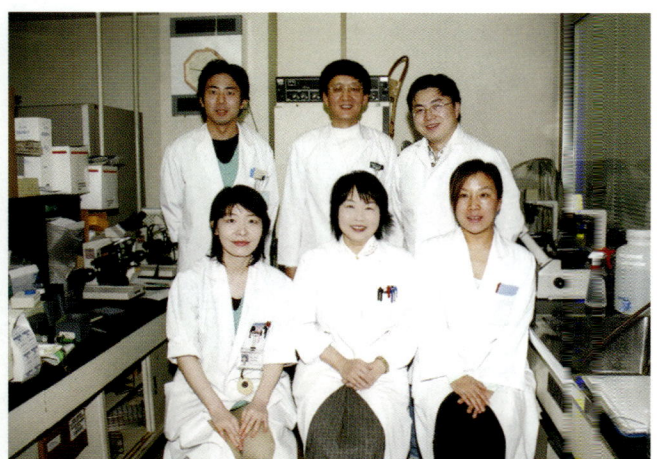

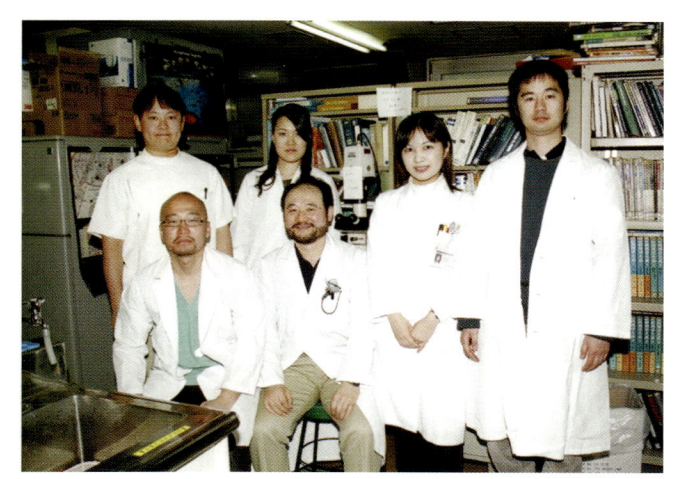

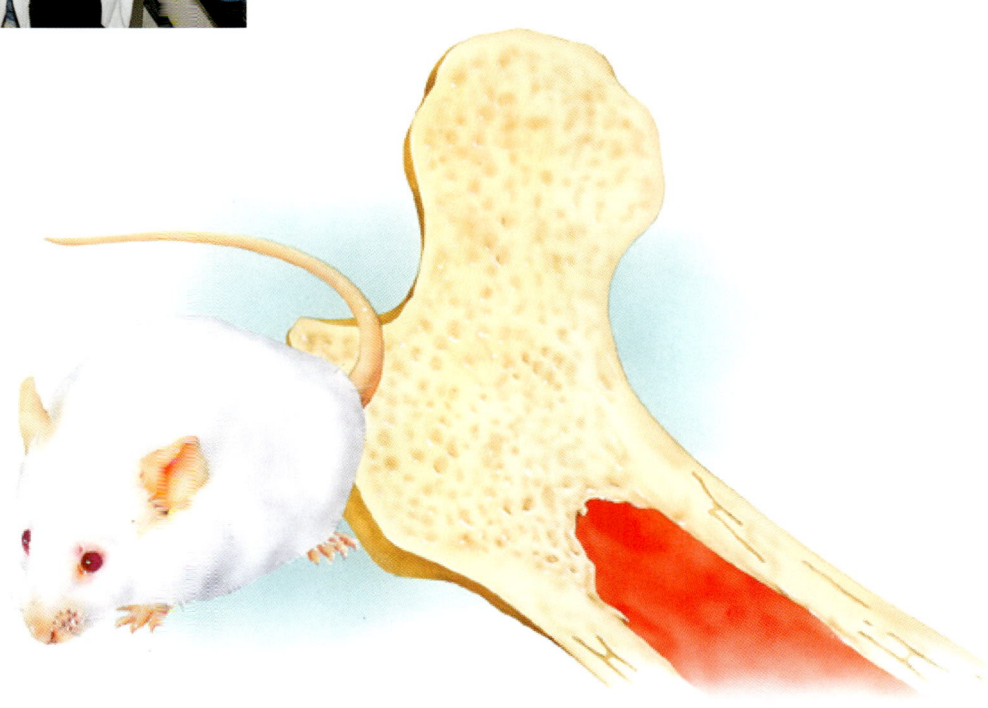

(2006年7月20日刊行)

profile

河 敬世
[プロフィール]

1944年11月23日生まれ
1970年　3月　大阪大学医学部卒業
　　　　　　　大学病院、堺市民病院、大阪回生病院で小児科医として研修・勤務
1974年　7月　大阪大学医学部小児科学教室研究生
1976年　4月　大阪大学医学部助手
1982年　7月　～1984年6月
　　　　　　　トロント小児病院へ留学（Prof. EW. Gelfand）
　　　　　　　白血病のlineage診断、特に表面マーカーならびに遺伝子診断（免疫グロブリン遺伝子再構成）に従事
1985年　1月　大阪大学小児科学教室にて造血器腫瘍の遺伝子診断、神経芽細胞腫に対する自家骨髄移植開始
1989年10月　大阪大学医学部講師
1990年　7月　大阪大学医学部助教授
1991年　7月　大阪府立母子保健総合医療センター　小児内科部長
2001年　4月　大阪府立母子保健総合医療センター　診療局長兼任
2002年　4月　大阪大学医学部臨床教授
2004年　4月　大阪府立母子保健総合医療センター　診療局長
2006年　4月　地方独立行政法人　大阪府立母子保健総合医療センター病院長

【研究分野】
造血幹細胞移植を用いた小児難病の治療
EBウイルス関連疾患の診断法、治療法の開発

【学会活動】
日本小児科学会代議員
日本小児血液学会理事
日本小児がん学会前理事長
日本血液学会評議員
日本臨床血液学会幹事
日本造血細胞移植学会理事
アメリカ癌学会
ニューヨークアカデミー会員
第42回日本小児血液学会会長（2000年）
第25回日本造血細胞移植学会会長（2002年）
第22回日本小児がん学会会長（2006年）

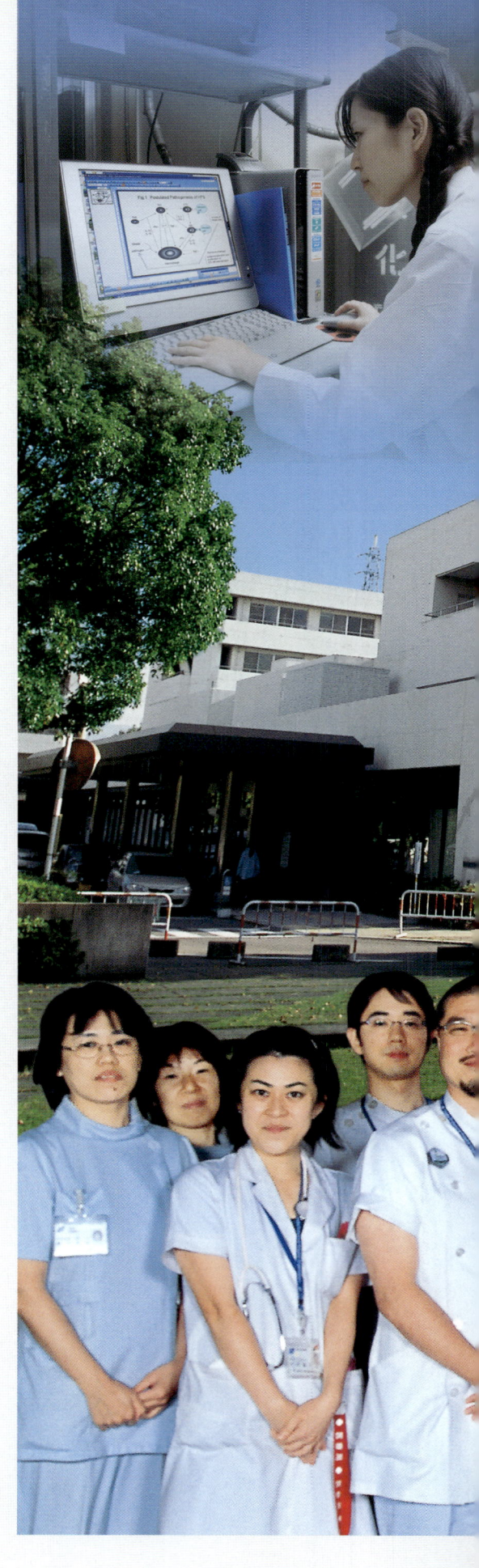

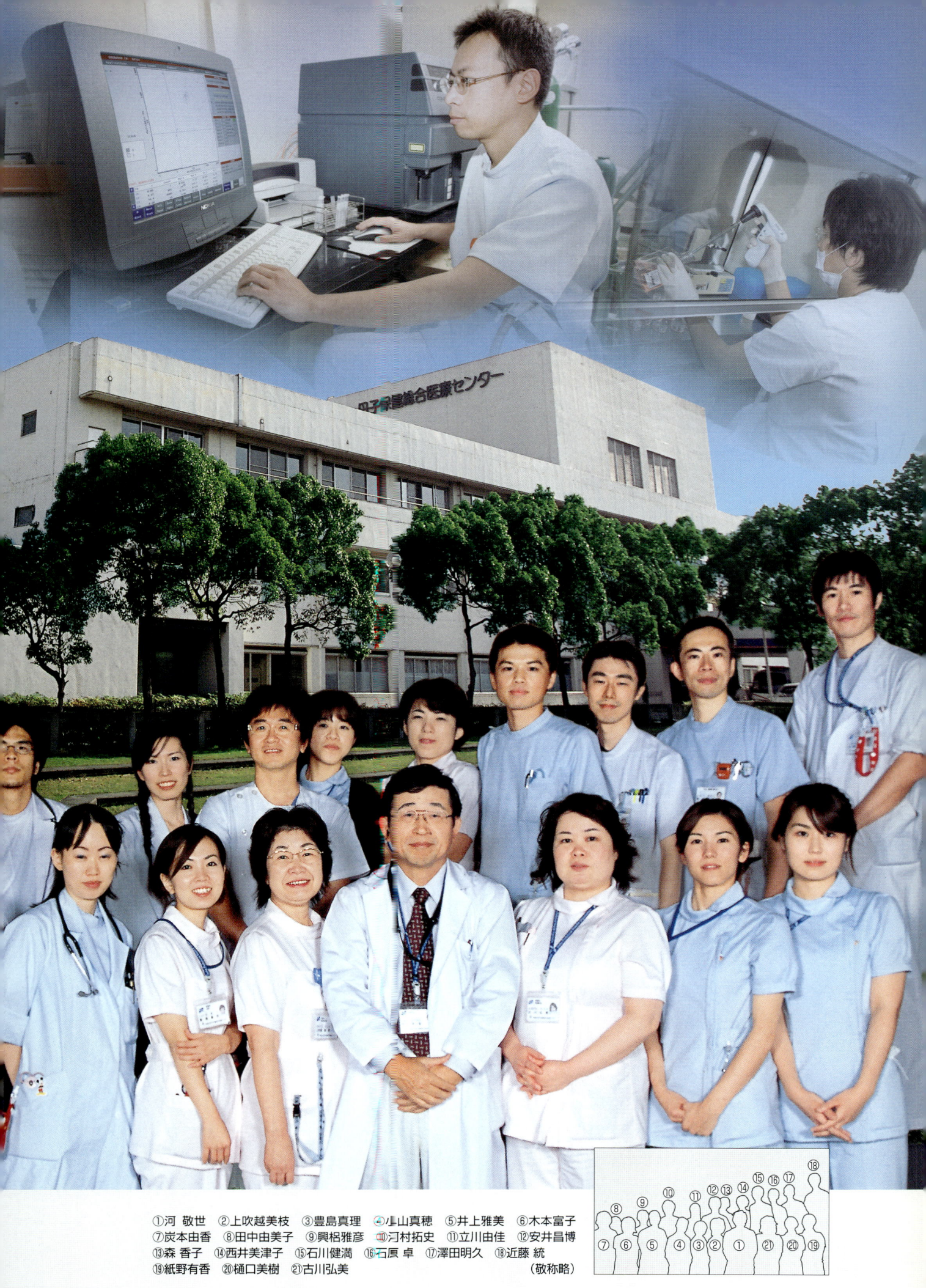

①河　敬世　②上吹越美枝　③豊島真理　④小山真穂　⑤井上雅美　⑥木本富子
⑦炭本由香　⑧田中由美子　⑨興梠雅彦　⑩河村拓史　⑪立川由佳　⑫安井昌博
⑬森　香子　⑭西井美津子　⑮石川健満　⑯石原　卓　⑰澤田明久　⑱近藤　統
⑲紙野有香　⑳樋口美樹　㉑古川弘美　　　　　　　　　（敬称略）

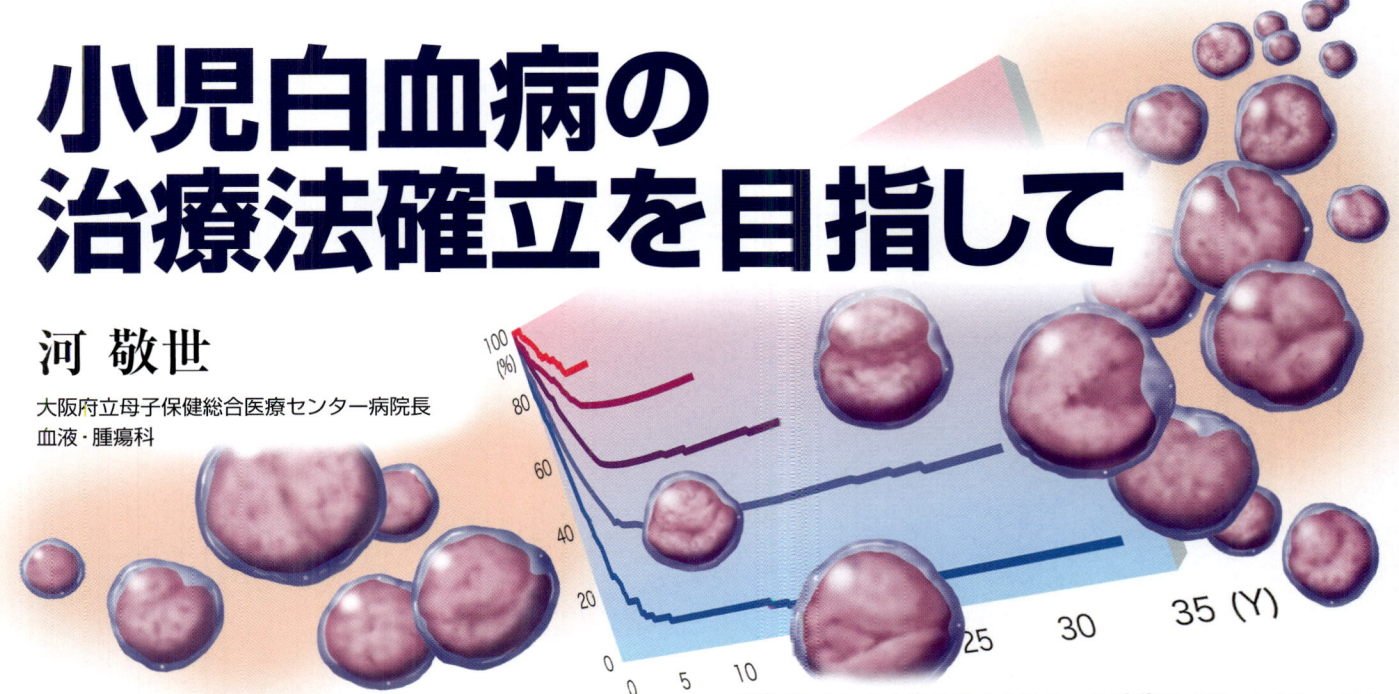

私と血液学の仲間たち

小児白血病の治療法確立を目指して

河 敬世
大阪府立母子保健総合医療センター病院長
血液・腫瘍科

小児がんに有効な治療法のなかった時代、臨床医学の限界を痛感

　私は子供の笑顔が好きで、大阪大学医学部卒業後、小児科学教室（故蒲生逸夫教授）に入局した。6か月の病棟研修後、市立堺病院（故大島鬼久一部長）、大阪回生病院（故内村伸生部長）にお世話になり、両部長の指導の下で小児科医としての基礎体力を培うことができた。

　卒後4年目に大学に帰局したが、当時は大学紛争の影響でどの研究室も活気がなかった。外来では喘息やアレルギー患者が多かったこともあり、また人間的に魅力的であった西田勝先生（後の大阪府立母子保健総合医療センター院長）率いるアレルギーグループに入れていただくことになった。

　当時のアレルギーグループには、池田輝生先生（前関西労災病院小児科部長）や豊島協一郎先生（前大阪府立羽曳野病院アレルギー小児科部長）、冨田和己先生（現こども心身医療研究所所長）、玉城晴孝先生（前大阪府医師会理事）と個性的な先生方がおられ、活躍されていた。

　1976年4月に助手に任用されてからは、病棟ライターとして、研修医の指導と入院患者の診療中心の生活が始まった。入院患者さんは、小児がん、免疫不全症、自己免疫疾患、腎疾患、神経・筋疾患、消化器・栄養障害など多岐にわたっていたが、治療法が限られていた。血液・腫瘍疾患を専門にみるグループがなかったため、アレルギーグループがみることになった。不治の病といわれていた小児がんの一部（ALLの一部）が、ようやく治せるようになった時代である。しかし、ALL以外には有効な治療法がなく、ただ診断をつけるだけで死の宣告を繰り返す日々であった。臨床医学の限界を痛感するのに時間はかからなかった。大学を辞めよう、辞めたいという気持ちがだんだん強くなった。

アメリカで受けた刺激が転機になり、トロント小児病院へ留学

　転機が訪れたのは、1981年に1か月余りの夏休みを利用し、北米の主な施設（小児病院やがんセンター）を見学したことによる。文献に発表される治療成績はすでに過去のものであり、現在進行形の治療法を知りたかったからである。アメリカの西海岸から東海岸、そして最終地がカナダのトロントであった。

　まず、最初のUCLAでは、神経芽腫の研究で有名なDr. Seegerを訪ねた。以前から手紙ではやり取りしていたが、大変親切にしていただき、自宅にも泊めていただいた。その後、モノクローナル抗体で一世を風靡したバッファローのRPMI、白血病の治療・研究のメッカであるメンフィスのSJCRH、有名なボストンの小児病院とダナハーバーがんセンター、そして最後が北米一大きいトロント小児病院であった。最も興奮したのは、治療法が確立されていなかったAMLに対して、複数の施設でアントラサイクリン＋シタラビンを基本骨格とした寛解導入療法がすでに始まっていたことである。

Dr.Seegerの家族とともに

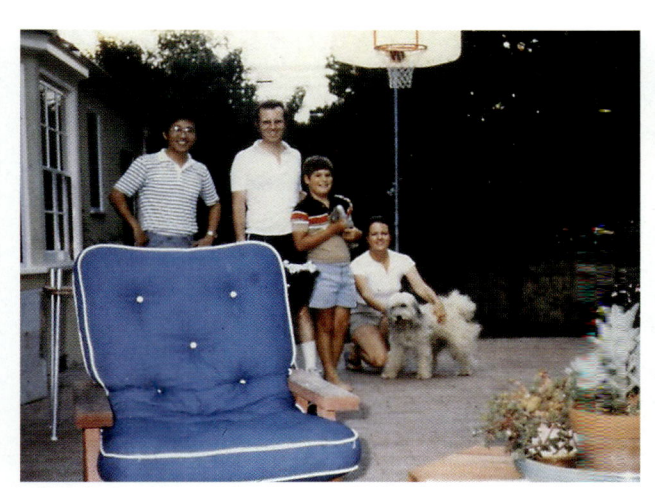

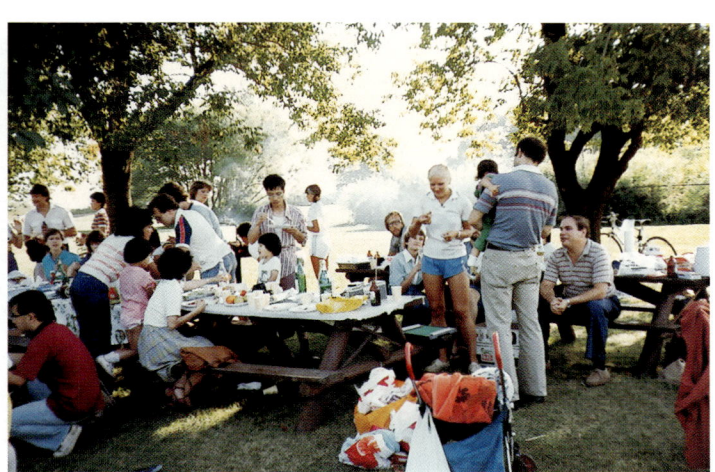

トロント島でのピクニックの風景

　トロントには岡村純先生（現九州がんセンター臨床研究部部長）が留学中で、岡村先生のご紹介でボスのDr.Gelfandに会うことができた。彼の研究室を訪問したのが金曜日の午後であった。まだお昼過ぎだというのに、スタッフは実験室の後片付けを済ませ、全員で出かける準備をしていた。聞くと、これからトロント島（オンタリオ湖の島）にピクニックに行くので、一緒にどうかと誘われた。もちろん断る理由もなく、ご一緒させていただいた。快晴の下、サンドイッチの味もうひとつであったが、夢のような楽しいひとときを過ごさせていただいた。しかし、世の中楽しいことばかりが続くものではないことを、翌年になって思い知らされることになる。

　帰国後、すぐにAMLの治療法を導入した[1]。その一方で、最先端の研究に従事したい気持ちが強くなり、1982年7月から2年間の予定でDr.Gelfandの下へリサーチフェローとして留学することになった。

　当時はALLの表面マーカーによる分類が始まったばかりで、岡村先生はCALLA抗原の抗原量定量の意義に関して研究されていた。岡村先生とは1年間同じラボで過ごすことになったが、公私ともに大変お世話になり、帰国後も親しくさせていただいている。

　トロント小児病院は、カナダや5大湖周辺のアメリカを含んだ地域の頂点に位置する小児病院で、小児白血病の新患が年間80〜90例あった。その診断（表面マーカー解析）をする一方で、残りの白血病細胞をペレットにして凍結保存しておいた。このことが、その後の研究に大いに役立つ結果となった。

オンタリオがんセンターのDr.HozumiにSouthern blot法の手ほどきを受ける

　1981年と1983年にKorsmeyerらが発表した免疫グロブリン遺伝子再構成の論文は衝撃的であった[2)3)]。表面マーカーからは分類不能型であった代表的な小児ALL（common ALL）が、免疫グロブリン遺伝子再構成からB-precursorであることを見事に証明したのである。留学して半年が過ぎようかという時期であったが、表面マーカーのみならず、この遺伝子診断が今後重要になるだろうということで、Southern blot法を習得することになった。

　誰が教えてくれるのかと不安に思っていたら、ボスのDr.Gelfandが、オンタリオがんセンターにDr.Hozumiという日本人の大家がいるので相談してはどうかという。オンタリオがんセンターはトロント小児病院から20〜30分離れたところにあり、穂積先生にアポイントをとってご相談に伺った。

　当時の穂積先生はまだお若く、大学院生とテクニシャンを使って免疫グロブリン遺伝子の研究を精力的に続けておられた。Korsmeyerらの論文をみていただき、リンパ系腫瘍のlineage診断の臨床的意義についてご説明した。「hard scienceの視点からは臨床サンプルを使った研究は邪道であり、気乗りしないが、臨床的には重要なテーマであろう。テクニックを教え、場所を提供するからここでやりなさい」と快く引き受けてくださった時は、本当にうれしかった。

私と血液学の仲間たち

ところが、それからが地獄の日々であった。確立された方法のSouthern blotのバンドがうまく出ないのである。DNAの抽出からフィルターへのトランスファーと全工程を何度もチェックし、実験を繰り返した。努力は報われるもので、3〜4か月間原因もわからずバンドも出ない状態が続いたが、ある日突然再構成バンドが検出されると、その後はうそのようにデータが得られるようになった。

免疫グロブリン遺伝子の再構成に関する論文を次々に発表

当時、KorsmeyerらのNCIのグループしかデータを出していなかったので、症例数の多い我々のグループからいくつもの論文を発表することができた。免疫グロブリン遺伝子の再構成が、B lineage ALLのみならず一部のT-ALLやAMLでもみられることや、その場合の再構成パターンに共通性がみられることなどである。

下の写真はKorsmeyer先生がトロントに講演に来られた時に、SASAYAという日本食レストランで一緒に食事をした時の記念写真である(Korsmeyer先生は2005年に若くして肺がんで死去された。ご冥福をお祈りいたします)。

翌年の1984年に、ヒトのT細胞受容体遺伝子(TCR)のβ鎖がオンタリオがんセンターのMak TW博士らによりクローニングされた。これにより、リンパ系腫瘍の遺伝子診断が可能となり、トロントはその研究のメッカとしての地位を築き、世界中から注目されるようになった[4-11]。

私は帰国の時期が迫っていたので、後任の多和昭雄医師(現国立大阪医療センター小児科部長)が後を続けてくれることになった。その後TCRのγ、δ、α鎖も相次いでクローニングされ、多和医師の後任の原純一医師(現大阪市立総合医療センター小児血液・腫瘍科部長)が研究を引き継ぎ、リンパ系腫瘍の免疫関連遺伝子を用いた遺伝子診断法が確立された[12-25]。

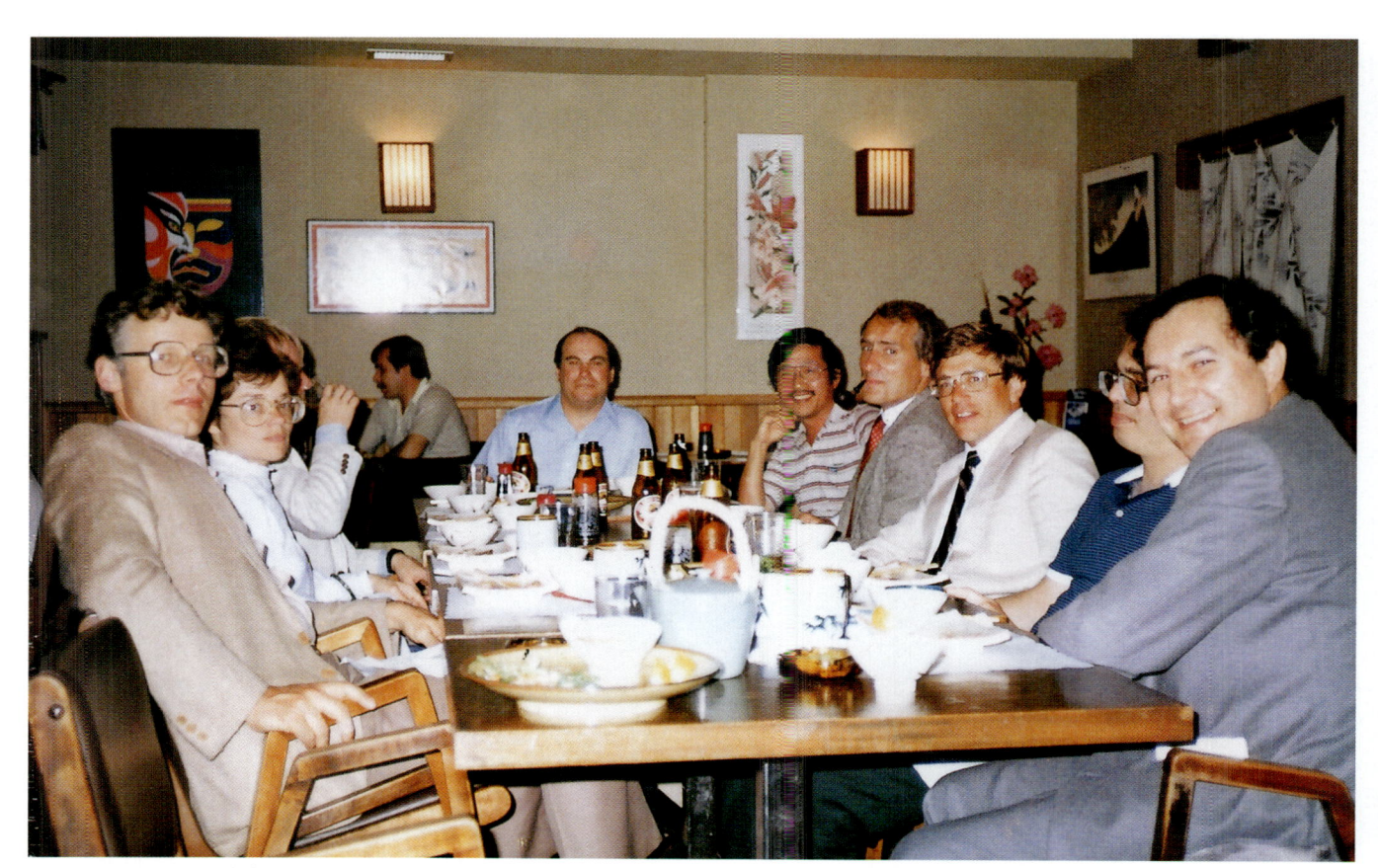

Dr. Korsmeyerと日本食レストラン・SASAYAにて　右から3人目がDr. Korsmeyer。私の右隣がDr. Gelfand。

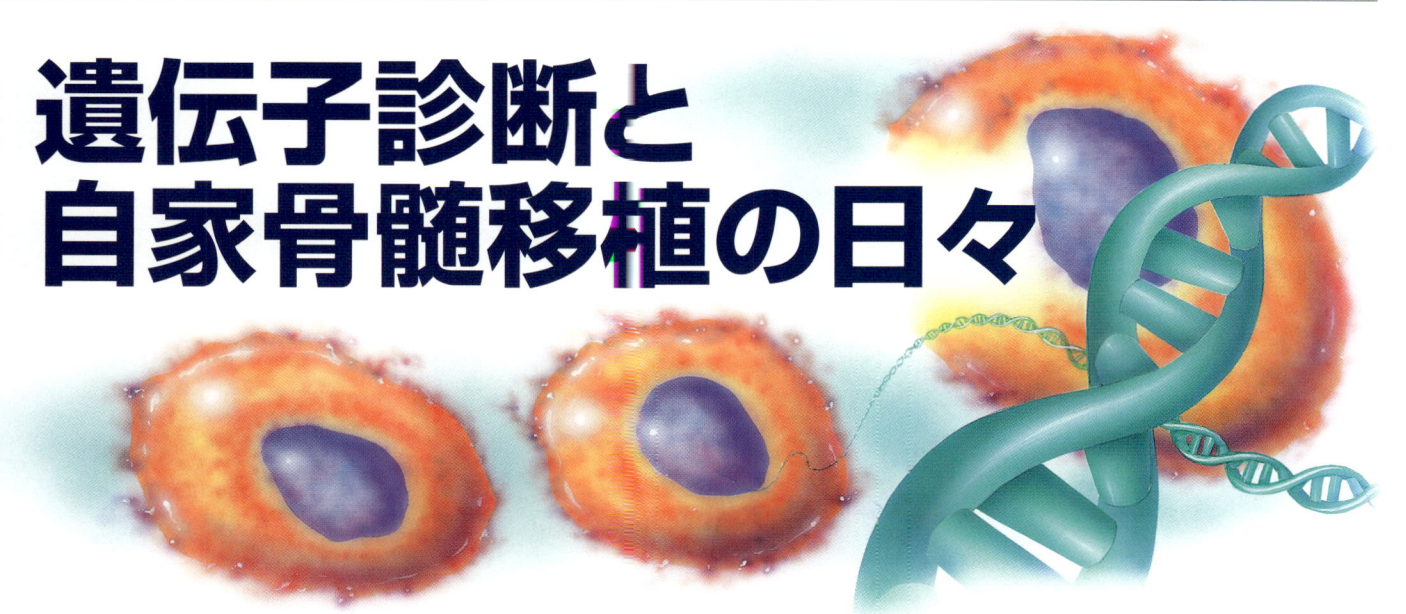

遺伝子診断と自家骨髄移植の日々

大学でラボを立ち上げ、多くの仲間と臨床・研究に取り組む

　1984年7月から大学の助手に復職した。上司の池田講師が転出され、グループの構成員は原純一、八木啓子が中心で、臨床に追われる毎日であった。そこにlineage診断（表面マーカーと遺伝子診断）ができるようにラボを立ち上げ、臨床では予後不良の進行神経芽腫に対する自家骨髄移植療法を導入した[26)27)]。

　この時には、当時の大阪府立成人病センターで先駆的に骨髄移植を推進されていた正岡徹、柴田弘俊、中村博行の諸先生方から懇切丁寧なご指導をいただいた。その後も今日に至るまで親しくお付き合いさせていただいており、この場をお借りして感謝申し上げたい。

　遺伝子診断結果を学会発表や論文発表できるようになると、外部からの検査依頼数も増加し、また病棟も移植を始めたこともあり、多忙を極めた。スタッフが研究室を出るのが連日夜中の12時くらいで、「うちの娘をどうするつもりなんだ」とお叱りを受けたこともあった。しかし、結果が伴うことと、先進的な仕事ができるということから、グループへの参加希望者が増え続け、常時10人前後の体制で臨床と研究が行えるようになっていた。

　そのころのエピソードとして、印象に残っていることが一つある。それは明らかなT-lymphoma/leukemiaで、免疫グロブリン遺伝子のκ鎖の再構成例を認めた例であった。それまでの常識は、T-ALLでみられる免疫グロブリン遺伝子の再構成は重鎖（H鎖）のみで、軽鎖の再構成例は報告されていなかった（軽鎖まで再構成が進むと、B-lineage特異的と考えられていた）。そこで、「Journal of Clinical Investigation（JCI）」に投稿したところ、留学中のボスであったGelfandに査読が回り、彼から「Keiもこれで一人前の研究者になった」とお褒めの言葉をいただいた[28)]。

　このころ一緒に仕事をした仲間には土居悟（現大阪府立呼

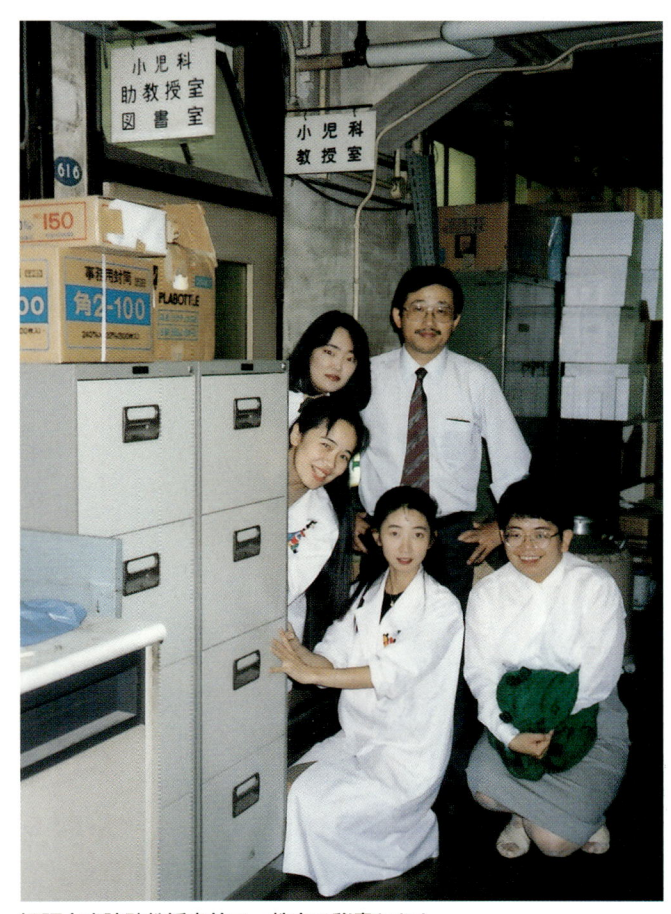

旧阪大病院助教授室前で、教室の秘書たちと

私と血液学の仲間たち

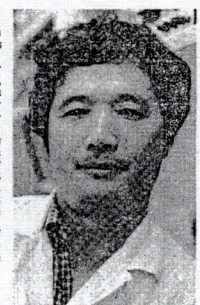

ノーベル賞の対象となったDr.Hozumiの業績がトロントで大々的に報道される

Tonegawa先生が1987年のノーベル医学賞を受賞された。このニュースは世界中を駆け巡ったが、受賞の対象となった研究論文の筆頭著者がHozumi先生である。当時スイスのバーゼル研究所で免疫グロブリン遺伝子の研究をされていたTonegawa先生のリサーチフェローがHozumi先生であった。当時の発見に至る苦労話や裏話は、折に触れてHozumi先生からお聞きしていたので、お二人で受賞されるのが当然のように思っていたが、リサーチフェローの業績はボスの業績になるということで、単独受賞となったとのことである。

しかし、その貢献度を評価して、同時受賞されなかったHozumi先生の業績をトロントの新聞が大々的に報じてくれた。受賞されなかったことは大変残念であったが、トロントの報道関係者の心意気に、胸を躍らせた関係者は多かったことと思う。

EBウイルス感染症との出合い。一連の疾患の診断・治療の確立に邁進

1985年の12月に、11歳の男児が島根から紹介されてきた。病名は慢性活動性EBウイルス感染症（CAEBV）で、7歳から発熱を繰り返し、8歳時には脾腫を指摘され、10歳時にEBV抗体価の異常からCAEBVと診断されていた。当時、筆者らにはCAEBVに関する知識も治療経験もまったくなかったのであるが、本例が契機となって研究に取り組むことになった。

ちょうどそのころ、EBウイルスの遺伝子診断がSouthern blot法で可能であることが判明し、DNAプローブを入手するために、国内でのEBウイルス研究の第一人者であられた日沼頼夫先生（当時京都大学ウイルス研究所教授）にご相談した。日沼先生は「そういうことなら」と東京医科歯科大学教授の故平井莞二先生をご紹介いただき、平井先生から快くDNAプローブを供与していただいた。

本例では、末梢でCD4陽性細胞が増加しており、TCR遺伝子再構成から単クローン性の増殖であることが証明された。この時も、感染症のため多クローン性増殖であると思い込んでいたので、Southern blot法の対照サンプルに本例の

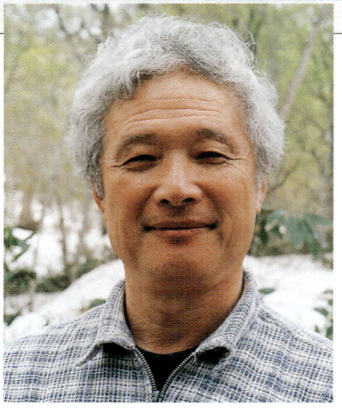

Dr.Hozumiの業績を讃えるトロントの新聞
1987年Tonegawa先生のノーベル賞受賞に際し、論文の筆頭著者であるHozumi先生の業績がトロントで報道された。

Dr.Hozumiの近影

吸器・アレルギーセンター、小児科部長）、石原重彦（現八幡中央病院小児科）、村田充則（開業）、井上雅美（現大阪府立母子保健総合医療センター、血液・腫瘍科長）、泉裕（現関西労災病院小児科部長）、寺田直弘（現フロリダ大学病理学部准教授）、倉橋浩樹（現藤田保健衛生大学教授）、坂田尚己（現近畿大学医学部小児科講師）君たちがいた。

DNAを用いたところ、意外にも単クローン性であることが判明したのである。

　これは大変な発見だということになり、石原重彦君が論文にまとめてくれたが、世界的には第5例目の報告になってしまった。ほぼ同時期に米国から3例（NEJM）、北海道大学小児科から1例（Nature）の報告があり、EBウイルス感染したT細胞のリンパ腫、増殖症が存在することが明らかになったわけである[29]。これらの5例は全てCD4陽性細胞に感染しており、成人T細胞白血病のstoryを髣髴させるようで興奮したが、その後CD8陽性細胞例も検出されるようになり、偶然の偏りであることが判明した。

　CAEBVに関しては当時、病態の理解も不十分で、治療法も確立されていなかった。手探りの中で投与したIL-2が、幸い最初の例に著効したので「Lancet」に報告したところ、大変な反響があった[30]。いちばん驚いたのは、米国やイギリスから、大阪で治療してほしいという慢性疲労症候群（chronic fatigue syndrome；CFS）の成人患者（女性）からの手紙が数通来たことである。当時、欧米ではCFSがEBウイルス感染で起こるという説が有力（現在は否定的）であったことを後で知った[31]。

　CAEBVの実態が不明であったので、全国アンケート調査を施行し、臨床像と自然歴を明らかにすることができた。すなわち1/3～1/4の患者に蚊アレルギーの既往や合併がみられ、4～5年で半数が、10～15年でほぼ全例が種々の原因で死亡することが明らかになった。この過程で、NK細胞にEBウイルスが感染することを世界で初めて証明し、蚊アレルギーはほぼ例外なくEBウイルス感染したNK細胞の増殖症であることを明らかにした[32-34]。

　その後血球貪食症候群の疾患概念が明らかにされ、これら一連の疾患はEBV-associated T/NK-cell lymphoproliferative disease（LPD）と総称すべきであることを提唱し、その診断法・治療法を確立すべく、今日に至っている[3-43]。これらのEBウイルス関連の仕事に貢献したのは、石原重彦（八幡中央病院小児科）、岡村隆行（現琉球大学小児科講師）、佐藤恵実子（現市立豊中病院小児科）、小山真徳、澤田正久、井上雅美（現スタッフ）らである。

14年目の電話──Li-Fraumeni syndromeの患児を発見

　確か1990年だったと思うが、病棟に札幌の女性から電話があった。まったく心当たりのない女性であったが、話を聞いてみると、以前（1977年）に低血糖発作でみつかった肝芽腫の子の父親の再々婚相手からであることがわかった。

　話の内容は、その父親が先日肺がんで死亡したこと、十数年前に先妻との間にできた息子が私に世話になったことを聞いていたので連絡したということであった。それはfamilial cancer syndromeに合致するがん多発家系で、父親も自分はがんで死ぬと恐怖心に怯えており、何回か電話をもらったことがあるが、しばらく音信不通であった。その後の会話で遺児が1人いること、先日、札幌医科大学泌尿器科を受診して陰嚢水腫といわれていることなどがわかった。

　遺児のことが気になったので、札幌医科大学の腫瘍専門医に連絡をとり、もう一度みていただくようにお勧めして電話を切った。数日後の受診日に札幌医科大学泌尿器科から電話があり、陰嚢水腫ではなく転移性の睾丸腫瘍であること、腹部に原発腫瘍（副腎？）が触れるので手術のため入院させる、という内容であった。

　母親も驚かれたことと思うが、相前後して国立小児病院（現国立成育医療センター）の恒松由紀子先生から電話をいただいた。家族性がん家系の調査で、疑わしい家系と小児の副腎皮質がんの登録例（がん家系を調べる一つの方法）を調査中で、筆者らの報告例のその後を教えてほしいということであった。実は、家族性がんの責任遺伝子（p53）が同定され、国立がんセンターの研究所で遺伝子診断が可能になったことから、日本人のがん多発家系で調べたいのだという内容であった。

　何という偶然の一致なのか、実は筆者らの報告した家系の子供が腹部腫瘍で翌週、札幌医科大学で手術予定であることをお話しすると、ぜひ組織を調べたいとのことで、手術立会いの許可と母親との面談を希望された。その時の検体を含めての解析結果から、我が国にもLi-Fraumeni syndromeが存在することや、p53の変異部位が欧米と少し異なる特徴のあることなどが明らかにされた[44-46]。

私と血液学の仲間たち

小児の高度先進医療センターを目指す

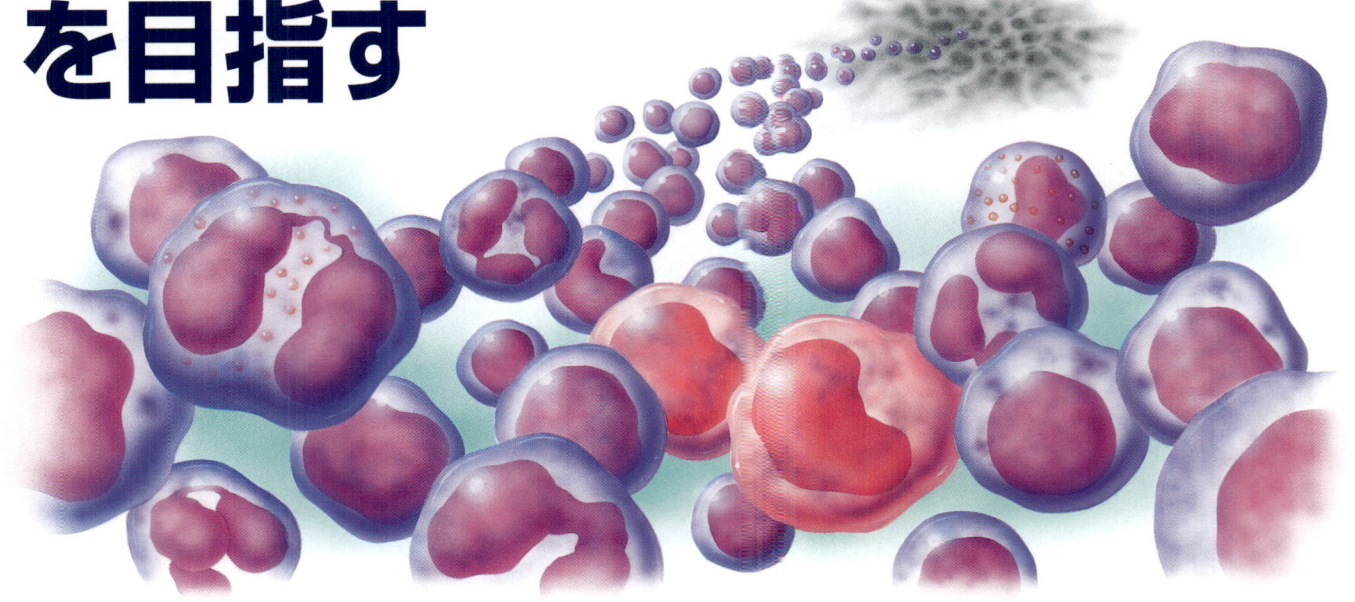

母子保健総合医療センターに赴任。国内最多の小児移植を実施

1991年7月から、大阪府立母子保健総合医療センター（母子医療センター）に赴任した。理由は、1981年に周産期医療センター（母性100床、新生児60床、その他44床）として発足した母子医療センターの二期事業として、開設10年後の1991年に小児病院と研究所が新たに開設されることになったからである。

少産少死の時代を迎え、また小児の疾病構造が大きく変わるなか、どのような小児病院が求められているのかを日夜議論した記憶がある。その結果、一般的な疾患を扱うのではなく、高度先進医療の対象となる難治性の、集学的治療を要する疾患を対象にすべきであるということになった。大学病院では何かと制約が多く、月1例の骨髄移植がやっとであったので、移植センターの必要性を痛感していた我々にとっては、まさにチャンス到来であった。

「母子医療センターでの血液・腫瘍科をSt.Jude小児病院とPhiladelphia小児病院を足して2で割ったようなものにしたいね」と、かねてより相談していた井上雅美君（58卒）と坂田尚己君（60卒）、太田秀明君（63卒）、八木啓子さん（54卒）の計5人で、小児の造血幹細胞移植センターを目指してスタートした。幸いなことに、この年に我が国の骨髄バンク（骨髄移植推進財団）が誕生し、続いて臍帯血バンクも設立され、造血幹細胞移植の環境整備が整った。

一方、免疫抑制薬や抗菌薬、抗ウイルス薬なども新規に開発され、移植医療全体を後押しするような医療環境が追い風となり、年間移植例（40〜50例）も国内では小児で最多となった。この間、難治性固形腫瘍に対する自家double transplant法を確立し、HLA不適合移植を可能にするCD3陽性細胞移植にも取り組み、2005年には高度先進医療の認可を得た[47-49]。

この間スタッフも10人体制となり、大阪大学（松田佳子、安井昌博、岡村隆行、上野弥奈、下野卓彌、佐藤恵実子、金智容、楠木重範、澤田明久、近藤統）や奈良医科大学（朴永東、中野智己、岸本朋子、稲垣二郎、樋口万緑、竹下泰史、石原卓）、岡山大学（西内律雄、逸見睦心、遠藤千恵、茶山公祐、雀部誠、宮村能子、小山真穂）、熊本大学（吉本寿美、興呂雅彦）、大阪市立大学（濱崎考史）、琉球大学（浜田聡）、関西医科大学（中野崇秀）、富山医科薬科大学（野村恵子）、浜松聖隷病院（斉藤勇）、兵庫県立こども病院（北岡照一郎）、大阪医科大学（井上彰子、久野友子）、岐阜大学（坂田顕文）、広島赤十字病院（藤田直人）、松下記念病院（石田宏之）から多くの先生方に来ていただいた。若い先生方と苦楽をともにできたことが、今となっては大きな財産である。

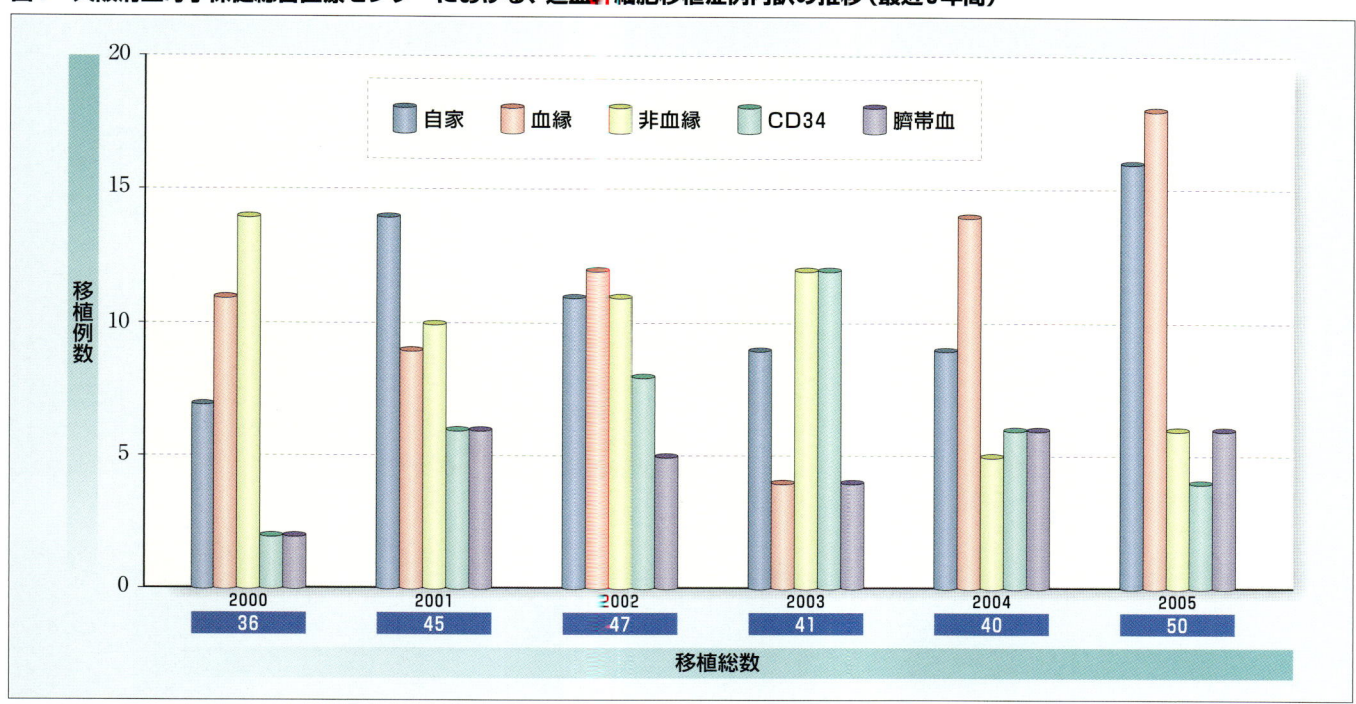

図1 大阪府立母子保健総合医療センターにおける、造血幹細胞移植症例内訳の推移（最近6年間）

凡例：自家、血縁、非血縁、CD34、臍帯血

縦軸：移植例数
横軸：移植総数
- 2000年：36
- 2001年：45
- 2002年：47
- 2003年：41
- 2004年：40
- 2005年：50

HTLV-1の患児に同種骨髄移植。レトロウイルスの根絶を確認

15歳の男児。生下時に重度の貧血があり、血液型一致の父から輸血を数回受けた。その後、congenital pure red-cell anemia（PRCA）と診断され、赤血球輸血を15年間繰り返してきた。父親が1976年にmyelopathyを発症し、その原因がHTLV-1であることが1980年に診断された。1982年（患児は10歳）に家族全員を調べると、母親と患児も陽性であったが、他の3人の姉妹は陰性であった。

頻回の輸血により、患児はhemochromatosis、C型肝炎、インスリン依存性糖尿病を併発していた。この段階では同種

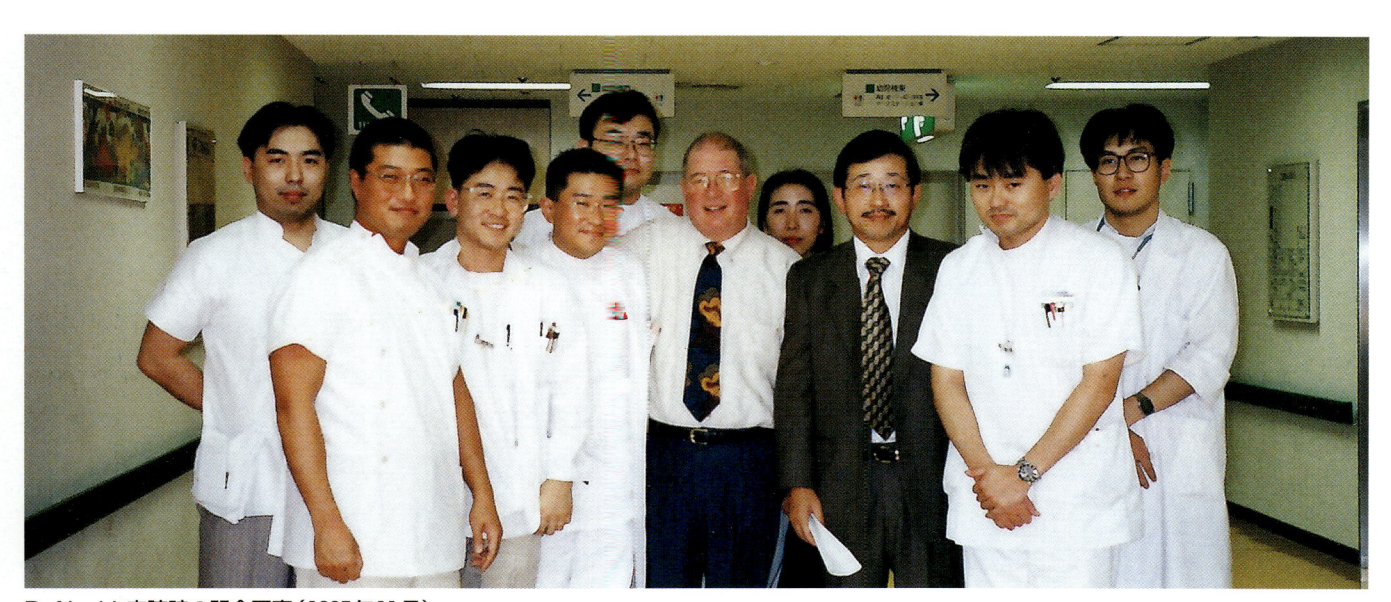

Dr.Nesbit来院時の記念写真（1995年11月）

私と血液学の仲間たち

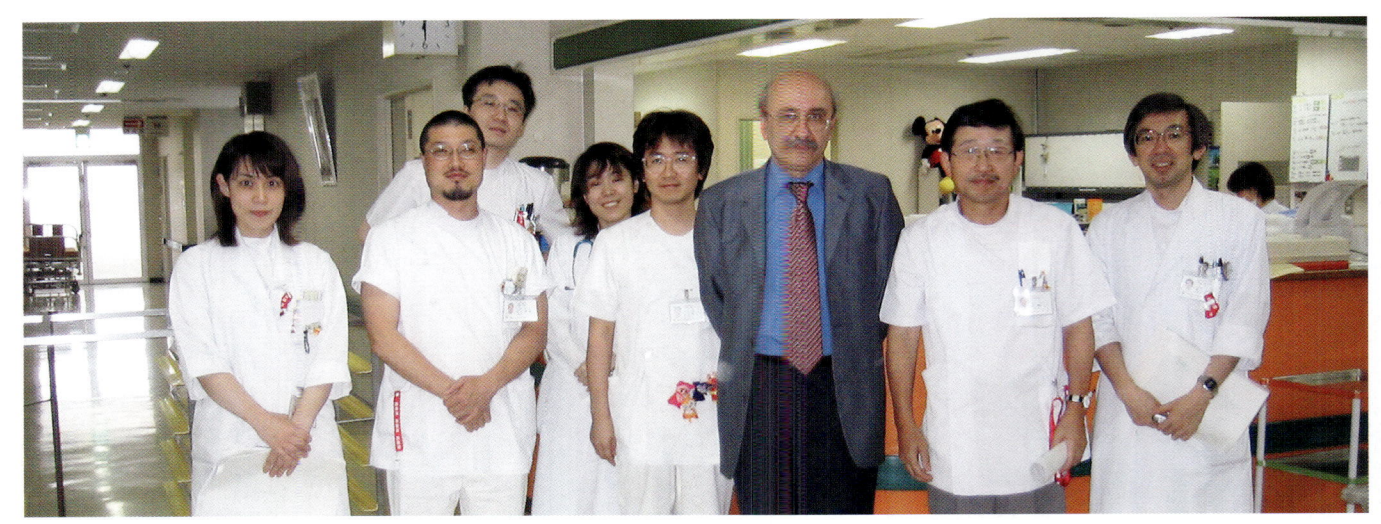

Dr.Tabilio来院時の記念写真（2003年5月）

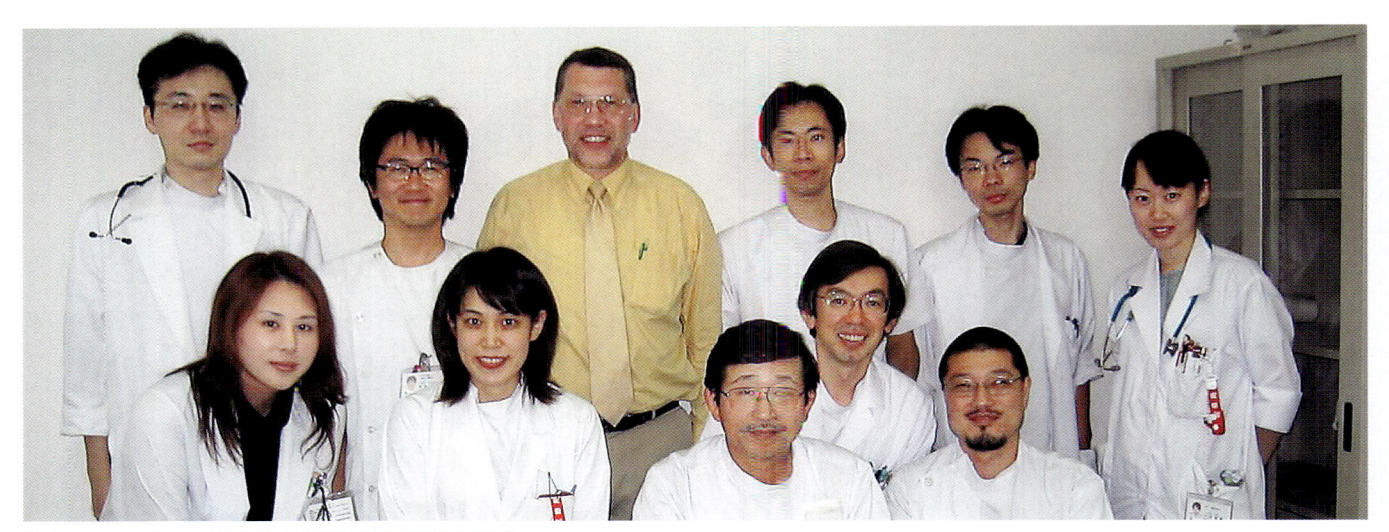

Dr.Handgretinger来院時の記念写真（2003年10月）

移植の適応はないと主治医にはお断りしていたが、HLA一致の妹がいることと、本人もご家族も切望されたので、1992年9月に骨髄破壊的前処置（Bu+CY）で移植を行った。

移植後の経過は痙攣や心不全、出血性膀胱炎などで大変であったが、GVHDもほとんどなく、混合キメラ状態からday 120には完全キメラになった。移植の成功は奇跡的といえるが、ここまでくると筆者らの関心は、はたしてキャリア状態であったHTLV-1が陰性化するかどうかという1点に集中した。ところが、潜伏感染しているウイルスが完全に排除されたかどうかを証明することは、簡単ではない。HTLV-1抗体価は移植1年後には陰性化したが、末梢血リンパ球中のウイルスをPCR法で調べると、4種類のprimerが全て陰性化することはなかった。

結局、移植5年後に、骨髄も末梢血も、培養リンパ球中も全て陰性であることを確認して「Lancet」に報告した。リンパ球に潜伏するレトロウイルスが、同種移植で根絶できたことが最初に認められたわけである[50]。患児は、その後も抗体価は陰性である。機会があれば、HTLV-1特異的CTLの有無をみたいと思っている。

この貴重な経験から、HIV感染が血球以外の細胞に広がらない時期に（キャリアになって早い時期に）、抗ウイルス薬を移植前後でうまく使ってドナー細胞への感染予防を工夫すれば、HIV感染にも同種移植は期待できるのではないかと考えている。

●PAGE 176

急性GVHD発症のメカニズム

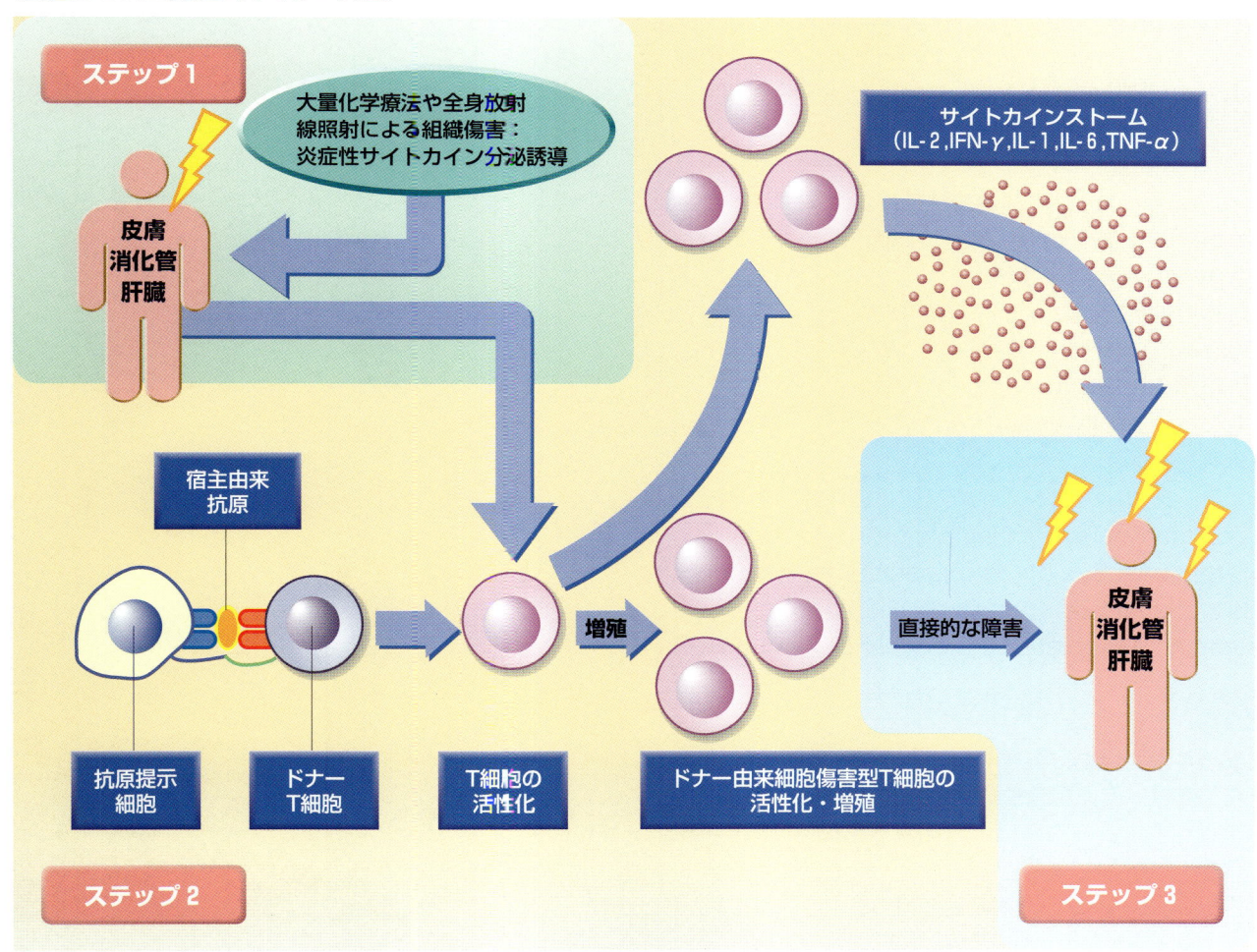

profile

前川 平
[プロフィール]

昭和28年3月5日生まれ、京都府出身
昭和53年　3月　京都府立医科大学卒業
昭和53年　6月　京都府立医科大学附属病院研修医
昭和56年　4月　京都府立医科大学附属病院修練医（第三内科）
昭和61年　3月　京都府立医科大学大学院博士課程修了
昭和61年　4月　京都第一赤十字病院血液内科医師
昭和63年　4月　The Walter & Eliza Hall Institute of Medical Research (Melbourne, Australia), Cancer Research Unit (Head : Don Metcalf), 博士研究員
平成　2年　3月　京都府立医科大学助手（衛生学教室）
平成　8年　2月　東京大学講師（医科学研究所・附属病院、輸血部）
平成14年　1月　京都大学教授（医学部・附属病院、輸血部）
平成14年10月　京都大学医学部附属病院　輸血細胞治療部長
　　　　　　　京都大学医学部附属病院　分子細胞治療センター長（併任）
平成20年　2月　京都大学iPS細胞研究センター（併任）

【所属学会】
日本内科学会（指導医・認定専門医）
日本血液学会（評議員・指導医・専門医）
日本臨床血液学会（評議員）
日本輸血学会（理事・評議員・認定専門医）
日本造血細胞移植学会（評議員）
日本癌学会（評議員）
日本がん分子標的治療学会
日本癌治療学会
日本アンチセンスDNA/RNA研究会（評議員）
American Society of Hematology
International Society for Experimental Hematology
International Society for Cell Therapy
American Association for Cancer Research

【受賞】
平成16年度　日本白血病基金　荻村孝特別研究賞
平成16年度　上原記念生命科学財団研究助成

【役職】
21世紀COEプログラム事業推進担当者
神戸先端医療センター非常勤研究員
京阪臍帯血バンク常任理事
グローバルCOEプログラム事業推進担当者　　　ほか

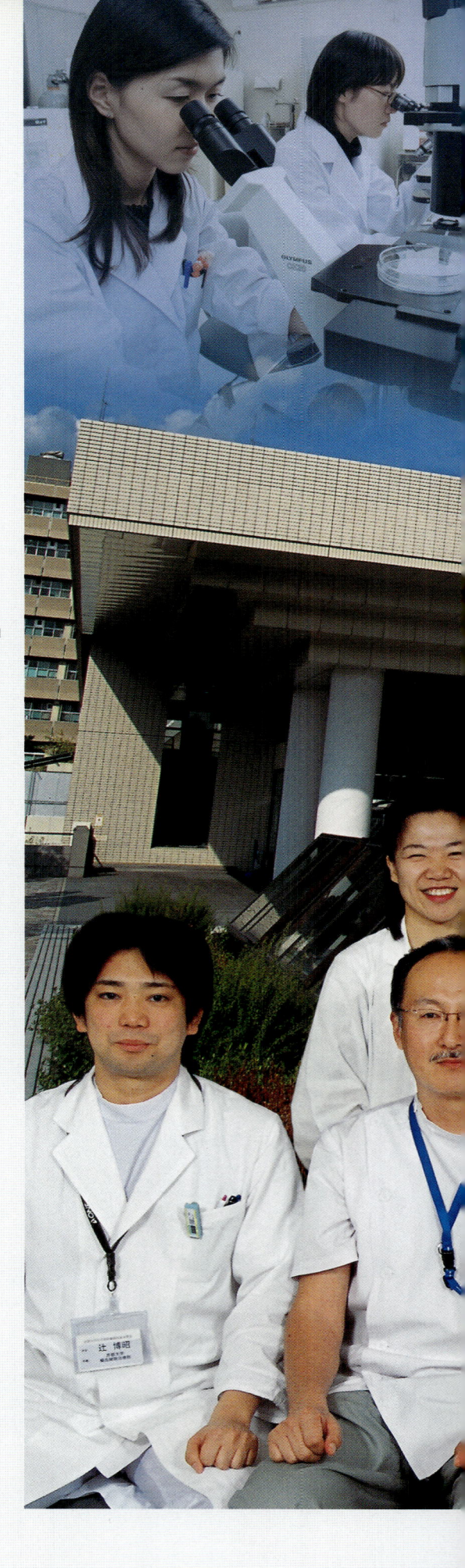

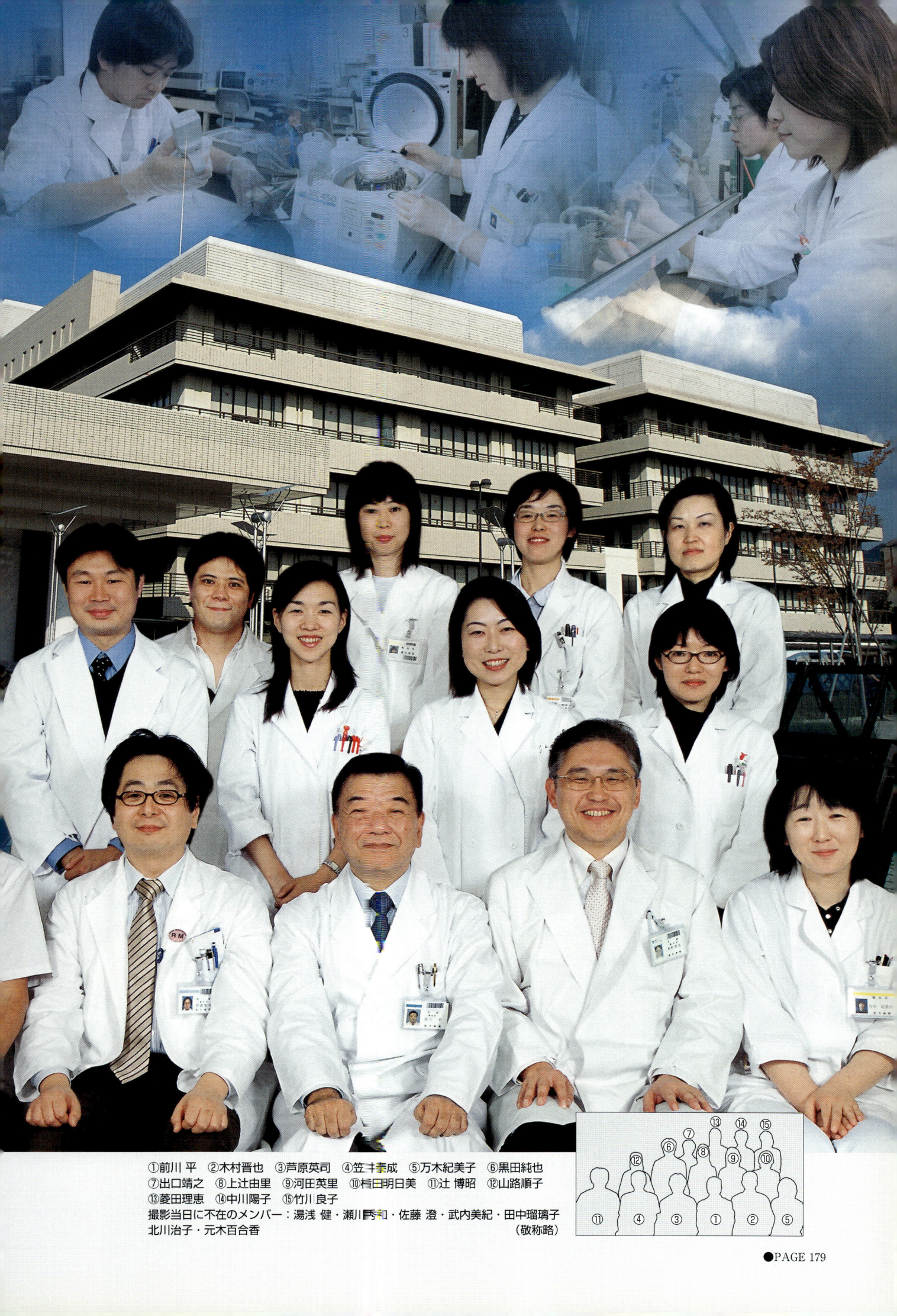

①前川 平　②木村晋也　③芦原英司　④笠井青成　⑤万木紀美子　⑥黒田純也
⑦出口靖之　⑧上辻由里　⑨河旺英里　⑩村田明日美　⑪辻 博昭　⑫山路順子
⑬菱田理恵　⑭中川陽子　⑮竹川 良子
撮影当日に不在のメンバー：湯浅 健・瀬川寿司・佐藤 澄・武内美紀・田中瑠璃子
北川治子・元木百合香　　　　　　　　　　　　　　　　　　　　（敬称略）

私と血液学の仲間たち

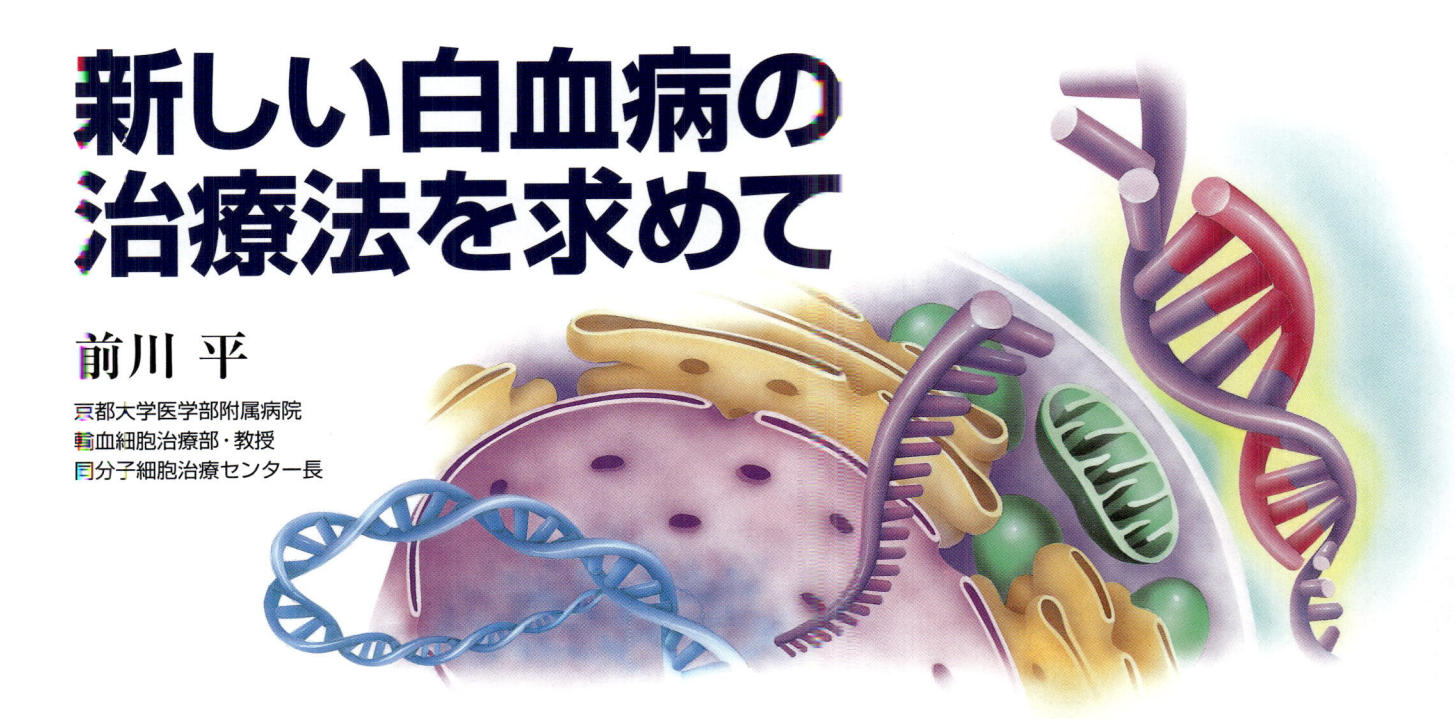

新しい白血病の治療法を求めて

前川 平
京都大学医学部附属病院
輸血細胞治療部・教授
同分子細胞治療センター長

■ 吸い寄せられるように血液研究室へ。白血病に魅せられる

　私は1978年に京都府立医科大学を卒業した。当時、漠然と思っていたのは、「よい臨床医になりたい」という陳腐な希望と、「留学してみたい」という他愛もない憧れだったように思う。結局、学生時代の講義で「スケールの大きな考え方」に魅せられ、母校の第三内科（故増田正典教授）に入ることになった。

　当時の第三内科は消化器を中心に、血液、糖尿病、循環器、神経、免疫の各研究室があった。一つの内科でいろいろな病気をみることができた。研修終了後に勤務した京都府下の病院で、1年間に5名の白血病患者をみることになった。母校の先輩はもとより、他大学の専門家とも治療法を検討するために、毎週京都に戻って相談した。母校の血液研究室（阿部達生京都府立医科大学名誉教授が主宰）や、当時京都大学におられた高月清先生（熊本大学名誉教授）の研究室には、特にお世話になった。

　自分の目でみて診断し、治療も化学療法が中心で、外科の出る幕がない血液疾患にしだいに魅せられ、吸い寄せられるように、大学院生として血液研究室に入ることとなった。

　血液研究室で最初に担当したのは、フィラデルフィア（Ph）染色体と14q＋染色体を同時に有するALLの症例であった。再発を繰り返した後、結局、骨髄移植を受けるために遠い病院に転院してもらうことになった。骨髄バンクも、また当然、臍帯血バンクもなかったころである。白血病治療のためには化学療法だけではなく、移植治療のインフラ整備の必要性を痛感した。何もできなかった自分の無力さを、身に染みて感じた。

　しかし、この症例を通じて、Ph染色体で特徴づけられる造血幹細胞病のCMLに魅せられることになった。血液研究室が、細胞遺伝学を研究テーマにしていたことも要因であったと思う。ところが、私自身、染色体分析はあまり得意ではなく、幹細胞やサイトカインの研究を通じて、白血病細胞の分化誘導や増殖制御に興味を抱くようになった。

　染色体分析は教室の義務であり、それなりにできるまでにはなったが、自由な研究の方向性を容認していただいた阿部先生には感謝している。その結果、私の学位論文は研究室始まって以来、染色体写真のないものとなった。

■ 白血病治療の臨床に明け暮れたころ。CMLの治療法の開発を模索し始める

　1986年に大学院を修了後、京都第一赤十字病院に赴任し、藤井浩先生（現京都府赤十字血液センター所長）とともに、多くの血液疾患患者の治療に専念した。藤井先生の幅広い臨床の学識に驚いた。今でも、血液の臨床はこの病院で教えてもらったと思っている。

　また、京都府赤十字血液センターの佐治博夫先生（現HLA

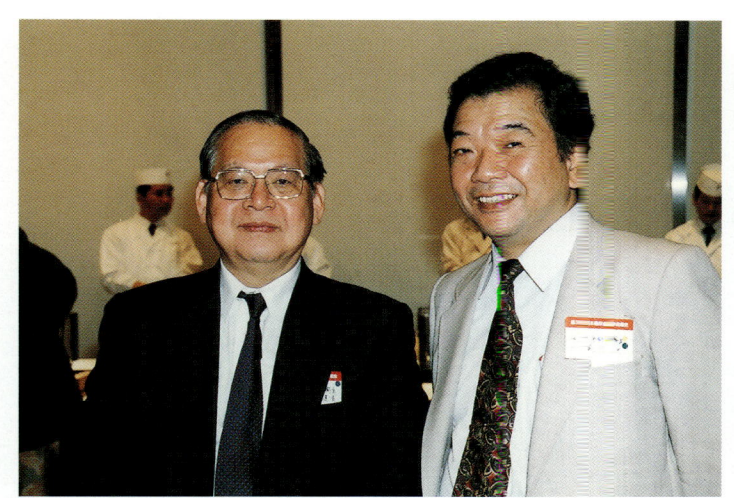

恩師・阿部達生京都府立医科大学名誉教授とともに
1997年の第39回日本臨床血液学会（東京）にて。

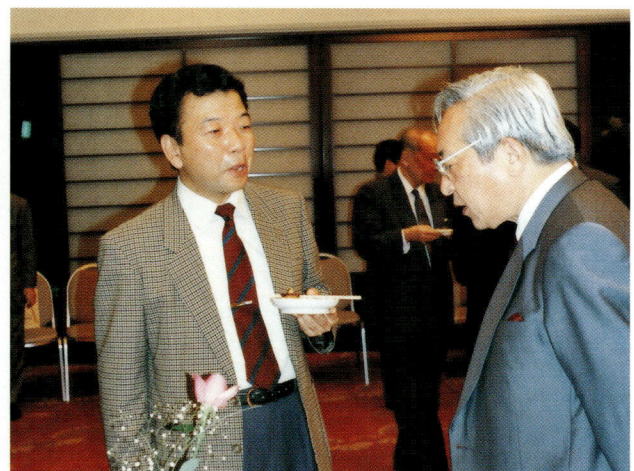

高月清熊本大学名誉教授とともに
1994年の第56回日本血液学会総会（新潟）にて。

研究所所長）や丸屋悦子先生らとともに、当時まだ全国的に実施されていなかったHLA適合血小板の供給システムの構築に協力し、そのなかで血小板特異抗原Sib[a]（HPA-2b）が同定された。このころ、京都第一赤十字病院や京都府赤十字血液センターで学んだことの多くが、後の東京大学医科学研究所や京都大学での輸血療法の指導にずいぶん役立っている。

当時、京都で同種骨髄移植治療を実施しているところはほとんどなく、もっぱら化学療法による治療であった。後の東海骨髄バンクの前身である「名古屋骨髄献血希望者を募る会」が活動を始めていたころであった。CMLの治療にブスルファンで白血球数をコントロールするのみで、やがて訪れる急性転化には無力であった。比較的年齢が若く、骨髄移植しかないと思われる場合も、ドナーがいなかった。

このころ、CMLの治療にはインターフェロン（IFN）が有効で、なかにはPh染色体が減少する症例のあることが報告された。衝撃的であった。大学院時代に、IFNを用いたCMLの分化誘導研究を行っていたこともあり、極めて興味を持った。我が国での治験にも積極的に参加した。

しかし、毎日自己注射することはCML患者にとってかなりの負担であり、私が担当したCML症例でPh染色体が減少する症例は一例もなく、かえって重篤な副作用を経験することもあった。何とか内服あるいは週1回程度の注射で済まないか、もっとCML特異的な治療法の開発はできないものかと思った。

メルボルンのWEHIに留学し、LIFを用いた実験に夢中で取り組んだ

臨床に明け暮れた日々は充実していたが、このころになると、卒業当時の「留学してみたい」という他愛もない憧れは、「留学して白血病の新しい治療法を開発したい」という明確な目標になっていた。

1986年にシドニーで開催された学会の途上、メルボルンにあるウォルター・アンド・エリザ・ホール医学研究所（The Walter & Eliza Hall Institute of Medical Research；WEHI）を訪問した。アポイントなしの突然の訪問であったが、Nic

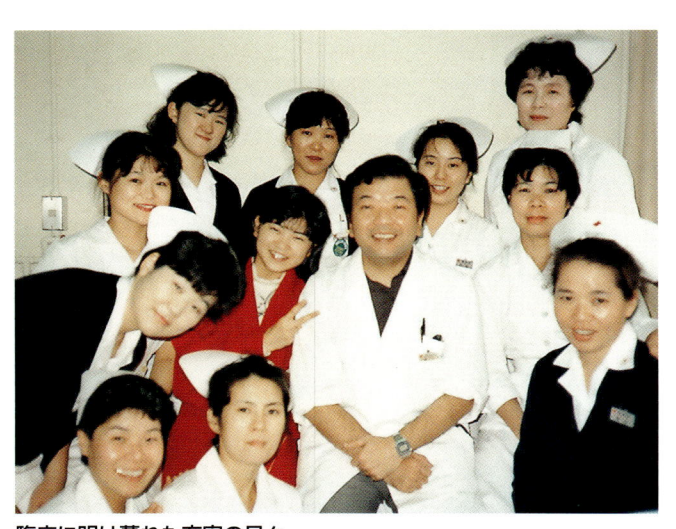

臨床に明け暮れた充実の日々
1988年のメルボルン留学を前に、京都第一赤十字病院北4階病棟詰所にて。

私と血液学の仲間たち

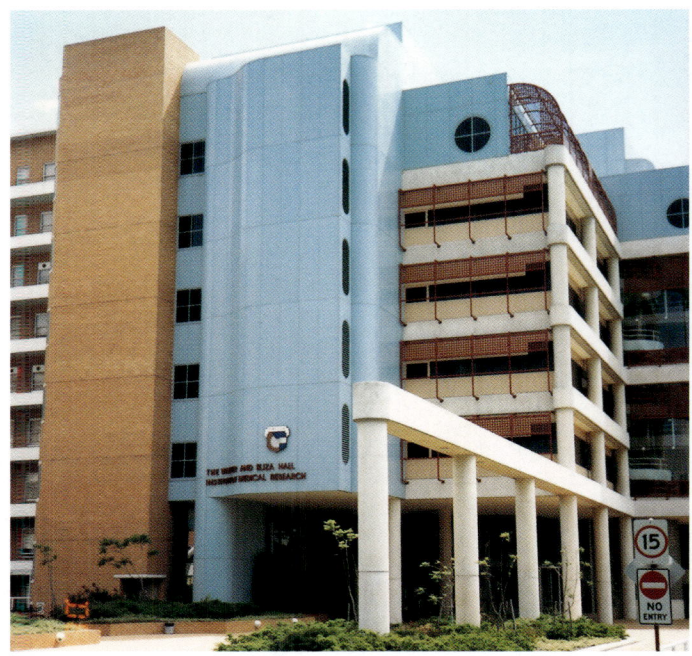

The Walter and Eliza Hall Institute of Medical Research (WEHI)の正面玄関　右サイドの4階がCancer Research Unit。角にあるDonの部屋の隣が私の居場所であった。

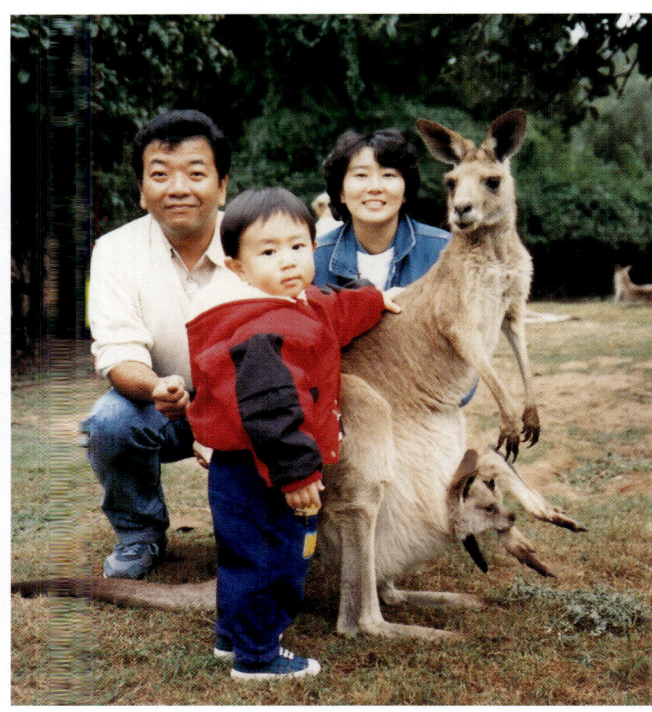

家族で出かけたグレートオーシャンロード沿いのローンの公園にて

私の実験スペースであったCancer Research Unitのベンチの前にて
左からイスラエルの研究者Shoshana Merchav、Don、私。

　Nicolaが親切に応対してくれた。Don Metcalfは留守であった。

　1987年、東京で国際実験血液学会が高久史麿会長の下に行われた時、Donのインタビューを受けた。学生時代から英語には少々自信があったが、学会での発表と異なり、彼の日常会話は聞き取りにくかった。この後、母校の大先輩である蓑和田潤先生（元Rosewell Parkがん研究所副所長）や浅野茂隆先生（元東京大学医科学研究所病院長）に推薦していただき、1988年にWEHIで研究を開始することになった。

　プロジェクトは、ちょうどクローニングされたばかりの白血病抑制因子（leukemia inhibitory factor；LIF）で、自分の研究興味と一致していた。マウスの白血病細胞M1が、ものの見事に分化して死んでいく。当然、ヒトのアナログがとれれば、臨床に応用できるのではないかと考えた。このマウス細胞M1が市川康夫博士（元京都大学）により樹立され、LIFが穂積本男先生（元埼玉がんセンター）らが研究してこられたD因子と同一のものであると知ったのは、うかつにもずいぶん後のことである。

　ヒトLIFがほどなくクローニングされ、私は酵母で作製した組換え型ヒトLIFを用いて、ヒトの白血病細胞に対する影響を調べるため、毎日わくわくしながら実験を行った。しかし、実験を何回重ねても、LIF単独ではヒトの白血病細胞に作用しなかった。世界中から細胞株を集め、WEHIに隣接する王立メルボルン病院に患者検体をもらいに走り、来る日も来る日も実験を重ねた。

　ようやく、G-CSFやIL-6などとの併用で、ある種の白血病細胞株の増殖を抑制することがわかったが、患者検体でははっきりしなかった。コロニーアッセイ法の限界かもしれない

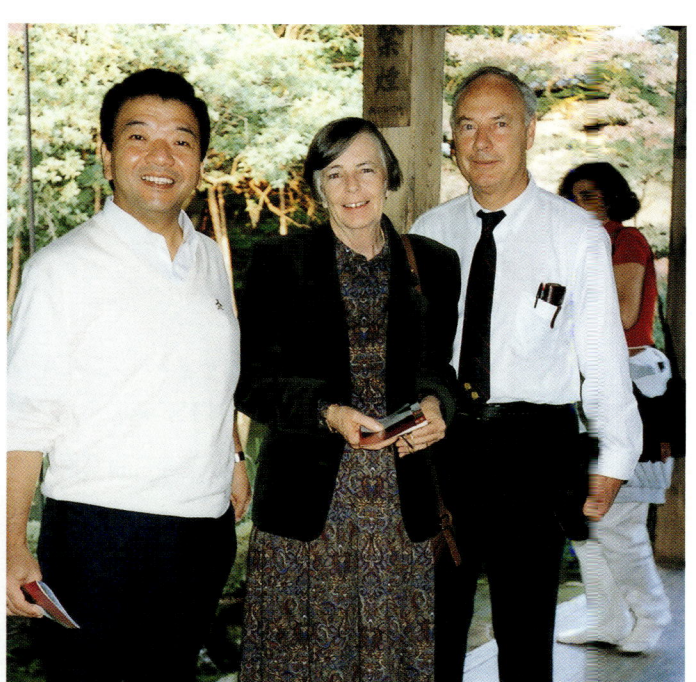

Metcalf夫妻（JosephineとDon）と京都の龍安寺にて
私の帰国後1991年、東京での学会の帰りに京都に寄ってくれた。

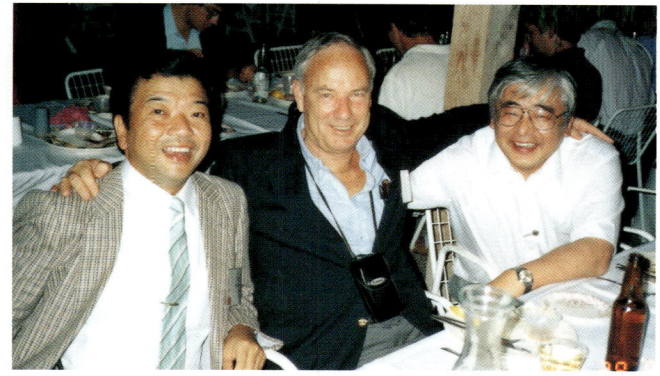

1990年シアトルで開催された国際実験血液学会にて
右から浅野茂隆先生、Don、私。

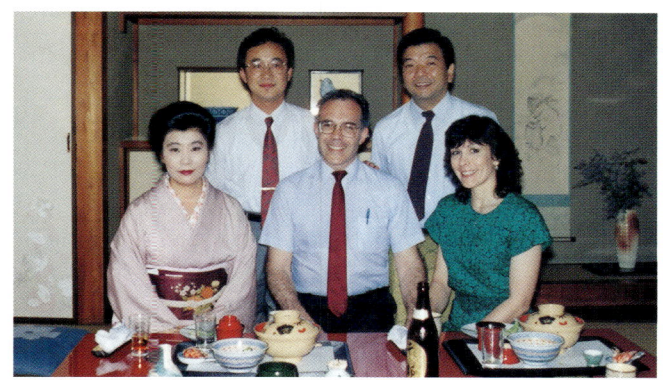

日本での学会の帰りに京都観光を楽しんだBegley夫妻（WEHIでの親友）
MarilynとGlenn Begley。後列左は通堂満先生（現大阪赤十字病院）。

と思い、マウスに投与すると血小板数が増えてびっくりした。このころ、LIFはマウスES細胞の分化抑制因子であることなど、極めて多彩な作用を持つことが明らかとなった。当初命名されたLIFという名前とは異なり、ヒトの白血病細胞の抑制効果は主たる作用ではなく、とても白血病治療薬として臨床応用できるものではないとがっかりした。

メルボルンは、我が家族にとっては暮らしやすいところであった。留学中、Donの出張予定を秘書から聞き出し、ボスの留守に合わせるようにして、エアーズロック、タスマニア、パース、グレートバリアリーフなどに出かけ、オーストラリアの大自然を満喫した。オーストラリア人の考え方や暮らしぶりなど、一般社会のあまりの鷹揚さに呆れることもあったが、おそらく米国に留学していたのでは経験できなかったに違いない。

留学中、Donからは「臨床のことを考え、基礎研究を行う」ことの大切さを教えられたように思う。Donはもともと外科医である。臨床研究医として、今でいう、「トランスレーショナルリサーチ」の大切さを諭してくれていたように思う。幸い、実験のデータは数報の論文として仕上げることができたが、「白血病の新しい治療法を開発したい」という初期の目的は達せ得ず、1990年に帰国した。

Bcr-Ablを標的にした アンチセンス治療法の開発研究に着手

帰国後の1991年、京都府立医科大学衛生学教室（阿部達生名誉教授）で、CMLに特異的にみられるBcr-Ablという再構成遺伝子を標的にした、アンチセンス治療法の開発研究に着手した。白血病特異的再構成遺伝子は正常細胞にはみられず、理論的には格好の標的である。

このころ、同じくAblチロシンキナーゼを標的にした研究が行われていたが、私はAblを標的にしたのでは正常細胞も傷害を受けると考え、正常細胞にはないBcr-Ablを標的にすることによって腫瘍特異的な治療法の開発を目指そうとした。次章で述べるが、Ablチロシンキナーゼ阻害剤がグリベック®としてCMLの第一選択薬剤になろうとは、当時夢想だにしなかった。

アンチセンス研究も、試行錯誤の連続であった。今でこそ試薬会社にオーダーすれば、目的の核酸分子を購入すること

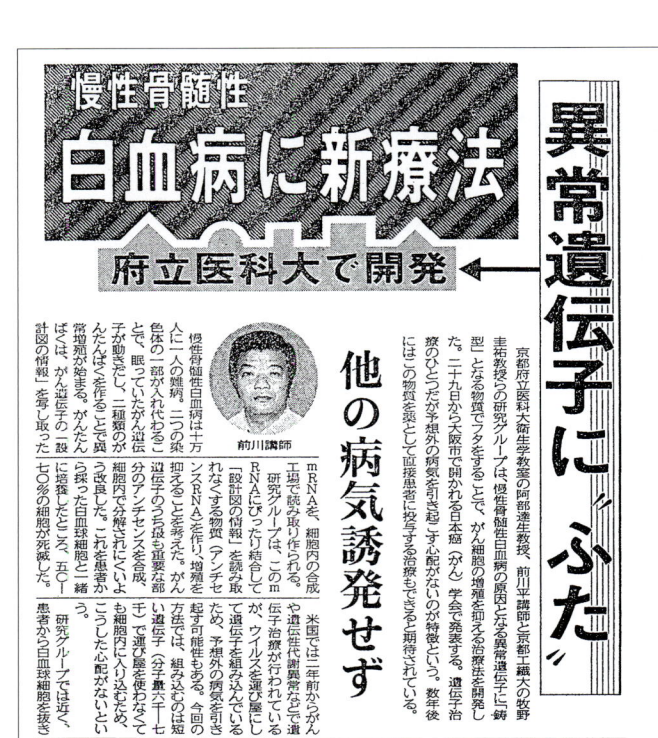

私と血液学の仲間たち

慢性骨髄性白血病に新療法 府立医科大で開発
異常遺伝子に"ふた" 他の病気誘発せず

京都府立医科大衛生学教室の阿部達生教授、前川平講師と京都工繊大の牧野圭祐教授らの研究グループは、慢性骨髄性白血病の原因となる異常遺伝子に短型となる物質でフタをすることで、がん細胞の増殖を抑える治療法を開発した。二十九日から大阪市で開かれる日本癌（がん）学会学術大会で発表する。遺伝子治療のひとつだが予想外の病気を引き起こす心配がないのが特長という。数年後には他の物質を薬として直接患者に投与する治療もできると期待されている。

慢性骨髄性白血病は一万人に一人の頻度で、二つの染色体の一部が入れ代わることで、眠っていたがん遺伝子が働きだし、二種類の異常蛋白を作りだし、がんが起こるとされる。がんたんぱくを作る一段階前の物質を薬として血球細胞に投与して治療する。五〇一患者から白血球細胞を抜き取り、この方法でがん細胞を完全に取り除いたあと、正常細胞だけを増殖させて体内に戻す臨床治療をはじめる方針。他のタイプの白血病も近く、原因の異常遺伝子が次々分かってきており、この方法が応用できるという。

CMLに対するアンチセンス研究が紹介された。
（京都新聞 平成4年9月8日付）

ができる。しかし、当時DNA合成機はあったが、どのような化学修飾をどのようにして施せばよいのか、皆目見当がつかなかった。機器の説明書に、京都工芸繊維大学の村上章助教授（現同教授）が化学修飾分子の合成方法を書いておられた。すぐに電話して、その日から共同研究が始まった。

今でこそ医工連携といわれるが、工学部の先生はμMの世界で細胞なんぞみたこともない。一方、こちらはmg/kgの世界で、化学構造式などよくわかっておらず、共通の言語がなかった。私は、まずHPLCの操作法や、カラムの技術を工学部の学部学生から教わった。助手の永原俊治先生（現大日本住友製薬株式会社創薬研究所）にも、ずいぶん助けていただいた。現在も、アテロコラーゲンを用いたドラッグデリバリーシステムの件で共同研究中である。

アンチセンス治療法の研究から、品質管理とインフラ整備の重要性を痛感

自分で作製し、精製したアンチセンス核酸は、毎回つくるごとにわずかに色の違いがあり、ロットによって実験結果にも差があった。品質の重要性に対する意識はここから始まった。試験管やマウスの実験ならまだしも、実際ヒトに投与する時にどうするのだろう？ 品質管理、GMP（good manufacturing practice）、IND（investigational new drug）、薬事法などの言葉を身近に聞くようになったのも、このころである。

1993年4月、それまでの研究成果をキーストンシンポジウムで発表していると、米国の研究者から共同研究の申し込みがあった。Lynx Therapeuticsというベンチャー会社の研究者からであった。彼らは、GMPグレードのアンチセンス核酸分子を持っているので、日本での治験の可能性を探りにきたわけである。この時、IRB（institutional review board）、GCP（good clinical practice）、CRO（contract research organization）、種々の先端医療開発に関するガイドラインなどの言葉を初めて聞いた。

当時、我が国では、インフォームドコンセントの重要性もほとんど認識されていなかったころである。彼らと話しているうち、欧米、特に米国に比べて、我が国にはこれら先端医療開発のためのインフラが決定的に欠落していることを知り、愕然とした。

医科研で、細胞プロセシングセンターを整備。ウイルスベクター製造施設の設立につながる

その後しばらくして、東京大学医科学研究所（医科研）に移ることになった。

アンチセンス研究も、特に、白血病細胞をはじめとする血球系細胞には核酸分子がなかなか取り込まれないというドラッグデリバリーシステムの壁を超えることができず、遅々として進まなかった。また、アンチセンス研究を一緒に行っていた木村晋也博士も学位を取得してWEHIに留学することになり、ちょうど環境を変えてみたいと思っていたころでもあった。その後、木村先生と京都大学で再び一緒に仕事をするとは、当時夢にも思わなかった。

医科研は造血幹細胞移植のメッカである。このころ、臍帯血移植が世界的にも広まりつつあり、我が国でも臍帯血バンクを急いで整備する必要があった。

当時医科研では、高橋恒夫教授が北海道血液センターから細胞プロセシング研究部門に着任されており、臍帯血バンク設立の準備を始めておられた。私も参加することになった。モノをつくる時の品質管理の重要性やGMP、それにインフラ整備の必要性は、アンチセンス治療法の開発過程で学んだことである。臨床応用を考えた場合、核酸分子も細胞も原則は同じである。ただ、細胞プロセシングという言葉はこの時初めて知った。

　医科研でつくった本邦第1号のアカデミア発の細胞プロセシングセンター（Cell Processing Center；CPC）は、現在の水準からみれば不完全な代物であった。当時、参考になるような施設は国内にはなく、またアメリカにもわずかしかなかった。独学でGMPを勉強し、そのつど改築したりして試行錯誤を繰り返した。おかげで、設計図を読むことはできるようになったが、白血病の研究を行いに医科研に来たつもりが、医学部ではなく工学部出身のエンジニアのような仕事をなぜしなくてはいけないのかとずいぶん悩んだものである。

　しかし、将来の細胞治療や再生治療の開発には、基盤インフラとしてCPCが不可欠であることは、アンチセンス研究の経験からよく理解できた。論文などの研究業績にはならないが、どうせやるなら最高レベルのものにしてやろうと思い、何とか自分自身のモチベーションを保つことができた。

　このCPCで分離した臍帯血を用い、我が国で初めて成人の臍帯血移植が医科研で成功した。また、谷憲三朗先生（現九州大学教授）らと協力して、我が国で最初のがんに対する免疫遺伝子治療を行った。また、メラノーマ免疫細胞治療プロジェクト（山下直秀教授）では、樹状細胞の培養をこのCPCで行った。

　2000年に、遺伝子治療用ウイルスベクター製造施設を医科研につくることになった。すでにかなりのノウハウを蓄積しており、米国の施設を見学したが、遜色のないレベルに到達していることを再確認した。むしろ米国の施設見学で学んだことは、INDなどの開発と規制のシステムで、「規制（regulation）」は臨床開発を縛りつけるものではなく、積極的に推進させるためにあるという国家戦略であった。

　そして間もなく、完成したばかりのベクター産生施設を田原秀晃教授にお願いして、京都大学に赴任することとなった。

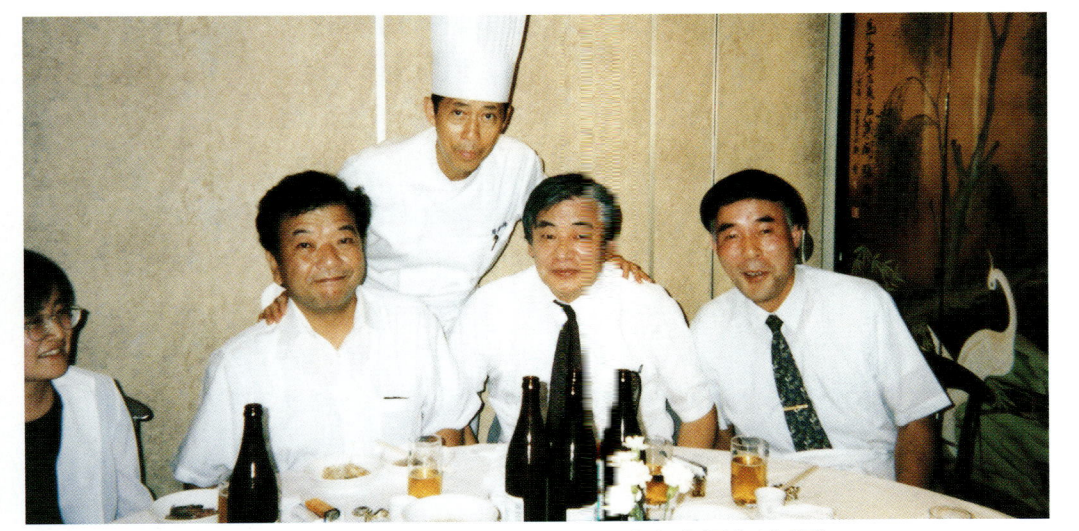

表参道の中華料理店にて　右から中畑龍俊先生、浅野茂隆先生、吉富徳氏、私（平成10年7月）。

成人の臍帯血移植に国内で初めて成功した。これ以降、医科研は臍帯血移植のメッカとなり、単一施設として骨髄移植を凌ぐ成績をあげている。
（読売新聞 平成10年10月22日付）

私と血液学の仲間たち

新しい治療法の開発に向け、邁進する仲間たち

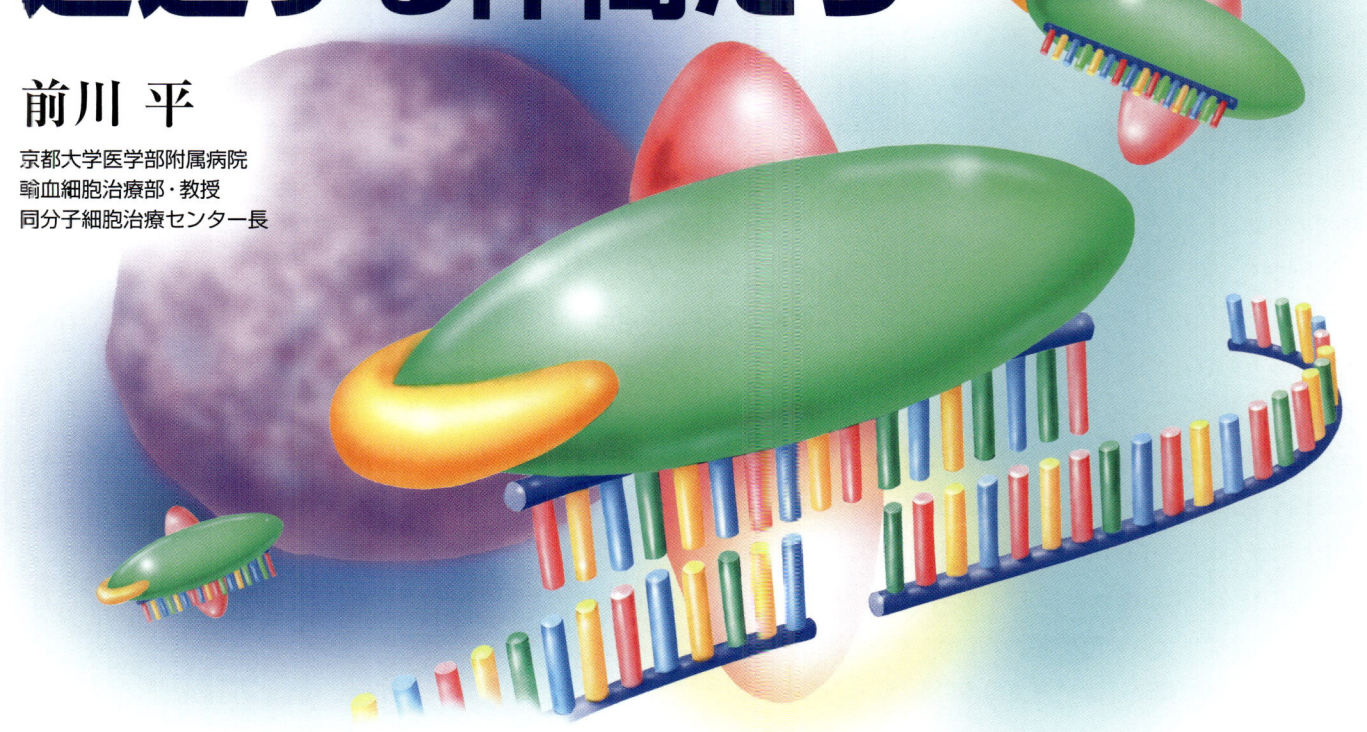

前川 平
京都大学医学部附属病院
輸血細胞治療部・教授
同分子細胞治療センター長

▋ 再び、京都へ。輸血管理、CPC設計。そして、研究体制は整った

2002年1月に京都大学へ赴任して、まず行ったことは院内の輸血管理の整備である。年間100例以上も実施されている生体肝移植で使用される血液量はすさまじく、着任早々血液センター所長の訪問を受けた。「何とかしてくれ。このままでは血液が底をつく」。研究どころではなかった。

検査部、病理部の全面協力の下、輸血検査24時間体制の構築、院内輸血パトロール、輸血使用量の調査、輸血セミナーなど矢継ぎ早に手を打った。熱心な輸血部技師のおかげで、赴任後数か月で輸血管理は一段落した。同時に、京都大学で行われている造血幹細胞移植をサポートする体制を整えた。また、全国で11番目の臍帯血バンクである京阪臍帯血バンクの設立に理事として協力し、現在適応判定委員長を務めている。

京都大学は、再生医学研究のメッカである。将来の細胞治療や再生治療開発に不可欠なCPCを、京大病院につくることになったが、スペースがなかった。CPCの必要性を院内に周知して、スペースを探している時間はない。私の教授室と副室、研究室をつぶして約200平米を確保した。おかげで、私は新しい中央診療棟から、医科研と同様の古色蒼然とした建物に移ることになった。CPCの設計はもう3度目である。これにはあまり時間をとられなかった。

また、研究体制を一刻も早く立ち上げる必要があった。私1人ではいかんともし難かったが、幸い、以前に研究を一緒にしていた木村先生が来てくれた。彼の獅子奮迅の活躍により、研究室は短期間で整備された。

私の目指していた分子標的治療の研究、細胞治療や移植治療の開発研究や、それらを支える新しい輸血検査の開発、細胞プロセシングシステムの構築など、新しい治療法の開発に向けて邁進していける体制が、徐々に整備されてきた。

以下に、輸血細胞治療部の仲間とその研究を簡単に紹介する。

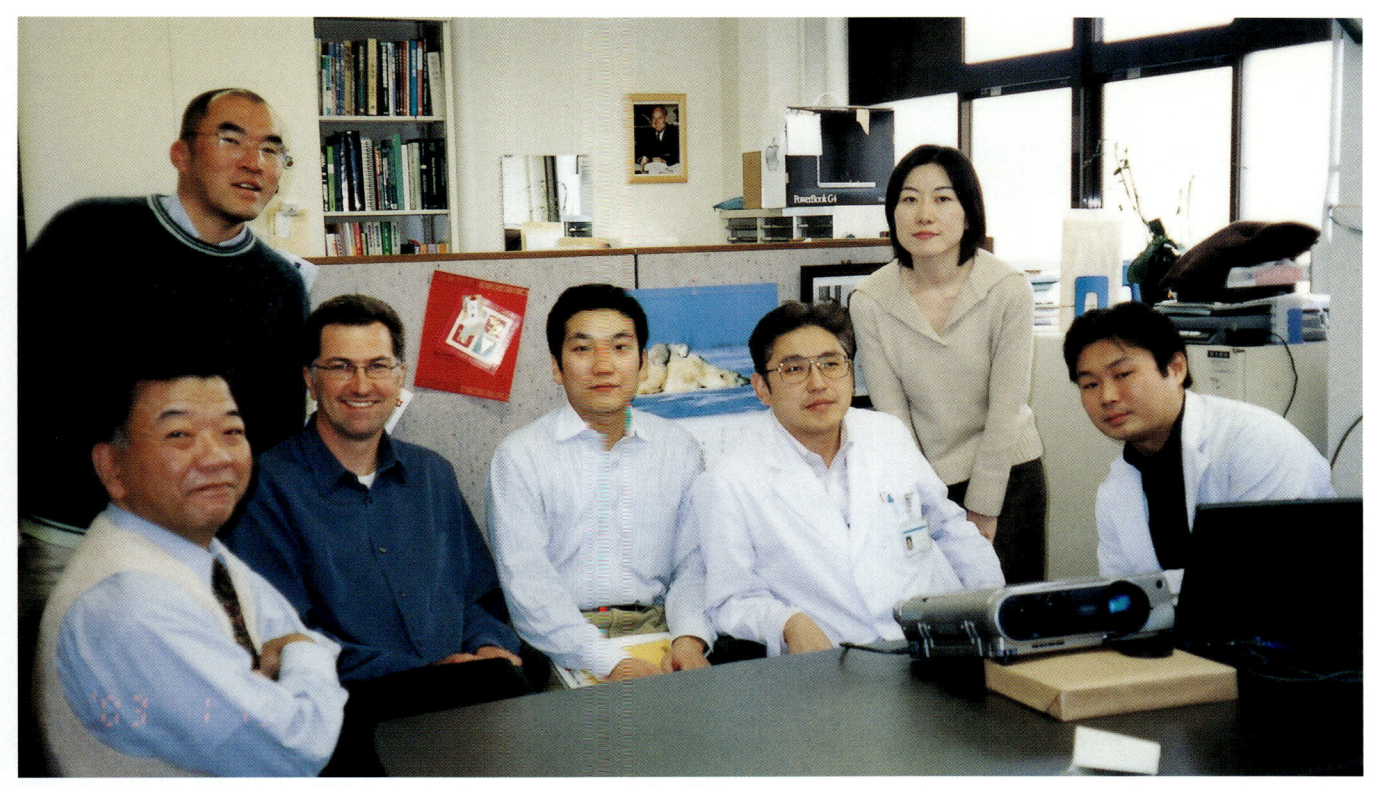

WEHIからWarren Alexander博士をVisiting Scientistとして京大に迎えて　右から、黒田純也（現京都府立医大血液内科）、河田英里（大学院生）、木村晋也、瀬川秀和（現滋賀医大血液内科）、Warren、湯浅健（現秋田大泌尿器科）と私。教授室にて。

白血病の新しい治療法の開発を目指し、互いに理解し、助け合う

　当部の教官は、私を含めて3名である。白血病に対する新しい治療法の開発を教室全体の研究テーマにしている。

　現在、大学院生6名（博士課程5名、修士課程1名）、実験助手1名の小さい所帯である。このほか、他大学から共同研究のために数名の研究者が出入りしている。グループに分けるほどの人数はいないが、それぞれが助け合いながら研究を進めている。「お互いに何をしているのか理解している」。これが、輸血細胞治療部のモットーである。

慢性骨髄性白血病に対する新規チロシンキナーゼ阻害剤の開発

　木村博士を筆頭に、大学院生の上辻由里、横田明日奈が主に行っている。日本新薬株式会社との共同研究であるが、単なる共同研究の枠を超えた協力体制が実を結びつつある。

　実際、我々が開発したNS-187（INNO-406）を用いたイマチニブ耐性CMLに対する治療が、MDアンダーソンがんセンター（MDACC）とフランクフルト大学で開始されている。平成18年末から、木村博士がMDACCで開始されている治験

慢性骨髄性白血病「特効薬しのぐ」　新薬効き目確認

京大、動物実験で

　慢性骨髄性白血病への治療効果を目指して開発中の新薬で、細胞をマウスに移植して引き起こす慢性骨髄性白血病を引き起こす細胞をマウスに移植して効きを確かめたところ、インターフェロンに代わる特効薬として注目されているグリベックをしのぐ効果が動物実験でより確かめられたと、京都大医学部付属病院輸血細胞治療部の木村晋也講師らが25日、発表した。臨床試験の準備を進めている。

　研究成果は12月に開かれる米国血液学会で報告される。日本新薬（本社・京都市）とともに取り組んでいるもので、「CNS-9」と呼ばれるもの。病気の原因となる遺伝子が特定のたんぱく質をつくると、血液細胞が白血病細胞に変わる引き金になる。そのたんぱく質の働きを妨げる特有の物質を分

　グリベックは、スイスの製薬会社がCNS-9と同じような方法で開発した飲み薬。3年前から治療に使われており、4人中3人に効果があるとされる。慢性骨髄性白血病の患者は国内に数千人。同病院輸血細胞治療部長の前川平教授は「将来的にはグリベックにとって代わる可能性もある」と話している。

グリベック®耐性のCMLにも奏効すると期待される新規チロシンキナーゼ阻害剤を日本新薬と共同で開発した。2006年7月よりMDアンダーソンがんセンターでフェーズIの治験が開始された。（朝日新聞 平成16年11月26日付）

私と血液学の仲間たち

に参画する予定である。

第3世代のビスホスホネート（BPs）を用いた新しいがん治療法の開発

芦原英司博士と大学院生の佐藤澄（現呼吸器外科助手）が中心になって行っている。元来、骨粗鬆症などの骨代謝疾患治療薬として開発されてきたBPsであるが、その作用の本態の一つにRas関連蛋白の機能阻害があり、特に第3世代のBPsは抗腫瘍剤としての働きが注目されている。同時にγδT細胞を増殖させることから、免疫細胞療法の開発に向けて基礎研究を行っている。

RNA干渉による新しいがん分子標的治療法の開発

秋田大学に転出した湯浅健博士により、Plk-1を標的にしたsiRNA（small interfering RNA）による膀胱癌治療法開発の可能性が示された。それをほかのがん腫や白血病の治療に応用すべく、現在、芦原博士と大学院生の河田英里が中心になって研究を進めている。

2006年度のノーベル医学・生理学賞は、RNA干渉という現象を発見したFireとMelloの両教授に授与された。治療法の開発を含め、RNA干渉の応用はますます発展していくと考えている。

アポトーシス誘導メカニズムに基づく分子標的治療法の開発

大学院を修了後、WEHIに留学していた黒田純也博士（現京都府立医科大学助手）が中心となり進めている。腫瘍細胞の生死を制御するメカニズムを詳細に検討することで、新しい治療法の開発が期待される。

●

このほか、T細胞分化メカニズムの解明、および白血病ニッシェの研究が、大学院生の出口靖之、武内美紀、横田により進められている。いずれも新しいがん治療法の開発を目指したものである。また、修士学生の田中瑠璃子は分子生物学の基礎技術を習得するため、Institute of Molecular Oncology Foundation（ミラノ）に短期留学している。

臨床現場のニーズにこたえる輸血検査方法の開発に向けて

輸血部の院内における役割は、一般的には輸血検査、輸血管理、リスクマネジメントなどに集約される。適正な輸血療法の実施に努めることは当然であるが、高度な医療や先端医療を行う大学病院の場合、同時に臨床の現場におけるニーズを的確に把握し、それにこたえられるような輸血検査方法を開発していく責務があると考えている。

京都大学では、生体肝移植に代表される臓器移植や造血幹細胞移植が多数行われている。特に前者の場合、ドナーは血縁に限られることから、いきおいABO血液型不適合移植が増える。この場合、抗A抗体価、抗B抗体価の消長が予後と関係することから、その迅速かつ確実、さらに定量的な測定方法の開発が急務である。基礎研究に用いている機器を応用して、新しい測定方法が万木紀美子らにより開発された。このほか、抗HLA抗体の高感度測定法が辻博昭らにより開発中である。

輸血部の日常検査業務は、万木、辻に加え、竹川良子、

RNA干渉による膀胱癌の新規治療法開発の基礎研究の成果を報じた新聞記事。
（京都新聞 平成17年3月11日付）

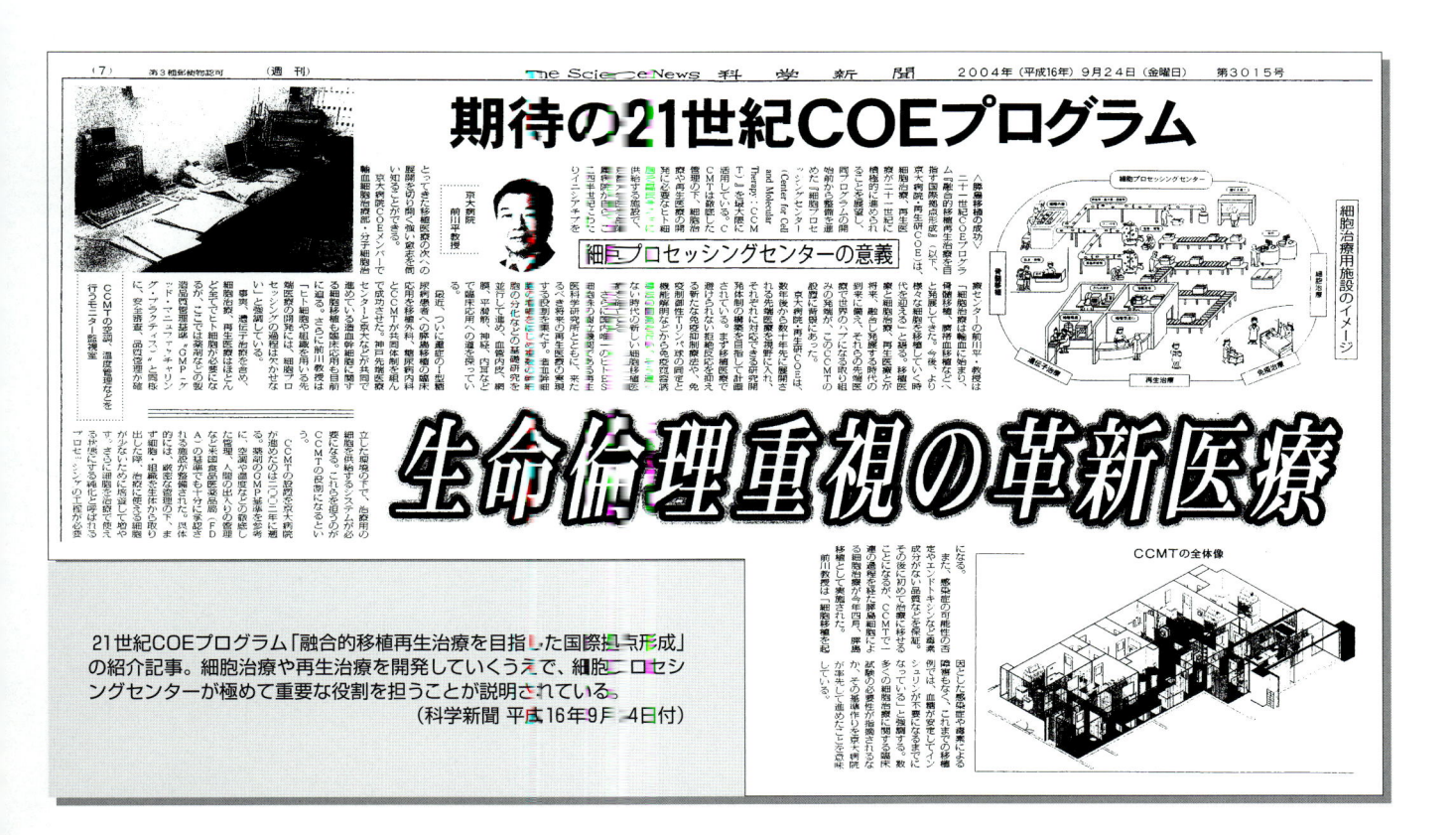

21世紀COEプログラム「融合的移植再生治療を目指した国際拠点形成」の紹介記事。細胞治療や再生治療を開発していくうえで、細胞プロセシングセンターが極めて重要な役割を担うことが説明されている。
（科学新聞 平成16年9月24日付）

菱田理恵、山路順子らにより遂行されている。輸血部にとって臨床サイドとのコミュニケーションが極めて重要であり、技師の力量に負うところが多い。

分子細胞治療センターは、京大の先端医療開発のコア組織

細胞治療、再生治療といった先端的治療法の開発には、品質の保証された治療用ヒト細胞を調整する必要がある。平成18年9月、「ヒト幹細胞を用いた臨床研究に関する指針」が施行され、これらの調整機関は治験薬GMPレベルの水準にあることが要求されている。京都大学の細胞プロセシングセンターである分子細胞治療センター（Center for Cell and Molecular Therapy；CCMT）は我が国を代表するCPCの一つであり、すでに国内外から200名を超える見学者が訪れている。

このCPCを運営するためには、GMPに関する膨大な知識と特殊技能が要求される。現在、京都大学CCMTの管理は、臨床検査技師の笠井泰成が中心となり、元木百合香、中川陽子の非常勤職員でなされている。膵島移植の成功は代表

生体膵島移植の成功を報じた新聞記事。
（朝日新聞 平成17年1月20日付）

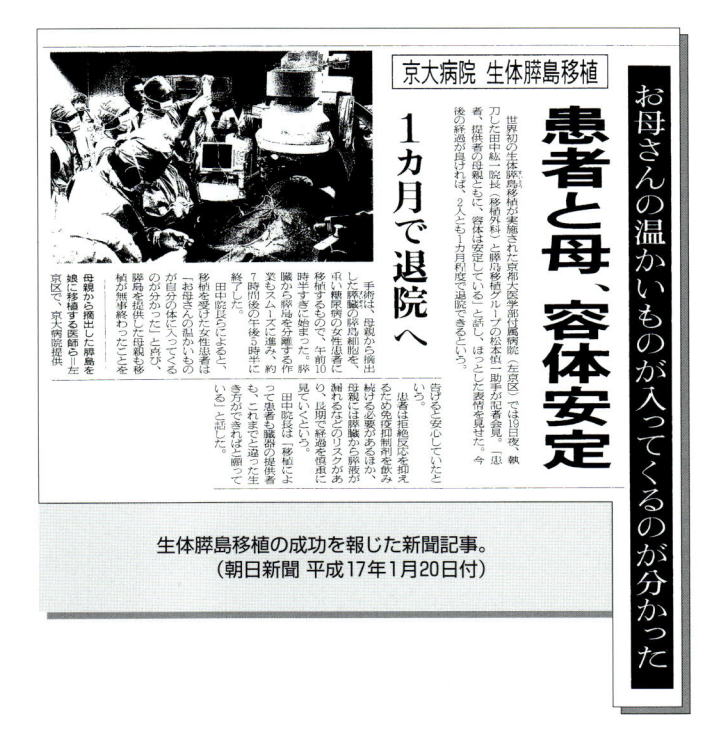

的な成果の一つである。

CCMTは京都大学探索医療センターと連携して活動することが多く、京都大学における先端医療開発のコア組織のひとつである。

（2007年1月22日刊行）

profile

小泉 晶一
[プロフィール]

昭和17年10月11日生まれ
昭和42年　3月　金沢大学医学部卒業
昭和43年　3月　インターン終了
昭和47年　6月　金沢大学大学院医学研究科修了（小児科）
昭和47年　7月　金沢大学医学部附属病院医員
昭和47年10月　金沢大学医学部附属病院助手
昭和53年　4月　金沢大学医学部附属病院講師
昭和58年　7月～昭和59年8月
　　　　　　　　文部省長期在外研究員として、米国国立癌研究所（NIH）に留学
平成　5年　6月　金沢大学医学部助教授
平成　8年　6月　金沢大学医学部教授
平成13年　4月　金沢大学大学院医学系研究科（小児科学）教授
平成16年　4月～平成18年3月
　　　　　　　　金沢大学医学部附属病院長
平成20年　3月　定年退職
平成20年　4月　金沢大学子どものこころの発達研究センター特任教授

【資格】
日本小児科学会専門医
日本血液学会専門医・指導医

【学会活動】
日本小児科学会評議員・理事　　日本小児癌学会評議員
日本小児血液学会評議員・理事　日本癌学会会員
日本血液学会評議員　　　　　　日本癌治療学会会員
日本臨床血液学会評議員
American Association for Cancer Research (AACR) Active member
American Society of Clinical Oncology (ASCO) Active member

【表彰】
北国（ほっこく）文化賞（平成13年）：
長年にわたる小児白血病に対する全国規模のランダマイズスタディと、この度のヒトヘムオキシゲナーゼ1欠損症の発見が契機となった。

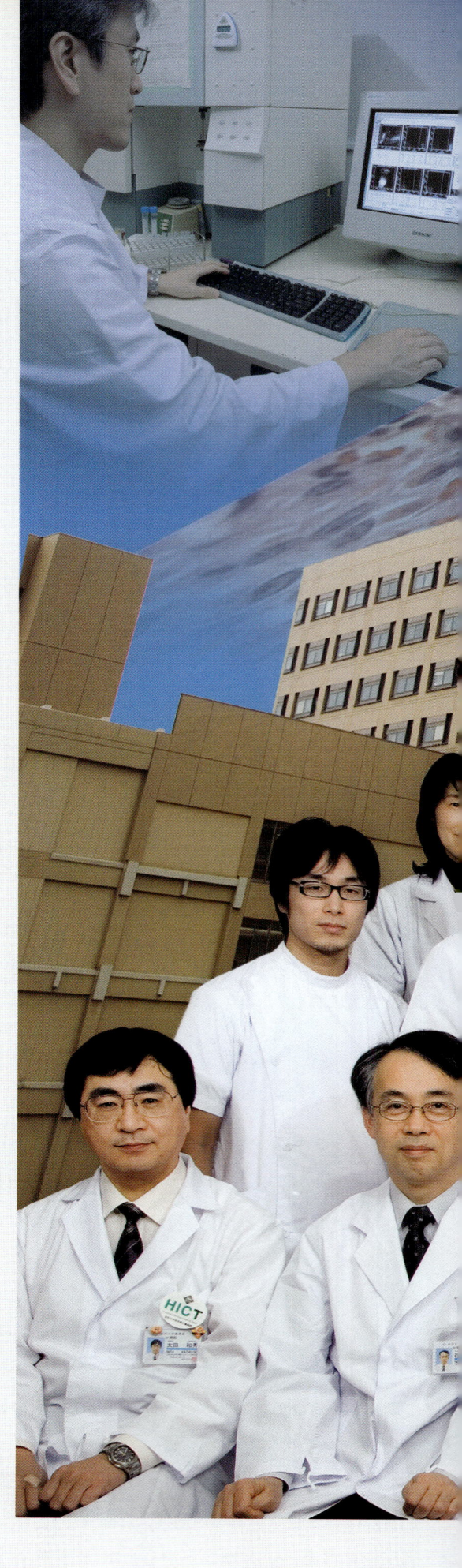

金沢大学病院

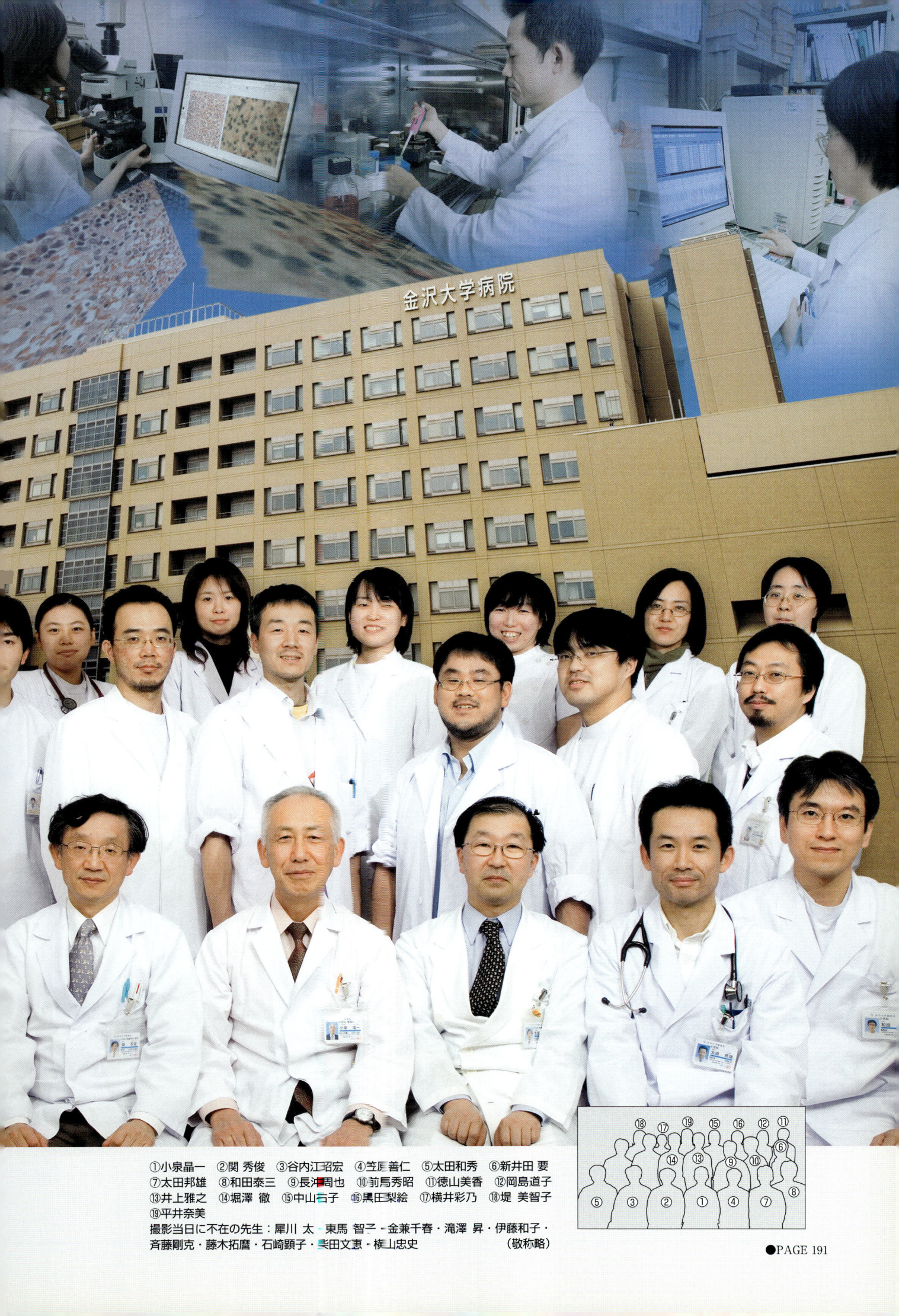

①小泉晶一　②関　秀俊　③谷内江昭宏　④笠原善仁　⑤太田和秀　⑥新井田 要
⑦太田邦雄　⑧和田泰三　⑨長澤周也　⑩前馬秀昭　⑪徳山美香　⑫岡島道子
⑬井上雅之　⑭堀澤　徹　⑮中山石子　⑯黒田梨絵　⑰横井彩乃　⑱堤　美智子
⑲平井奈美
撮影当日に不在の先生：犀川　太・東馬 智子・金兼千春・滝澤　昇・伊藤和子・
斉藤剛克・藤木拓麿・石崎顕子・栗田文恵・槇山忠史　　　　　（敬称略）

私と血液学の仲間たち

HO-1欠損症の発見とセレンディピティ

小泉晶一

金沢大学大学院医学系研究科
血管発生発達病態学(小児科学)教授

小児科全般の臨床に打ち込むうちに、血液・腫瘍疾患を多く手がける

　昭和42年に金沢大学医学部を卒業、1年間のインターンがあり、その後に医師国家試験があった。インターン最後の学年で、次の学年からは廃止された(それが今復活したわけである)。したがって、小児科入局は1年下と同時であった。

　大学院に入ったが、そのころの小児科学の研究のメインテーマは栄養で、いかに母乳に近い粉ミルクを開発するか、大学と乳業会社がタイアップして製品開発を進めていた。

　私はアミノ酸代謝研究グループで、新製品の人工乳を飲ませた新生児や乳児の一日蓄尿を集め、そのころ最先端の液体カラムクロマト日立アミノ酸自動分析機で、必須アミノ酸、非必須アミノ酸パターンを解析した。

　一方、小児科全般の臨床も一生懸命やっているうちに、だんだん血液、腫瘍疾患の患者が私の手もとに集まってくるようになった。

　入局したてのころ、小児急性白血病はせいぜい長くても半年くらいの寿命だった。ほとんどステロイドオンリーの治療で、オンコビン®が出現したが、0.1～0.2mg/m²くらいで恐る恐る使っていた。しかし、その後数年して、St.Jude Children's Research Hospital(SJCRH)のTotal Therapyの情報が入ってくるようになり、がぜん治療成績がよくなっていくのである。

多施設共同研究「CCLSG」に取り組み、「Cancer」にacceptされる

　1973年から、Total Therapy Ⅶ～Ⅷを見習って金沢大学小児科で治療した27例の3年間の成績を小児血液学会で発表し、1977年の「臨床血液」に掲載されたのが私の最初の論文記録である。今から思えば奇妙だが、小児骨髄性白血病にもTotal Therapy Ⅷを適応実施している。ちなみに、3年間の無病生存率が約30％程度のカプランマイヤー曲線が描かれており、SJCRHとは雲泥の差であった。

　その後、この論文が目にとまったのか、藤本孟男先生が愛知医科大学に赴任されて、多施設共同研究を組織された時に声をかけていただき、全国的なrandomized control studyを開始することになった。

　Children's Cancer & Leukemia Study Group(CCLSG)と称し、プロトコルをオープンした年代順に、ALL811、841、874、911くらいまで一生懸命やった。なかでもALL811プロトコルでは、維持療法としてmethotrexate(MTX)と6-mercaputopurine(6MP)の標準量持続投与と大量間歇投与をランダマイズした。結果は、両薬剤の大量間歇投与法が明らかな有意差をもって有効とされ、今日まで維持療法の基本となっている。

　この結果を苦労して初めて英文にして「Cancer」にacceptされた時はうれしかった。そのころは白血病の治療研究は、小児科が内科を完全にリードしていたのだが。

MTXの超大量投与の実験的研究。NIHのDr.Chabnerの下に留学

　実験的研究もやりたくて、MTX超大量投与の正常骨髄細胞への影響を研究した。当時まだ珍しかったPike & Robinsonの寒天培養法で、顆粒球系前駆細胞コロニー(CFU-C)アッセイ系を組み、MTXを添加実験した。MTX超大量投与が短時間ならば、CFU-Cは死滅しないことをin vitroで示した。

「Experimental Hematology」(Vol.8で、impact factorはまだ低かった)に掲載された論文をネタに、MTXの本拠所、米国国立癌研究所(NIH)のDr.Bruce Chabnerの研究室に留学し、MTX-polyglutamatesの薬理代謝のようなことをやった。

Dr.Chabnerには本当にかわいがられ、今でも家族ぐるみのおつき合いをさせていただいている。

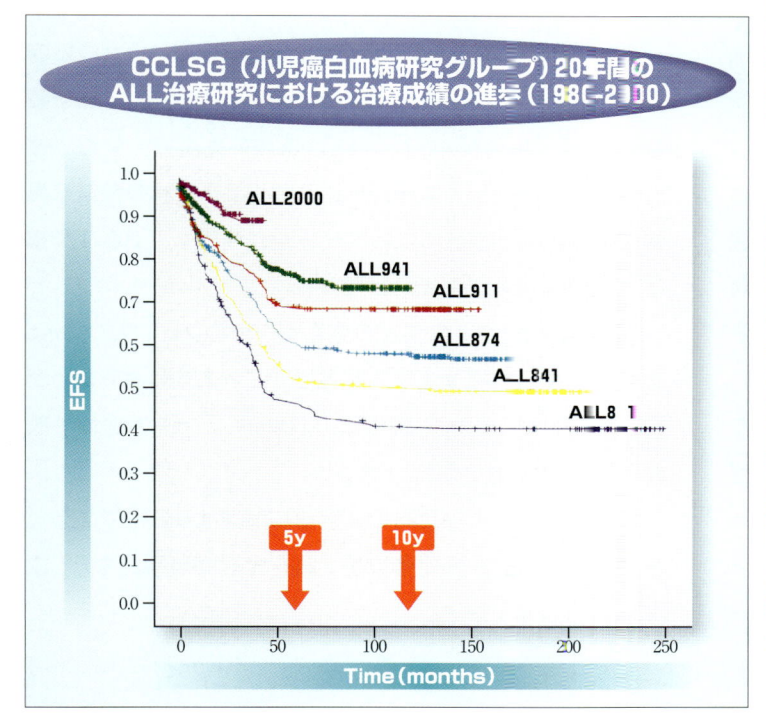

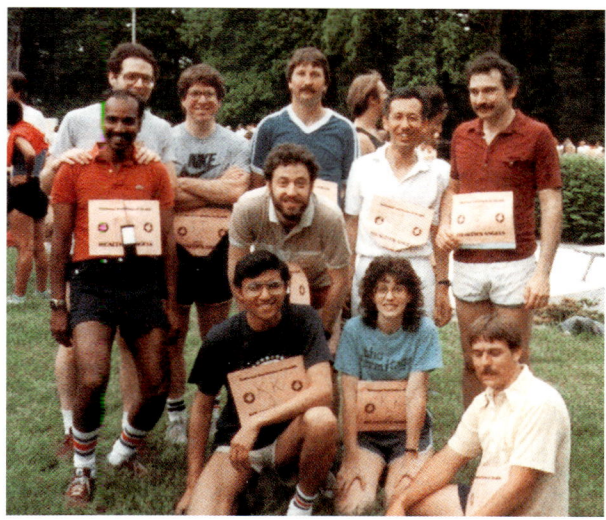

NIH留学中、ラボの仲間たちとともに　リレー競走に出場(1984年)。

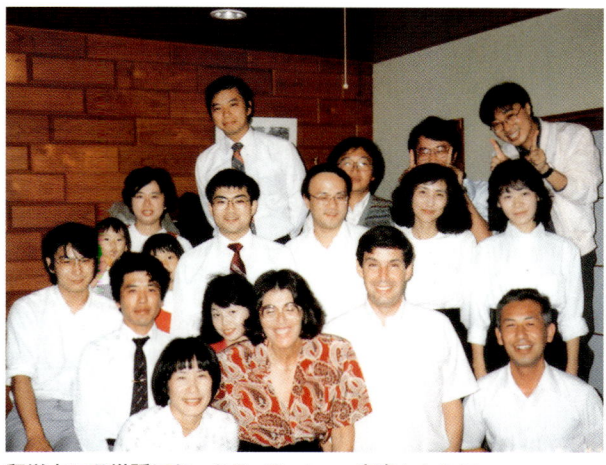

CCLSG(小児癌白血病研究グループ)20年間のALL治療研究における治療成績の進歩(1980-2000)

留学中にお世話になったDr.Chabner夫妻とともに
金沢を訪問された時、血液グループの仲間たちと懇親会を開いた(1987年)。

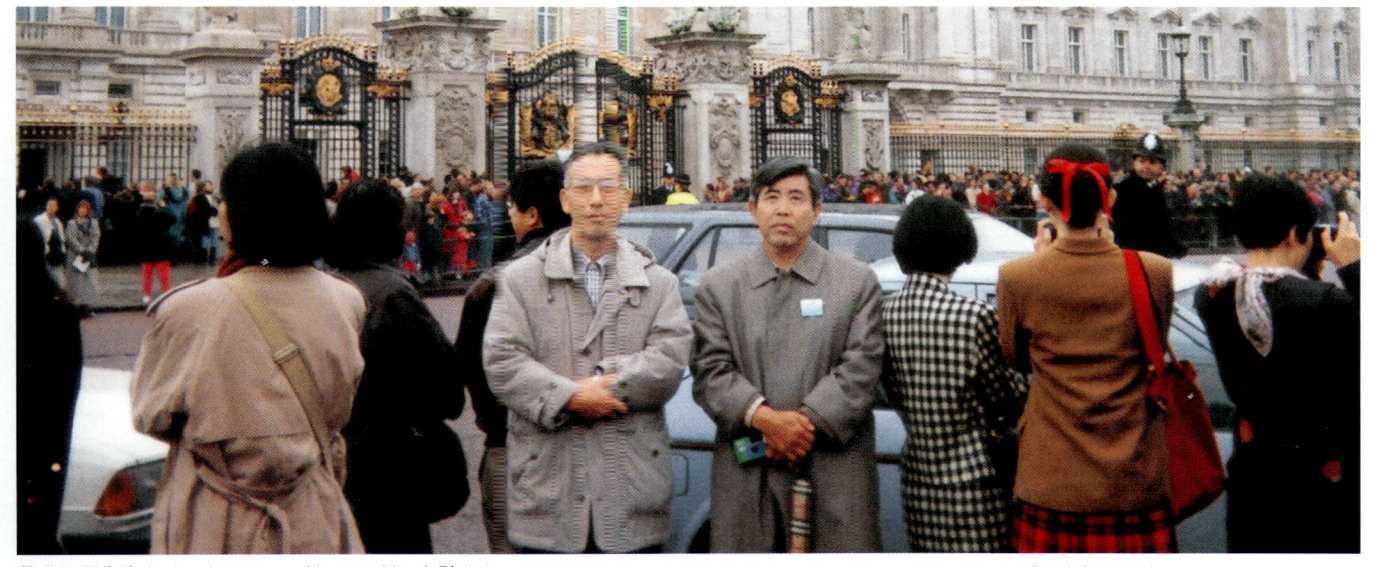

藤本孟男先生とオックスフォード、ロンドンを訪れた　第1回Childhood ALL Collaborative Groupのミーティングの時(1992年)。

私と血液学の仲間たち

ヒトHO-1欠損症を発見。HO-1研究のブレイクスルーへ

さて、金沢大学の教授に就任してまもなく、「ヘムオキシゲナーゼ（HO）-1欠損症」という今までに報告のない新しい病気の発見にぶちあたったのは晴天の霹靂であり、本当に幸運であった。

CCLSGの親分の藤本孟男先生が定年引退されたこともあり、白血病多施設共同研究のチーフは降りて、教室の全エネルギーをこの世界で初めての病気の研究に投入した。NHKの人気番組にちなんで「金沢版プロジェクトX」と名付けた。リーダーは谷内江昭宏先生である。

HO-1はストレス誘導性の蛋白で、これがないと生体はほとんど生きられないらしい。ちなみに、症例の家族には死産、流産がみられた。HO-1欠損症の病態などの詳細は次稿の谷内江先生の解説に全てをゆだねるが、発見のきっかけが我ながら非常に興味深い。

金沢発・世界初の症例は2歳から異常がみられ、6歳で亡くなったが、患児のプロブレムリストをまとめると、全身の炎症反応の亢進、赤血球破砕症候群、血管内溶血、凝固・線溶系の著明な亢進などであった。溶血があるのに、なぜかこの患児ではビリルビンが上昇せず、また、ハプトグロビンがゼロにならずに高い数値を示していた。こんなに大きな矛盾があったのだが、そして誰もが不思議に思っていたのだが、次の一歩が踏み出せなかった。

ある時ふと、私はもう一度生化学の教科書を開いてヘム代謝を見直した。ヘムからビリルビンの間には、HOが律速酵素として非常に重要であることを、その時改めてというか、初めて認識した。さっそく、HO-1に対する抗体（抗血清）を注文し、肝臓の生検標本があったので、HO-1の免疫染色をやってみた。正常対照では、肝臓のKupffer細胞はきれいに赤く染色され、HO-1の産生が認められるが、患児のKupffer細胞はまったく染まらない！　あとは医局の先生方の努力で遺伝子解析が一気呵成に進んだ。患児および家族の遺伝子異常が証明され、1999年に谷内江先生が発表し、「HO-1欠損症」が世界に認められたわけである。

その後、ヒトHO-1欠損症の発見が一つのブレイクスルーとなり、HO-1の多様な生理的重要性がこれまで動物ではわかっていたわけであるが、臨床面で具体的に、ヒトの生体で改めて認識されたということである。

今ではHO-1は、小児科の一疾患に関連する分子ではなく、全身の炎症、全身の血管障害、脳を含む動脈硬化など、成

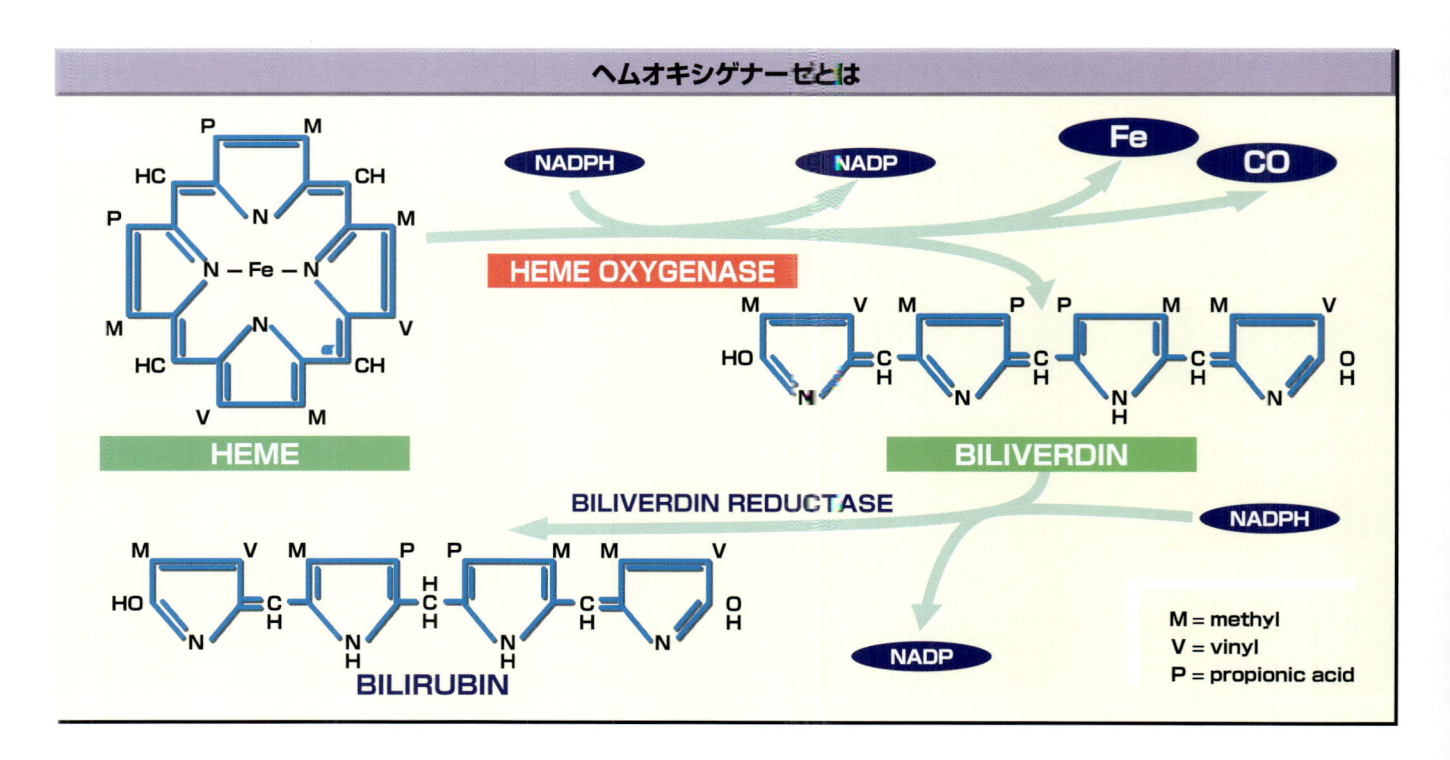

人・老年を問わず生体のストレス防御にかかわる重要な物質と認識され、医学・医療のあらゆる分野で注目されてきている。

酸素分子が直接結びつく反応をつかさどる酵素、本稿で話題のオキシゲナーゼ、酸素添加酵素の世界の第一発見者は、ノーベル賞の呼び声高い、大生化学者の早石修先生である。先生はピロカテカーゼという酵素を発見したわけであるが、それまでは、酸素が直接結びつく反応は無生物に限られ、生物にはないと信じられていた。今、オキシゲナーゼに属する酵素の欠損する臨床例が、我々によって発見されたわけである。

発見のチャンスをつかむには、「セレンディピティ」と「アハ体験」

HO-1欠損症発見を今振り返ってみると、"コロンブスの卵"である。解決のヒントは常に提示されていたのだ。どなたでも、いつでも発見のチャンスはあったのだ。

では、そのチャンスをもっと早く、確実かつ効率的につかむ方法は何だろう？ それが、「セレンディピティ（serendipity）」かと思う。これは、偶然の幸運をものにする能力といわれている。偶然を必然にしたいという願望が実現されるのは、人間の脳の働きと関係していると、最近の脳科学者がいっている。"果報は寝て待て"ではだめだ。Louis Pasteur（1822-1895）は"In the fields of observation chance favors only the prepared mind."といっている。

具体的には、
①行動すること、とにかく体を動かしてデータをたくさん集めること。そうすると、
②何かに気付く、気付いたことを、小さいことでも見捨てないで、
③受け入れること、受容すること。
それを「アハ aha!体験」という（茂木健一郎氏による）。ノーベル賞の審査委員会は、世界的大発見において、アハ体験が世界の誰の脳の中で最初にひらめいたのか、それを突き止めるのが仕事だといわれている。

どなたでも1例や2例は、診断がつかない症例、何か新しい病気ではなかろうかと、漠然と予感させる症例を抱えておられることと思う。セレンディピティを意識して努力すれば、「アハ体験」ができるのかもしれない。

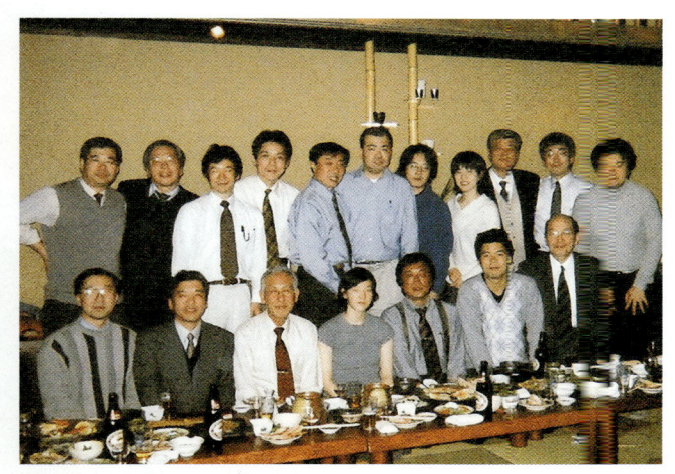

北陸の小児がんグループの仲間たちとともに 「北陸小児がん症例検討会」の第20回記念講演会に、神経芽腫のShimada先生をお招きした（2004年）。

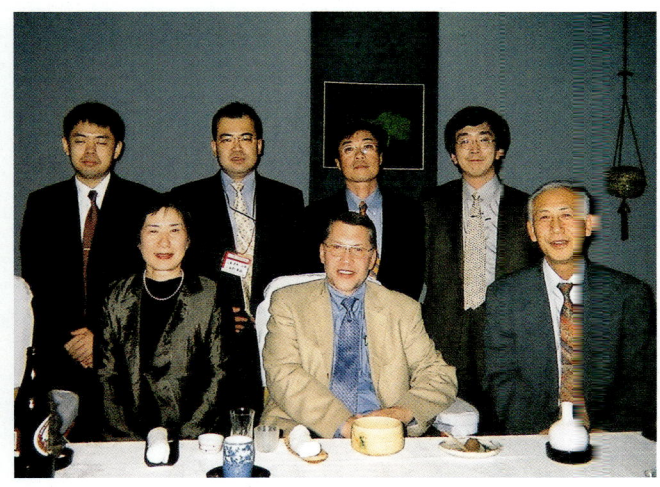

Dr.Handgretingerと小児科血液グループの仲間たちとともに 「小児血液学会」で招待講演の時（2003年）。

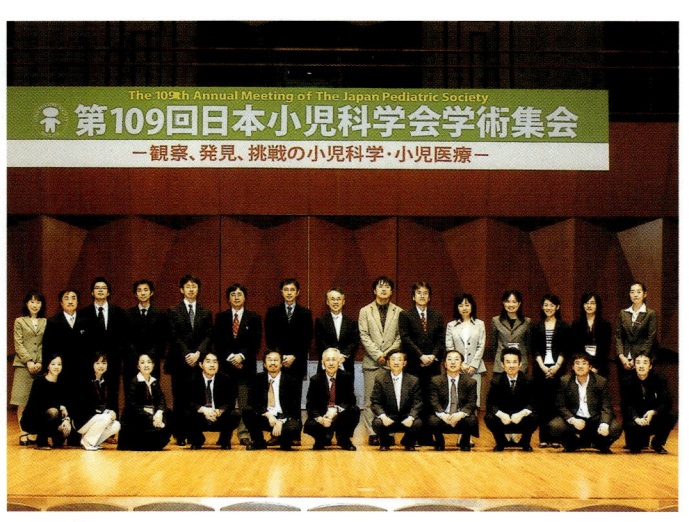

医局の仲間たちとともに 「第109回日本小児科学会」を終えて（2006年）。

（2007年3月20日刊行）

profile

木下タロウ
[プロフィール]

昭和26年10月15日生まれ、兵庫県西宮市出身
昭和45年 4月　東京大学教養学部理科Ⅱ類入学
昭和49年 3月　東京大学農学部農業生物学科卒業
昭和52年 3月　東京大学大学院農学系研究科修士課程修了、農学修士
昭和56年 3月　大阪大学大学院医学研究科博士課程修了、医学博士
昭和56年 4月　日本学術振興会奨励研究員
昭和57年 2月　大阪大学助手、医学部細菌学教室
昭和57年 9月～昭和60年 8月
　　　　　　　ニューヨーク大学医学部にて海外研修
昭和63年 4月　大阪大学講師、医学部細菌学教室
平成 2年10月　大阪大学教授、微生物病研究所難治疾患バイオ分析部門
平成10年 7月　大阪大学遺伝情報実験施設長（併任）
平成13年 4月～平成15年10月
　　　　　　　大阪大学遺伝情報実験センター長（併任）
平成13年11月　大阪大学評議員（併任）
平成15年10月～平成19年10月
　　　　　　　大阪大学微生物病研究所　所長
平成19年11月　大阪大学教授、免疫学フロンティア研究センター 副拠点長

【所属学会】
日本免疫学会（運営委員）　　生体防御学会（理事）
日本細菌学会　　　　　　　　臨床血液学会
日本生化学会（評議員）　　　日本糖質学会（評議員）
補体研究会（会長）
The International Complement Society
American Association of Immunologists
American Society for Biochemistry and Molecular Biology
American Society of Hematology

【受賞】
第19回大阪科学賞（平成13年）

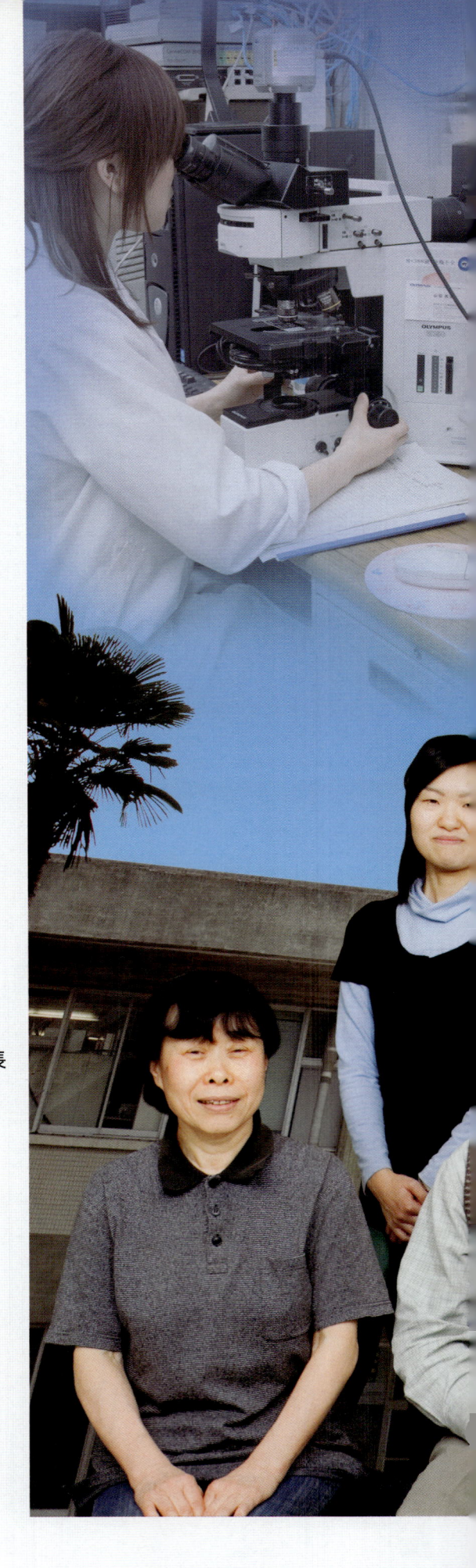

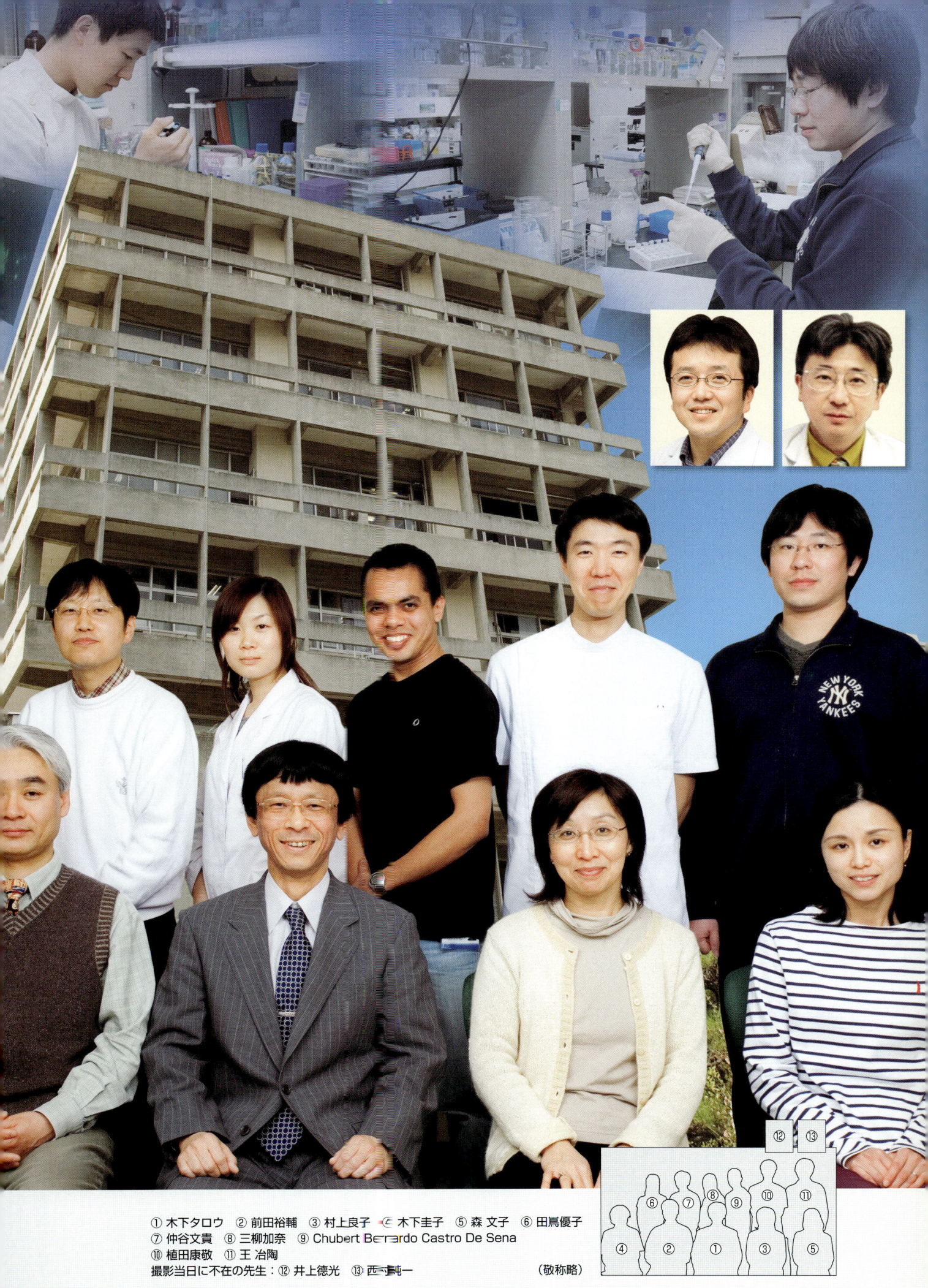

① 木下タロウ　② 前田裕輔　③ 村上良子　④ 木下圭子　⑤ 森 文子　⑥ 田鳥優子
⑦ 仲谷文貴　⑧ 三柳加奈　⑨ Chubert Bernardo Castro De Sena
⑩ 植田康敬　⑪ 王 治陶
撮影当日に不在の先生：⑫ 井上徳光　⑬ 西 真純一　　　　　　　（敬称略）

私と血液学の仲間たち

PNH原因遺伝子の解明とGPIアンカー

木下タロウ

大阪大学微生物病研究所 所長
同生体防御研究部門・免疫不全疾患研究分野教授

東大農学部で昆虫を学び、卒業。
細胞内共生微生物に興味を持ち、阪大へ

　将来、生化学者になろうと考えていた私は、1970年に東京大学教養学部理科Ⅱ類に入学した。大学紛争のあおりで入試が中止された翌年、大阪万博の年である。紛争の後遺症でざわつくキャンパスの外で過ごすことが多かった私は農学部に進学し、昆虫を主題に学んで卒業し、そのまま修士課程に進んだ。

　昆虫の細胞内共生微生物に興味を持ち、微生物学を学べるところを探していたところ、教室の先輩が師事されていた先生から、大阪大学医学部の細菌学教室を紹介された。指導教授の吉武成美先生は私の希望を理解し、励ましとともに大阪へ送りだしてくださった。阪大では、井上公蔵助教授（当時）に細菌と補体に関する研究の手ほどきを受けつつ、カイコの殺菌物質の研究を始め、結局2年間を過ごした。修士課程の単位修得のため1年間東京に戻り、カイコの殺菌物質の研究で修士課程を修了した[4]。

　補体の研究に強い興味を持った私は、博士課程から阪大に移り、モルモットの補体後期成分に関する研究をテーマに医学博士課程を修了した[6)8)9)12]。7年間の大学院生活であった。学術振興会の奨励研究員（現在の特別研究員）としてそのまま教室に残り、翌1982年に助手に採用された。

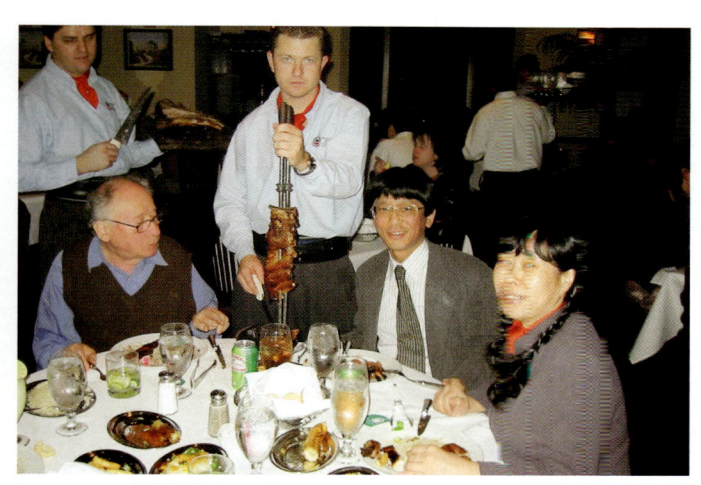

New York大学留学時の恩師Victor Nussenzweig先生とともに
ブラジル出身の先生とは、ブラジルレストランでの思い出が多い。アトランタのブラジルレストランでNussenzweig先生、妻圭子とともに。

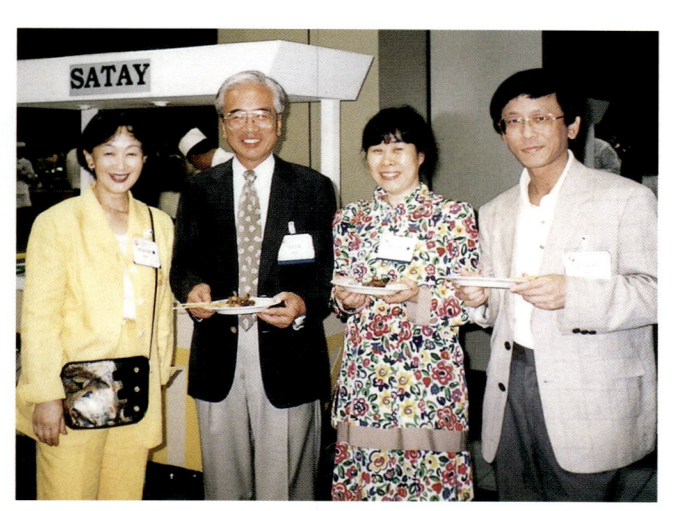

木谷照夫先生ご夫妻とともに
シンガポールでの国際血液学会（1996年）の懇親会場で。

ニューヨーク大学で補体レセプターを研究。DAFのモノクローナル抗体を作成

1982年8月からニューヨーク大学に留学し、補体レセプターの研究に従事した。当時、なぜ補体が自己細胞を傷つけないのか、そして、なぜ発作性夜間血色素尿症（PNH）では自己赤血球が補体で破壊されるのかが話題の一つであった。自己細胞がDAFによって保護されていることがわかり、さらに、1983年にPNH患者の赤血球ではDAFが欠損していることが報告された。

ちょうどマウスの補体レセプターに対するモノクローナル抗体の作成に取り組んでいた時[15)19)]、Victor Nussenzweig教授は、直ちにDAFに対するモノクローナル抗体を作成し、患者細胞を調べようと提案した。

順調にモノクローナル抗体ができ、それを使って三人の患者の末梢血をFACSで調べた。赤血球、血小板、好中球、単球、リンパ球のDAF欠損の集団がきれいに染め分けられ、造血幹細胞に異常があることが再確認できた。さらに、赤血球をハム試験にかけてから染色すると、DAF欠損の血球が消失していることから、欠損細胞が補体に弱い細胞であることがわかった[21)]。

PNHの病態解明とGPIアンカー型蛋白質。原因遺伝子のクローニングに向けて

1985年に阪大の研究室に戻ったが、例えばDAFの遺伝子をクローニングしてPNHの異常の本体にアプローチしようとするのは競争の点からも難しいと考え、補体レセプター[30)36)38)41)42)46)50)52)]とC5転換酵素[28)32)33)39)40)45)55)]の研究に集中することにした。しかし同時に、微生物病研究所内科の木谷照夫教授がPNHの病態に関心を持っておられることを知り、大学院生の植田（現大野）悦子さんの研究を応援することになった[31)34)37)43)]。

1986年には、DAFがGPIアンカー型蛋白質であることが報告され、アルカリ性ホスファターゼも同様であることから、PNHの異常はGPIアンカーの側にあると誰もが考えるようになった。

PNH患者の血液は異常細胞と正常細胞を様々な比率で含んでいるので、そのまま生の細胞を使って異常の本体を明らかにすることはほとんど不可能であろうと考えた植田さんは、EBウイルスを用いてDAF欠損B細胞株を確立する仕事を始め、1988年にSS-1⁻の確立に成功した。続いて、西村純一君がTK-1⁻とTK-14⁻を確立した[58)]。

1988年には、PNHのモデル細胞としてGPIアンカー欠損変異株であるJY5細胞が報告された。当時、ようやく変異細胞の表現型の回復を指標に、遺伝子をクローニングする方

私と血液学の仲間たち

法が報告され始めていた。また、EBウイルスベクターが開発されていた。このような情報に基づいて、JY5とEBベクターの組み合わせで、GPIアンカーの生合成遺伝子が発現クローニングできるのではないかと考え始めた。

PNHの原因遺伝子の解明に取り組み、PIG-Aのクローニングに成功

私は、1990年に微生物病研究所（微研）で研究室を持てることになり、竹田潤二助教授、宮田敏男助手の体制で、PNHの原因遺伝子の解明を主たるテーマに掲げてスタートした。

微研の岡山博人教授からいただいた野島博助教授（当時）作製のcDNAライブラリーをEBベクターに改変し、JY5に導入し、CD59の発現を回復した細胞をセルソーターで回収する手法で、JY5の責任遺伝子をクローニングした。

はじめは、JY5とPNH細胞の原因遺伝子が同じであるかわからないまま遺伝子クローニングに挑戦していたが、大学院生の高橋実君が細胞融合での相補性分類をねばり強くやり、患者細胞がJY5と同じ相補性グループに属することを示した[62]。この結果は、JY5の異常を回復させる遺伝子を得れば、それがPNHの原因遺伝子であることを示しており、私たちは大いに興奮した。

宮田君たちの奮闘で、1992年の春にJY5の責任遺伝子がクローニングでき、PIG-Aと名付けた[61]。

竹田君たちは、直ちにPIG-AのcDNAがSS-1⁻とTK-14⁻を相補することを示し、SS-1⁻でPIG-Aの突然変異をみつけた。この変異は、正常型のSS-2⁺細胞にはなく体細胞変異であること、患者の好中球とリンパ球にも存在することから、造血幹細胞に起こっているであろうことなどが一気にわかった。

さらに、福島県立医大の遠藤雄一助教授にFISHを依頼し、X染色体に存在することがわかり、ワンヒットでGPIアンカーが欠損することが理解された[65]。

すぐに問題になったのは、PIG-Aが全てのPNHのGPIアンカー欠損を説明するかであった。2つのアプローチをとった。好中球でPIG-AのmRNAを調べることができるようになったので、全国の先生にお願いして15例の患者さんの血液をいただいた。全てがPIG-Aの変異で説明できた[77]。

また、ロンドンのLuzzatto教授が複数の患者から細胞株を樹立しているという情報を得たので、電話で相談し、PIG-AのcDNAを提供する代わりに細胞株をもらい、双方で解析することにした。4例ともPIG-Aで説明できた[78]。

こうして、GPIアンカー欠損の原因遺伝子はPIG-Aであることが確定した。

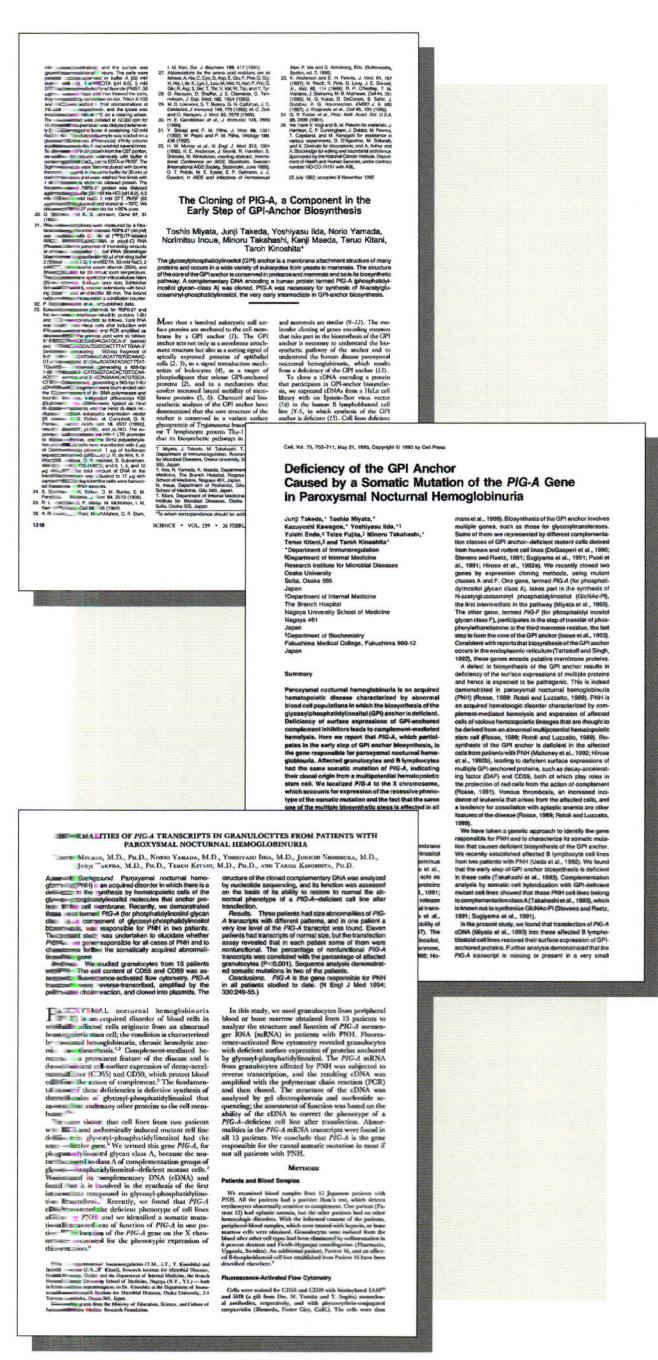

PIG-Aのクローニングとその体細胞変異が発作性夜間血色素尿症におけるGPIアンカー欠損の原因であることを報告した論文
上から、Miyata T et al, Science, 1993; Takeda J et al, Cell, 1993; Miyata T et al, NEJM, 1994.。

PNHの病態解明をはじめ、GPIアンカーにかかわる研究が進展

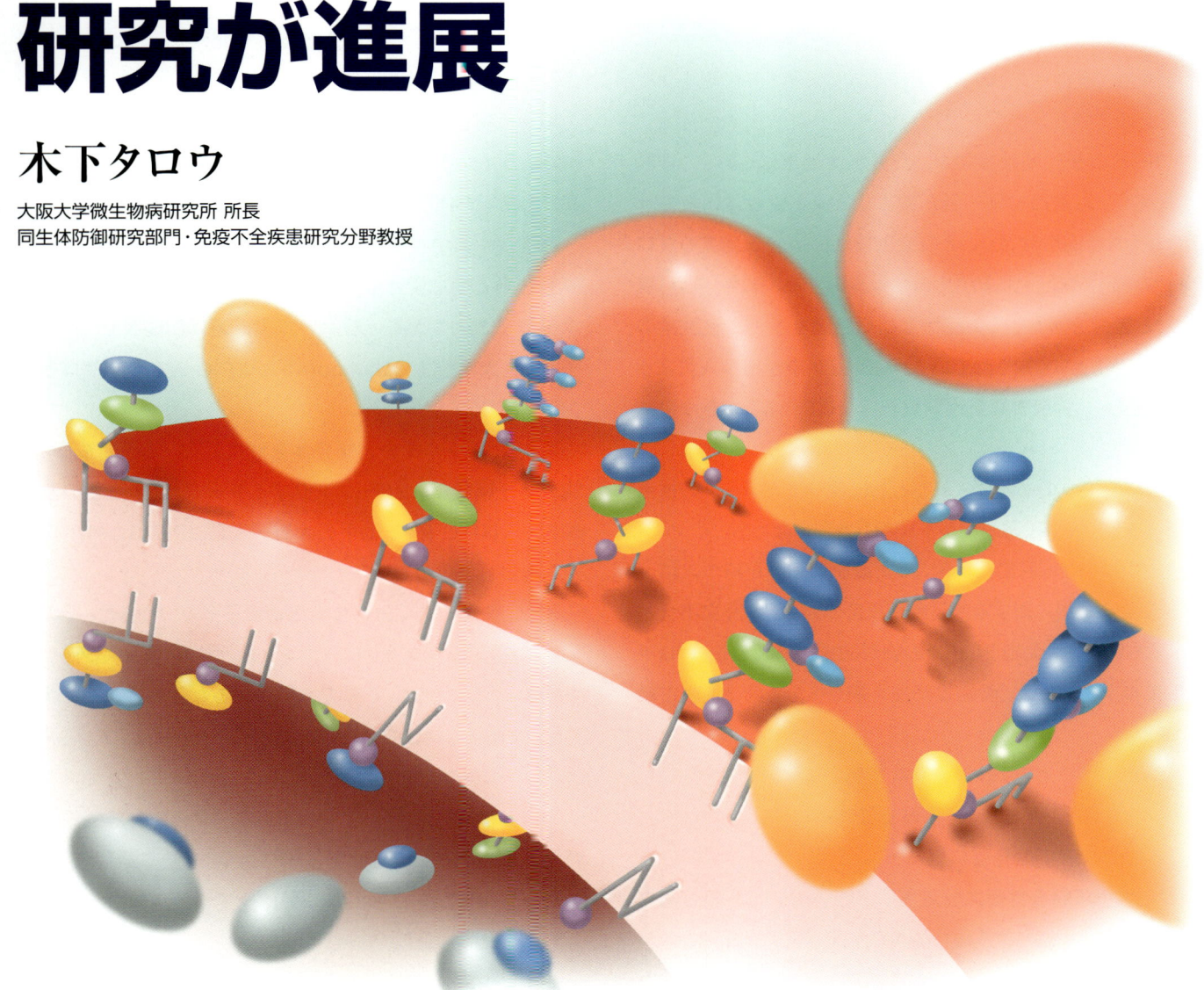

木下タロウ

大阪大学微生物病研究所 所長
同生体防御研究部門・免疫不全疾患研究分野教授

多くの仲間たちと検証を進め、PNH発症の3段階モデルを提唱

　GPIアンカー欠損のメカニズムが明らかになって、すぐに問題になったのは、異常クローンが拡大して発症するメカニズムであった。GPIアンカー型蛋白質がない造血幹細胞は、ストローマ細胞との相互作用が変化し、自然に拡大することも考えられた。助教授の竹田潤二君と大学院生の川畠一慶君は、この問題をマウスモデルで検証すべく、ノックアウトマウスの系を立ち上げた。その結果、PIG-A（マウスはPiga）の変異だけでは幹細胞の拡大は起こらないことが示された[99]。竹田君はこの研究をきっかけに、マウスの遺伝子操作を系統的に行う研究を発展させ、1996年に大阪大学医学部の教授に昇任した。

　クローンの拡大にはPIG-A変異以外の事象が関与していることが確からしくなり、2つのメカニズムが考えられた。1つは、PNHが再生不良性貧血と高率で合併することから提唱されたモデルで、正常な造血幹細胞が自己免疫反応によ

PAGE 201

私と血液学の仲間たち

って減少する時、GPIアンカー欠損細胞は相対的に抵抗性が高く、結果的にポジティブに選択されて拡大するというものである。もう1つは、PIG-A欠損クローン自体に第2(第3)の遺伝子変異が重なり、増殖性を獲得したサブクローンができ、それが良性腫瘍性に拡大するというものである。

研究生(現在助教)の村上良子さんは、第1の仮説をマウスモデルで検証した[153]。

竹田君の後に助教授になった井上徳光君は、第2の仮説を提唱し、以前西村純一君が報告した12番染色体に変異を持つPNH症例に注目し、その染色体切断点を決定するプロジェクトを始めた。大学院生の桑山真輝さん、猿丸(泉井)朋久君と苦労を重ね、この症例では脂肪腫などの良性腫瘍の原因遺伝子として知られているHMGA2が染色体挿入によって破壊され、骨髄で異所性発現を起こしていることをついに証明した[188]。

我々は、2つのメカニズムがともに働いてクローンの拡大に至ると考え、3段階モデルを提唱した。すなわち、
1) PIG-Aの体細胞変異を起こした造血幹細胞を持つ人に、
2) 造血幹細胞に対する自己免疫反応が起こり、造血不全とともにPIG-A欠損クローンの相対的拡大が起こる。PIG-A欠損クローンは、骨髄提携性を補うべく活発に造血を続ける。
3) その過程で第2の遺伝子異常が起こり、増殖性を持つサブクローンが生まれ、それが良性腫瘍性に大きく拡大し、典型的なPNHの発症に至る[165]。

厚生労働省特発性造血器障害研究班の溝口班で我が国のPNH症例がとりまとめられ、欧米の症例で大きな問題とされる深部静脈血栓が我が国の症例では少ないことが明らかになった。この点を明確にすることを主目的に、Duke大学に職を得ていた西村純一君が中心となり、日米の患者比較が行われた[167]。

GPIアンカー生合成にかかわる ほとんどの遺伝子を明らかにした

GPIアンカーの生合成には、少なくとも10以上の遺伝子が必要であろうことが当初から予想され、またPNH症例ごとに原因遺伝子が異なることも考えられた。その後、全症例がPIG-Aの変異によること、それはPIG-AがX染色体遺伝子であることで説明されると考えられた。これらのことから、GPIアンカー生合成経路の全遺伝子を明らかにするプロジェクトを進めた。基本的なアプローチは、GPIアンカー欠損の細胞株を多数分離し、その責任遺伝子を発現クローニングで得ようとするものである。

助手(現在准教授)の前田裕輔君は、非常に質のよいcDNAライブラリーを作成し、このライブラリーのおかげで次々と新規のPIG遺伝子がクローニングされた。

大学院生の中村宣雄君は、第2のステップに働くPIG-Lを、洪栄振君と姜志栄さんはPIG-Vを、前田君自身は研究生の木下圭子とPIG-Mを、助手の芦田久君はPIG-Xを、村上良子さんと大学院生のUampornさんはPIG-Wを発現クローニングした[107)142)163)174)175]。

さらに、1つの成分と複合体を形成している新規成分を、複合体を精製してクローニングする手法で、大学院生の渡辺玲香さんはPIG-Pを、助手の大石一人君はPIG-SとPIG-Tを、洪栄振君はPIG-Uをクローニングした[138)145)161]。

また、酵母の系で先に生合成遺伝子がみつかると、そのヒト・マウスホモログをクローニングし、マウス細胞でノックアウトやノックダウンして機能を確かめるなどの手法で、洪栄振君はPIG-N、PIG-Oを、大学院生の獅子王信江さんはGPI7をクローニングした[128)136)176]。

このようなアプローチでGPIアンカー生合成と蛋白質への付加にかかわるほとんどの遺伝子(PIG遺伝子群)が明らかになった。予想通り、PIG-A以外は全て常染色体遺伝子であった。

GPIアンカーをめぐる 様々な研究に取り組んでいる

前田裕輔君は、さらにGPIアンカー型蛋白質がアンカー部分の修飾を受けたり、脂質ラフトに組み込まれたりするのに働く遺伝子群(PGAP遺伝子群、Post GPI anchor Attachment to Proteins)を明らかにするプロジェクトを始めた。

大学院生の田中聡君はPGAP1を、田嶌優子さんはPGAP2をクローニングした[166)184]。植田康敬君はPGAP1のノックアウトマウスを作り、その生理的意義を解析しており、ポスドク

の王冶陶君はPGAP3遺伝子のノックアウトマウスを作製中である。

GPIアンカーは、ヒトだけでなく病原微生物においても重要な役割を果たしている。助教の永宗喜三郎君は睡眠病トリパノソーマの実験系を立ち上げ、GPIアンカー生合成が睡眠病トリパノソーマに必須であること、トリパノソーマのGPIを蛋白質に付加する酵素には、トリパノソーマ特有の遺伝子が用いられていることなどを次々に明らかにした[137,164,165]。

大学院生の洪淵詰くんはGPIdeAc2遺伝子の働きを明らかにし[186]、ポスドクの仲谷文貴君はGPIアンカー型酵素であるトランスシアリダーゼの新しい遺伝子を発見した。

特任助教の森田康裕君は、抗酸菌のGPI様糖脂質である PIM/LM/LAMの生合成遺伝子をGPI生合成遺伝子との相同性に基づき同定し、PimE遺伝子の働きを明らかにした[189]。大学院生の、Chubert Sena君は、Pim遺伝子群の病原性における意義の研究を開始している。

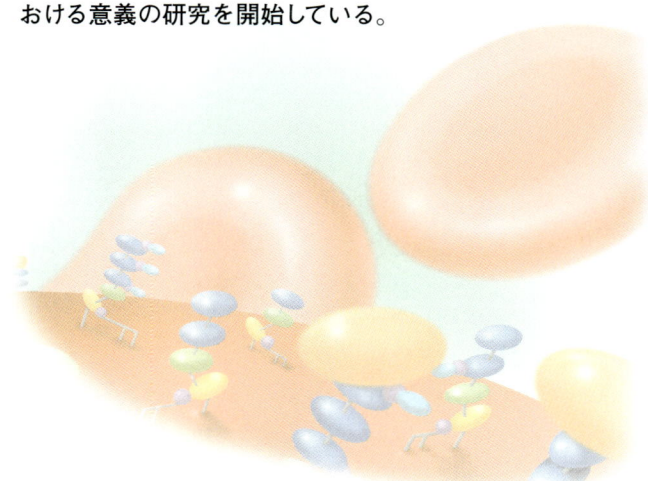

図1 全体像がほぼ明らかになったGPIアンカーの生合成遺伝子群

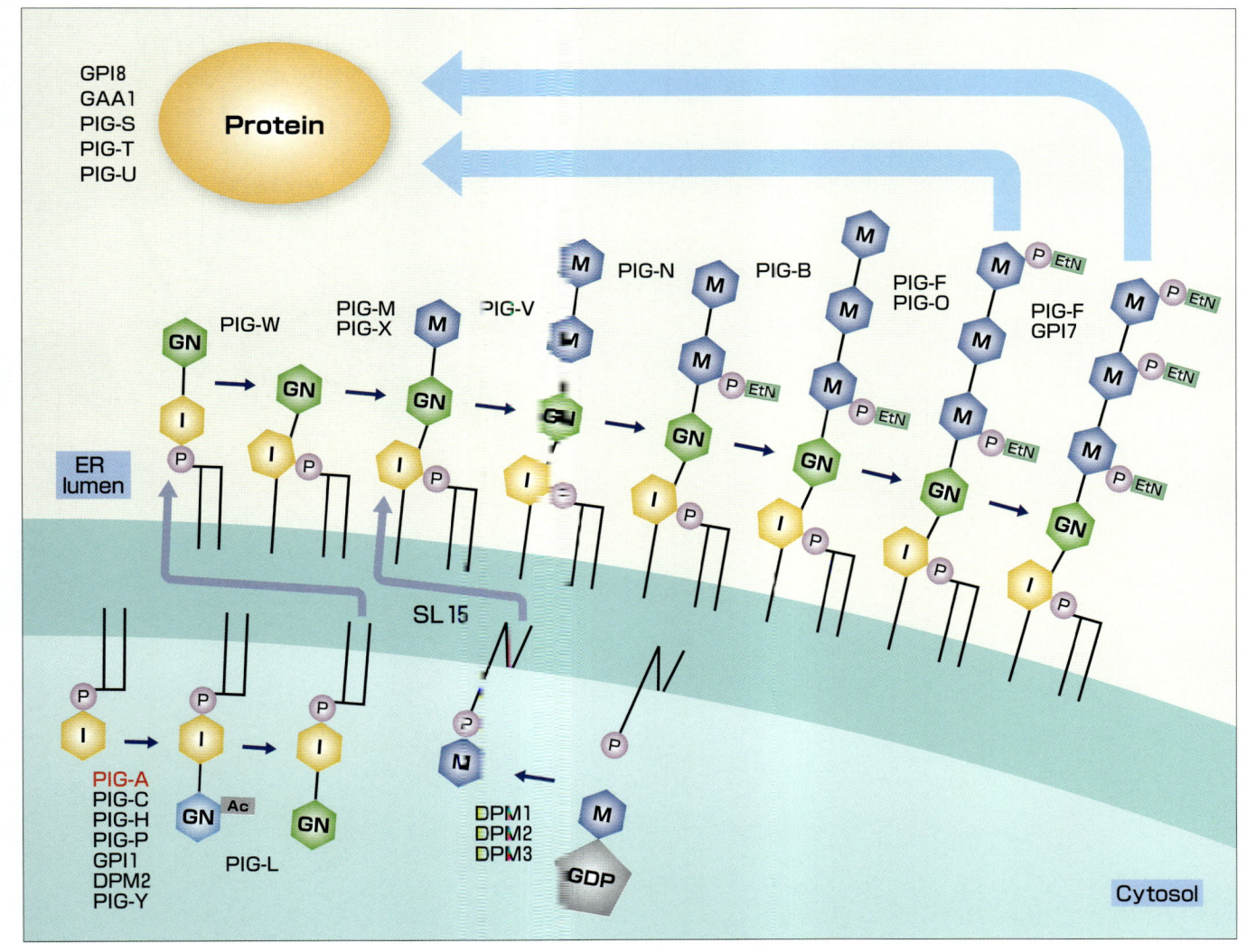

全遺伝子のクローニングを目指して1990年から進めてきたGPIアンカー生合成遺伝子群（PIG遺伝子群）。

（2007年5月21日刊行）

profile

三浦 修
［プロフィール］

昭和30年5月3日生まれ、東京都出身
昭和55年3月　東京医科歯科大学医学部卒業
昭和55年4月　東京医科歯科大学医学部附属病院
　　　　　　　第一内科医員（研修医）
昭和57年7月　都立墨東病院内科主事
昭和59年7月　東京医科歯科大学医学部附属病院第一内科医員
昭和63年5月　東京医科歯科大学医学部内科学第一講座助手
平成 2年1月　米国St.Jude小児研究病院
　　　　　　　生化学Post Doctoral Fellow
平成 4年3月　東京医科歯科大学医学部内科学第一講座助手復職
平成10年3月　東京医科歯科大学医学部内科学第一講座講師
平成12年4月　東京医科歯科大学大学院医歯学総合研究科
　　　　　　　腫瘍制御学分野（現血液内科学分野）教授
平成13年4月　東京医科歯科大学医学部附属病院血液内科科長併任

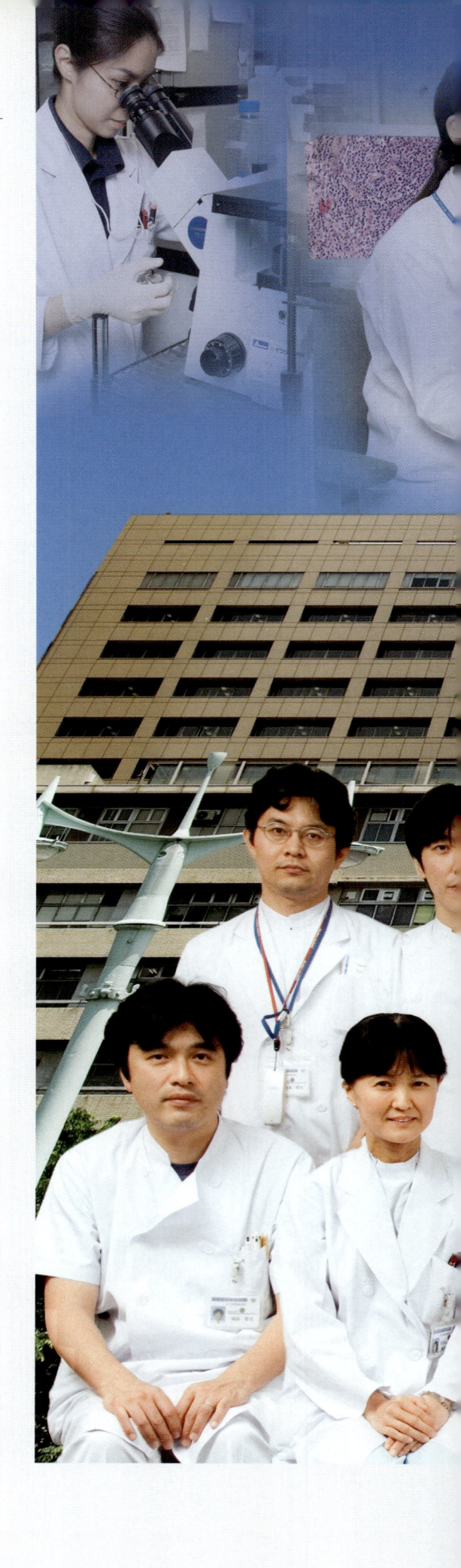

【所属学会】
日本血液学会代議員
日本臨床血液学会評議員
日本内科学会
日本癌学会
日本分子生物学会
米国血液学会

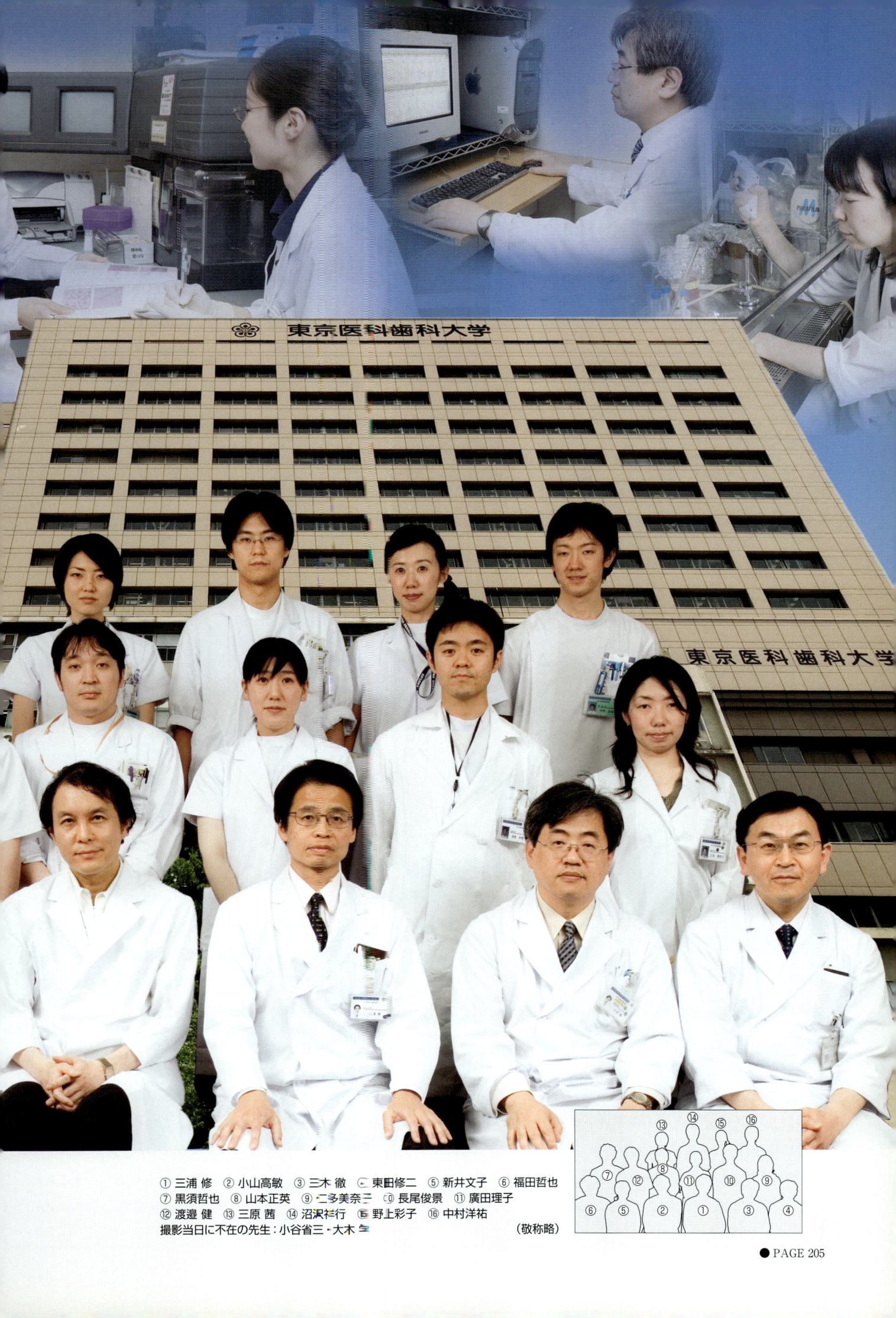

① 三浦 修　② 小山高敏　③ 三木 徹　④ 東田修二　⑤ 新井文子　⑥ 福田哲也
⑦ 黒須哲也　⑧ 山本正英　⑨ 二多美奈子　⑩ 長尾俊景　⑪ 廣田理子
⑫ 渡邉 健　⑬ 三原 茜　⑭ 沼沢祐行　⑮ 野上彩子　⑯ 中村洋祐
撮影当日に不在の先生：小谷省三・大木 等　　　　　　　　　　（敬称略）

私と血液学の仲間たち

研究の厳しさ、研究の醍醐味と出合って

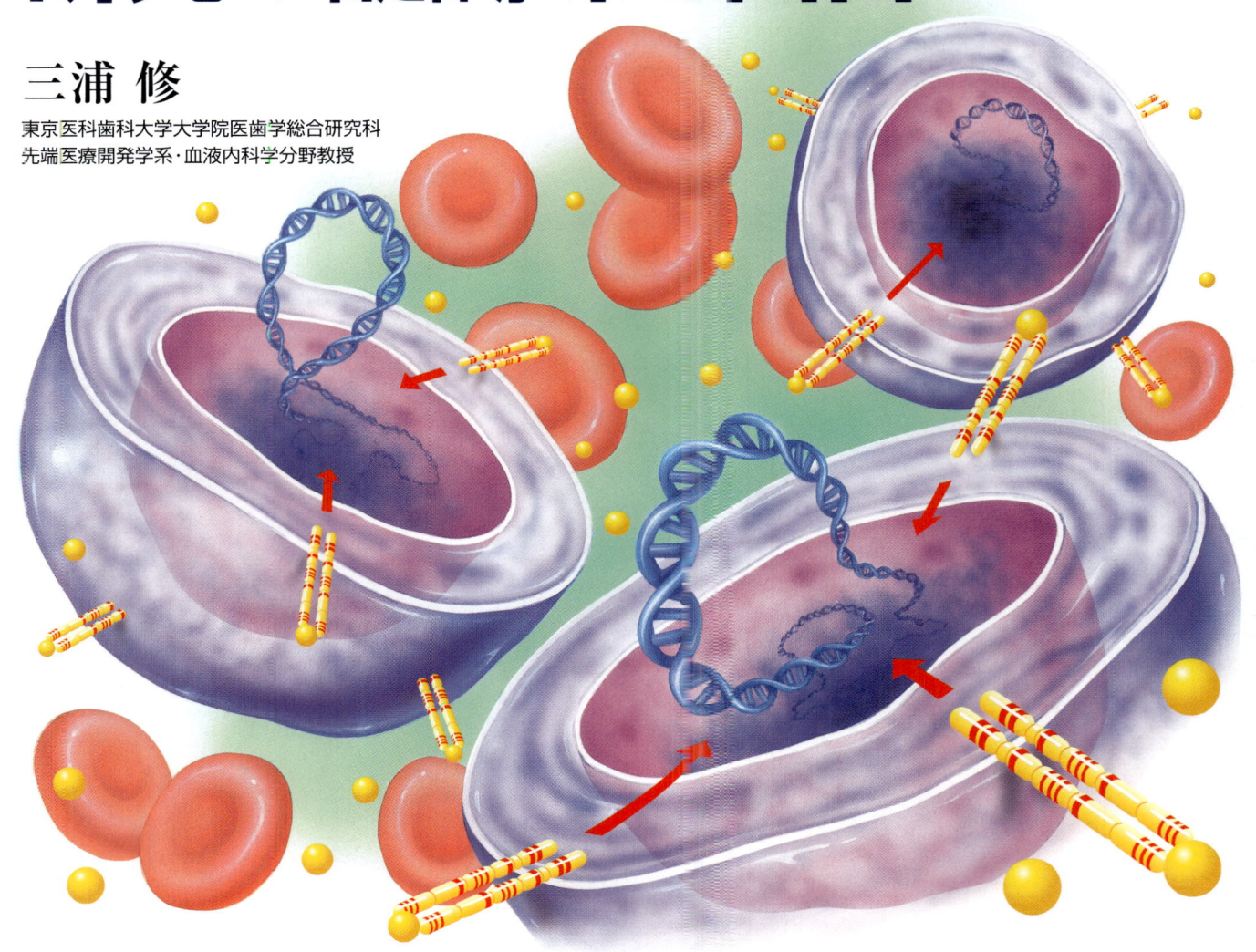

三浦 修
東京医科歯科大学大学院医歯学総合研究科
先端医療開発学系・血液内科学分野教授

青木延雄教授の赴任とともに、分子生物学的研究が始まった

私は昭和55年（1980年）に東京医科歯科大学医学部を卒業し、母校の第一内科に入局した。

2年間、大学病院で研修医として内科全般の研修を行った後は、都立墨東病院内科でさらに2年間の内科研修を行った。内科部長の足立山夫先生の指導の下に多数の血液疾患患者の診療を行う機会を得ることができ、大学病院へ復帰後に血液グループに加わることとなった。

忙しい臨床に追われつつも、研究にも興味がわき出したころの1985年に、自治医科大学から青木延雄先生が第一内科教授に赴任された。青木教授は当時すでに凝固・線溶学の権威者であり、凝固・線溶系蛋白質の研究を続けられるものと予想したが、当時の第一内科の研究設備環境が劣悪であることに驚かれ、比較的大がかりな設備を要さず、将来的にも発展性のある分子生物学的手法を用いた研究を開始するようにとの方針を打ち出された。そこで、私は歯学部の口腔細菌学教室で、土田信夫教授に分子生物学的研究法の手ほどきを受けることとなった。

土田先生は米国でK-rasのクローニングを行ってこられた研究者であるが、大変先見の明のある方で、当時protooncogeneとされ、ほとんど注目されていなかったp53遺伝子に注目され、その研究を始めるべくご指導をいただいた。残念ながらp53に関して成果を挙げるまでには至らなかった。研究手法に関してはやや習得できた約1年後に、第一内科にもようやくP2実験室が整備され、それぞれ東京大学医科学研究所の渋谷正史先生と東京大学医学部生化学の村松正實先生の下で、やはり分子生物学的研究技法を習得してきた廣澤信作先生（その後第一内科助教授）と中村裕一先生（現埼玉医科大学血液内科講師）とともに、α_2-プラスミンインヒビター（α_2PI）遺伝子の研究を開始した。

α_2PI欠損症の遺伝子解析を行い、研究の厳しさと、その醍醐味を知る

α_2PIは生理的に最も重要な線溶系の阻止因子で、自治医科大学におられた青木延雄教授が発見され、プラスミンを阻害する大変精巧な分子機構を明らかにするとともに、その欠損症患者は重篤な出血傾向を呈することをもすでに見出しておられた。

そこで、第一内科の研究室では、中村・廣澤両先生が主にα_2PI遺伝子のクローニングを行い、私は欠損症家系における遺伝子異常の解析を並行して行うこととなった。遺伝子クローニングは順調に進んだが、種々のプローブを作成し、Southern blotを行っても異常を見出せず、欠損症の解析は難航した。

PCR法がまだ実用化される前の時代であり、加藤淳先生（現順天堂大学血液内科講師）にお願いして、欠損症患者末梢血B細胞をEB virusでtransformした細胞株を作成してもらった。genomic DNA libraryを作成してα_2PI遺伝子をクローニングし、全てのexonとその周囲のDNA塩基配列を決定するということを、臨床の合間に大変な手間をかけて行い、検討した。その結果、2つの家系において、それぞれα_2PIのC末端の延長を生じるフレームシフト変異と、1アミノ酸の重複をもたらす遺伝子変化をようやく見出すことができた。

しかし、それではα_2PIの抗原も欠損していることの理由はわからず、種々の文献を参照して、異常α_2PI遺伝子の培養肝細胞での発現実験系を構築して検討したところ、異常α_2PI蛋白は粗面小胞体からゴルジ体への移行が障害され、細胞外へ分泌されないことを明らかにすることができた。

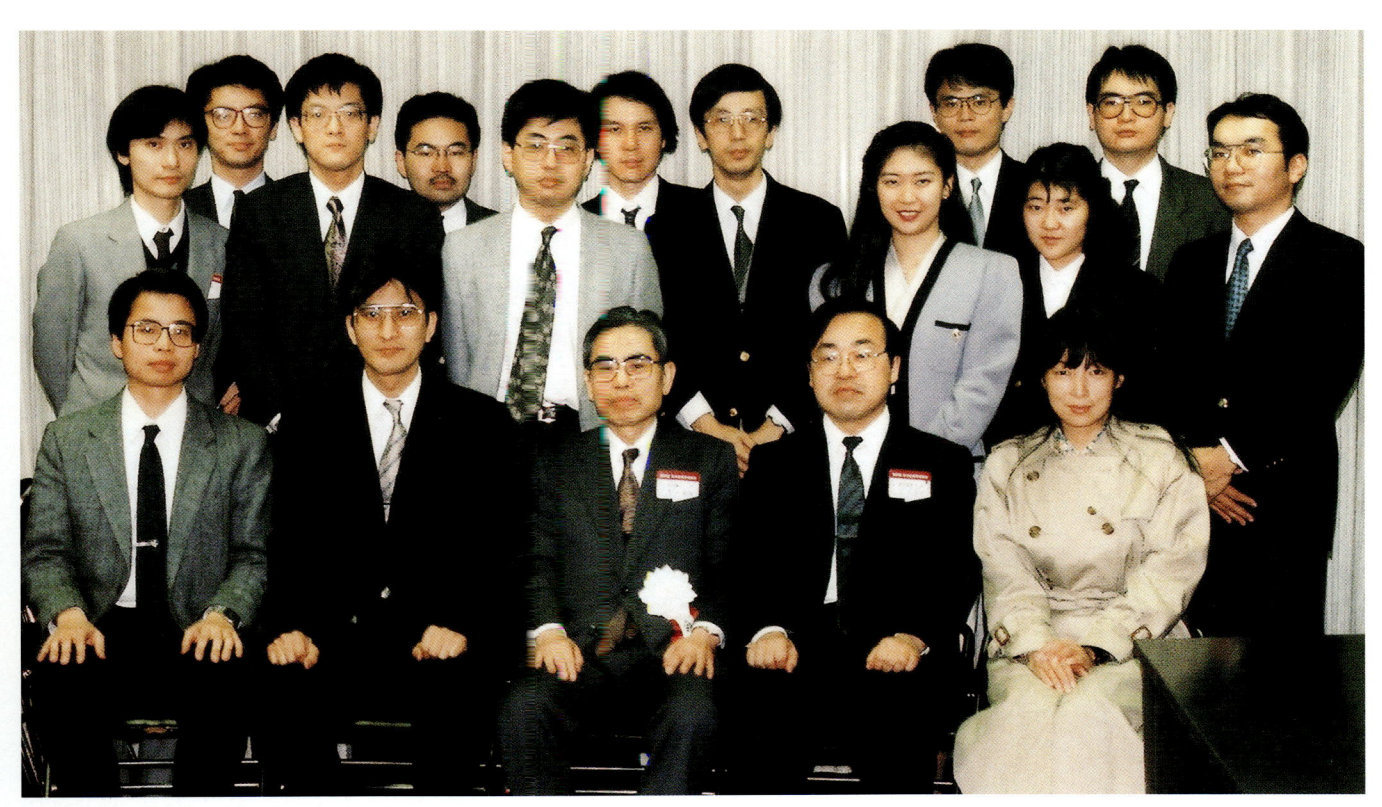

青木延雄会長を囲んで（1992年）　第54回日本血液学会総会開催時に。

私と血液学の仲間たち

その後、大学院生の須賀原裕一先生（現埼玉医科大学血液内科）と検討したProtein C欠損症の解析でも同様なことが認められ、蛋白構造異常による細胞内輸送の障害は、凝固線溶系因子その他の遺伝的欠損症の主な分子機構の1つであることが明らかとなった。

当初からα_2PIに強い興味を抱いていたというわけではなかったが、努力を重ね続けていくことで病態の解明に至ることができ、研究の厳しさと醍醐味を青木教授から教えていただくことができた。

St.Jude小児研究病院Ihle博士の下に留学。エポ受容体のシグナル伝達を研究する

α_2PIに関する研究にも一区切りついたところで、1990年より今度は造血の調節と白血病の発症機構について研究するため、米国Tennessee州MemphisのSt. Jude小児研究病院James N. Ihle博士の研究室に留学した。

Ihle博士はIL-3の発見者として知られるとともに、マウス白血病の原因遺伝子としてEVI1を発見しており、研究室にはEVI1遺伝子をクローニングした森下和宏先生（現宮崎大学教授）や東京大学第三内科から留学されていた間野博行先生（現自治医科大学教授）などの数人の優秀な日本人研究者がおられ、公私にわたって大変お世話になった。

Ihle博士の研究室ではIL-3受容体からのシグナル伝達機構に関する研究が中心的に行われていたが、私はサイトカイン受容体として最も早くクローニングされていたエリスロポエチン（エポ）受容体のcDNAを用いて、IL-3依存性の細胞株に発現させることでエポ受容体からのシグナル伝達を研究することとなった。

チロシンキナーゼ領域を持たないエポ受容体を発現させ刺激すると、意外にも受容体自体と種々の細胞内シグナル蛋白のチロシンリン酸化が誘導された。さらに、種々の変異体を作成して検討すると、細胞内膜近位部のサイトカイン受容体において保存されたアミノ酸配列が未知のチロシンキナーゼと結合して活性化することで、細胞増殖シグナルの伝達に必須の役割を果たしていることが明らかとなった。

その後、この未知のキナーゼはJAK2であることが判明し、エポ受容体をチロシンリン酸化するとともにSTAT5などを活性化することが見出され、さらには、JAK・STATファミリーがエポ受容体のみでなく、種々のサイトカイン受容体からのシグナル伝達機構に重要な役割を果たすことが明らかにされるに至っている。

細胞内シグナルに関する研究成果を分子標的療法の分野で発展させたい

約2年間の留学を終えて1992年からは東京医科歯科大学第一内科に戻ったが、青木教授のご支援をいただき、エポ受容体からのシグナル伝達機構を中心とした研究を継続させることができた。また、山本晃先生（現横浜市立みなと赤十字病院）が留学してSTAT4のクローニングをして戻ってきて研究を続けるなど、Ihle博士にも大変お世話になった。

青木教授が1995年に退官された後も、保健衛生学科の修士学生の伊藤（旧姓陳）洋志先生（現京都大学医学部保健学科）などに助けられつつ、エポ受容体からのシグナル伝達機構についての研究を続けることができた。

しかし、大学の組織改変により、2000年からは大学院研究分野として、また2001年からは医学部附属病院の診療科として、少人数ながら血液内科が独立することとなり、その担当を命じられることとなった。

それ以後は、残念ながら種々の業務に追われ自ら実験を行うことはできなくなってしまったが、後進の研究仲間と協力して、これまでの細胞内シグナルに関する研究成果を少しでも造血器腫瘍に対する分子標的療法研究などの分野で応用し、発展させられればと願っている。

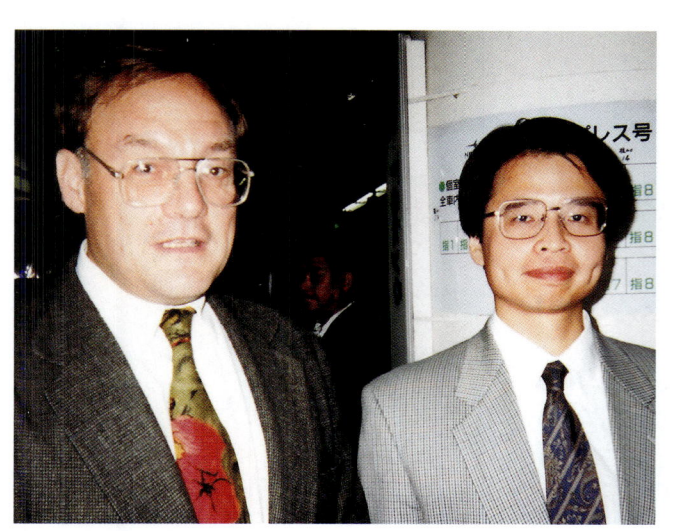

訪日中のJim Ihle博士とともに（1995年）

# 少数精鋭で幅広い研究を担う仲間たち

三浦 修
東京医科歯科大学大学院医歯学総合研究科
先端医療開発学系・血液内科学分野教授

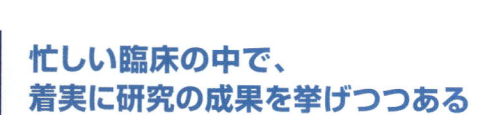

■ 忙しい臨床の中で、着実に研究の成果を挙げつつある

現在、東京医科歯科大学血液内科の常勤スタッフは私のほかに講師1人、助教3人と少人数で、ほかに数名の医員に協力して、診療と学生および研修医の教育に忙殺されているのが現状である。よって、主に実験研究は少数の大学院生を教育しつつ行っているが、大学院卒業後にも忙しい臨床の中で研究を続けていこうという意欲のある若い人が最近は少ないのが嘆かわしい現状である。そんな厳しい現実の中で、当科での研究を担ってくれているのが以下に紹介する研究仲間である。

■三木徹講師、福田哲也助教

三木徹講師（東京医科歯科大学1984年卒）は、第一内科時代の1990年代初めに、び漫性大型B細胞リンパ腫細胞の染色体転座部位からBCL6遺伝子をクローニングして以来、BCL6遺伝子異常とBCL蛋白の機能の解析を中心に、悪性リンパ腫の発症と進展機構の研究を着実に進めてきている。その過程では多くの若い大学院生を指導し育ててきたが、福田哲也助教（東京医科歯科大学1989年卒）もその1人で、California大学San Diego校Kipps研究室での慢性リンパ球性白血病の研究を終えて帰国後、病棟医長としての激務の中で三木講師を支えつつ研究を行っている。

■新井文子助教

新井文子助教（新潟大学1988年卒）は、はじめ大学院生としてエポおよびその他のサイトカイン受容体のシグナル伝達の研究を開始した。現在は医局長その他として幅広く活躍しつつ、シグナル伝達の研究を継続しており、特に低分子量G蛋白質活性化機構とその造血細胞における役割の解明を目指して着実に成果を挙げつつある。

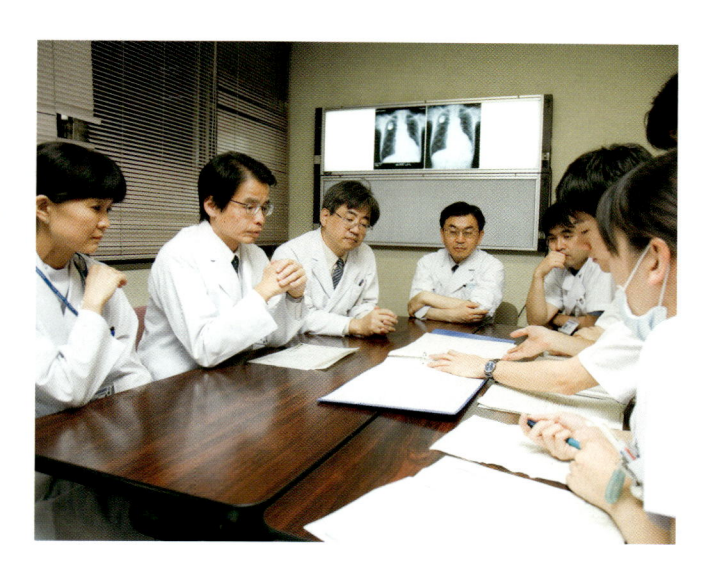

■黒須哲也助教

黒須哲也助教（金沢大学1992年卒）も大学院生としてBCL6の機能解析から研究を開始したが、BCL6と抗がん剤耐性機構との興味深い関連を見出した。以後は造血器腫瘍細胞での抗がん剤による細胞周期チェックポイント活性化と抗がん剤耐性獲得機構との関連や、細胞内シグナル伝達活性化異常と種々の分子標的薬の効果との関連などにつき、直接的に臨床と密着した研究を精力的に幅広く展開し、徐々に成果を挙げつつある。

■小山高敏准教授のグループ（保健衛生学科）

当科では人員の制約もあり、凝固・線溶系分野の研究を残念ながら直接行ってはいないが、青木延雄名誉教授のご指導による$α_2$PIを中心とした研究の継続をはじめ、この分野の研究を幅広く行っているのが、本学保健衛生学科の小山高敏准教授（東京医科歯科大学1983年卒）のグループである。小山准教授には凝固・線溶系疾患の診療を主として臨床にも加わってもらっており、また、医学部検査医学分野の奈良信雄教授や東田修二准教授らのグループとも交流しつつ、東京医科歯科大学での血液病学の診療と研究を行っている。

（2007年7月20日刊行）

profile

泉二登志子
もとじ
[プロフィール]

昭和23年3月24日生まれ、東京都出身
昭和47年　3月　東京女子医科大学卒業
昭和51年　3月　東京女子医科大学大学院修了医学博士号取得
昭和51年　4月　東京女子医科大学総合内科助手
昭和57年10月　カナダトロント大学オンタリオ癌研究所研究員
昭和59年　9月　東京女子医科大学総合内科助手
昭和60年10月　東京女子医科大学内科1講師
平成　2年10月　東京女子医科大学血液内科講師
平成　9年　5月　東京女子医科大学血液内科助教授
平成16年　4月　東京女子医科大学血液内科教授

【所属学会】
日本血液学会代議員　　　日本癌学会
日本臨床血液学会評議員　日本リンパ網内系学会
日本内科学会　　　　　　日本造血細胞移植学会
American Society of Hematology
International Society of Experimental Hematology

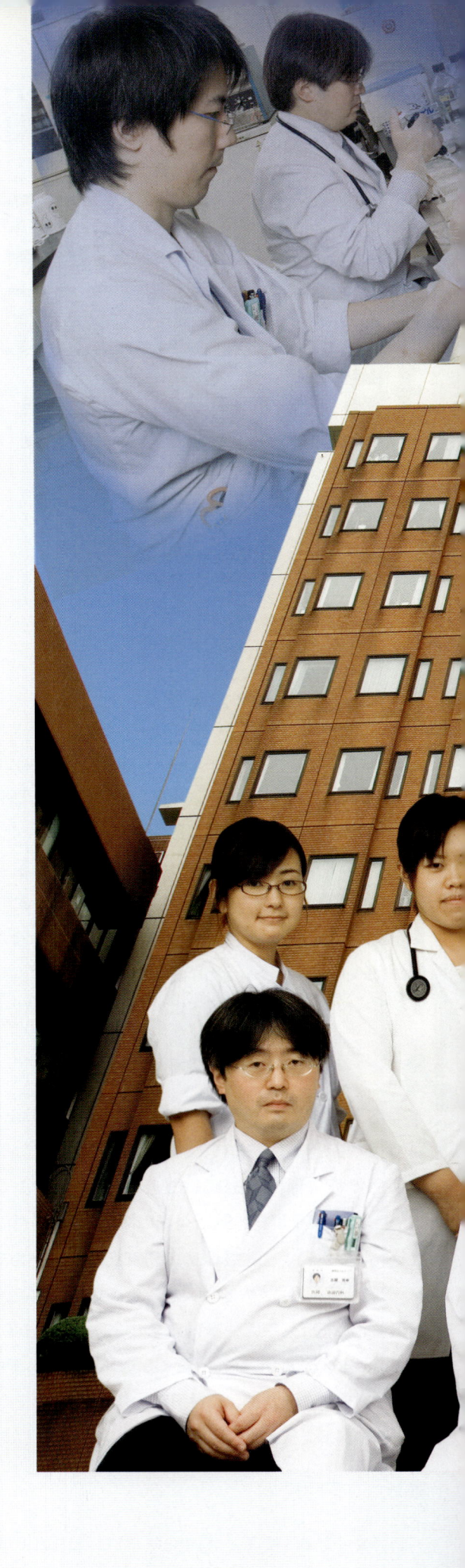

【研究分野】
急性白血病細胞の増殖と分化機構に関する研究
急性白血病における薬剤耐性に関する研究
骨髄異形成症候群の免疫療法に関する研究

【審議会歴】
厚生労働省疾病・障害認定審査委員（平成17年2月～）

【受賞】
東京女子医科大学内研究奨励賞
　　吉岡学術研究奨励賞（昭和55年）
　　岡本糸枝学術研究奨励賞（昭和62年）
　　山川寿子学術研究奨励賞（平成2年）
　　佐竹高子学術研究奨励賞（平成6年）
日本女医会学術研究奨励賞（昭和57年、昭和62年）
女性のためのエッソ研究奨励賞（平成元年）
内藤医学研究振興財団研究奨励賞（平成2年）
日本白血病研究基金ウエラ賞（平成10年）

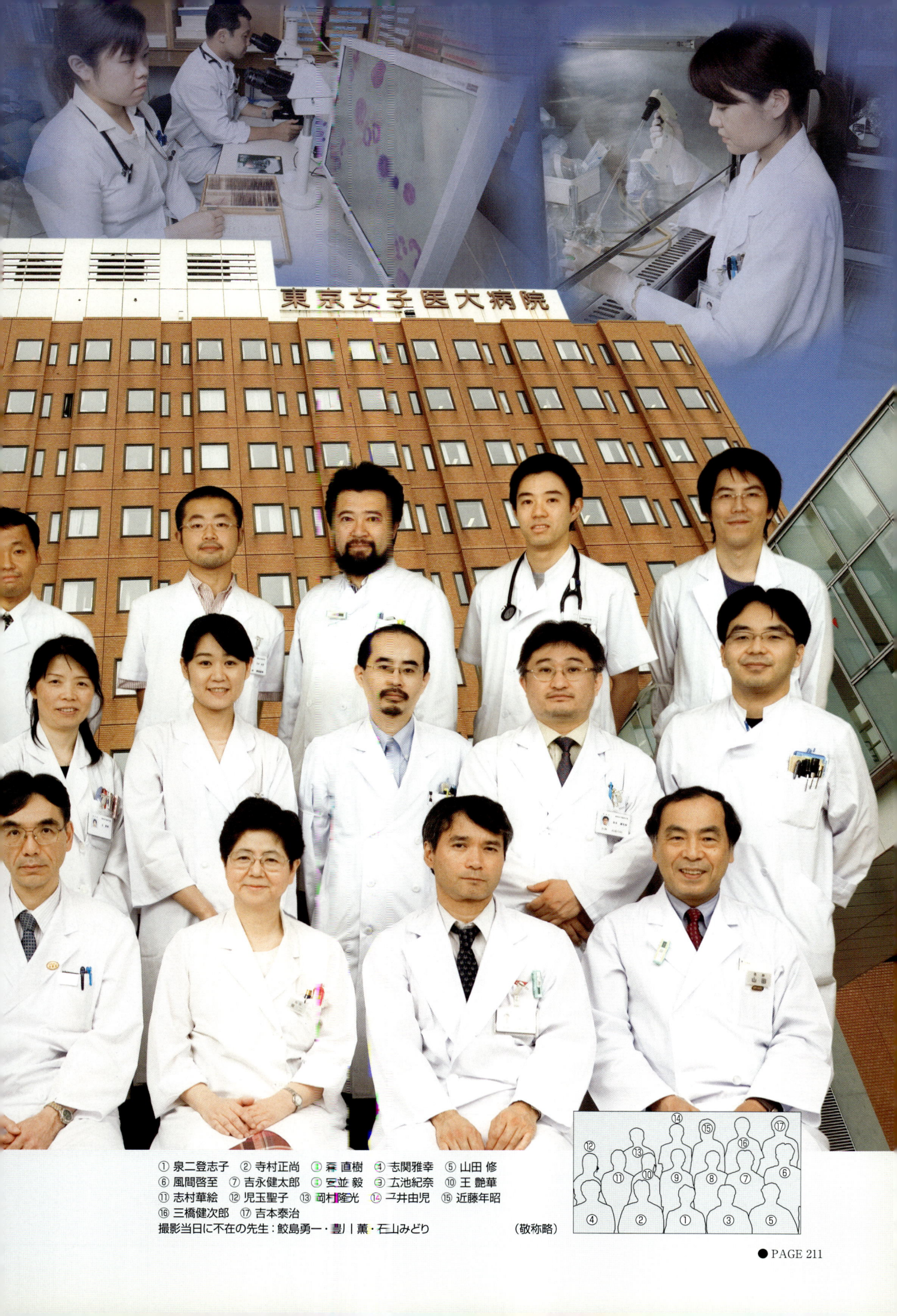

① 泉二登志子　② 寺村正尚　③ 森 直樹　④ 志関雅幸　⑤ 山田 修
⑥ 風間啓至　⑦ 吉永健太郎　⑧ 安並 毅　⑨ 広池紀奈　⑩ 王 艶華
⑪ 志村華絵　⑫ 児玉聖子　⑬ 岡村隆光　⑭ 乙井由児　⑮ 近藤年昭
⑯ 三橋健次郎　⑰ 吉本泰治

撮影当日に不在の先生：鮫島勇一・豊川薫・石山みどり　　　　（敬称略）

私と血液学の仲間たち

培養法を用いた急性白血病細胞の増殖と分化に関する研究

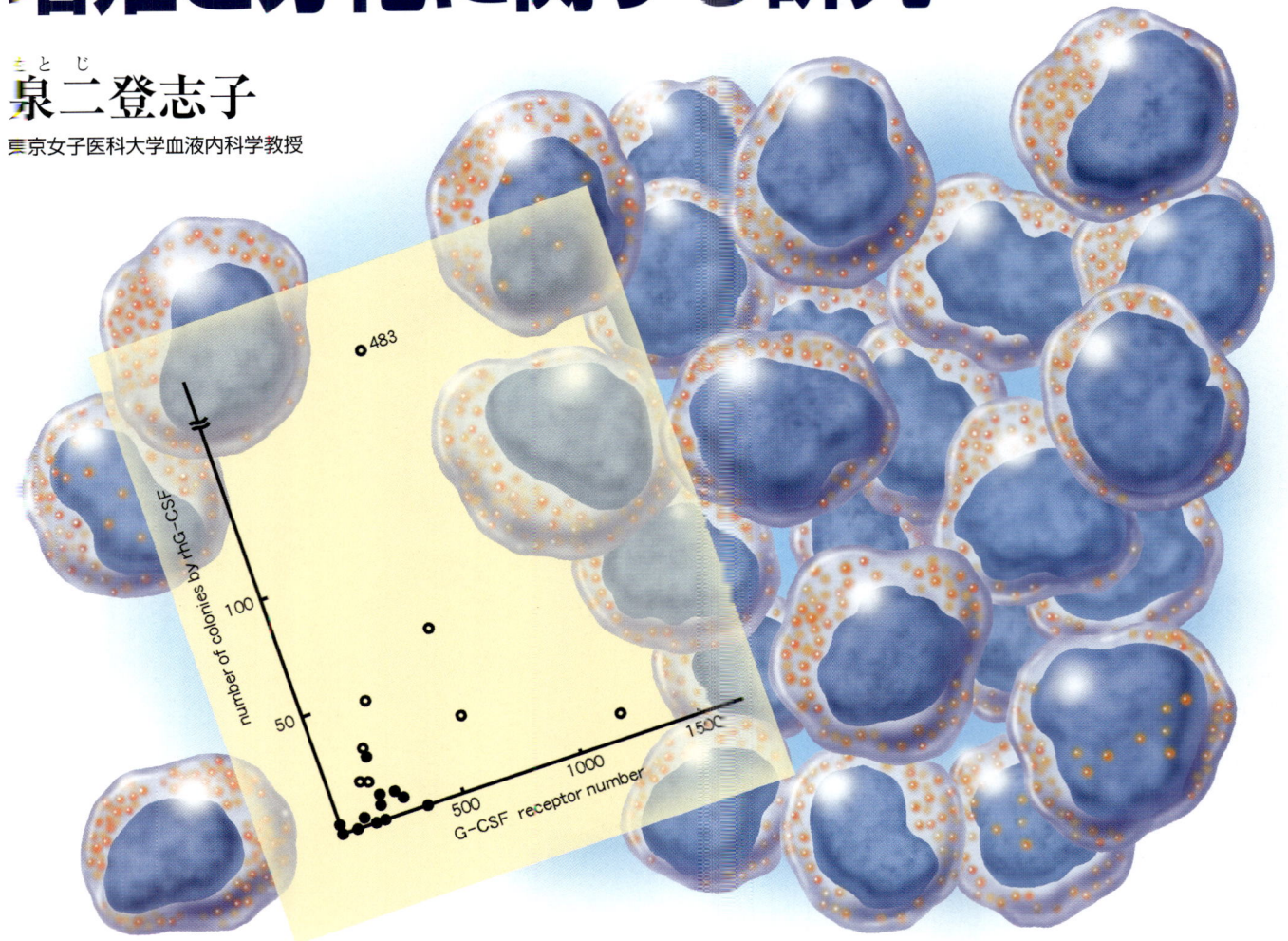

泉二登志子
東京女子医科大学血液内科学教授

▎移植免疫を研究した後、血液内科を専攻。ゼロからの診療体制づくりに奮闘

　私は全身疾患をみたいと思い、東京女子医科大学の内科に入局した。当時、講座制の内科は統合されて総合内科になっていたが、まもなく新しく専門分野別に細分化されることになった。私は学生の時から移植免疫の研究室で研究を行っていたので[1-6]、その分野に比較的近い領域と考え、血液内科を専攻することにした。

　内科教室の中での血液分野はそれまで2～3人の先生が臨床と研究をされていたが、その先生方も異動されることになり、血液内科の専任として北海道大学から宮崎保先生が赴任された。宮崎先生や同僚とともに血液内科の診療体制を確立すべく動いたが、ゼロからの体制づくりで研究を行う余裕などはまったくなく、臨床研究をするのが精一杯であった[7-9]。ようやく医局員が増え、グループとしての基礎ができたところで、宮崎先生が母校の北海道大学第三内科の教授として戻られることになった。

　その後、教授、助教授、講師は1人もおらず、助手しかいない期間が6か月続いたが、不思議に入院患者が減ることもなく、特別な問題も起こらず、助手のみでも血液内科は存続した。その後、ようやく自治医科大学から溝口秀昭先生が助教授として赴任され、教室の体制が整った。

活気あふれる医局で、若い仲間と研究。白血病コロニー法をマスターする

当時は骨髄細胞の培養法が確立された時期で、顆粒球単球コロニー法、赤芽球コロニー法、巨核球コロニー法、白血病コロニー法などを用いて、血球の増殖や分化に関する研究を手分けして行うことになった。

私はdiffusion chamberを用いて白血病細胞の分化誘導の仕事をし始めていたこともあって、白血病コロニーを担当することになった。医局員のほとんどが若く、研究にも未経験であったが、新しい血液内科を確立し発展させるために皆臨床に研究に積極的に仕事をし、活気にあふれていた。学会でもコロニー法が盛んになり始めたころで、皆の興味も集中していた。しばらくして自治医科大学から押味和夫先生が講師として来られ、免疫に関する研究も始まった。

白血病コロニー法は当時、カナダのMcCulloch先生らによって確立されたばかりであったが、私も文献に従ってその方法をマスターし、はじめは白血病細胞の各種抗がん薬に対する感受性の検討を行った。孵置時間が長く時間のかかる研究で、臨床の仕事を終わって実験を始めると終了するのが夜中にな

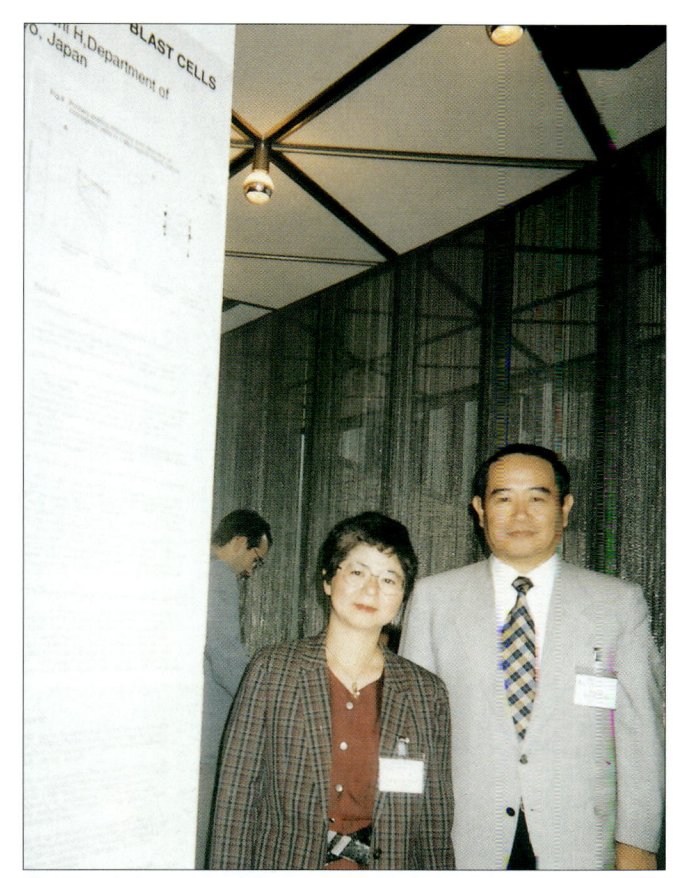

溝口秀昭先生とともに発表ポスターのそばで
DüsseldolfでおこなわれたInternational Society of Experimental Hematology学会にて。

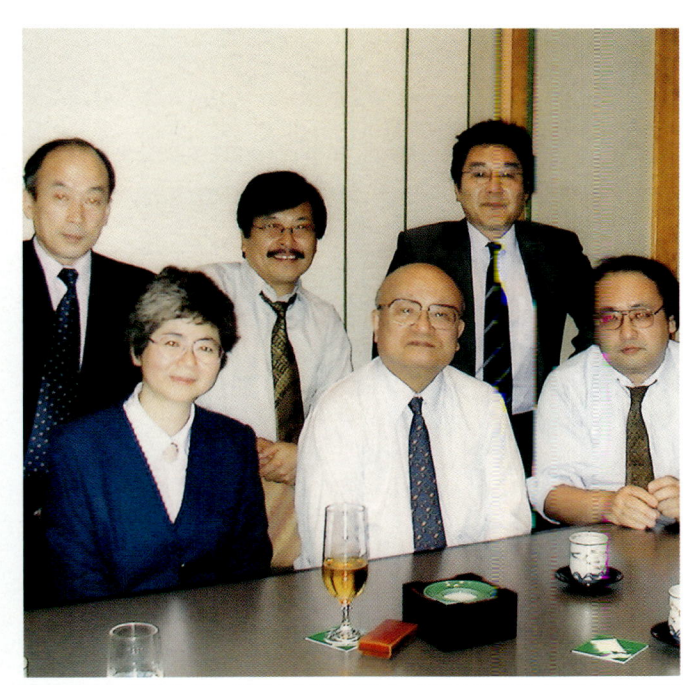

宮崎保先生を囲んで　前列中央が宮崎先生。前列左は著者、前列右は増田道彦先生。後列左は高橋正知先生。

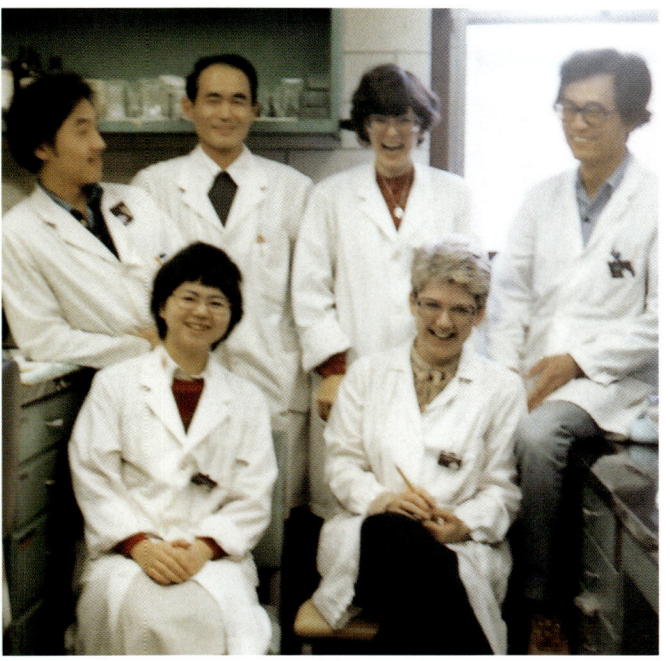

オンタリオ癌研究所McCulloch先生の研究室で同僚とともに
前列左が著者、前列右はオーストラリアからの研究生のAlder先生、後列左から2人目は中国からのWang先生。

私と血液学の仲間たち

ってしまうこともしばしばであったが、若さで乗り切った。同時に顆粒球の白血病コロニーに及ぼす影響、骨髄腫細胞の増殖能と放射線感受性についての研究も手がけ[10-13)18)]、するべきことは山ほどあった。

McCulloch先生の研究室に留学。著名な先生方に身近に触れ、多くを学ぶ

そのうちにトロント大学、オンタリオ癌研究所のMcCulloch先生の研究室に留学することになった。その研究室では引き続き白血病コロニー法を用いて、白血病細胞の自己再生能が5-azacytidineによって高まること、つまり自己再生能を規定する因子にDNAのメチル化が影響を与えることを報告した[15-16)]。McCulloch、Minden、Messner各先生をはじめ、何人かの著名な研究者たちを身近にみて、研究に対する姿勢など学ぶことは多かった。水面下の膨大な基礎的研究結果の上に、現在の研究が積み重ねられていることがよく理解できた。

また、オンタリオ癌研究所では、ポストドクターや国内外からの研究者によるセミナーが毎週行われており、自由な雰囲気の中での活発な討論は有意義なものであった。同じ研究所には日本人が10人ほど働いていたが概して英語が不得手で、東洋系で英語が上手であれば中国人、下手であれば日本人といわれたほどであった。

外国での生活は言葉の点で慣れるまでが大変であったが、一方、research associateになられていた村岡静子先生、九州大学から来られていた木村暢宏先生、奈良県立医科大学から来られていた傳田あゆみ先生らとともに、トロントの生活を楽しむこともできた。日本に帰国後も"トロント仲間"の先生方とは学会でお会いした時など、楽しいひとときを過ごしている。

治療成績の向上を願い、研究に取り組む。メチルプレドニゾロンの有効性を報告

1980年代の半ばになると、造血に関与する種々のサイトカインが分離同定され、これらが白血病細胞にどのような影響を及ぼすかについての情報が求められることになった。そこで私たちも白血病コロニー法をはじめとし、種々の手段を駆

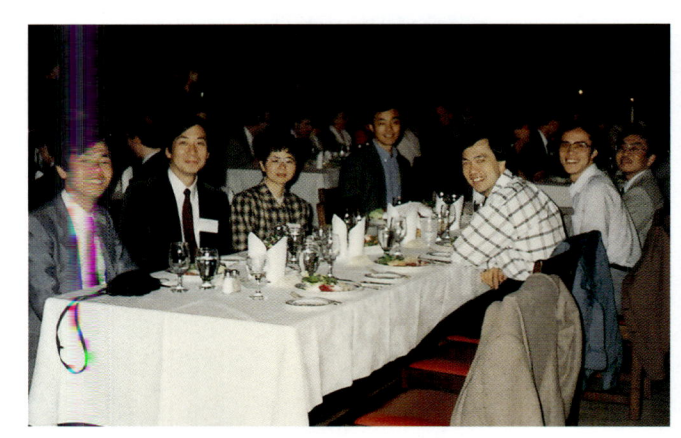

McCulloch先生の退職記念パーティーにて②
日本から留学しておられた奈良先生、宮内先生、東田先生らとともに。

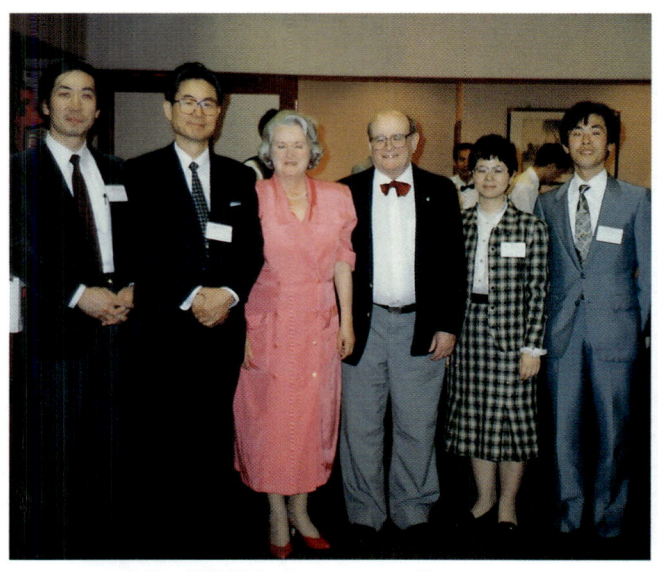

McCulloch先生の退職記念パーティーにて①
McCulloch先生御夫妻（中央）と、同研究室に留学した日本人ポストドクターたち（左端より宮内先生、仁保先生、著者、奈良先生）。

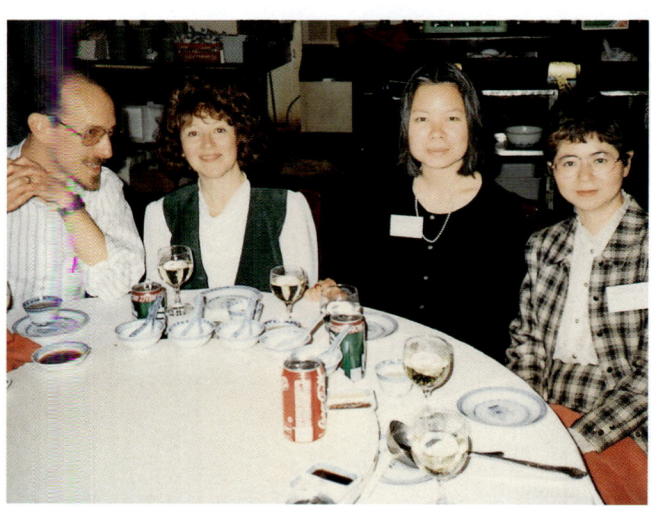

McCulloch先生の退職記念パーティーにて③
左端はIscove先生、右から2人目はHoang先生、右端は著者。

使してerythropoietin、granulocyte colony-stimulating factor（G-CSF）、GM-CSF、interleukin-3、interleukin-5、thrombopoietinなど各種因子の白血病細胞の増殖や分化に及ぼす影響について調べ、その結果をいくつかの論文として発表した[22)26)28)29)35)36)40)49)52)]。特にG-CSFの白血病細胞の増殖に及ぼす作用についての研究結果は、後にG-CSFの臨床使用にあたって必要な情報をもたらすことになり、臨床家としては大いに満足感を覚えたものである。

高梨美乃子先生（昭和57年卒）とは一緒に無血清培地を用いて、interleukin-6、leukemia inhibitory factor、interferonの影響を検討した[20)30)44)]。また、増田道彦先生（昭和53年卒）とはともにリンパ性白血病細胞についてサイトカインの影響を調べた[23)31)32)38)45)]。

臨床では、白血病の患者さんが治療の甲斐なく次々と亡くなられるのを身近に経験していたので、自分たちの研究が近い将来、さらによい治療法の開発に役立てばといつも考えていた。

血液内科の臨床を行う中から、骨髄異形成症候群、なかでも不応性貧血（RA）の治療に大量のメチルプレドニゾロンがしばしば（約30％）大変有効であり、輸血が不要になり、血球数が正常化することを見出して、論文として報告した[27)34)]。一方、RAEBにはメチルプレドニゾロンはまったく有効でなかった。これらのことはRAの病態に免疫異常が関与していることを裏付けるもので、近年免疫抑制療法の有効性が海外の報告で認められているが、我々の研究はその先駆けとしての報告となった。

その後、メチルプレドニゾロンが有効であった症例では、骨髄におけるCD68（単球）が増加していることについても報告した[69)]。

骨髄異形成症候群に対するメチルプレドニゾロン療法の治療効果

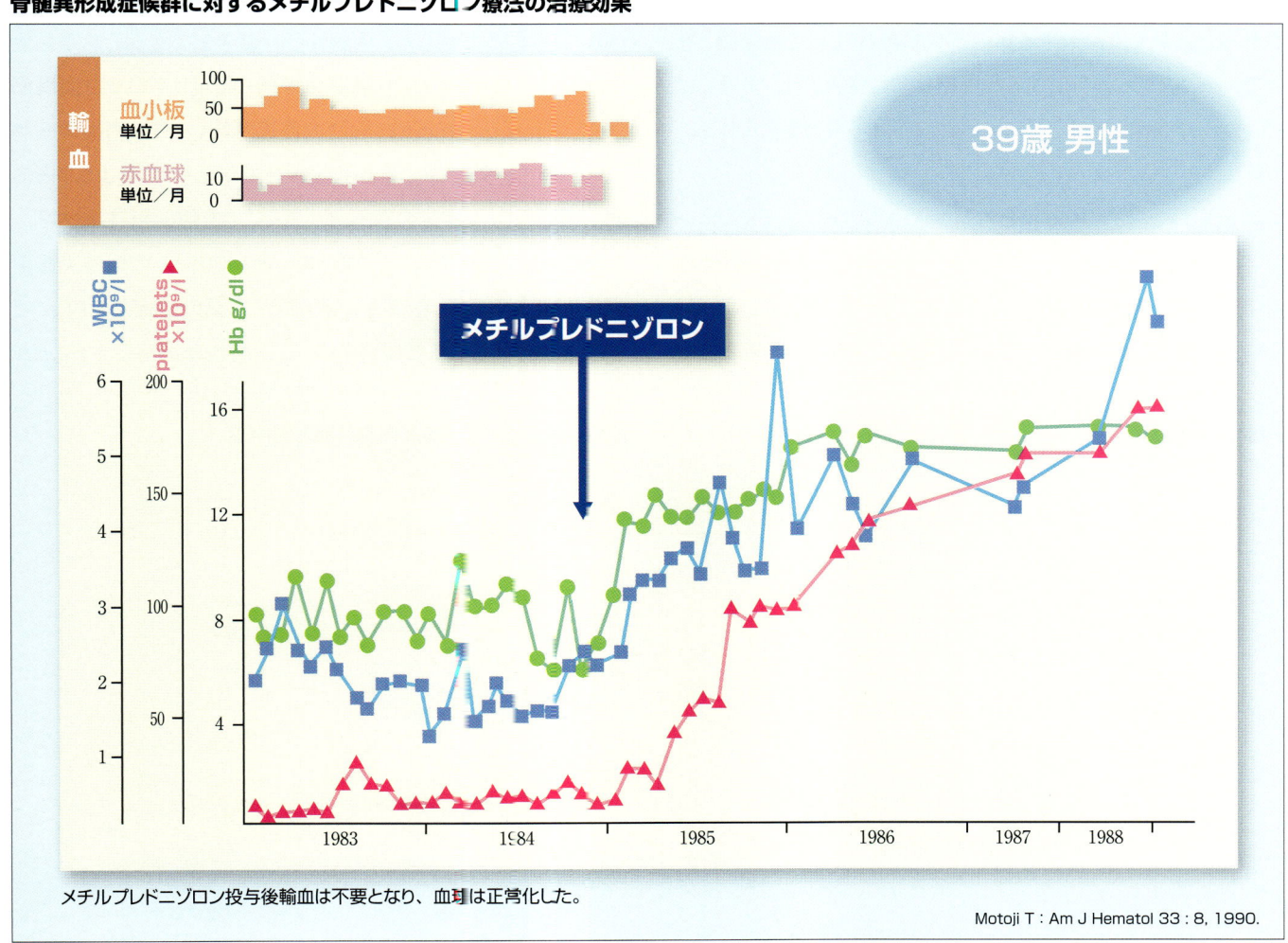

メチルプレドニゾロン投与後輸血は不要となり、血球は正常化した。

Motoji T : Am J Hematol 33 : 8, 1990.

私と血液学の仲間たち

白血病治療における薬剤耐性克服への取り組み

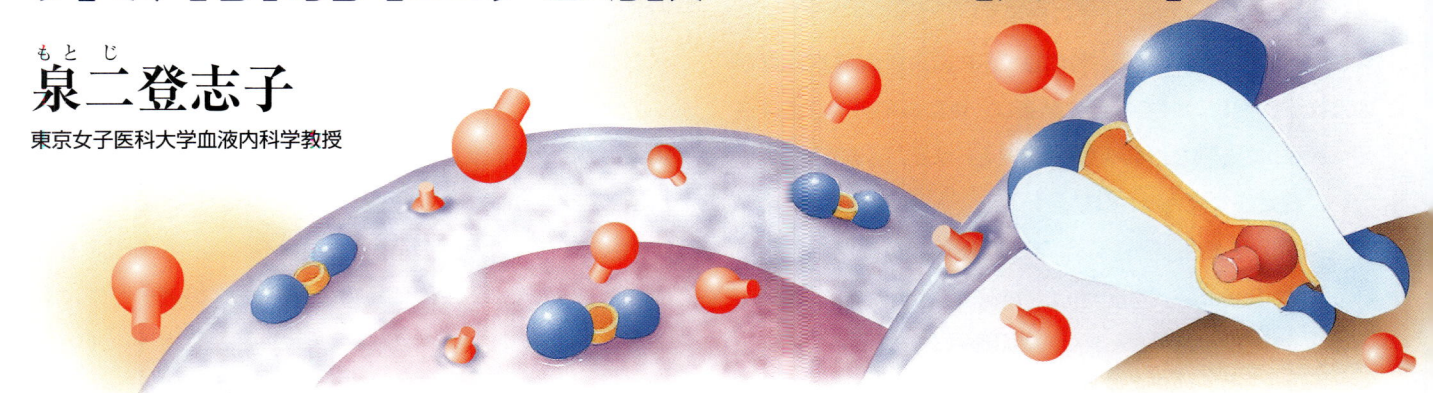

泉二登志子
東京女子医科大学血液内科学教授

P糖蛋白陽性白血病症例では、薬剤感受性が低く、治療後の寛解率も低い

　白血病の治療成績は急速に改善され向上してきたが、それに伴って抗がん薬に対する薬剤耐性は臨床上大きな問題となっている。抗がん薬に対する耐性機序には種々あり、実際にはいくつかの機序が重なって強い耐性をもたらすと考えられている。

　オンタリオ癌研究所で行われたポストドクターによるセミナーで、薬剤耐性となったチャイニーズハムスター由来卵巣細胞株が抗P糖蛋白抗体できれいに染色されているスライドが示され、これが抗がん薬に耐性となっている細胞であるという話を聞い

た。当時、日本ではP糖蛋白どころか抗がん薬耐性一般についてもまったく知識はなかったので、非常に驚いたことを今でも鮮明に記憶している。

　そこで帰国後、急性白血病細胞について抗P糖蛋白抗体を用いて検討を開始した。中国からの留学生である王艶華先生と一緒に研究を進め、P糖蛋白が強く発現している白血病細胞ではdaunorubicinの細胞内濃度が低く、白血病性幹細胞でもコロニー法で調べると薬剤感受性が低く、このような白血病症例では、治療後の寛解率も低いことを明らかにした[54)68)]。

　in vitroでは、日本で開発されたMS-209という耐性克服薬を作用させると、P糖蛋白による抗がん薬の排泄がブロックされて細胞内薬剤濃度は高まり、薬剤耐性が解除できることが

P糖蛋白の構造

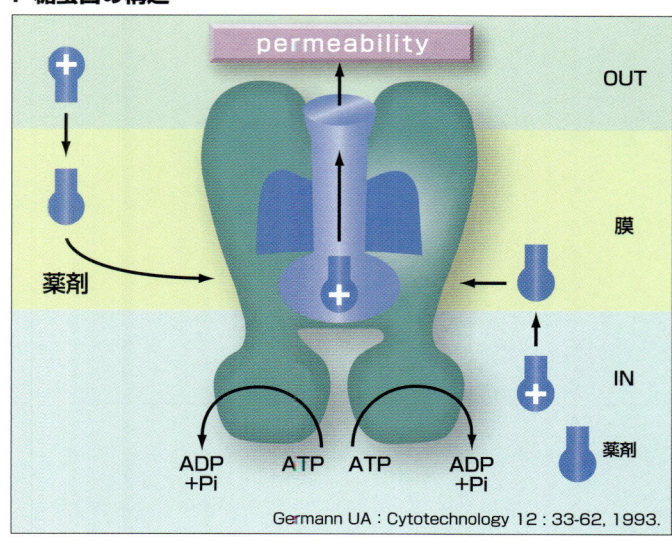

Germann UA : Cytotechnology 12 : 33-62, 1993.

急性白血病細胞のP糖蛋白陽性率と寛解率

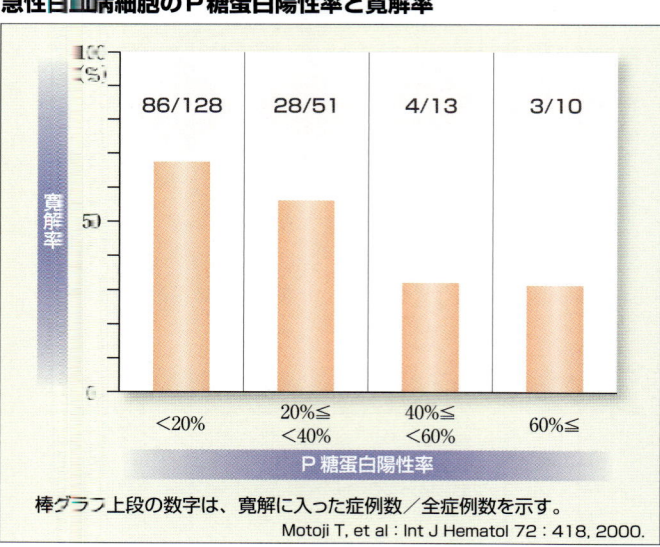

P糖蛋白陽性率	<20%	20%≦<40%	40%≦<60%	60%≦
症例数	86/128	28/51	4/13	3/10

棒グラフ上段の数字は、寛解に入った症例数／全症例数を示す。
Motoji T, et al : Int J Hematol 72 : 418, 2000.

MDR1遺伝子アンチセンスによるP糖蛋白陽性白血病細胞の薬剤耐性克服効果

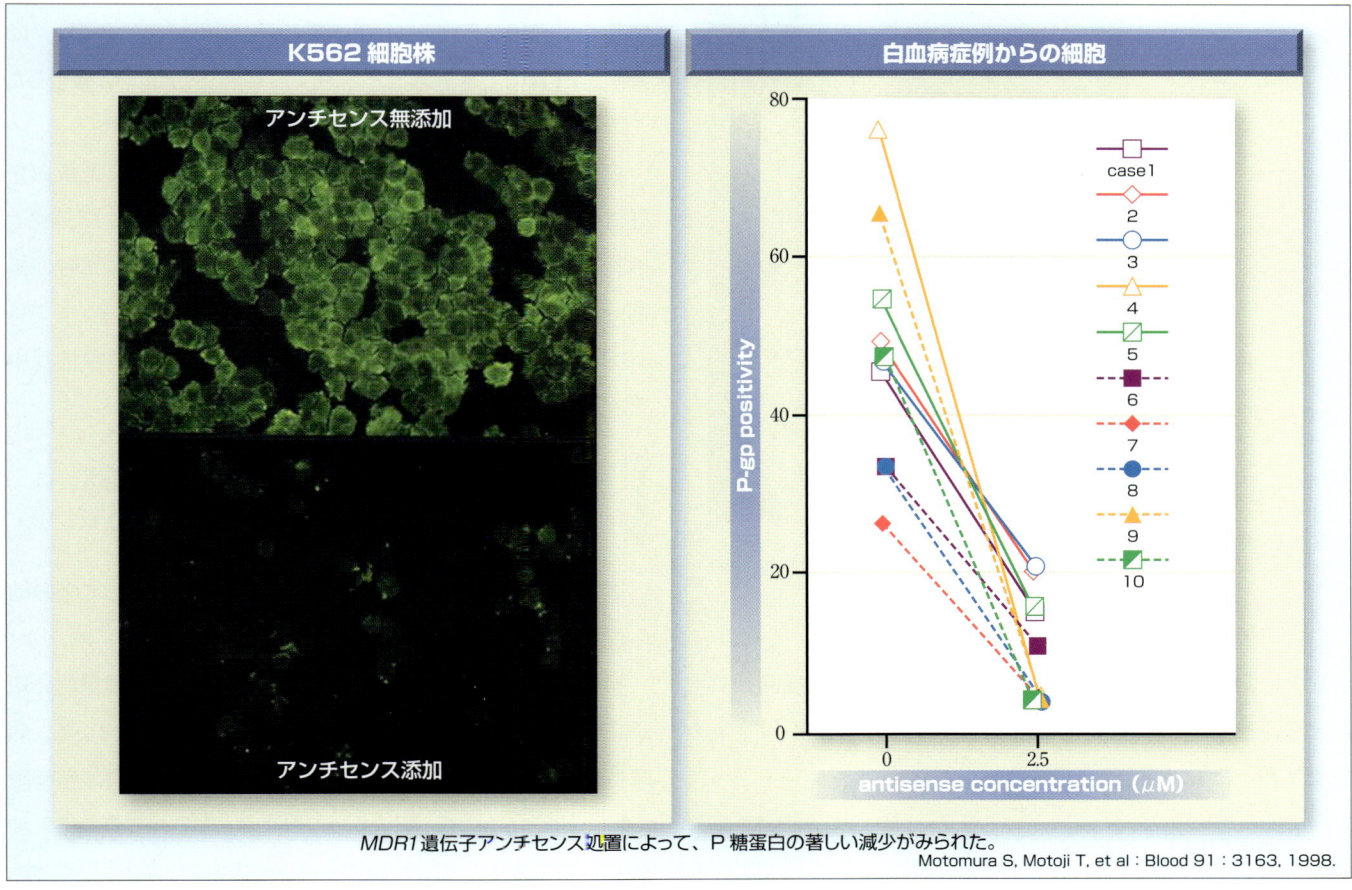

K562細胞株	白血病症例からの細胞
アンチセンス無添加 / アンチセンス添加	P-gp positivity vs antisense concentration (μM), case 1〜10

MDR1遺伝子アンチセンス処置によって、P糖蛋白の著しい減少がみられた。

Motomura S, Motoji T, et al : Blood 91 : 3163, 1998.

明らかになった。また、白血病性幹細胞の薬剤耐性についても同じ方法でほぼ解除することができ、有効な方法と考えられた。王先生は、現在も一緒に研究を続けている仲間である。

MDR1遺伝子に対するアンチセンスの投与と薬剤耐性の解除

さらにより根本的な耐性克服方法として、P糖蛋白をコードするMDR1遺伝子に対するアンチセンスの投与によって、薬剤耐性が解除できるか否かの検討を試みた。当時、入局してきた本村小百合先生（大学院生）に研究を引きつぎ、MDR1遺伝子に対するアンチセンスでP糖蛋白は著しく減少し、薬剤耐性もかなりの程度解除できるとの結果を得[56)68)]、有効な方法と考えられた。

耐性克服薬のPSC833やMS-209を用いた臨床治験では、抗がん薬の血中濃度が高まり、効果も期待されたが、骨髄抑制などの副作用が発現したため中止となった。しかし、シクロス

白血病性幹細胞における薬剤感受性（D10値）とP糖蛋白陽性率との関連および耐性克服薬の効果

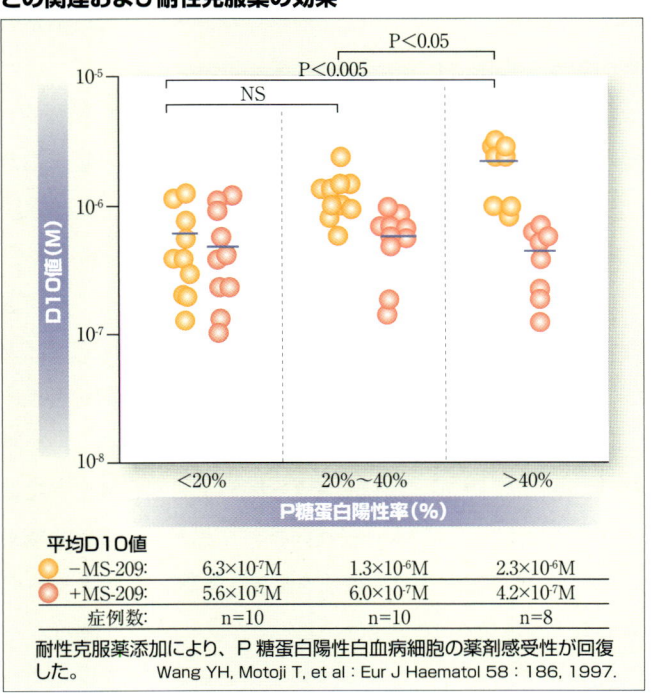

D10値(M) vs P糖蛋白陽性率(%): <20%, 20%〜40%, >40%
NS, $P<0.005$, $P<0.05$

平均D10値

	<20%	20%〜40%	>40%
−MS-209:	$6.3×10^{-7}$M	$1.3×10^{-6}$M	$2.3×10^{-6}$M
+MS-209:	$5.6×10^{-7}$M	$6.0×10^{-7}$M	$4.2×10^{-7}$M
症例数:	n=10	n=10	n=8

耐性克服薬添加により、P糖蛋白陽性白血病細胞の薬剤感受性が回復した。

Wang YH, Motoji T, et al : Eur J Haematol 58 : 186, 1997.

私と血液学の仲間たち

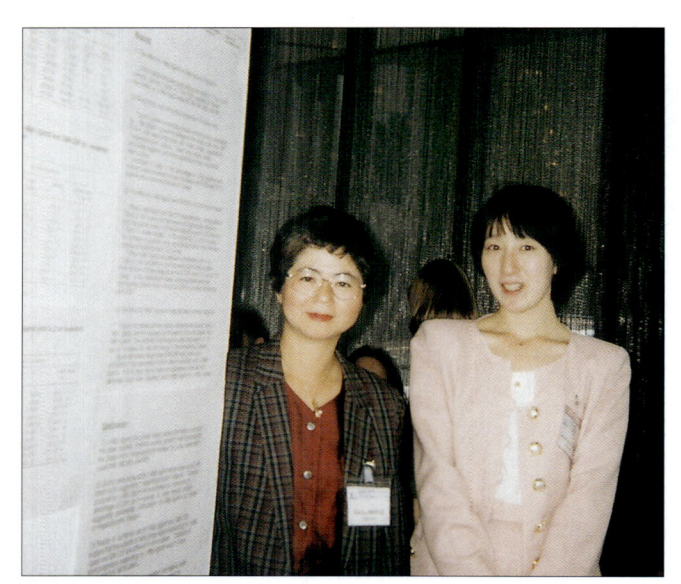

大学院生の本村小百合先生とともに発表ポスターのそばで
Düsseldolfで行われたInternational Society of Experimental Hematology学会にて。

ポリンAやキニンについては生存期間の延長などの結果が外国から報告されており、適切な対象者と投与方法によって、有効な手段となりうることが示唆された。

薬剤耐性関連蛋白としてのLRPの研究。白血病の治療効果への関与について検討

P糖蛋白以外の薬剤耐性関連蛋白としてlung resistance-related protein（LRP）が分離され、この蛋白の白血病細胞の薬剤耐性への関与について検討した。

LRPは細胞質、核間の移送に関与する蛋白で、P糖蛋白と同様に白血病の治療効果を妨げるが、特にLRPとP糖蛋白がともに存在する細胞を持つ症例では寛解率が低く、生存期間も短縮していることを辻和江先生（研究生）とともに報告した[62]。

成人T細胞白血病（ATL）の薬剤耐性については、P糖蛋白の関与が示唆されているものの、異論のあるところであったが、この課題について安並毅助教（平成6年卒）が研究を進め、ATL細胞ではLRPが高度に発現しており、これがATLの薬剤耐性に主として関連していると考えられた。ここでも耐性克服薬や抗体を加えることにより、細胞内抗がん薬濃度の増加を認めた[88]。この結果は、LRPの機能を阻害する薬剤はATL患者の治療効果を高める可能性があることを示唆するものである。

また、慢性骨髄性白血病急性転化時の細胞でもP糖蛋白が存在すると、イマチニブの細胞増殖抑制作用やアポトーシス誘導作用が減弱しているが、耐性克服薬によってイマチニブの効果を高めうることを小瀧光子先生（大学院生）とともに報告した[76]。

白血病が再発した場合には、約半数の症例でP糖蛋白が有意に増加していた[84]が、P糖蛋白の存在程度と治療効果との間に有意な関連は認められず、P糖蛋白のみで再発時の薬剤耐性を説明するのは難しいと考えられる。他の因子としてはLRP、TopoisomeraseⅡなどの関与が考えられ、現在検討中である。

教室紹介──早くから造血幹細胞移植に取り組み、質の高い医療の提供に努めている

東京女子医科大学の血液内科は、単独の講座として全国的にも早い時期に独立した伝統ある講座である。

臨床面では造血器腫瘍、造血障害などの診療に積極的に取り組み、常に質の高い医療を提供できるように努めている。病床数は25床（うち無菌室3床）と少なく、入院の期間は最低限にとどめているものの、紹介された患者さんをすべて直ちに入院させられないことが多いのがつらい点である。そのような理由もあってほとんどの治療を外来で行っているが、外来患者数は1日に約70名と非常に多く、息つく余裕もない。

造血幹細胞移植は増田道彦先生（現東京女子医科大学八千代医療センター教授）、吉永健太郎助教（平成元年卒）を中心として早くから取り組み、今までに同種移植、臍帯血移植、自家造血幹細胞移植を含めて、150例が行われている。

著者を中心とする白血病細胞の薬剤耐性に関する研究のほかに、以下に挙げるような3つの興味深い研究テーマが取り上げられている。

(1) 木村正尚准教授（昭和57年卒）らによる骨髄不全症候群の病因・病態に関する研究、血液疾患の免疫抑制療法に関する研究
(2) 原直樹講師（昭和59年卒）、志関雅幸講師（昭和63年卒）らによる造血器腫瘍におけるがん抑制遺伝子に関する研究
(3) 山田修准教授（昭和50年卒）らによる造血器悪性腫瘍の染色体テロメアに関する研究

(2007年9月25日刊行)

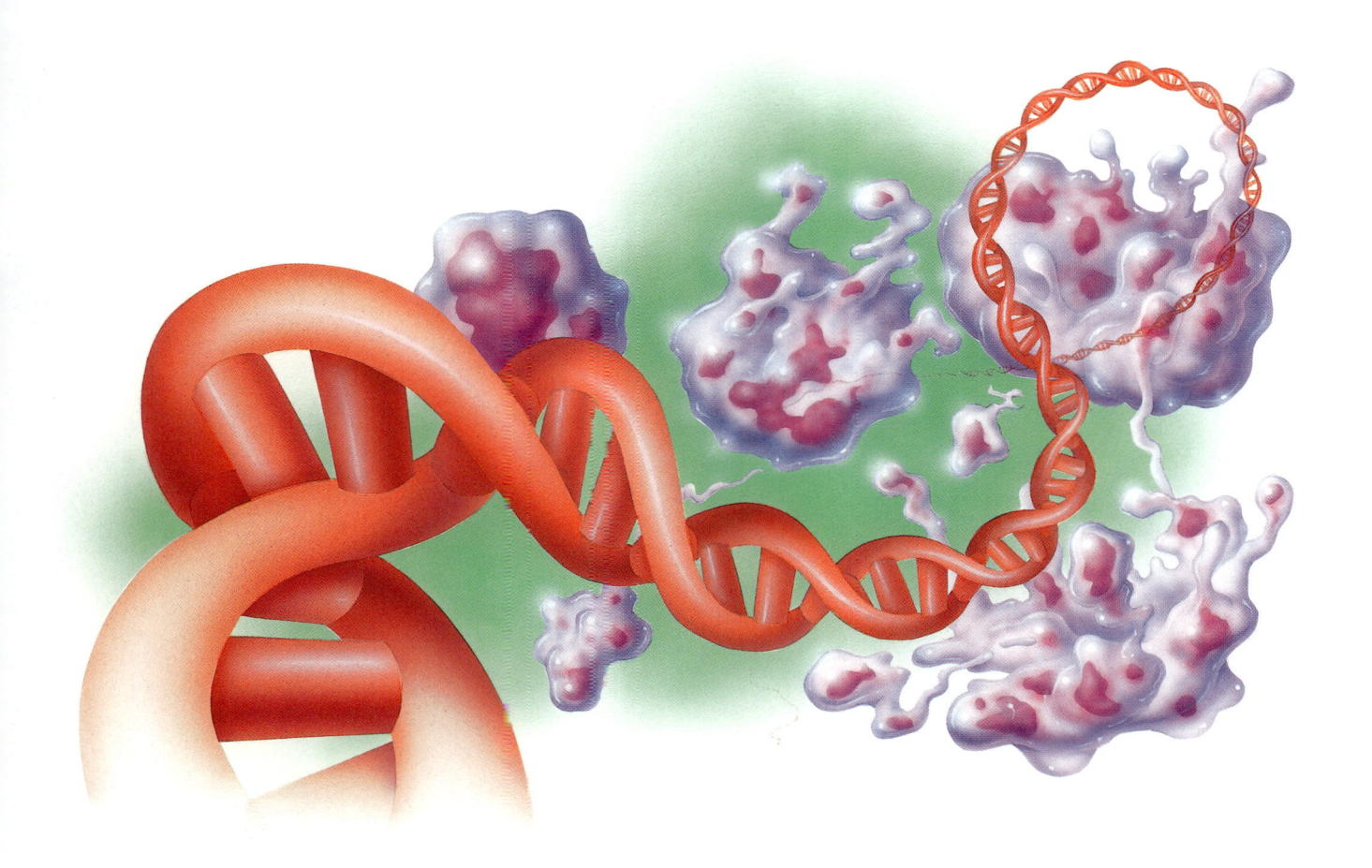

profile

黒川峰夫 ［プロフィール］

昭和40年11月2日生まれ
平成 2年 3月　東京大学医学部医学科卒業
平成 7年 3月　東京大学大学院医学系研究科第一臨床医学卒業
平成 7年 4月　東京大学医学部附属病院第三内科医員
平成 9年 4月　日本学術振興会特別研究員
平成11年 6月　東京大学医学部附属病院　血液・腫瘍内科　助手
平成15年 4月　東京大学医学部附属病院　血液・腫瘍内科　医局長
平成16年 1月　東京大学医学部附属病院　血液・腫瘍内科　講師
平成17年 7月　東京大学大学院医学系研究科血液・腫瘍内科学　教授
　　　　　　　東京大学医学部附属病院　血液・腫瘍内科　科長
平成20年 4月　東京大学医学部附属病院　無菌治療部　部長（兼任）

【受賞】
平成 9年 3月　日本血液学会奨励賞
平成11年10月　日本癌学会奨励賞
平成12年 3月　東京都医師会研究賞

【役職】
日本血液学会代議員
日本臨床血液学会評議員
日本癌学会評議員
日本臨床腫瘍学会評議員
日本学術会議連携会員

【所属学会】
日本内科学会
日本血液学会
日本臨床血液学会
日本癌学会
日本臨床腫瘍学会
日本免疫学会
日本分子生物学会
日本生化学会
がん分子標的治療研究会
日本造血細胞移植学会
米国血液学会（American Society of Hematology）
American Society for Biochemistry and Molecular Biology

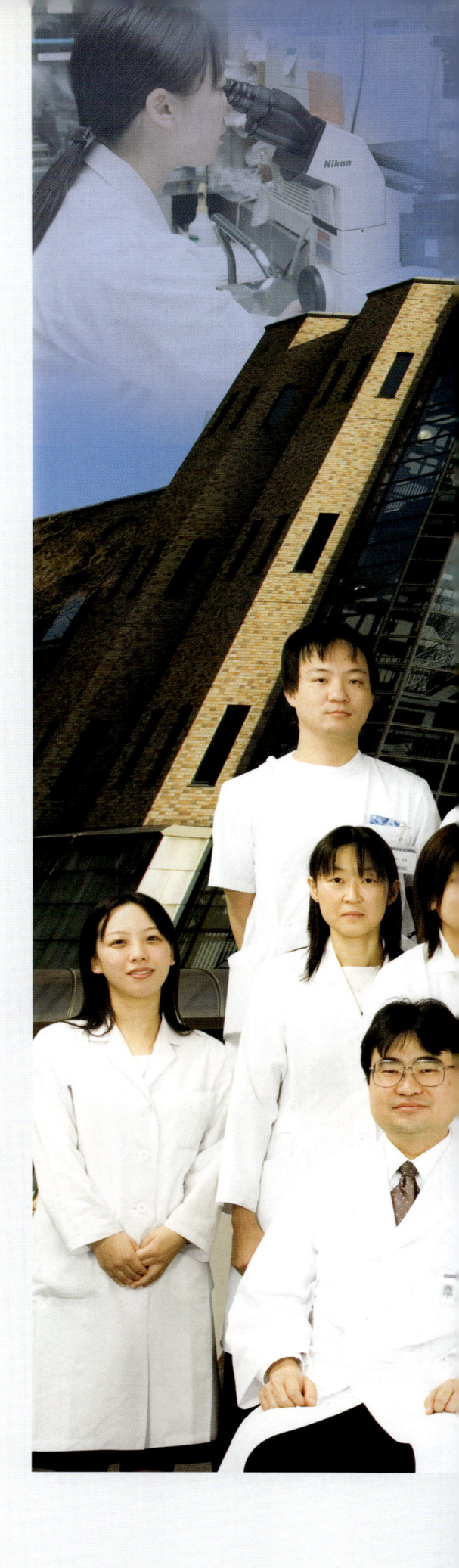

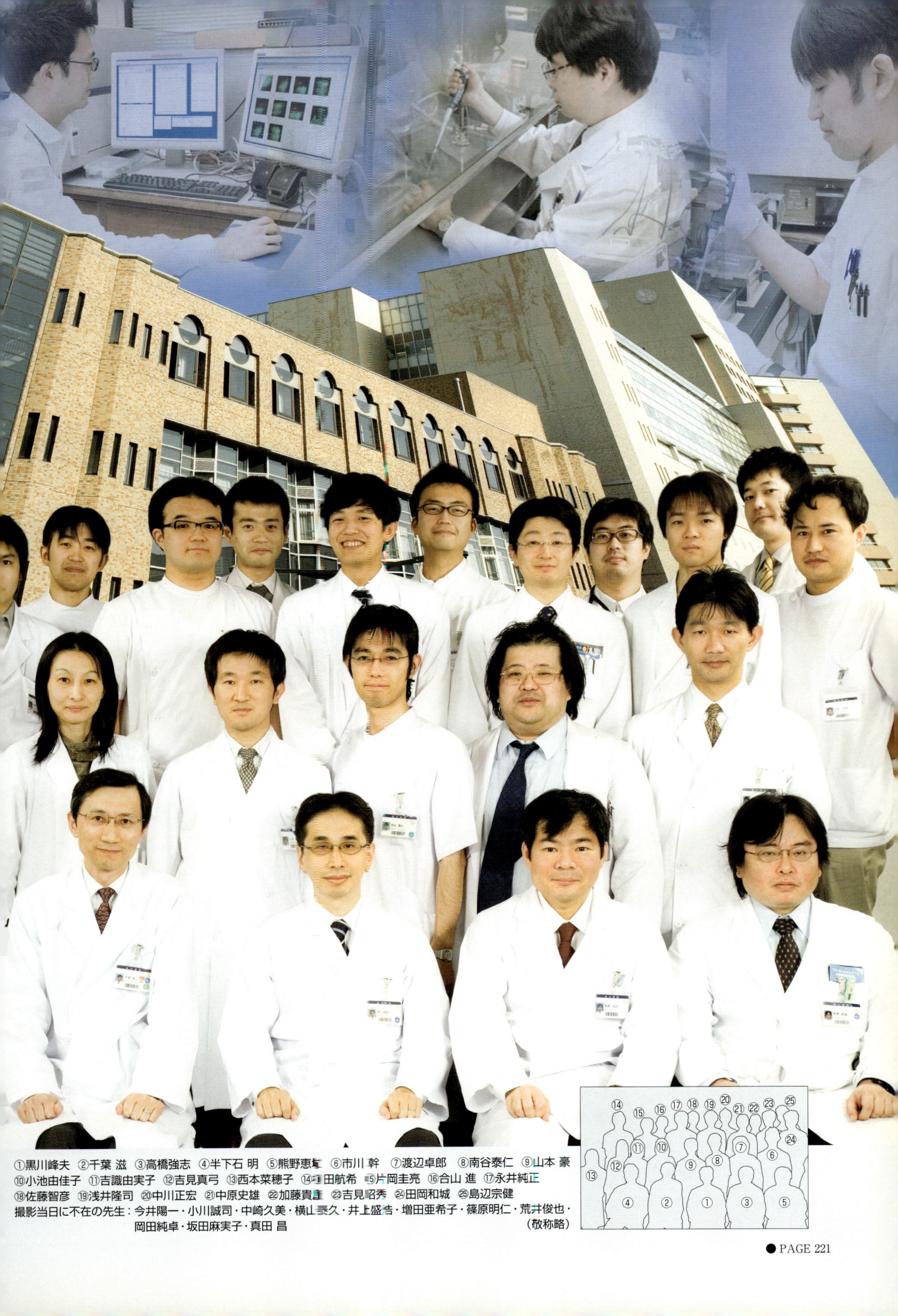

①黒川峰夫　②千葉 滋　③高橋強志　④半下石 明　⑤熊野恵城　⑥市川 幹　⑦渡辺卓郎　⑧南谷泰仁　⑨山本 豪
⑩小池由佳子　⑪吉識由実子　⑫吉見真弓　⑬西本菜穂子　⑭田航希　⑮片岡圭亮　⑯合山 進　⑰永井純正
⑱佐藤智彦　⑲浅井隆司　⑳中川正宏　㉑中原史雄　㉒加藤貴士　㉓吉見昭秀　㉔田岡和城　㉕島辺宗健
撮影当日に不在の先生：今井陽一・小川誠司・中崎久美・横山寿久・井上盛吉・増田亜希子・篠原明仁・荒井俊也・
　　　　　　　　　　岡田純卓・坂田麻実子・真田 昌
　　　　　　　　　　　　　　　　　　　　　　　　　　　　　　　　　　（敬称略）

私と血液学の仲間たち

理想の全人的医療を希求し、新しい治療法の開発へ

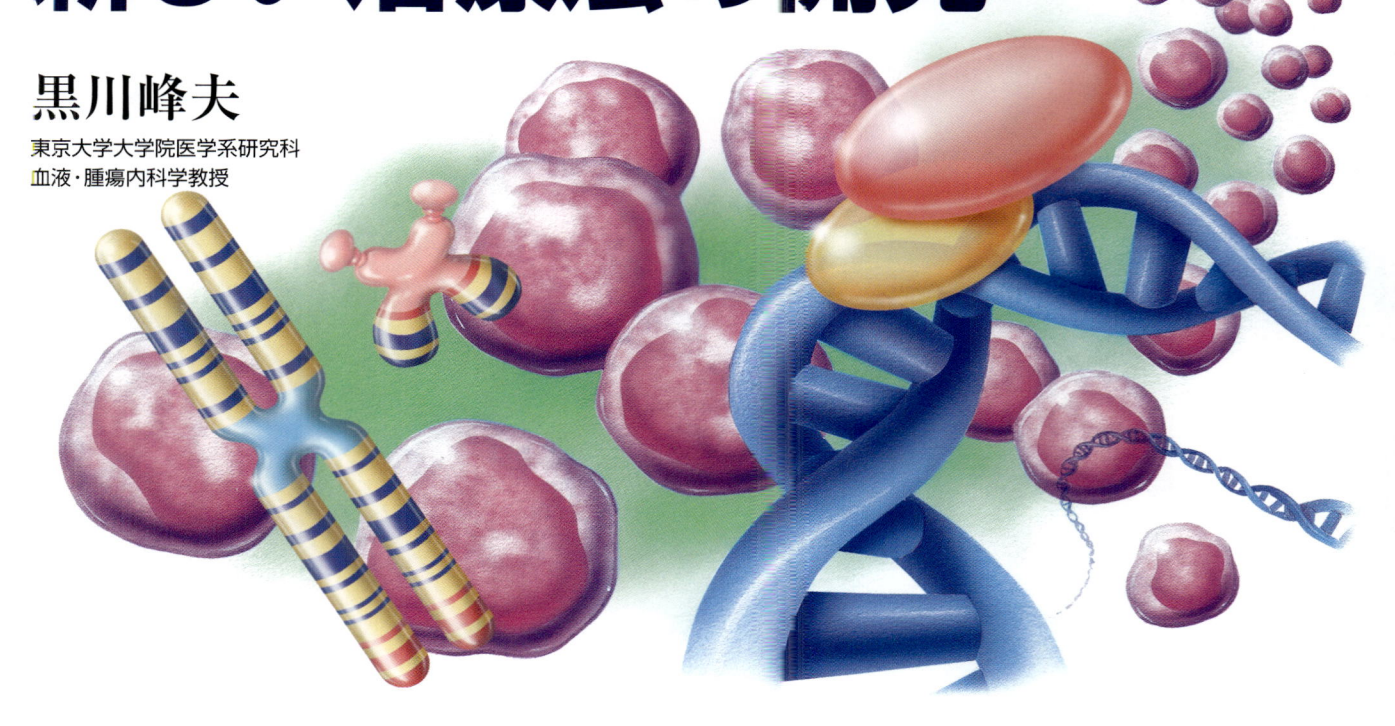

黒川峰夫
東京大学大学院医学系研究科
血液・腫瘍内科学教授

白血病の診療に心ひかれ、平井先生との出会いから血液グループへ

　私は平成2年（1990年）に大学を卒業し、当時、高久史麿教授が主宰される東京大学第三内科で初期研修を始めた。第三内科では内科全般にわたり、様々な疾患を勉強することができたが、なかでもいちばん心をひかれたのが白血病の診療であった。くまない全身の診察、刻々と変化する患者さんの容体、はっきりと効果がみえる治療、合併症への対応、そして内科的治療だけで治癒に導ける症例など、全てがダイナミックでやりがいのある領域であった。そこには厳しい病気を患者、家族、医療スタッフが一体となって取り組むことによって克服する達成感があり、今振り返ると、血液疾患の診療を通して全人的医療の最も大切な基本を学んだように思える。

　私が研修を始めた時に、東京大学血液・腫瘍内科の前任教授であられる平井久丸先生がちょうど帰国され、第三内科講師として血液グループの診療と研究を推進され始めた。平井先生は、内科への分子生物学の導入や遺伝子レベルでの血液疾患の病因解明など、最先端の血液学の発展を担ってこられた先生としてすでに高名であった。実際に、その科学的思考の鋭さと疾患への情熱は病棟でも際立っており、臨床、研究、教育の全てに精力的に取り組まれる姿が大変印象的だった。そのため、平井先生に血液グループに来て一緒に仕事をしないかと誘っていただいた時は、とても嬉しかった。

　私は東京大学病院での研修後、虎の門病院の内科レジデントとして内科全般を勉強する機会を得た。当時の虎の門病院の病院長は高久先生の前任の第三内科教授であられた小坂樹徳先生で、緻密な臨床を教えてくださるとともに、何かにつけてとても優しく声をかけてくださった。そして血液科部長の武藤良知先生もまた第三内科の先輩で、私はその懇切丁寧で患者本位の診療に魅せられた。その間に第三内科は矢崎義雄先生が教授に就任され、私は第三内科の血液グループ（第六研究室）に入れていただくことができた。

　振り返ると、初期研修で高久先生のご指導を受けられたこと、そして医師人生の出発点で平井先生という指導者に出会えたことが何よりも幸運であったと考えている。

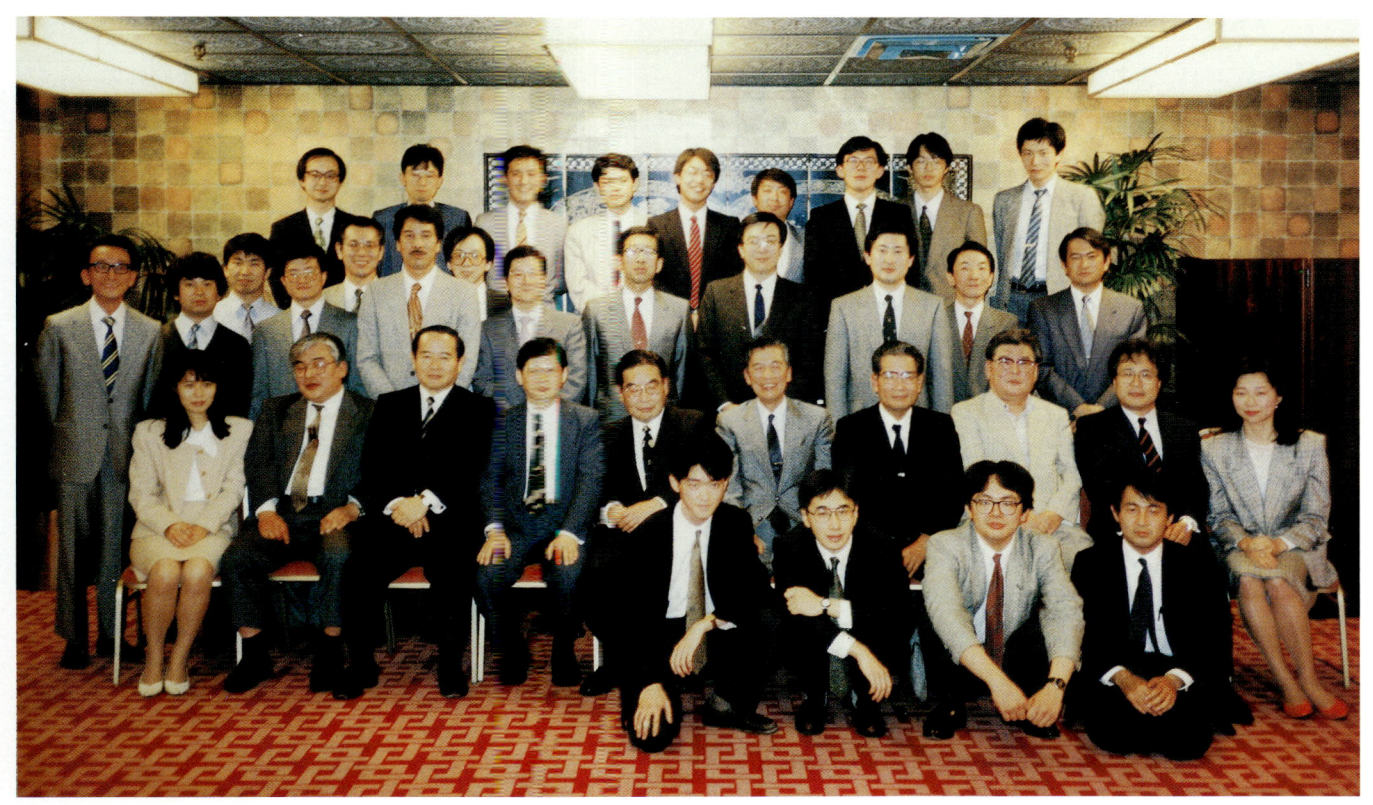

入局したころの第三内科血液グループの集合写真
最前列左から2人目が筆者。

白血病の病態解明プロセスを
目の当たりにし、大きな感動を覚える

　血液グループ内で私は、平井先生が留学前に高久先生の下で創設された第八研究室に所属した。私の所属した研究グループでは、平井先生の下、三谷絹子先生（現獨協医科大学血液内科教授）が中心となって、染色体転座による白血病発症機構に関する研究を推進していた。

　その少し前に、当時埼玉がんセンターにおられた大木操先生のグループが（8;21）転座型白血病から転座点にある遺伝子をクローニングされ、AML1と名づけていた。同様の時期に、（15;17）転座でPML-RARαが形成されることが同定された。

　三谷先生らは慢性骨髄性白血病（CML）の急性転化に伴って現れた（3;21）転座で、AML1がEvi-1と融合遺伝子を形成することを同定された。両者はともに転写因子をコードする遺伝子である。

　この仕事はCMLの急性転化の一因を明らかにしたもので、その学問的な意義は言うまでもないが、それとともに私は、もっぱら病棟で格闘する存在であった白血病に対して「自分たちの手で白血病の病態を解明することができる」ということを目の当たりにして、大きな感動を覚えた。

　そして、その解明プロセスを間近でみることができたことは、研究を始めたばかりの私にとって、かけがえのない財産となった。この仕事にあこがれ、平井先生の指示をいただき、私はAML1とEvi-1の研究に取り組むことになった。

　振り返ると、この時代はまさに染色体転座からの白血病の原因遺伝子が次々とクローニングされ、その多くが転写因子をコードすることが判明しつつあるという特筆すべき時期であり、このような時期に研究の道に入ったことが、その後のテーマを決める大きな要因になった。

AML1、Evi-1の研究に没頭し、
若い人たちと研究の醍醐味を分かち合う

　最初の仕事は、AML1-Evi-1融合遺伝子の造腫瘍性を解析するというものだった。初めてのテーマということで様々な苦労をしながらも、小川誠司先生の下、学位論文をまとめることが

私と血液学の仲間たち

できた。そのころ、第八研究室室長の田中智之先生（現英国Dundee大学）は、造血細胞におけるAML1の機能を明らかにされるなど、目覚ましい成果を上げておられた。私も田中先生の下、AML1の造腫瘍能やレドックスによるAML1の機能制御機構を報告した。

AML1はその機能不全が白血病を引き起こす。一方、Evi-1はその高発現が白血病にかかわることが明らかとなり、現在では、難治性白血病の発症にかかわる重要な分子であることが認められている。これには小川先生らの研究も大きく貢献している。

私は名古屋大学理学部の松本邦弘教授との共同研究がきっかけで、Evi-1によるTGFβシグナルの抑制機構やJNKの阻害機構を明らかにすることができた。このころは学術振興会特別研究員にも採用され、最も研究に没頭できた時期であった。平井先生は国内外のいろいろな学会や研究会に一緒に連れていってくださったので、様々な研究領域に触れるとともに、多くの知り合いを作ることができた。

その後は若い人たちと一緒に研究する機会が増え、今井陽一先生とはAML1による転写抑制機構や白血病におけるAML1変異の解析、リン酸化によるAML1の機能制御に関する研究を報告した。また、伊豆津宏二先生（現NTT東日本関東病院）とはEvi-1による転写抑制複合体の研究を行った。

平成10年（1998年）に血液・腫瘍内科が発足し、私は平成11年（1999年）に血液・腫瘍内科の助手となった。病棟診療の傍ら研究をするのは忙しい生活であったが、このように熱心な若い人と早くからチームを作って一緒に仕事をし、研究の醍醐味を分かち合えたことが、引き続き仕事を進める原動力になった。これは、これからの若い人たちにもぜひ勧めたい点である。

分子病態の解明から新しい治療法の開発へ。仲間と力を合わせて一歩ずつ前進したい

平成15年（2003年）に平井先生が血液・腫瘍内科学教授に就任された。私は医局長として一緒に仕事をさせていただいたが、大変残念なことに平井先生は就任から3か月後に急逝された。これは血液・腫瘍内科にとって痛恨の出来事だったが、その後もいろいろな先生のお世話になって仕事を続けることができた。

研究室の市川幹先生、浅井隆司先生とはAML1のコンディショナルノックアウトマウスの研究を続け、平井先生が推進された成体造血でのAML1の役割に関する研究を完成することができた。また山口祐子先生（現東京慈恵会医科大学）とはアセチル化によるAML1の機能制御の研究を、合山進先生とは造血発生におけるAML1の機能解析を行った。このような研究の積み重ねにより、AML1やEvi-1による正常造血や白血病発症の分子機構がだんだんとわかってきた。

平成17年（2005年）からは本教室を担当することとなり、現在も多くの仲間とともに、さらに広く様々な造血器腫瘍の分子病態の解明に取り組んでいる。このような研究から造血器腫瘍の治療標的を見出し、新しい治療法の開発に結びつけたいと考えている。

●

振り返ると、自分の好きな仕事を自由に思う存分やらせていただいたという感じである。それができたのは、よき指導者や先輩に恵まれたことに加えて、本当に大切なことに取り組み、常に若い人を大事にして育てるという教室の伝統のおかげであったと感じている。

これからもこの伝統を引き継いで、若い人たちの個性が生き生きと発揮され、新しい発見の喜びを多くの人と分かち合えるような診療と研究を進めていきたい。そして目の前の患者さんはもちろんのこと、世界中の患者さんや将来の患者さんにも役立つ理想の医療を希求し、仲間と力を合わせて一歩ずつ前進していきたいと考えている。

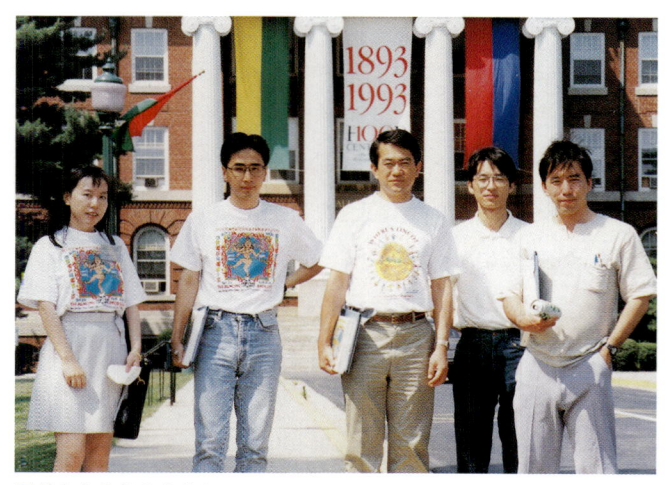

平井久丸先生とともに
1993年米国ワシントンで開催されたMeeting on Oncogenesにて。中央が平井先生で、その左が筆者。

転写因子AML1の機能制御と正常造血・白血病発症

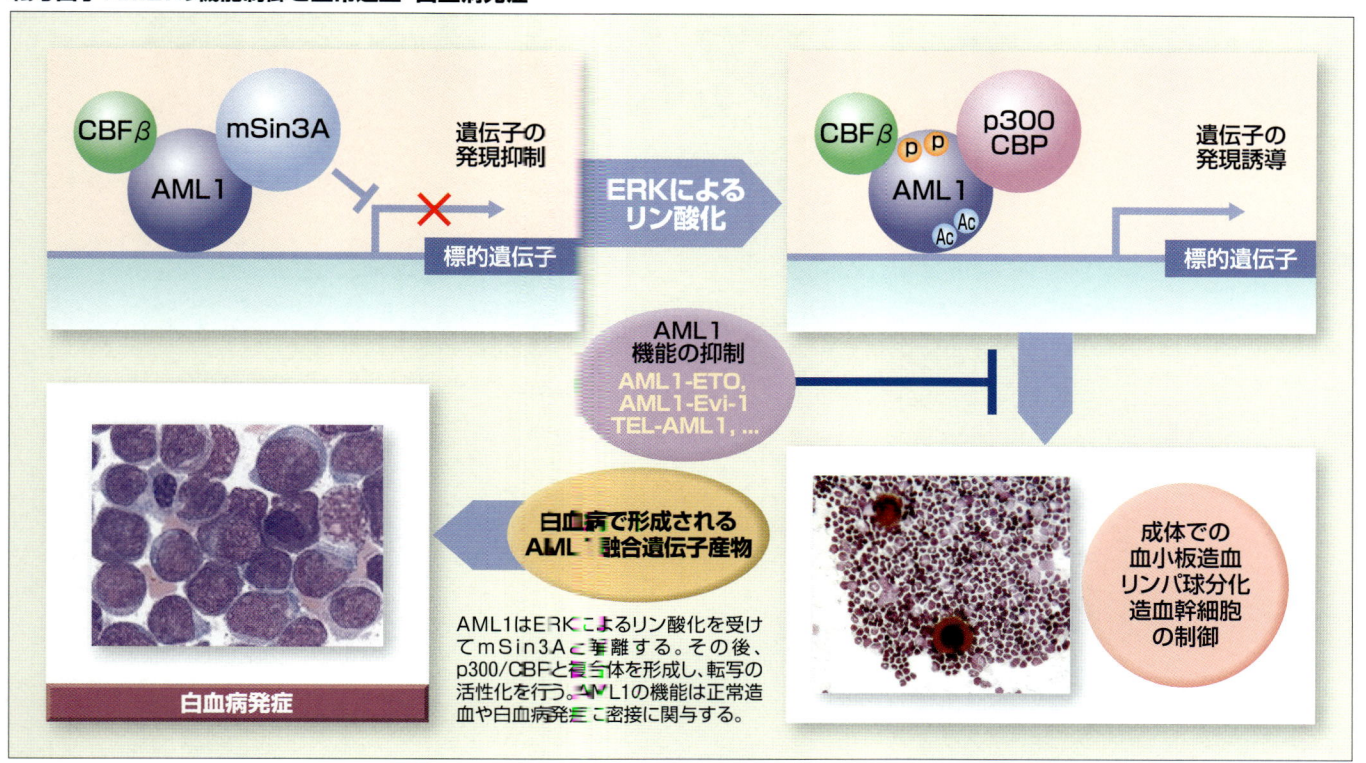

AML1はERKによるリン酸化を受けてmSin3Aと解離する。その後、p300/CBPと複合体を形成し、転写の活性化を行う。AML1の機能は正常造血や白血病発症に密接に関与する。

AML1-Evi-1の機能と白血病の発症・進展

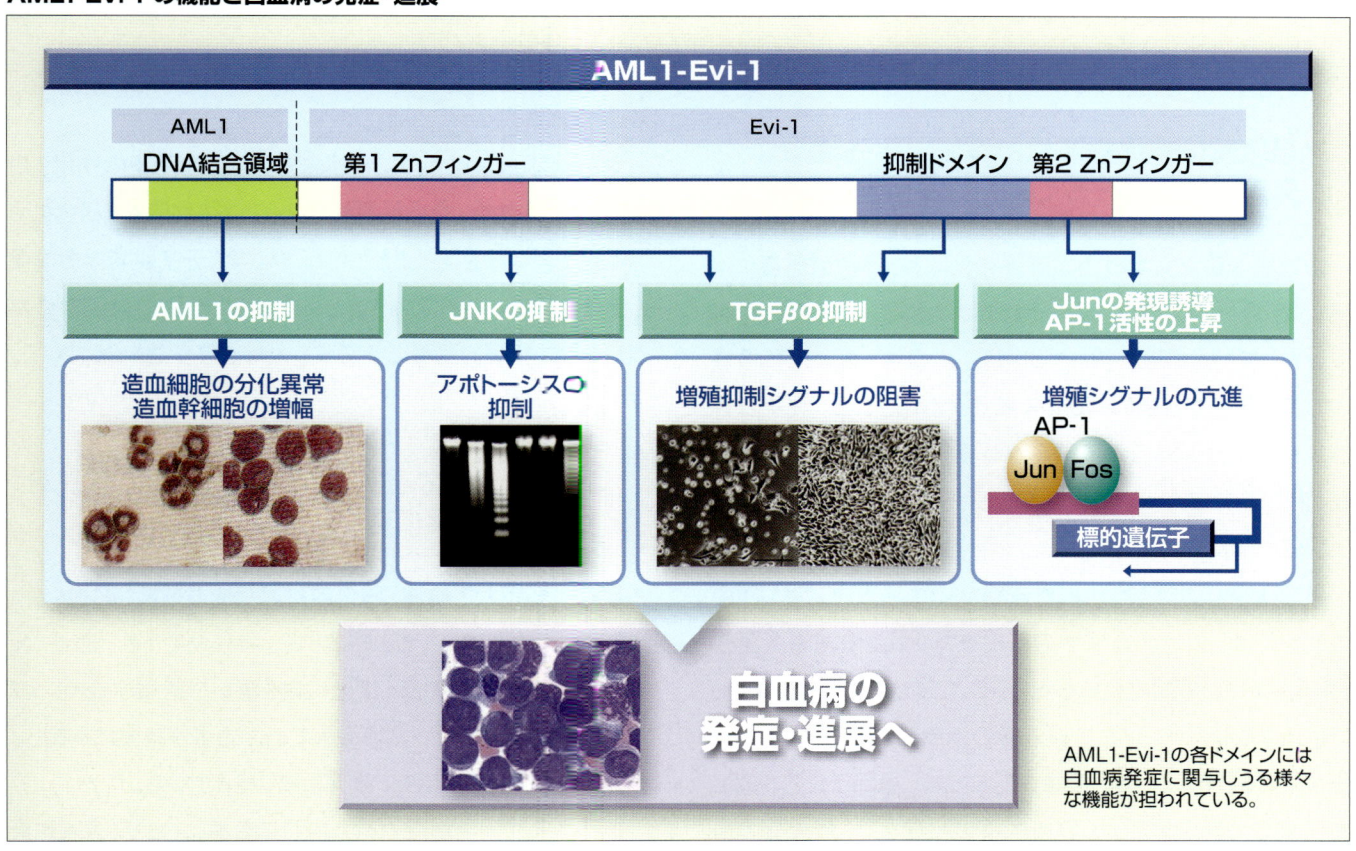

AML1-Evi-1の各ドメインには白血病発症に関与しうる様々な機能が担われている。

私と血液学の仲間たち

高度で良質な医療の実現を目指した研究と人材育成

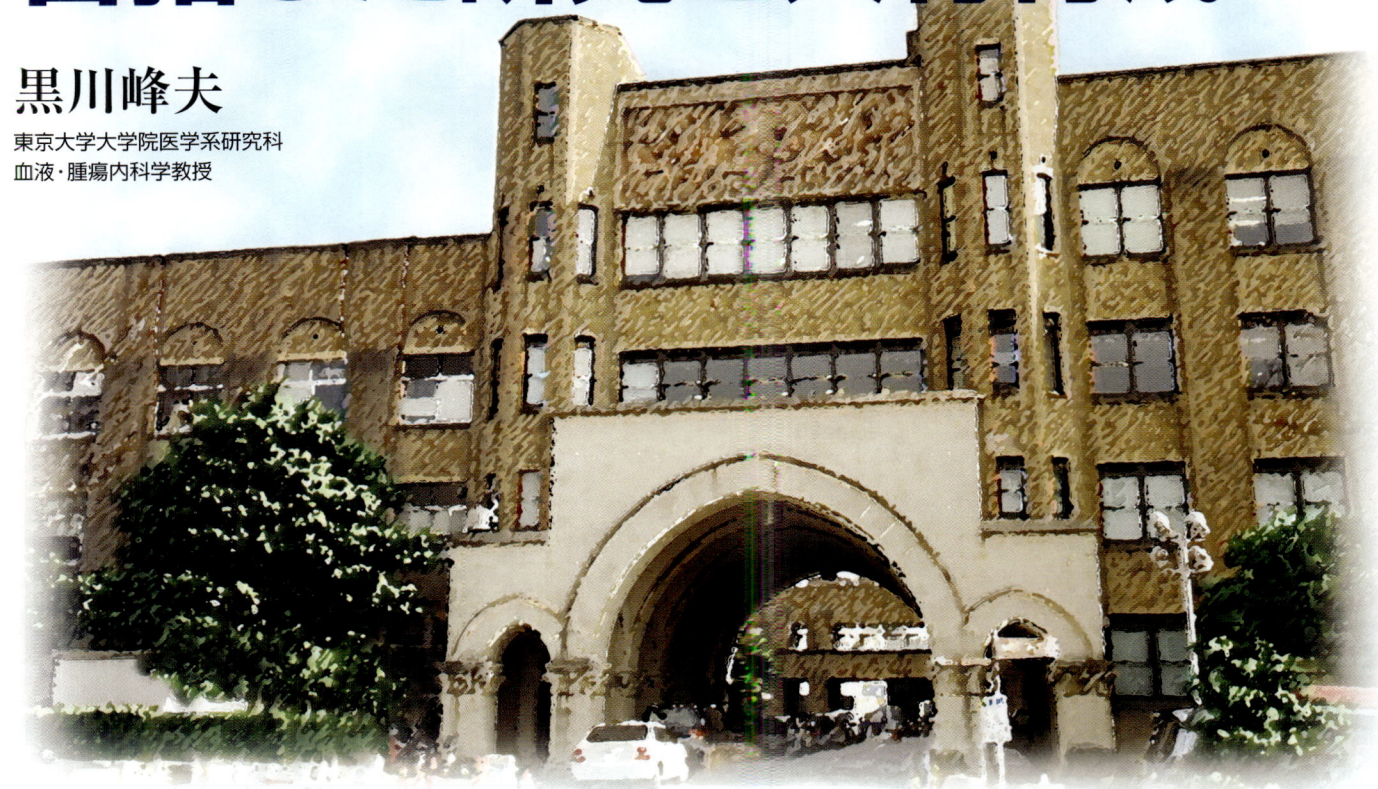

黒川峰夫
東京大学大学院医学系研究科
血液・腫瘍内科学教授

当教室は現代血液学の基礎と最先端の発展を担い、数多くの人材を輩出してきた

当教室は東京大学の大学院重点化による診療科再編に伴って、平成10年に発足した。それまでは本院、分院の各内科に点在していた血液グループが融合し、血液・腫瘍内科領域の診療と研究を統合的に進める拠点が形成された。発足以後、診療科長は循環器内科の矢崎義雄教授、永井良三教授が兼任され、平成15年（2003年）に専任科長として平井久丸教授が就任された。

東京大学における歴代の血液領域の内科教授には、沖中内科を継承して現代血液学の基礎を築かれた中尾喜久先生（中尾内科）、第三内科になってからは、血液学に数々の新しい手法を取り入れ、現在の血液学の潮流を作られた高久史麿先生がおられる。そして、平井久丸教授は、遺伝子レベルでの血液疾患の病因解明から移植医療の推進まで、最先端の血液学の発展を担ってこられた。

東京大学血液グループの諸先輩は、造血因子の作用、白血病の発症機構、造血系構築のメカニズムに関する研究において重要な業績を上げるとともに、いち早く分子生物学の成果と手法を臨床に取り入れてきた。今までに全国の血液学の拠点において指導的立場で活躍する人材を数多く輩出している。

全人的医療の実践と、根本的治療の確立を目指し、誠実に前進している

現在、東京大学血液・腫瘍内科の構成員数は、教授1名、講師2名、特任講師1名、助教5名、特任助教1名、医員・大学院生17名で、他の部・講座に籍を置いて所属するスタッフ15名、海外留学中の7名を含めて、約50名が教室に在籍し、力を合わせて診療と研究、教育に取り組んでいる。

当科は東京大学病院の総合内科に参加しており、入院患者

数は常時55～65人、外来では週30枠で年間延べ約13,000人の患者さんの診療を行っている。平成7年（1995年）に平井先生が部長となって無菌治療部が創設されてからは、積極的に移植医療に取り組み、平成18年（2006年）の移植例数は54例である。

当科では、安全で安心できる診療、科学的な根拠に基づいた医療、そして個々の患者さんに最適な治療を実践することを目標にし、全人的医療に取り組んでいる。一方、大学の内科講座として、血液疾患発症の原因解明とそれに基づいた根本的治療の確立に貢献することが重要と考えている。

各研究グループが、研究の成果を新たな診断や治療の開発につなげ、より高度で良質な医療を実現することを目指している。今後も血液疾患の治癒を目指し、患者さんの負担と苦痛を取り除けるよう、誠実に一歩ずつ前進していきたい。

個別の臨床・研究指導を一貫して行い、オールラウンドな人材育成に努めている

白血病発症機構グループでは、市川幹助教がAML1と造血、白血病の研究、合山進医員がEvi-1による白血病発症機構の研究を多くの大学院生とともに推進しており、様々な手法を駆使して分子レベルから個体レベルまで幅広い解析を行うことにより、治療標的の同定を目指している。また半下石明特任講師、山本豪助教、中川正宏特任助教も白血病の分子病態の解明に取り組んでいる。

Notchグループでは、千葉滋准教授（無菌治療部部長）が熊野恵城助教（無菌治療部）らとともに、Notchによる白血病の発症と治療、造血細胞の体外増幅の研究に従事している。ゲノムグループでは、小川誠司特任准教授（21世紀COE）が、造血器腫瘍を中心としたゲノム解析を行っている。免疫グループでは、高橋強志講師がNKT細胞による抗腫瘍療法の基盤開発に取り組んでおり、浅井隆司助教は免疫系におけるAML1の役割を個体レベルで解析している。

臨床研究グループでは、南谷泰仁助教が中心となって、多くの若手医師と一緒に様々な臨床研究を展開している。

また他のスタッフも基礎的研究と同時に、臨床研究にも熱心に取り組んでおり、教室全体として基礎から臨床までシームレスな研究を行う環境が醸成されている。どの研究でも各人の興味や志向を尊重し、専任指導者がマン・ツー・マンで懇切丁寧に指導すると同時に、複数のシニア研究者がきめ細かくアドバイスをすることにより、各自の研究が無理なく自然に発展するように工夫している。実際には、むしろ若い人の柔軟なアイデアに教えられることが多い。大学院生の学位取得や若手医師のキャリアパス形成にも、一貫して責任を持つ体制を作っており、その結果、アカデミアや基幹病院で指導的なポジションに就く人材を輩出している。

診療では、科全体のチャートラウンドや症例検討会、臨床研究検討会のほか、半下石特任講師を中心とした白血病・造血障害、高橋講師を中心としたリンパ腫・骨髄腫、そして移植の各グループカンファレンスが、互いに連携しながら深く掘り下げた症例検討を行っている。また、教室員全員で力を合わせて、学生や前期・後期研修医のそれぞれに合わせたクルズスや臨床・研究指導を行い、オールラウンドな若手血液内科医の人材育成に努めている。また、周辺の中核病院との人材交流も活発で、希望に応じて多彩な臨床トレーニングの経験や外部ポストへの着任が可能である。

当科では独自のホームページを開設している（http://www.h.u-tokyo.ac.jp/hematology/）。当科での診療・研究活動に興味を持たれた方は、教授の黒川（kurokawa-tky@umin.ac.jp）または医局長の半下石（han-tky@umin.ac.jp）まで気軽にご連絡いただきたい。

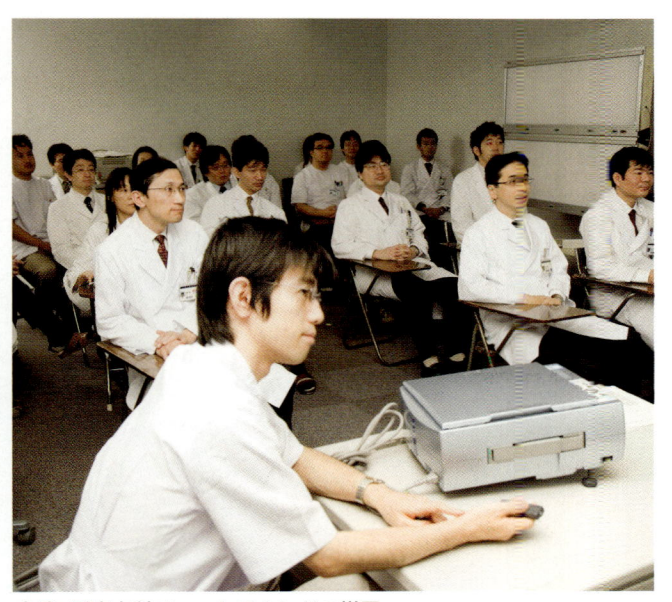

血液・腫瘍内科チャートラウンドの様子

（2008年2月29日刊行）

profile

鈴木 憲史
[プロフィール]

昭和25年12月9日生まれ
昭和45年 4月　国立新潟大学医学部入学
昭和51年 3月　国立新潟大学医学部卒業
昭和51年 4月　日本赤十字社医療センター内科研修医
昭和53年 4月　日本赤十字社医療センター内科医師
昭和53年 4月　国立東京医科歯科大学医学部大学院専攻科入学
昭和57年 3月　国立東京医科歯科大学医学部大学院専攻科修了
昭和57年 4月　国立東京大学医学部第三内科（血液学専攻）研究生入学
昭和59年 3月　国立東京大学医学部第三内科（血液学専攻）研究生修了
平成 2年 5月　日本赤十字社医療センター第2内科副部長
平成 7年 4月　日本赤十字社医療センター第2内科（血液）部長

【学会など】
認定内科専門医　日本血液学会指導医　日本臨床血液学会評議員
内科専門医会評議員　国際血液学会会員　日本骨髄腫研究会幹事
日本免疫治療学研究会幹事
財団法人骨髄移植推進財団調整医師
血液感染症フォーラム世話人　東京血液セミナー世話人監事
城南血液フォーラム幹事
東京 Lymphoma Case Rounds 世話人
渋谷医師会日赤内科合同カンファレンス世話人

昭和54年 4月　　日本赤十字社看護短期大学非常勤講師
平成 元年 4月〜　日本赤十字社看護大学非常勤講師（内科学）
昭和55年 4月〜　東京都老人病研究所非常勤研究員（6年間）
平成14年 4月〜　東京大学医学部非常勤講師
平成15年 4月〜　筑波大学非常勤講師
平成15年 4月〜　昭和大学非常勤講師
平成20年 4月〜　昭和大学客員教授

【その他】
趣味：テニス、ゴルフ、麻雀、笙演奏

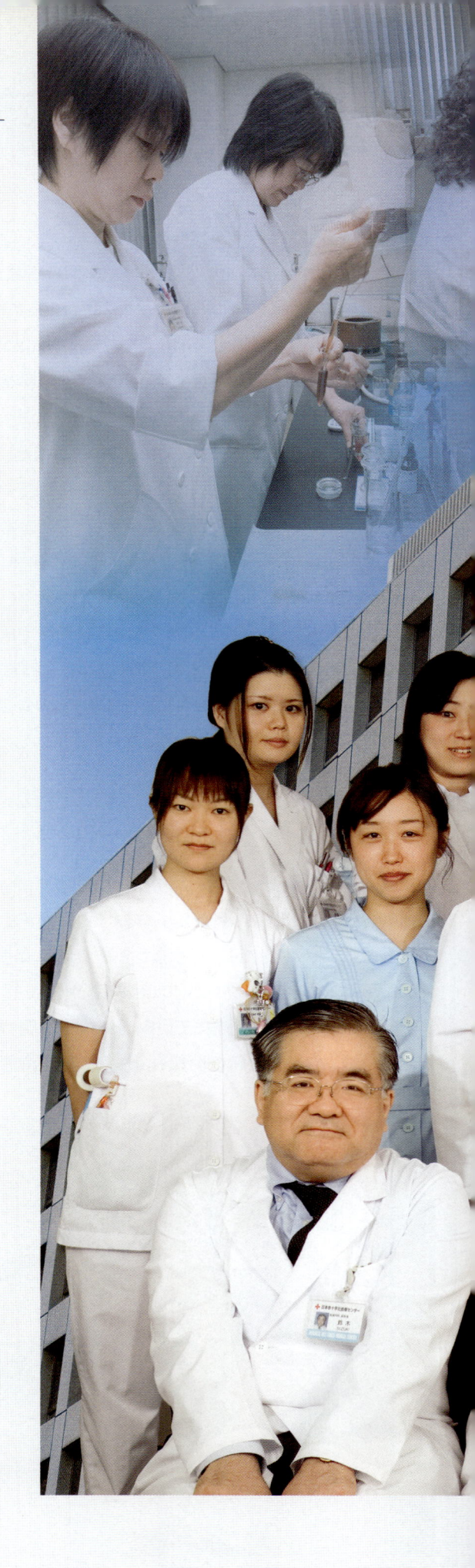

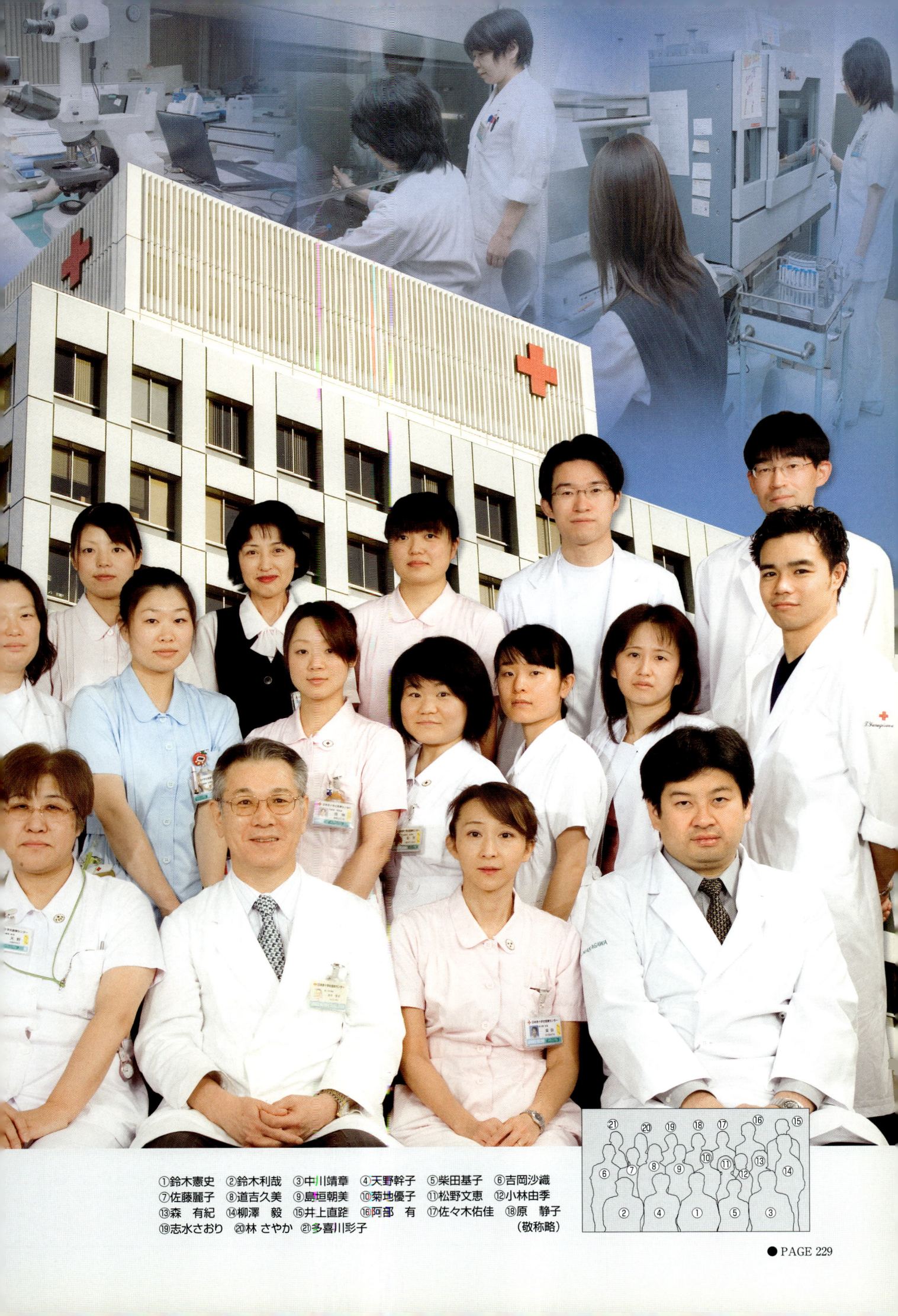

①鈴木憲史　②鈴木利哉　③中川靖章　④天野幹子　⑤柴田基子　⑥吉岡沙織
⑦佐藤麗子　⑧道吉久美　⑨島垣朝美　⑩菊地優子　⑪松野文恵　⑫小林由季
⑬森　有紀　⑭柳澤　毅　⑮井上直路　⑯阿部　有　⑰佐々木佑佳　⑱原　静子
⑲志水さおり　⑳林　さやか　㉑多喜川彩子
（敬称略）

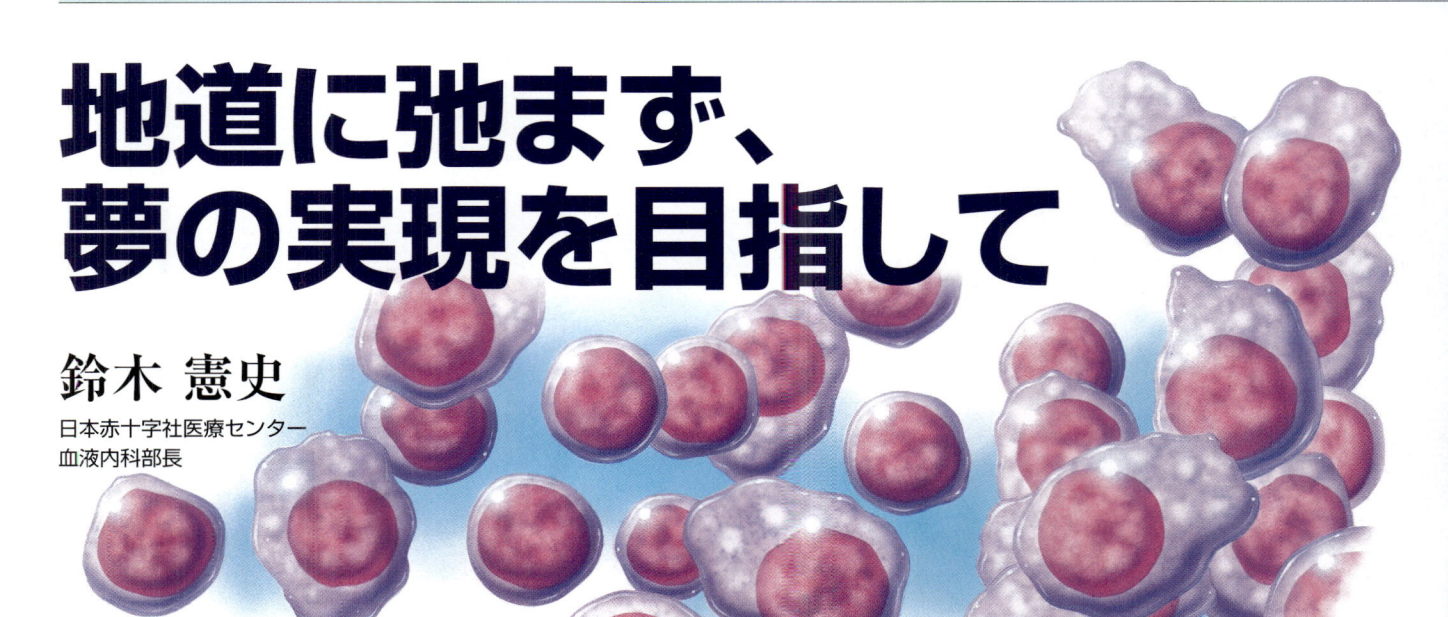

私と血液学の仲間たち

地道に弛まず、夢の実現を目指して

鈴木 憲史
日本赤十字社医療センター
血液内科部長

卒業と同時に日本赤十字社医療センターへ。血液内科医としての30年がスタートした

昭和51年（1976年）に新潟大学を卒業と同時に、郷里の埼玉に近い東京都渋谷区広尾の日本赤十字社医療センターに研修医として採用され、そのまま32年間同じ病院で働いている。

卒業間近には、病理学者になろうか内科臨床医になろうか迷ったが、両親の強い勧めで東京の病院に就職した。親にしてみれば、新潟にいると一生涯実家に帰ってこないと思われ、将来、ひとり息子が実家で開業でもしてくれればと願ったうえでのことであった。

研修病院には同窓の先生はおらず、指導体制も当時はのんびりしていたので、夕刻からは病理解剖の標本を病理の武村先生の指導で勉強し、時に国立がんセンターの鈴木明先生のところで、胸部XPの読影の勉強をしていた。

研修2年目に、血液学の宮田先生の指導を3か月受けた時に、白血病やリンパ腫の若い患者さんが何人も亡くなる場面に受け持ちとして立ち会った。なんとか治す方法を開発したいと思い、そのまま血液内科医としての30年があっという間にたった。

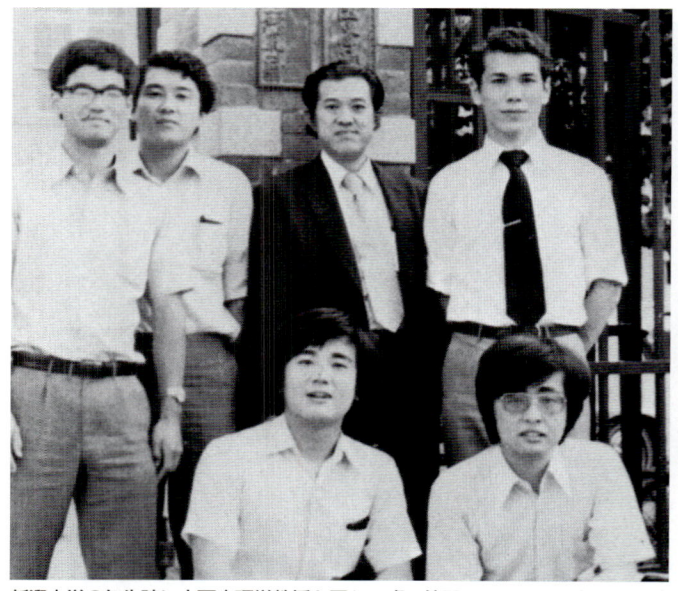

新潟大学6年生時に大西病理学教授を囲んで班の仲間たちとともに（昭和50年）
左上から相馬博史（テニス部長、耳鼻科開業医）、高橋益廣（本学保健学科教授）、大西教授、筆者。下左から高橋姿（本学耳鼻科教授）、高橋完明（新発田病院産婦人科部長）。

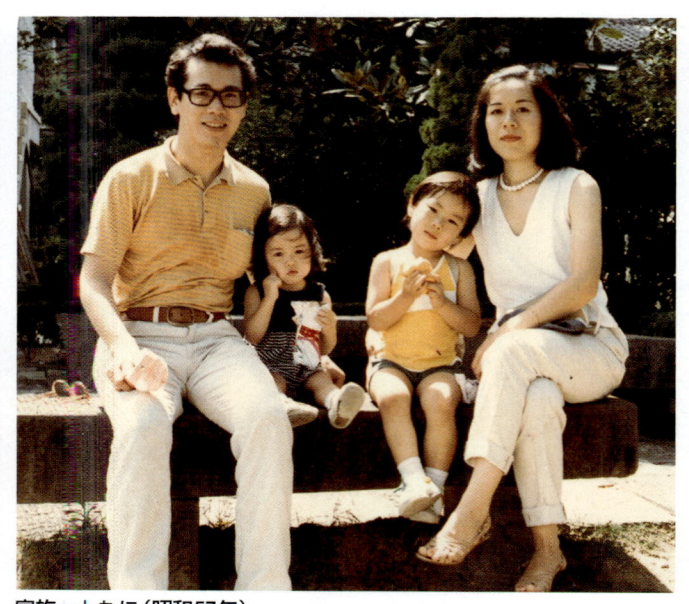

家族とともに（昭和57年）
現在、結婚30年を迎える家内と、血液内科医を目指して研修中の息子、東京芸術大学出でデザイナーとして活躍中の娘。その後生まれた次女は舞踊家を目指している。

東京医歯大で多発性骨髄腫の病態を研究。東大を訪ね、浦部晶夫先生と出会う

かつて学生のころ、脳外科の故植木教授が「こんな病院にいても地道に弛まずに臨床・研究・教育をしていれば、必ずだれかがみていてくれるものだ」と話された言葉を座右の銘としていた。

3年目から東京医科歯科大学病理学教室の大学院専攻生として広川勝昱先生の指導を受け、臨床の合間に型破りな若き研究者たちと、老化と免疫、そして多発性骨髄腫の病態を研究した。老化すること自体にM蛋白血症の芽があると発表し、30か国から別冊の要望があった**(図1)**。

学位をいただいた後、遠縁である石坂公成先生がおられたジョンズホプキンス大学への留学を予定していたが、レーガン氏が大統領になり、海外からの有給者採用の削減事情があって断念した。

血液臨床の勉強のために恐る恐る東京大学第三内科の高久史麿教授を訪ねたところ、快く引き受けて浦部晶夫先生を紹介してくださった。毎週月曜日の午後に第6研究室に通い、多数の優秀な先生方と一緒に臨床研究ができたことは、私にとって幸いであった。

骨髄血と末梢血リンパ球を2週間培養し、上清中の免疫グロブリンを定量して老化に伴ってグロブリン産生が上昇することを確認した**(図2)**。もし、120歳まで寿命が延びたなら、かなりの人が骨髄腫になる可能性もあるかもしれない。免疫学の大家バーネット先生が「免疫・老化・癌」というタイトルの名著で、骨髄腫を老齢病の代表と述べていたのもうなずける。

高久史麿教授の医学教育におけるモットーは"能力よりも

図1　老化とM蛋白血症

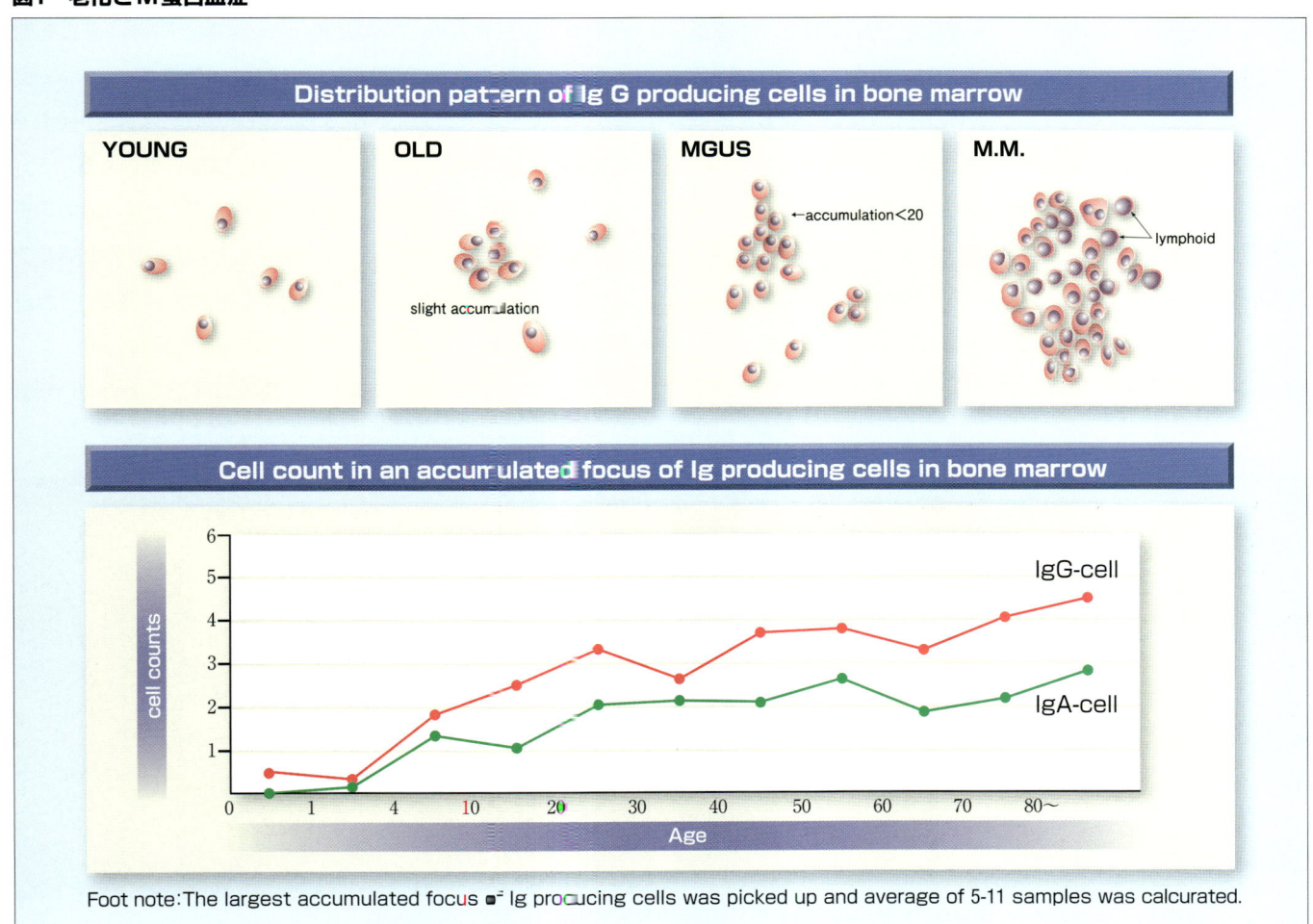

私と血液学の仲間たち

図2 老化に伴うグロブリン産生能の増加

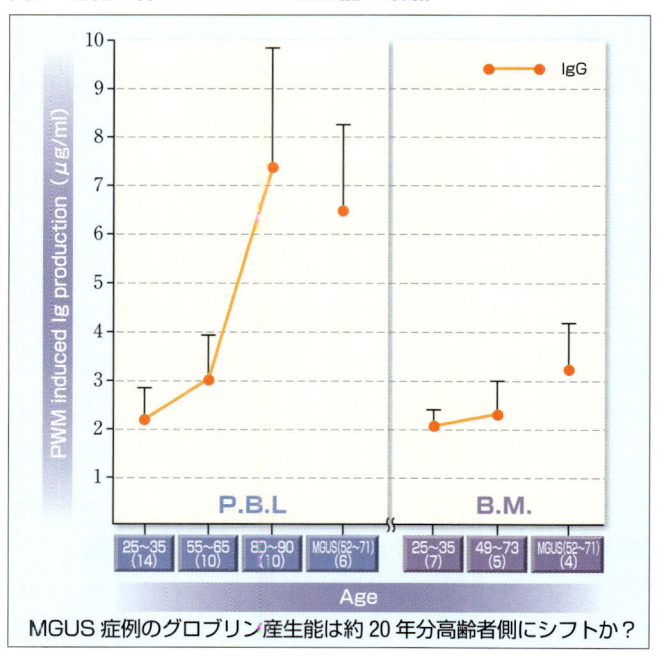

MGUS症例のグロブリン産生能は約20年分高齢者側にシフトか？

人柄重視、夢とそのための努力"とのことである。また、浦部晶夫先生には公私にわたりご指導を受け、学会でのプレゼンテーションの仕方から、料亭、クラブでのマナー、ゴルフのマナー、そして人生の送り方まで教えていただいた。浦部先生がNTT東日本関東病院に移られてからの20年間は、3病院（NTT東日本関東病院、日本赤十字社医療センター、三井記念病院の齋藤恒博先生）によるカンファレンス、6病院（虎の門病院、都立老人医療センター、国立国際医療センターが加わる）のカンファレンスなど多くの臨床研究会を立ち上げ、臨床病院の研究面でのサポートにも力を注いでいただいた。

もとより、非力な私を多くの他大学出身者が助けてくれたことにより現在があると感謝している。なお、私事であるが、愚息が東京慈恵会医科大学の4年生で、初めてのBSTの折に親切にご指導してくださったのが、浦部先生の子息である晶博先生であった。人間の縁・絆を強く感じるとともに、医療の継承の大切さを実感している。蛇足であるが、愚息も血液内科医となった。

若き血液内科医へ——協調性と個性を大切にし、よき師匠を選んでほしい

さて、臨床研修必修化が進み、現在では私のように卒業と同時に大学を離れて研修病院に出る医師も多くなっている。しかし、旧東京大学第三内科のような医局制度は、高久、浦部両先生の人格に負うところが大きいと思われるが、今に思うと捨てがたい優れた点も多々あった。

血液内科医という人格の形成には、少なくとも10年の修行が必要だと思われる。時代の変化で、卒業と同時に母校を離れて医道を研修する若き血液内科医にとって重要なことは、協調性と個性（夢と努力）である。協調性がなければ弾き出されるし、個性がなければ沈んでしまう危険性があると思われる。

さらに大切なことは自分を認め、引っ張ってくれる、実力のある師匠を選ぶことだと思う。その結果として、ひとつの立場ができたならば後輩を認め、引っ張り上げる努力が必要で、それが恩師の厚情に報いる最も大切な人間の道かと思われる。

そして、いつかは来る老後には、他人に迷惑をかけないため

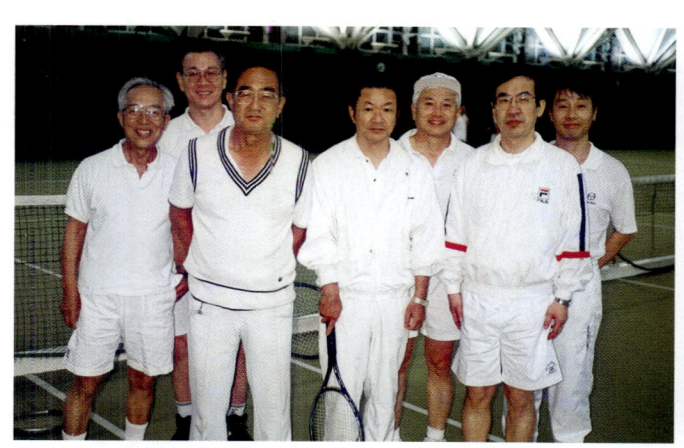

血液学会テニス部の仲間たちとともに
血液学会の夜に集まり、大いに汗を流している。代表の山崎博男先生、齋藤英彦先生、長澤俊郎先生などの名手の姿がみられる。

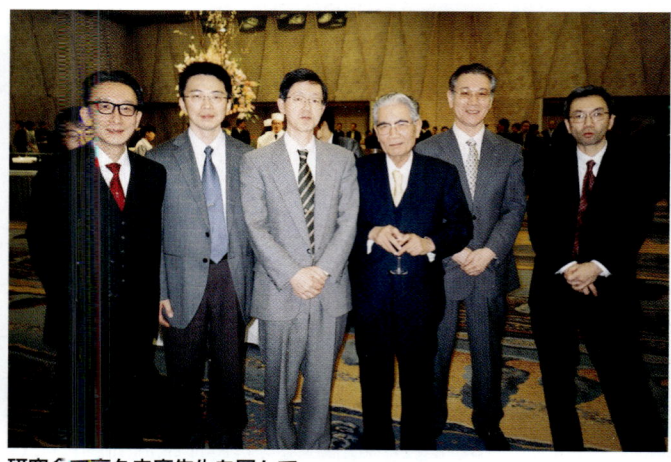

研究会で高久史麿先生を囲んで
浦部晶夫先生、小林幸夫先生、島崎千尋先生、安倍正博先生とともに。

にも、郷里でバラ園でも開こうかと思っている。

かつて、「最新・血液内科シリーズ angle Vol.15」で東京都老人医療センターの森眞由美先生が、"鶏頭となるも牛後となるなかれ"と述べており、大変感銘を受けた。私のモットーとして、"朝は希望に起き、昼は努力に生き、夕は感謝とともに眠る"を日々心がけている。最後に、あるノーベル賞科学者の座右の銘を若き血液内科医のために贈る。

"What am I best at. What should I do in my life."

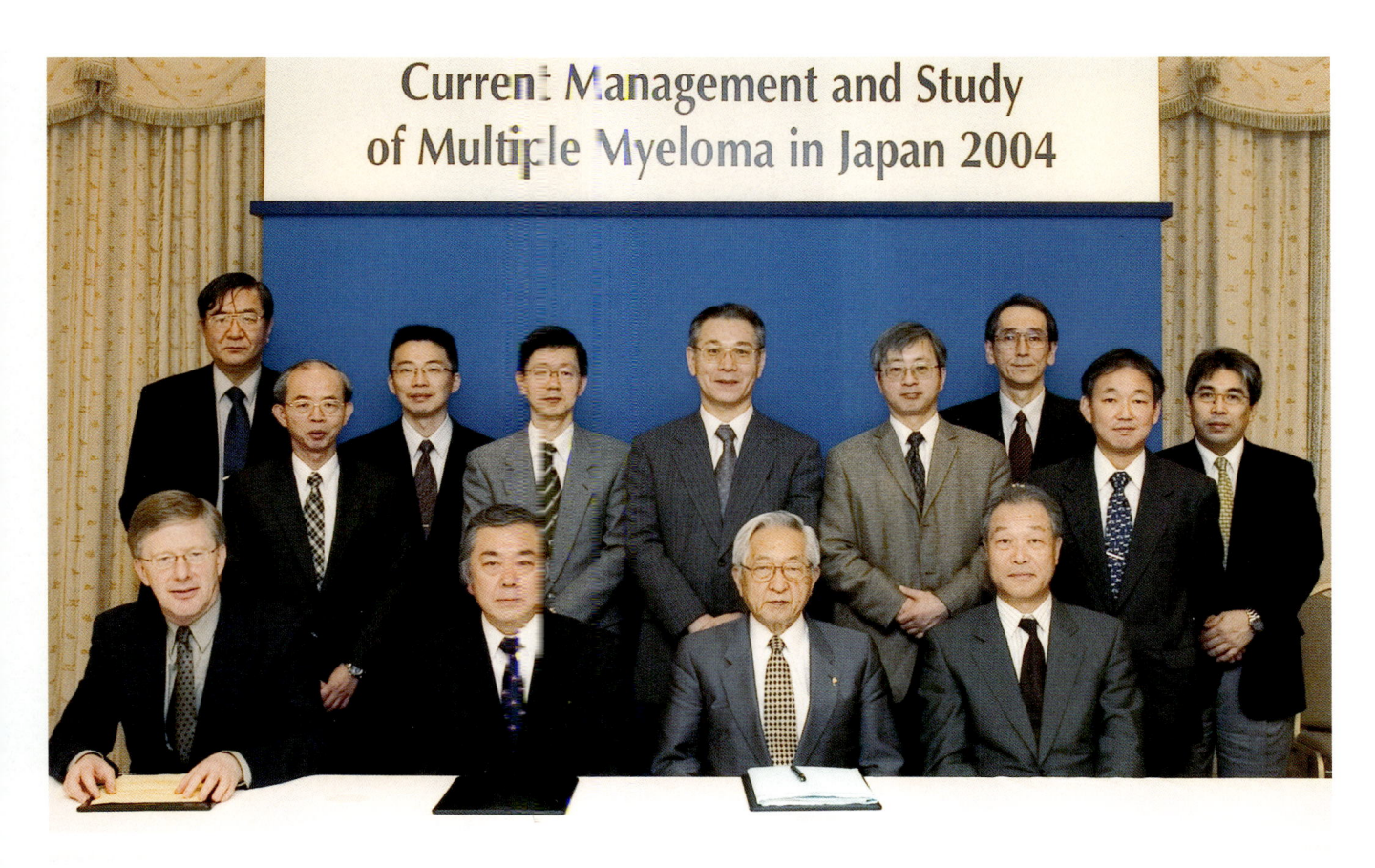

日米台湾の骨髄腫ラウンドテーブルにて
高月清先生、Tricot先生、清水一之先生、高木敏之先生とともに、かなり内容のある会議であった。

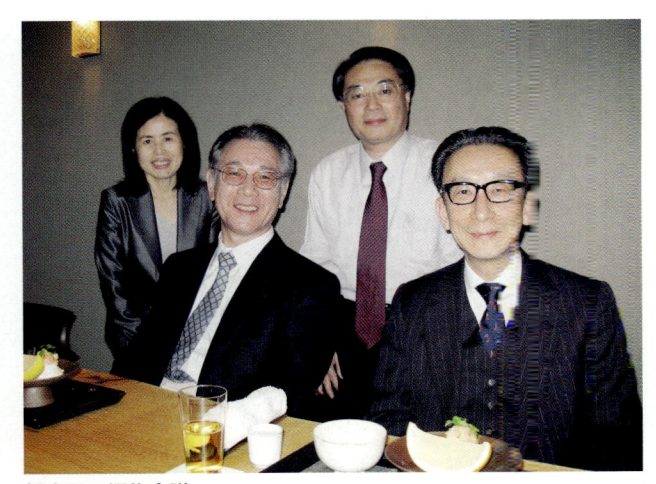

銀座での編集会議
浦部晶夫先生、インターメディカ社の赤土社長と小沢編集長との楽しいひととき。

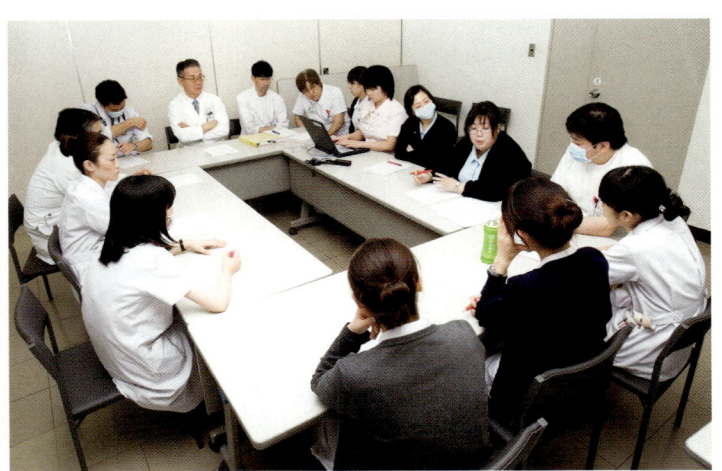

隔週に行われる病棟会議の風景
看護師、病棟薬剤師、管理栄養士と揃って、病棟患者カンファレンスが行われる。時に暴走しがちな私（達）はチーム医療の大切さを諭され、身にしみる場面もある。

私と血液学の仲間たち

原点に立ち返って骨髄腫の治癒を目指せ

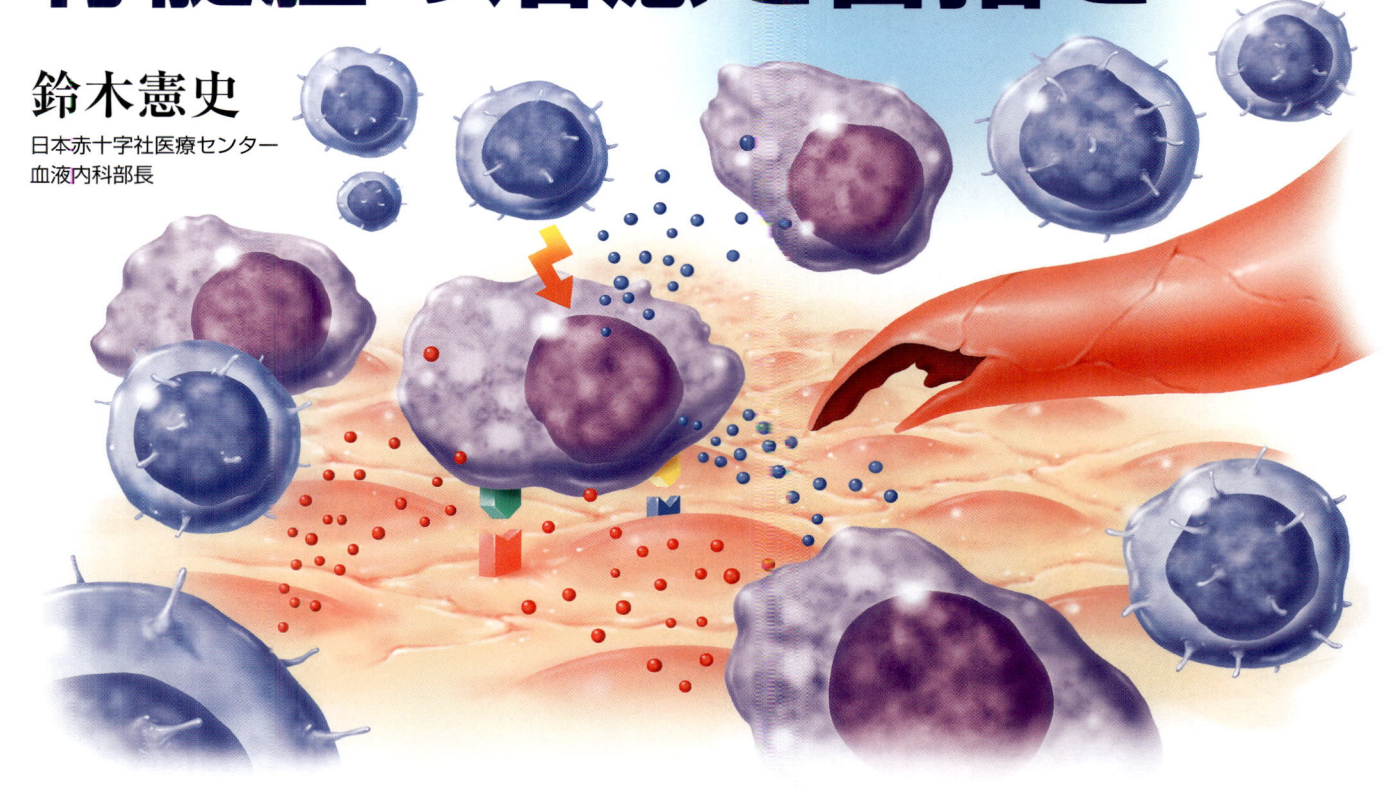

鈴木憲史
日本赤十字社医療センター
血液内科部長

第32回日本骨髄腫研究会総会において、最新の基礎・臨床研究が披露された

去る2007年11月10日（土）、日本赤十字看護大学広尾ホールを中心にして第32回日本骨髄腫研究会総会が開催され、会長を務めさせていただいた。雨天にもかかわらず、約250名もの専門医のご出席をいただいた。

学術講演においては45題の一般演題、3つの会長要望講

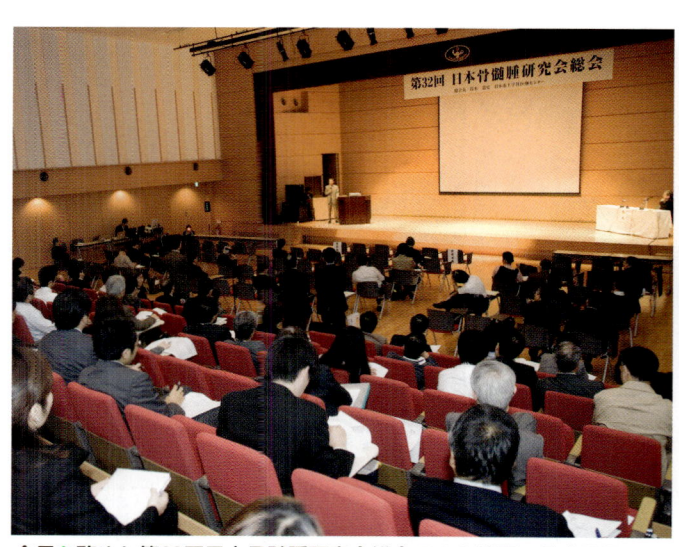

会長を務めた第32回日本骨髄腫研究会総会での1演題の発表風景

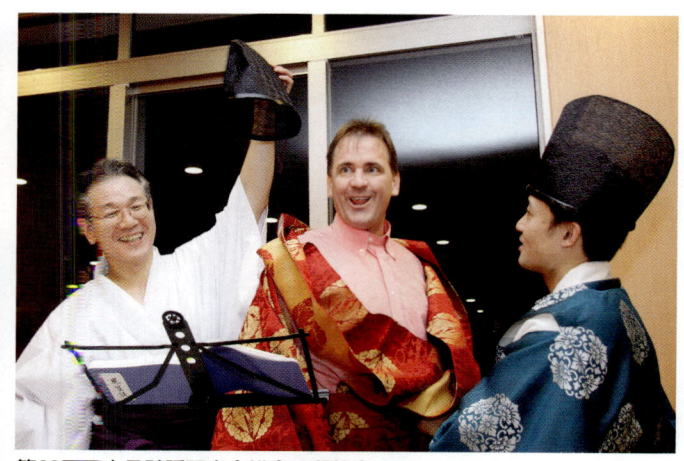

第32回日本骨髄腫研究会総会の懇親会にて
私の7年来の笙の師匠（豊剛秋；宮内庁楽師）と一緒に演奏後、招待講演者Shaughnessy教授（University of Arkansas）に、装束を着せて笙を吹かせ、大変喜ばれた。

演、2題の海外演者、John D. Shaughnessy Jr（University of Arkansas）とSundar Jagannath（St. Vincents Comprehensive Cancer Center）の共催セミナーと、1日をフルに使っての研究会（午前8：45〜午後7：00）となった。日本の骨髄腫に関する最新の基礎・臨床研究が十分に披露されたと感じた。以上、手前味噌であるが、有意義な学会であったかと考えている。

また、会員懇親会にも130名以上のご参加があり、会長自らの笙生演奏などで、盛会のうちに無事終了することができた。これもひとえに、骨髄腫を治癒に導こうという大きな気運と、参加者の皆様方のご協力の賜物と深く感謝している。

この10年で特筆すべき、多発性骨髄腫の治療における進歩

私が血液内科医となって、はや30年がたつ。30年前は血液三大腫瘍である急性白血病、悪性リンパ腫、多発性骨髄腫の治療成績は惨憺たるものであったが、病態解析および治療法の進歩で、前記2疾患は半数前後に治癒が望めるようになった。

しかし、今もって多発性骨髄腫では明らかな治癒例はない。1990年代初めまでは、日本骨髄腫研究会を舞台として北から三國主税、今井浩三、高木敏之、土屋純、今村幸雄、戸川敦、川戸正文、加納正、藤井浩、谷脇雅史、磯部彰、瀬崎達雄、清水史郎、小阪昌明、高月清（代表幹事）などの諸先生方が中心となって、本症の病態・治療法の研究成果を発表しておられた。しかし、MP、MCNU-VMP、ROAD、VAD療法などでも平均生存が3年であり、10年生存率は当研究会の119例の調査で3.4％しかなく、骨病変の悪化や感染症の併発などにより予後不良であった。

ここ10年の進歩で特筆すべきは、次の事項である。
（1）自家末梢血幹細胞移植の導入により、比較的若年症例では平均生存が5年を超えた。
（2）骨破壊機序を抑えるパミドロネート製剤の効果で、QOLの確実な改善が認められた。
（3）1999年に、サリドマイドが治療抵抗性の骨髄腫の33％の症例にM蛋白の半減と生存期間の延長をもたらすことが判明し、その後の臨床応用が広がった。

さらにホットになってきた骨髄腫治療――患者の層別化、遺伝子変異、ボルテゾミブ

ここ5年間で、骨髄腫治療がさらにホットになってきた。まずは、染色体分析、FISH、遺伝子発現プロファイリング解析などを用いて、患者群が7つに層別化された（表1）ことが重要である。それぞれの遺伝子の脱制御の認められる各群（Mayo ClinicのFonceca先生によると、multiple myeloma ではなくmany myelomaと呼ぶべき）の治療戦略を個別に検討する必要がある。

表1においては①③が極めて予後不良で、⑦が中間群、②④⑤⑥が比較的予後良好といわれているが、転座切断点の微妙な違いなどで治療経過がまったく相違する場合もあり、注意

表1 骨髄腫患者群の層別化

① PR群	増殖群：	1q21などの遺伝子増幅や13番染色体の欠損を伴い、骨髄腫の増殖・再発に優位に相関
② LB群	骨病変の少ない群：	IL6R遺伝子関連で、DKK1遺伝子が抑制されている
③ MS群	IgH：	14q32の転座相手が4p16でFGFR3遺伝子が関与
④ HY群	過倍数体群：	染色体数が48〜74本と多く、骨髄腫の50〜60％を占め、予後良好群
⑤ CD-1	IgH：	14q32の転座相手が11q13でcyclin D1遺伝子の過剰発現、骨髄腫の15％
⑥ CD-3	IgH：	14q32の転座相手が6p21でcyclin D3遺伝子の過剰発現、骨髄腫の5％
⑦ MF群	IgH：	14q32の転座相手が16q23でC-MAF遺伝子が関与し、約5〜10％、20q11との転座でMAFB 遺伝子が関与し、約5％

私と血液学の仲間たち

が必要である。

さらには、P53遺伝子関連の17p欠損、κ遺伝子の2p12、λ遺伝子の22q11、MYC、NRAS、KRAS遺伝子の変異など、本疾患の臨床的多様性に関連している。

また、2006年10月に保険適応となったボルテゾミブ（proteasome inhibitor ps-341、商品名：ベルケイド®、2006年12月本邦でも発売）は現在多くの施設で使われており、薬剤管理システムの完備によって本年度中に保険適応が認可される予定の国産サリドマイドなどとの併用療法により、予後のさらなる改善が期待される。

欧米に先行されているVDT（ボルテゾミブ、デキサメサゾン、サリドマイド）療法、高齢者骨髄腫でのMPT（メルファラン、プレドニゾロン、サリドマイド）療法の導入、および本邦改良型治療戦略も日本骨髄腫研究会で早急に検討する必要がある。

新規薬剤を組み入れた骨髄腫の治療——ボルテゾミブの有効性と合併症

自家幹細胞移植可能初発例、自家幹細胞移植不可能初発例の治療レジメンを表2に記した。

骨髄腫の治療は化学療法が中心となるが、年齢・病勢（急速進行性）・腎不全および高カルシウム血症などの状況により、初期治療を検討する。腫瘤形成性の骨髄腫や骨痛が著明な場合には放射線療法を併用する。過粘稠度症候群に対する血漿交換療法、高カルシウム血症に対するビスホスホン酸製剤投与などの補助療法も重要である。治療関連の骨髄異形成症候群や二次発がんをできるだけ少なくすることも、また重要である。

最近、Mayo Clinicから新規薬剤も組み入れた新たな治療戦略が発表された（Mayo stratification of myeloma and risk-adapted therapy；mSMART）。高齢者骨髄腫症例では、リスクにかかわらずMPT療法を1年間実施し、寛解が得られれば経過観察、得られなければレナリドマイドやボルテゾミブを含めた併用療法で再寛解導入療法を行うという方法である。MPT療法は確かにMP療法より有効性に勝るが、サリドマイドとの併用により深部静脈血栓症、末梢神経障害、好中球減少症に伴う感染症などの副作用が多く認められるので、注意が必要である。

ボルテゾミブはNFκB、IL-6、TNFαを介する骨髄腫細胞の増殖を抑え、また接着因子（ICAM-1、VCAM-1）、血管新生（VEGF、FGF）の抑制や、骨芽細胞、破骨細胞などの支持細胞にも好ましい影響を与える。CREST共同治験などで再発骨髄腫の38％に、また新患骨髄腫では約90％に有効と発表された。副作用としては血小板減少と有痛性の末梢神経障害が認められ、グレード3以上の約30％の症例で減量または中止し、

表2　現在および近未来における自家幹細胞移植可能初発例と不可能初発例の治療レジメン

自家幹細胞移植可能初発例の治療レジメン （65歳以下で、問題となる臓器病変のない症例に適応）	自家幹細胞移植不可能初発例の治療レジメン （65歳以上か、問題となる臓器病変を有する症例に適応）
① VAD療法	① MP療法
② サリドマイド＋デキサメサゾン療法	② MPT療法（MP療法にサリドマイド併用）
③ ボルテゾミブ＋デキサメサゾン療法	③ MPB療法（MP療法にボルテゾミブ併用）
④ ボルテゾミブ＋サリドマイド＋デキサメサゾン（VTD）療法	④ VAD療法
⑤ ボルテゾミブ＋アドリアシン＋デキサメサゾン療法	⑤ デキサメサゾン単独大量療法
	⑥ サリドマイド＋デキサメサゾン大量療法

CREST治験では8サイクルの全サイクル終了は27%とのことである。

　2007年12月現在、本邦での660例の使用経験によると、ボルテゾミブによる肺障害は先行する個人輸入例の15%に間質性肺炎が認められ危惧されたが、中間報告で2～3%程度と低頻度であった。また、間質影を示し、SatO$_2$の低下をみた場合には早期発見およびステロイドパルス療法が著効するcapillary leak syndrome（CLS）が疑われた。むしろ、末梢神経障害や血小板減少により休薬する症例が多いが、前治療でサリドマイド、ビンクリスチン硫酸塩を多用した場合は、さらに高頻度となるので注意が必要である。また、帯状疱疹の合併が多く、アシクロビルの予防投与も考慮する場合もある。さらには、自律神経障害による低血圧に伴う転倒、尿閉が問題となることもある。

新規治療プロトコールの検討──"目指せ、骨髄腫治癒の実現"

　2007年日本骨髄腫研究会総会のテーマは、「原点に立ち返って治癒を目指せ」であったが、実際はなかなか治療の難しい疾患であることは否めない。しかし、移植療法に加えて、サリドマイドやボルテゾミブなどの新規薬剤が治療に導入され、レナリドマイドも治験が始まり、骨髄腫治療には新たで確かな光が見えてきている。

　そこで、本年度から骨髄腫研究会として、4つの新規治療プロトコールを検討する委員会を立ち上げた。満50歳以下の若手会員（各群5～6名）を募って、①自家末梢血幹細胞移植可能初発例の治療法、②自家末梢血幹細胞移植非適応初発例の治療法、③再発難治例の治療法、④新たなミニ同種移植の開発をテーマとした、プロスペクティブな治療戦略を全国規模で共同研究する予定である(**表3**)。

　当院での1995年以降でボルテゾミブ投与以前（2006年まで）のカプラン・マイヤー生存曲線をみると、確かに80歳代の高齢者は経過が短いが、70歳代にはかなりの長期生存者が認められた（**図1**）。50歳以下の骨髄腫症例は自家・同種骨髄移植療法にもかかわらず再発・再燃や感染症の併発もあり、必ずしも予後良好とはいえない。近い将来、本邦でもボルテゾミブ、サリドマイド、レナリドマイドの新3薬を初期治療、維持療法、

表3　日本骨髄腫研究会による新規治療プロトコールの検討

4つの新規治療プロトコールを検討する委員会委員名簿（敬称略）

委員長：清水一之
委　員：麻奥英毅、飯田真介、石田禎夫、尾崎修治、島崎千尋、杉浦　勇、鈴木憲史、中世古知昭、名倉英一、畑　裕之、三輪哲義、村上博和、吉田　喬 （以上14名）

ワーキンググループに委員会の担当委員を配置し、臨床研究の案を協力して検討する。
堀之内賞や加納基金による助成にふさわしい共同研究を、それぞれの選考委員会へ推薦する

ワーキンググループのメンバーリスト（敬称略）

自家幹細胞移植可能初発例
松本守生	国立西群馬病院
中川靖章	日本赤十字社医療センター
片山雄太	広島赤十字・原爆病院
瀧澤　淳	新潟大学
石田禎夫	札幌医科大学
角南一貴	岡山医療センター

自家幹細胞移植不可能初発例
坂井　晃	広島大学原爆放射線医科学研究所
半田　寛	群馬大学
浅井隆司	東京大学
本村小百合	多摩北部医療センター
田村秀人	日本医科大学
上田真寿	自治医科大学
林　敏昭	札幌医科大学
松本洋典	京都府立医科大学

再発難治例
安倍正博	徳島大学
畑　裕之	熊本大学
矢野寛樹	名古屋市立大学
齋藤貴之	群馬大学
尾崎修治	徳島大学
花村一朗	愛知医科大学

新たなミニ同種移植
浅井隆司	東京大学
萩原将太郎	国立国際医療センター
鈴木利哉	日本赤十字社医療センター
若山聡雄	島根県立中央病院
石川隆之	京都大学
中世古知昭	千葉大学
渡辺正人	藤田保健衛生大学

私と血液学の仲間たち

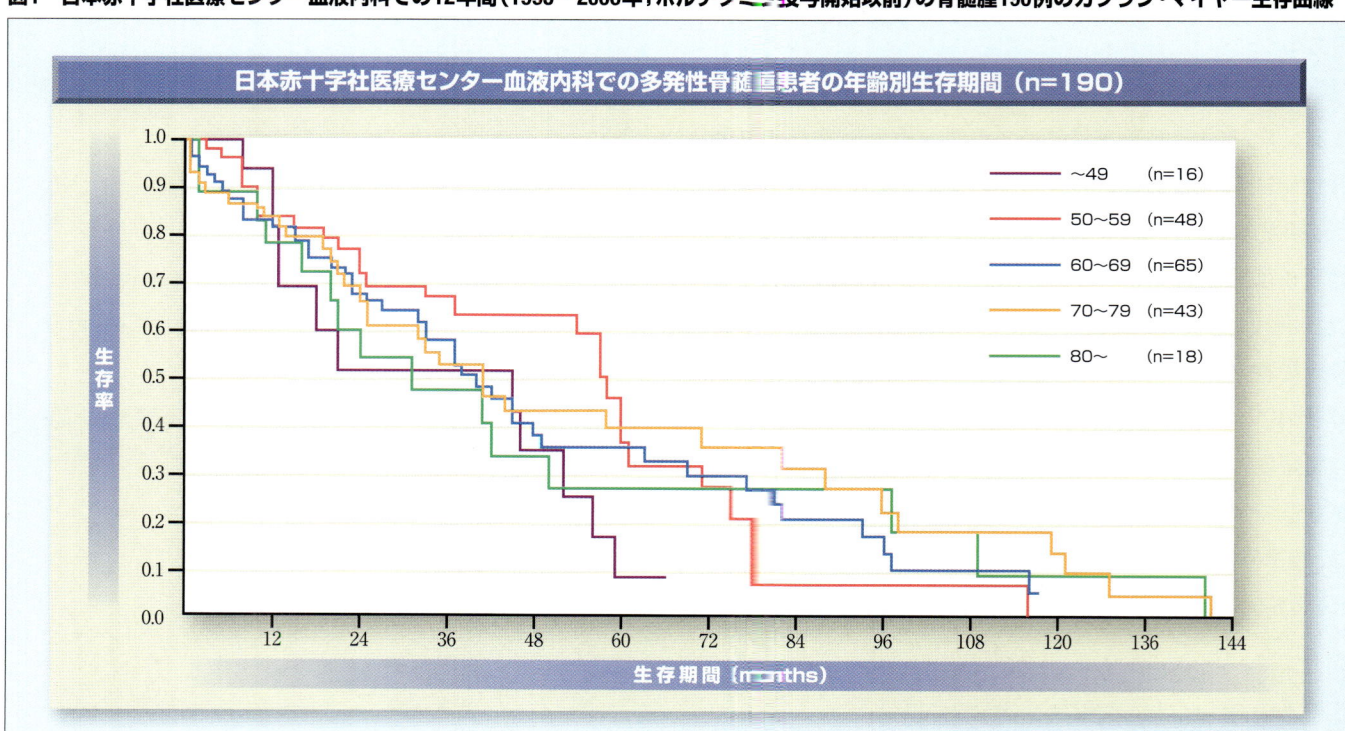

図1 日本赤十字社医療センター血液内科での12年間（1995～2006年；ボルテゾミブ投与開始以前）の骨髄腫190例のカプラン・マイヤー生存曲線

日本赤十字社医療センター血液内科での多発性骨髄腫患者の年齢別生存期間（n=190）

- ～49 (n=16)
- 50～59 (n=48)
- 60～69 (n=65)
- 70～79 (n=43)
- 80～ (n=18)

生存率 / 生存期間（months）

表4 病態進展に伴う症状および再発・再燃例に対する治療方針

臨床的判断
① 新たな軟部組織腫瘤や骨病変の出現
② 既存の腫瘍病変が50％以上増大（少なくとも1cm以上）
③ 11.5mg/dl以上の高カルシウム血症
④ ヘモグロビンの2g/dl以上の低下
⑤ 血清クレアチニンの2mg/dl以上の増加で病態進展

病状の進行（PD：progressive disease）についての判断
① 血清のM蛋白または尿中BJPがベースラインの25％以上増加
② 非分泌型では血清FLCが10mg/dl以上の増加
③ 骨髄での形質細胞が10％以上の上昇
④ 骨髄染色体分析で新たな付加異常の出現

再発・再燃例後に主に選択される治療
① 無治療6か月以上なら初期治療レジメンの再開
② ボルテゾミブ＋デキサメサゾン療法
③ レナリドマイド＋デキサメサゾン療法
④ サリドマイド＋デキサメサゾン療法
⑤ シクロホスファミド大量療法
⑥ デキサメサゾン＋シクロホスファミド＋エトポシド＋シスプラチン（DCEP）療法
⑦ デキサメサゾン単独療法

そして再発期の治療などに的確に組み込み（表4）、移植療法のタイミングも十分に検討され、この生存曲線がさらに改善されることが期待される。

当面の目標は5年生存率60％、10年生存率30％になるように治療法の工夫が必要で、その中から治癒例が出てくることを期待する。2007年度のASHでもMP療法に対するMPB療法の優位性が発表され、今後本邦でも日本骨髄腫研究会を中心に、高齢者骨髄腫に対するMPT療法とMPB療法のプロスペクティブな比較試験などを検討する必要がある。また、韓国も含めたアジア諸国とも共同し、アジア人に最適な治療戦略も検討しなければならない。

さらには、プラットホーム的薬剤であるボルテゾミブの効果を増強させるために、HSP90阻害剤（Tanespimycin）やヒストン脱アセチル化酵素（HDAC）阻害剤であるSAHAとの併用が米国で始まっている。HSP90阻害剤は、分子シャペロン機能により骨髄腫細胞が治療ストレスを受けた時の細胞蛋白の修復を抑える併用効果がある。SAHAはユビキチン化蛋白質の分解経路（アグリソーム形成後にリソソームによる分解）を遮断し、ボルテゾミブによるプロテアソーム阻害とあいまって、相

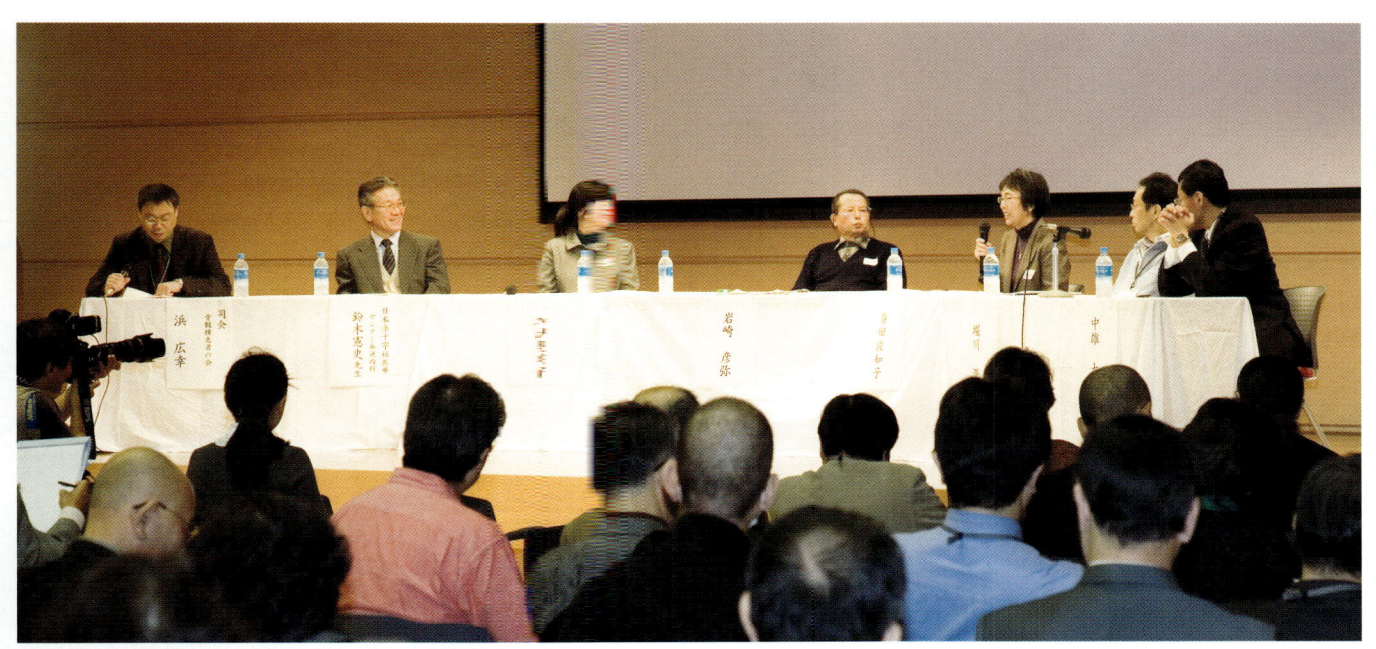

日本骨髄腫研究会総会の翌日に開催された骨髄腫患者の会でのパネル・ディスカッション
パネリストに患者さんや、そのご家族も入って、骨髄腫への今後の取り組みが討議された。フロアもまた患者さんとそのご家族である。

乗的に骨髄腫細胞障害活性を増強するといわれており、新規薬剤との組み合わせも今後の検討課題（going for the cure）である。

また、2007年度は、堀之内みどりさん、上甲恭子さんを中心に全国規模で発展した骨髄腫患者の会も、10周年記念大会として11月11日（学会翌日）に同会場で開催された。約300人の患者さんおよび家族の方が集まってシンポジウム、基調講演、個別相談会が行われた。ともにスクラムを組んで、さあ皆で"骨髄腫治癒の実現と、そのための努力"を実践しなければならないと強く感じた。

日本赤十字社医療センターにおける骨髄腫の移植療法への取り組み

"原点に返って治癒を目指す"には、まず、免疫固定法でM蛋白の消失をみるために、完全寛解率を高める初回寛解導入＋自家末梢血幹細胞移植療法が大切である。

次に、レスポンス・プラトー期の寛解維持および治癒目的療法（同種ミニ移植や免疫細胞療法を含む）を十分に検討する。そして、5年生存率60％、10年生存率30％を目標にして集学的治療を行えば、治癒も可能となるはずである。

日本赤十字社医療センターでの自家末梢血幹細胞移植は、当初からup-frontの移植ではなくproblem-orientedの移植を採用している。

まずは、化学療法などでレスポンス・プラトーに導入し、再発・再燃時に適応を考慮する。もちろん、当初から染色体分析で予後不良群は、up-frontでの移植を実施している。比較的若年者の多発性骨髄腫患者の予後を改善する目的で、ダブルautoかタンデムauto-mini/alloのどちらが優れているかを我々も現在検討中である。

フランスでは効果に差がないと報告（Garban：Blood 107：3474-3480, 2006）され、最近、イタリアからはタンデムauto-mini/alloが優位との報告（Bruno：N Engl J Med 356：1110-1120, 2007）もある。ダブルautoでは生命予後の改善は計られるが、治癒の可能性は少ない。タンデムauto-mini/allo療法ではGVM効果も期待され、海外でプラトーに達し、治癒も望める可能性が報告されつつある。移植後にボルテゾミブの併用や、細胞免疫療法も検討する必要があるだろう。

自己γδT細胞療法の可能性——その抗腫瘍効果と治療成績

T細胞は、T細胞受容体の発現の仕方により、2種のサブセットに分類される。大半はαβT細胞受容体ヘテロ二量体を

私と血液学の仲間たち

発現するαβT細胞である。がん免疫においても、MHCクラスI（CD8陽性T細胞）もしくはMHCクラスII（CD4陽性T細胞）に提示される抗原ペプチドを認識するMHC拘束性αβT細胞が、抗腫瘍効果を示していると考えられてきた。しかし、最近、数のうえでは圧倒的に少ないものの、CD3関連γδヘテロ二量体からなるT細胞受容体発現T細胞（γδT細胞）が、がん治療において注目を浴びている**(図2)**。

自然免疫に属するγδT細胞は、自らサイトカインを産生し、また抗腫瘍効果を有するサイトカインを活性化するなど、獲得免疫に属するαβT細胞と似た機能を有しているが、抗原提示細胞のプロセッシングを受けず、MHC非拘束的に抗原を認識して、比較的早い段階から免疫応答に関与するなど、αβT細胞と異なる性質も有している。さらに、γδT細胞は、サイトカインの遊離を通して、αβT細胞の反応を直接的あるいは間接的にコントロールしている。

ヒト成人の末梢血中の主要なγδT細胞であるVγ9δ2T細胞に、T細胞受容体可変領域に特有のVγ9とVδ2の組み合わせを持ち、末梢血中のγδT細胞の50〜95%を占める。αβT細胞と異なり、MHC発現を低下もしくは消失してαβT細胞による免疫応答を回避できた腫瘍に対しても、Vγ9δ2T細胞は抗腫瘍活性を発揮することが期待される。また、Vγ9δ2T細胞表面分子NKG2Dは、発がんあるいは感染時に誘導されるがん細胞表面分子MICA、あるいはMICBに結合し、標的がん細胞の認識および殺傷に寄与している。

これまでの自己γδT細胞療法の成績では、オーストラリアのNicolらは、前治療耐性固形癌患者7例に自己γδT細胞療法を実施し（総投与回数中央値8回/症例、最低用量5×10⁶細胞、最高用量1×10⁹細胞）、安全性および有効性の予備的検討を行ったところ、主な有害事象は発熱（38.5℃以下）で、重篤な有害事象はみられず、転移性乳癌患者の骨などの転移巣にCR（完全奏効）、転移性卵巣癌患者にSD（安定）がみられたとしている。

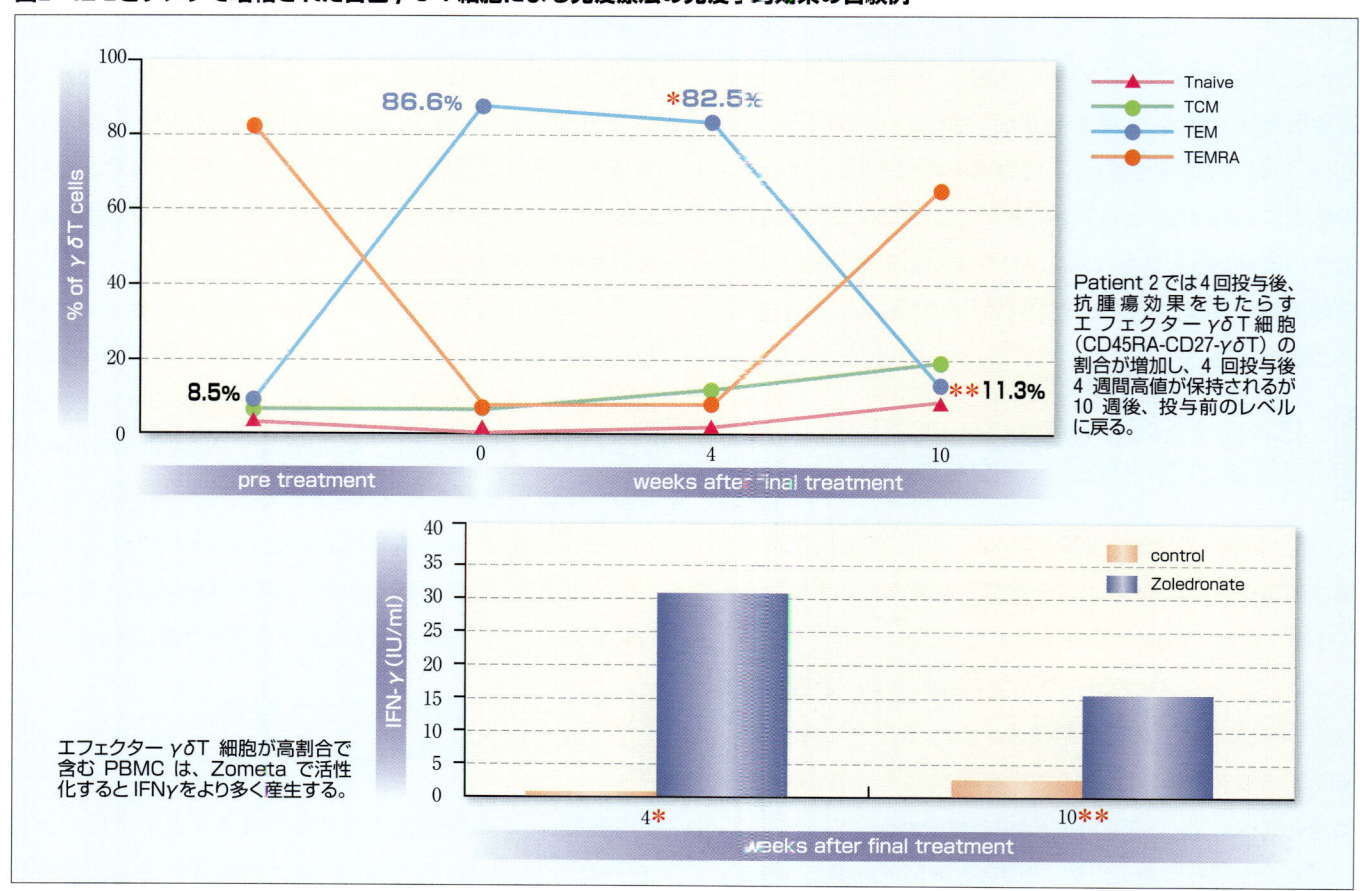

図2 IL-2とゾメタで増幅された自己γδT細胞による免疫療法の免疫学的効果の自験例

Patient 2では4回投与後、抗腫瘍効果をもたらすエフェクターγδT細胞（CD45RA-CD27-γδT）の割合が増加し、4回投与後4週間高値が保持されるが10週後、投与前のレベルに戻る。

エフェクターγδT細胞が高割合で含むPBMCは、Zometaで活性化するとIFNγをより多く産生する。

ゾレドロン酸を含むビスホスホネート製剤が末梢血単核球培地中のVγ9δ2T細胞の増殖を誘導し、in vitroにおいてVγ9δ2T細胞の多発性骨髄腫に対する細胞傷害活性および抗腫瘍効果を有するサイトカイン、IFNγを増加させたと報告されている。Wilhelmらは、多発性骨髄腫患者らにパミドロネートおよびIL-2を投与し、in vitroおよびin vivoでγδT細胞の増殖が確認された5例のうち、2例においてPR（部分寛解）が得られたと報告している。

プラトー期間を延長する維持療法の開発が、予後改善に不可欠

多発性骨髄腫の治療として、現在のところ骨髄腫細胞を根絶するような治療はなく、治療後残存する腫瘍細胞の特性、とりわけ増殖能の高い骨髄腫幹細胞が残存することが予後に大きな影響を及ぼす可能性がある。

治療によって、約75％の患者が何らかの臨床的な改善を得るものの、患者は寛解と再発を何度も繰り返す。化学療法によってプラトー（M蛋白が減り止まって安定し、臓器障害の進行を認めない状態が3か月以上継続する状態）に達するが、プラトー到達後の治療継続に関しては寛解持続効果がなく、また、依然として残存病変は存在する。

化学療法により寛解を導入した後、プラトー期間を安定させることが生存期間に大きなインパクトを与えるため、維持療法が検討されている。現時点では、インターフェロンα（IFNα）とプレドニゾロンにその有用性が認められている。IFNは、無増悪生存期間（progression-free survival；PFS）および全生存期間（overall survival；OS）の延長（中央値）をそれぞれ約6か月および約4か月、プレドニゾロンはVAD療法後の維持療法としてPFS、OSが延長することが報告されている。しかし、IFNは毒性が高く、患者のQOLの低下や医療費増加などが憂慮される。また、プレドニゾロンも長期投与による、高血糖、骨粗鬆症や免疫抑制による感染症などの副作用の問題もあり、標準的治療として確立するには至っていない。

これまでの自験9例からみて、自己γδT細胞療法により、化学療法後に残存している微量骨髄腫細胞の除去を行い、よりプラトー期間を延長させる維持療法の開発は、多発性骨髄腫患者に治療利益をもたらし、予後を改善すると期待されるものと考えられる。

CD20陽性骨髄腫への取り組み。治療ターゲットは骨髄腫幹細胞の撲滅

多様な骨髄腫を層別化（multipleではなくmany）し、その一群で治癒を目的とした治療戦略を検討する取り組みを行っている。

骨髄中のB細胞の幹細胞は、免疫グロブリンH鎖の再構成を起こしてpro→pre Bへと分化する。そして、免疫グロブリンL鎖の再構成も完成し、IgMを細胞表面に持ったimmature Bとなり、末梢リンパ組織に移動する。さらに、何らかの抗原により活性化して、胚中心で分化成熟して形質細胞となり、再び骨髄にホーミングする。この過程に各種のサイトカインが関与するが、pre B～immature B細胞あたりに骨髄腫の発生起源がある（N Engl J Med 317：1452, 1987）。

骨髄腫細胞の表面形質では、CD19陰性、CD45陰性、CD38陽性といわれている（Brit J Haematol 97：56, 1997）。1988年に、CD20抗原は骨髄腫には検出できないとの報告があったが、CD20抗原遺伝子は11q13に位置し、2003年のBatailleらの報告でも、骨髄腫症例の約20％で検出された。最近の我々の末梢血リンパ球解析では、少なくとも約10％の症例でCD20が陽性で、そのほとんどの症例が小型骨髄腫細胞であり、11;14転座がみられる。

染色体検査で、B細胞型リンパ腫と固形癌の中間的な核型異常を呈することが、骨髄腫の臨床経過の多様性に関与していると思われる。リツキサンの作用機序は補体依存性の細胞傷害、抗体結合によるCaチャンネル変化でのアポトーシスもありえるが、主体はIgG－Fcがマクロファージの FcγRに結合することで、マクロファージによる排除を受けるといわれている（J Exp Med 199：1659, 2004）。

CD20陽性において、11q13と14q32との転座型骨髄腫症例で、リンパ腫に準じたR-CHOP療法の有用性も検討する必要がある。CD20陽性の多発性骨髄腫は小型骨髄腫細胞が多く、80％以上に11;14転座を有し予後は一般に良好ともいわれているが、必ずしもそうとはいえない（Blood 102：1070, 2003、臨床血液 46：1293, 2005）。

1997年からの10年間で、当院において168例のG-バンド法染色体分析を行った結果、11;14転座を有する骨髄腫は10

私と血液学の仲間たち

例で、染色体正常11；14FISH陽性例の8例と併せて18例を検討した。その頻度は骨髄腫症例全体の約10％、発症年齢は50〜88歳で平均70.6歳とやや高齢者に多く、男女比5：13と女性に多い。また、IgG型9例、IgA型4例、BJ型5例で、ⅡA期7例、ⅢA期9例、ⅢB期2例と進行期の診断が多い。形質細胞性白血病の傾向を示した2例のうち、1例で自家末梢血幹細胞移植後20か月生存例などをみても、同移植の有効性が示唆された。FISHのみで11；14転座を示し、Gバンド正常な75歳女性例で121か月の生存がみられ、FISH単独の異常と染色体異常での予後予測には注意が必要かと思われる。

多施設共同臨床第Ⅱ相試験として、CD20陽性・11；14転座症例を集め、予後の改善を目指したIDEC-C2B8（リツキシマブ）単剤隔週8コース投与第1例を経験した。2006年7月から同療法をIgA510mgで開始し、投与直後347mg、その後13か月間無治療で200mg台を維持し、症状の軽減とM-蛋白のプラトーを持続している。

骨髄腫治療のターゲットは骨髄腫腫瘍幹細胞で、全骨髄腫細胞の2〜5％であり、William、Matsuiらの報告によると、CD138陰性でCD19、CD20陽性分画にあるといわれている（Blood 103：2332, 2004）。培養系ではリツキシマブと補体により強い増殖抑制がかかり、臨床例でも骨髄ストローマ細胞との接着を断ち切ることができ、かつ適切な併用療法で骨髄腫腫瘍幹細胞撲滅の十分な効果が期待されるが、症例が集まらずこの1例のみで治験中止となってしまった。今後の検討課題と思われる。

「夢と努力」にあふれるミエローマ・ワールド。骨髄腫の治癒実現に結集しよう

2007年の第11回IMW（International Myeloma Workshop）はギリシャのコス島（ヒポクラテスの生まれた島）で開催された。

世界のミエローマ・ワールドでのビッグ3はMayo Clinicの帝王R.A. Kyleを頂点に、Dana Farber Cancer Instituteの東海岸インテリK.C. Anderson、そしてArkansas大学の大西部男B. Barlogieである。ヨーロッパではフランスのちょっと斜に構えたM. AttalやT. Faccon、イタリアではとにかくかっこいいA. Palumbo、スペインではSalamancaのヨーロッパの知性J.F. San MiguelやBarcelonaのおじさん風J. Bladeなどが中心である。

近年、アメリカではインド系の研究者が台頭してきており、Mayo ClinicのS.V. Rajkumarや、S. Kumar、St. Vincents Comprehensive Cancer CenterのS. Jagannathなどが注目されている。そのためもあってか、2009年度の第12回IMWはインドのニューデリーで開催される予定である。

日本人研究者ではDana Farber Cancer InstituteのK.C. Andersonの下で画期的な研究をしているT. Hideshimaや、国内で山口大学の河野道生先生、徳島大学の安倍正博先生、名古屋市立大学の飯田真介先生、群馬大学の村上博和先生などが、私よりも若く、これからの日本の骨髄腫研究のリーダーとなるであろう。10年以内に、日本でもIMWを開催できるくらいの実力をつけてもらいたい。さらに若い世代では、慶応大学の服部豊先生、東京大学の浅井隆司先生、当院の中川靖章先生などにも期待している。

骨髄腫という不治の病を治癒に導くためには、下記の事項を検討する必要がある。

(1) 増殖分画である骨髄腫幹細胞の研究が不可欠である。
(2) 骨髄腫細胞とストローマ細胞の接着を解除する方法を検討する（基礎研究とその臨床応用は、臨床医学の両輪である）。
(3) multiple myelomaとして一括するのではなく、many myelomaとして細分化し、個々の症例ごとの最適な治療戦略を検討する。
(4) Dana FarberのAnderson先生が述べているように、小児ALLの治療が成功したのは既存の抗がん剤のコンビネーションであった。骨髄腫でもコンビネーションが重要で、HDAC阻害剤などの新規薬剤も加えて十分に臨床的に検討する。
(5) 当院の患者さんにはよく話すのだが、造血器腫瘍の治療は源平の合戦のように、初期の鵯越の逆落とし的寛解導入療法、屋島の合戦のような地固め療法、そして壇ノ浦の海戦のような幹細胞移植療法などをきちんと計画し、さらに残った落人的腫瘍細胞をγδT細胞やWT-1ワクチンなどの免疫療法や新たな戦略（忍者や隠密的）で完全に除去する必要がある。

現在、前述の通り若手医師の共同作業で「going for the cure」の戦略を、骨髄腫患者の会の支援も受けて検討を始めた。近い将来、少なくとも私が生きているうちに、「治った骨髄腫患者が出ました」と聞きたい。そのための「夢と努力」を結集しよう。

（2008年3月14日刊行）

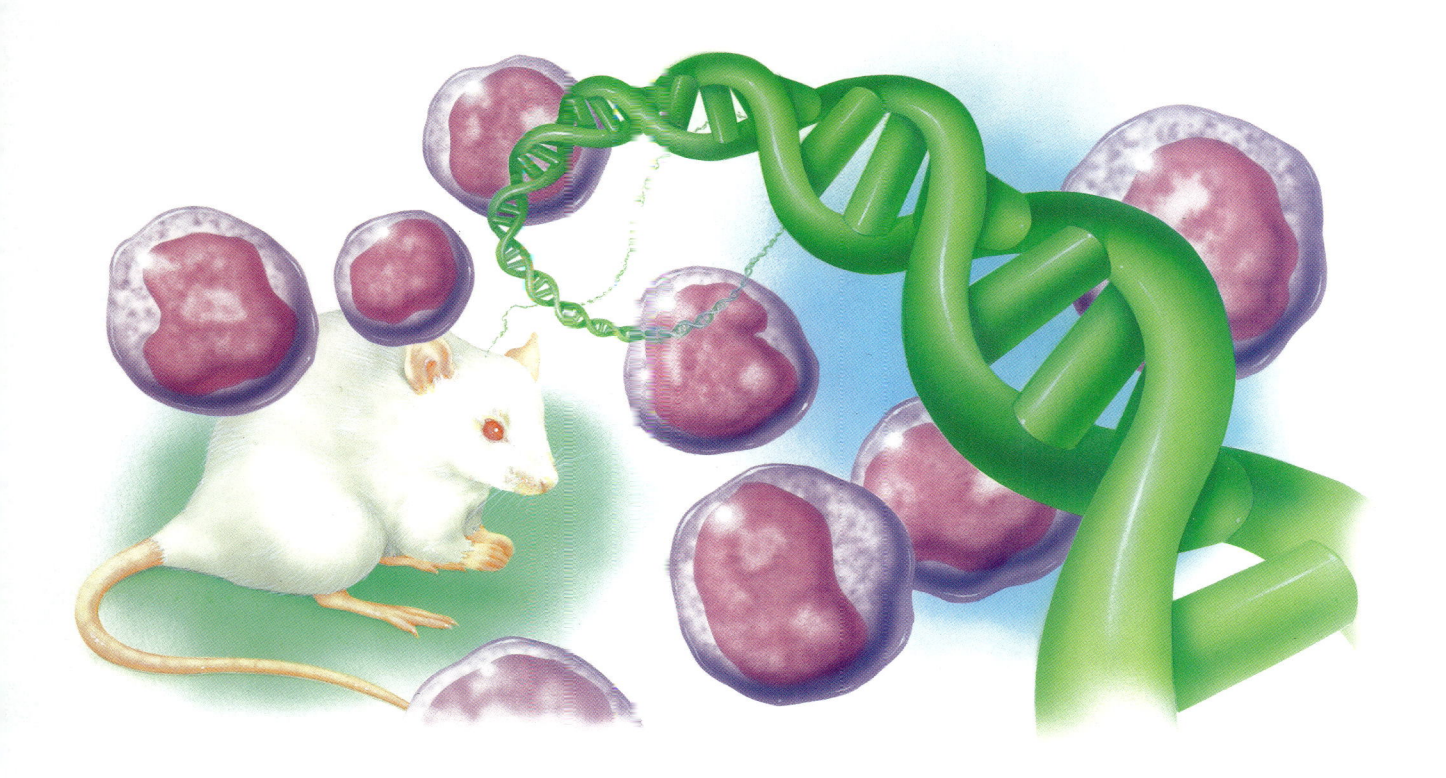

profile

東條 有伸
[プロフィール]

昭和30年8月17日生まれ、千葉県出身
昭和49年 3月　私立開成高等学校卒業
昭和56年 3月　東京医科歯科大学医学部医学科卒業
昭和56年 6月　東京医科歯科大学医学部附属病院（研修医）
昭和57年 7月　横浜赤十字病院内科
昭和58年 7月　東京医科歯科大学医学部附属病院第一内科
昭和62年10月　日本学術振興会 がん特別研究員
昭和63年 3月　東京大学医学系大学院第1臨床医学専攻博士課程修了
昭和63年10月　東京大学医科学研究所附属病院 内科診療科助手
平成 3年 8月　東京大学医科学研究所 病態薬理学研究部助手
平成 7年 3月　東京大学医科学研究所附属病院 内科診療科講師
　　　　　　　（病棟医長）
平成14年 4月　東京大学医科学研究所 先端医療研究センター
　　　　　　　分子療法分野助教授
平成16年 4月　東京大学医科学研究所附属病院 血液腫瘍内科長
平成17年 2月　東京大学医科学研究所 先端医療研究センター
　　　　　　　分子療法分野教授
　　　　　　　東京大学医科学研究所附属病院 セルプロセッシング・
　　　　　　　輸血部長
平成19年 6月　東京大学医科学研究所附属病院 副病院長

【所属学会】
日本内科学会
日本血液学会（代議員）
日本臨床血液学会（評議員）
日本造血細胞移植学会
日本輸血・細胞治療学会
日本癌学会
日本分子生物学会
American Society of Hematology
American Society of Gene Therapy
American Society of Clinical Oncology

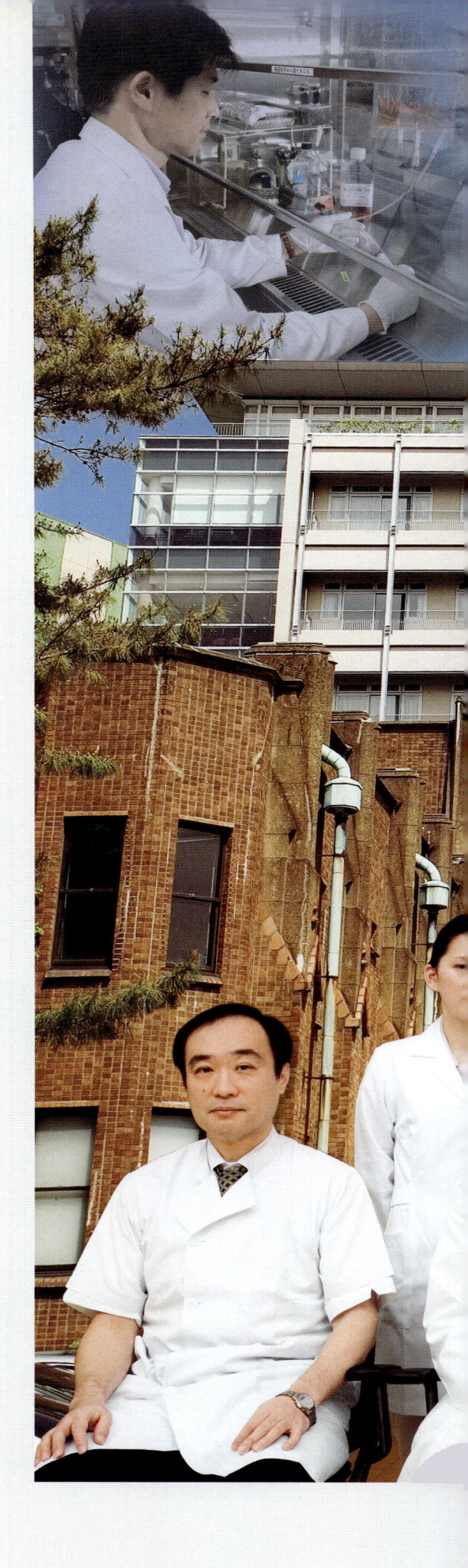

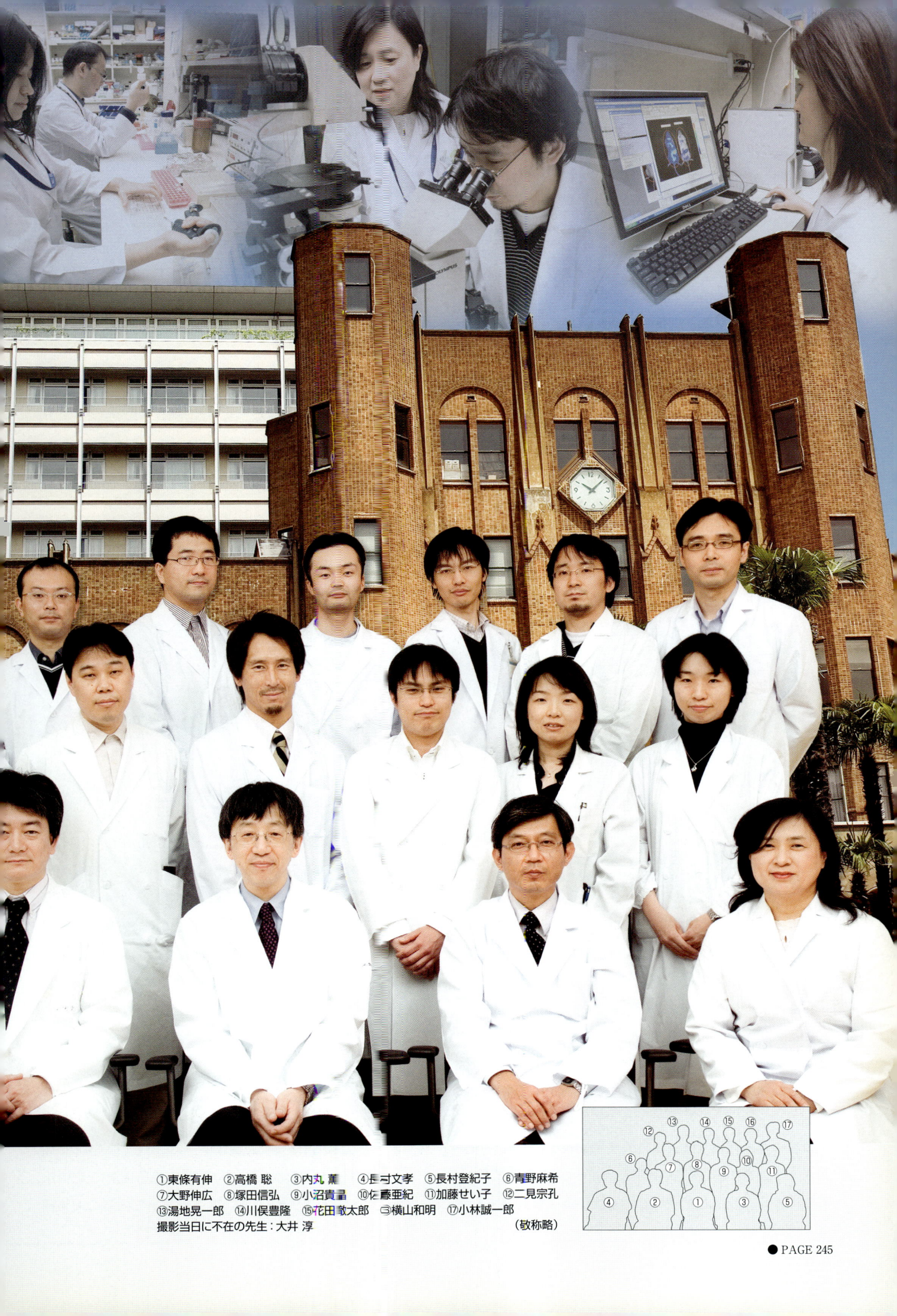

①東條有伸　②高橋 聡　③内丸 薫　④長寸文孝　⑤長村登紀子　⑥青野麻希
⑦大野伸広　⑧塚田信弘　⑨小沼貴晶　⑩佐藤亜紀　⑪加藤せい子　⑫二見宗孔
⑬湯地晃一郎　⑭川俣豊隆　⑮花田敏太郎　⊖横山和明　⑰小林誠一郎
撮影当日に不在の先生：大井 淳　　　　　　　　　　　　　　　　（敬称略）

私と血液学の仲間たち

チャレンジ精神を持って
難治性血液疾患と闘う

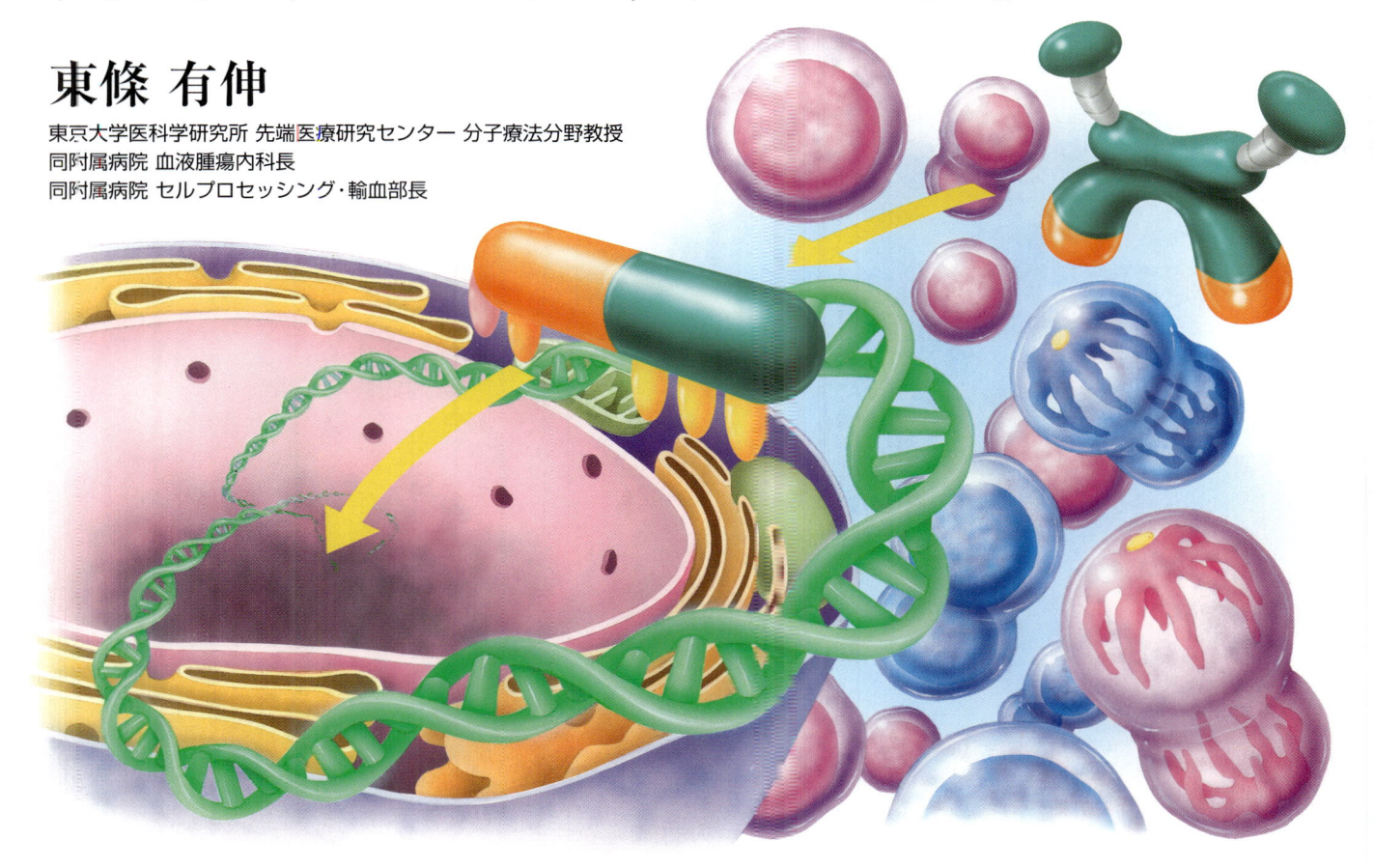

東條 有伸
東京大学医科学研究所 先端医療研究センター 分子療法分野教授
同附属病院 血液腫瘍内科長
同附属病院 セルプロセッシング・輸血部長

難治性血液疾患を前に、無力感に襲われた時代。新たな治療法と研究を目指す

　学部2〜3年生のころ、将来の進路について、基礎系へ進むなら脳科学、臨床系へ進むなら腫瘍内科学に携わりたいと考えていた。なぜ神経内科でなかったのかは、自分でもわからない。

　当時のがん治療はあくまで外科手術であり、内科で行うがん診療は診断中心であった。唯一、血液疾患だけは腫瘍性・非腫瘍性を問わず診断から治療まで内科的に完結する領域であり、臨床を選択した卒業時には血液内科を専攻しようと決めていた。

　母校の第一内科で血液以外の疾患領域を1年間ローテートした後、派遣された関連病院で受け持った2名の患者さんが印象に残っている。20歳代の重症再生不良性貧血（SAA）と40歳代の慢性骨髄性白血病急性転化（CML-BC）の症例であった。移植もATG、シクロスポリン、グリベック®もない時代に、なすすべなく無力感に襲われた当時の記憶がよみがえるが、同時にこの経験が難治性血液疾患の病態を解明して、新たな治療につなげたいという研究の動機づけになった。ちょうど、分子生物学が疾患研究に導入され始め、ヒトがんを対象としたがん遺伝子や細胞内シグナル伝達の研究が活発になってきた時期である。

大学院生として東京大学第三内科へ。アカデミックな環境で、多くの学びと成果を得る

　2年間の臨床研修後に血液グループに加えていただいたが十分な研究体制がなかったため、難治疾患研究所に出入りしている間にいろいろ考えた末、東京大学第三内科の血液研

● PAGE 246

究室で研究させていただこうと思い立った。

当時は高久史麿先生が自治医科大学から東大へ移られて間もないころで、私は高久教授の最初の大学院生であった。血液研究室（通称6研）は浦部晶夫先生がチーフをされており、糖尿病研究室（1研）の春日雅人先生から研究指導を仰ぐように指示された。留学先のNIHで、インスリンレセプターがチロシンキナーゼであるという輝かしい業績を上げて帰国された春日先生の下では、門脇孝先生はじめ多くの先生方によりチロシンキナーゼの研究が展開されており、非常に刺激的な研究環境を形成していた。

予想外の研究テーマに当初とまどったものの、白血病細胞を用いてインスリンやインスリン様成長因子のレセプターに関する研究に従事した。血液学研究に導入されていなかったラジオレセプターアッセイやキナーゼアッセイを学べたことが、その後まもなくエリスロポエチン（Epo）やインターロイキン3（IL-3）などの遺伝子組換え造血因子が入手できるようになると、ごく自然にそれらのレセプター研究を開始することにつながった。

造血因子のレセプターや関連するチロシンキナーゼの研究にいち早く着手し、国内外をリードする成果を上げることができたのは、ひとえに高久先生や浦部先生の先見性と、最新の実験手技や知見を共有できた第三内科のアカデミックな環境のおかげである。また、自分の研究分野以外の知見にも関心を持つことによって、新たな発想が喚起されることを学んだ。

IL-3による蛋白質チロシンリン酸化という画期的発見に、共同研究により参画

私が大学院に入った当初、6研所属の先生方は皆一国一城の主として、別々のテーマで研究されていた。留学や異動で人が入れ替わり、分子生物学中心の8研や免疫学中心の12研が新たな血液研究室として立ち上がったこともあって、大学院3年目のころの6研では、Epoや顆粒球コロニー刺激因子（G-CSF）など造血因子の研究が主流になっていた。この研究の流れを形成するのに、少しは貢献できたと思う。

また、IL-3のシグナル伝達については東京都臨床医学研究

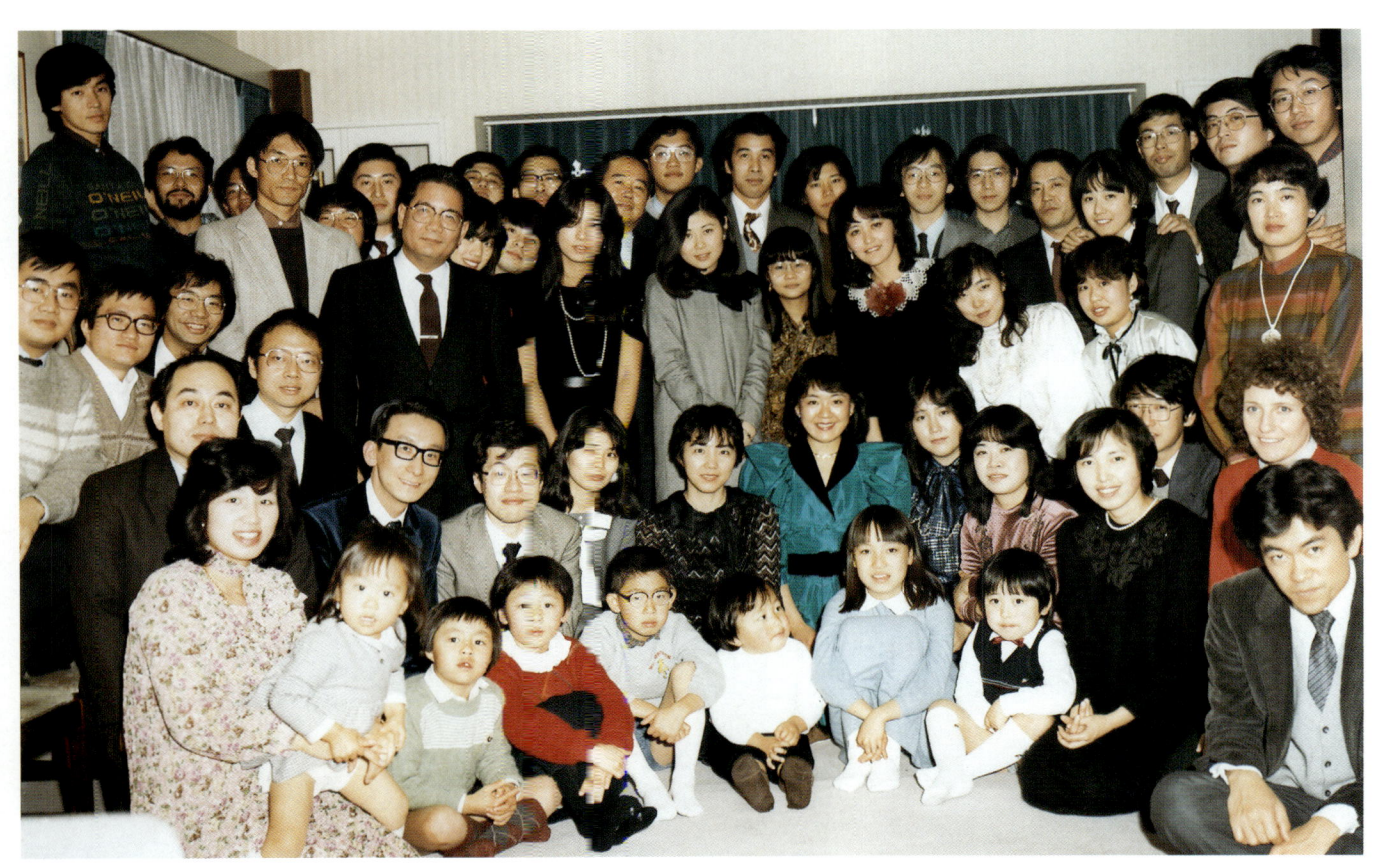

東京大学第三内科 第6研究室 クリスマス祭（1984年）

私と血液学の仲間たち

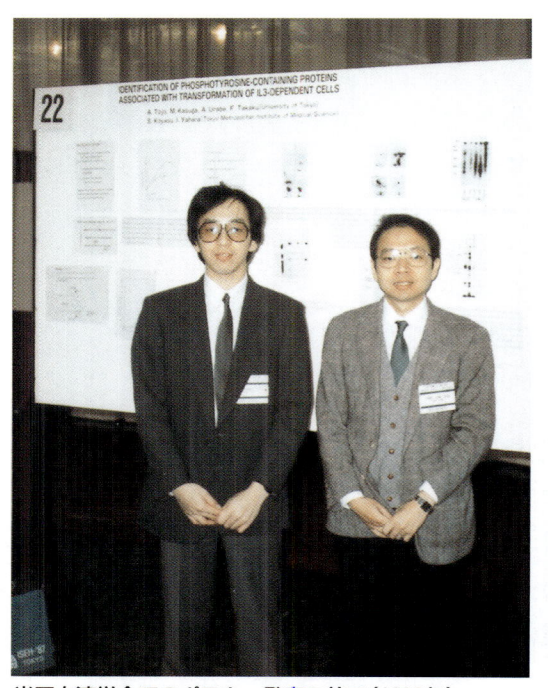

米国血液学会でのポスター発表の前で（1988年）
大学院同期の曹朝栄先生とともに。

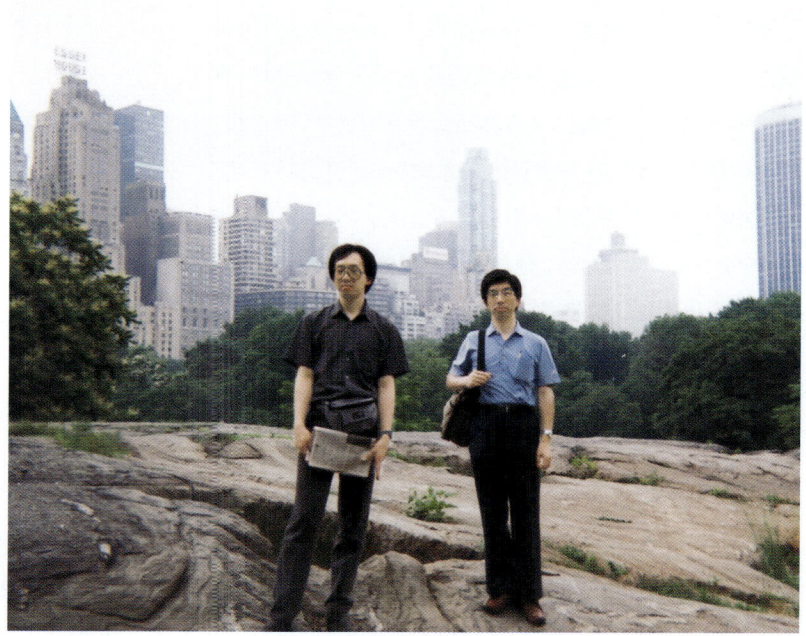

Oncogene Meetingに参加した際、ニューヨークのセントラルパークにて
渋谷正史先生とともに。

所（当時）の小安重夫博士やDNAX研究所（当時）の宮島篤博士らと共同研究を行い、IL-3による蛋白質チロシンリン酸化の誘導という画期的な発見をすることができた。この時期の研究生活を北村俊雄、千葉滋、日野雅之、臼杵憲祐などの諸先生方や、企業から派遣された優秀な研究者の方々と楽しく過ごせたことが、何よりの思い出となって心に刻まれている。

大学院4年次には学位取得の目途も立ち、運よく日本学術振興会のがん特別研究員に採用が決まったので、10月から東京大学医科学研究所（医科研）の渋谷正史先生の下で分子生物学の手ほどきを受けるようになった。ちょうど渋谷先生がFLT-1をクローニングされたころで、その研究のお手伝いをさせていただいた。組織分布の特異性から、FLT-1は血管内皮細胞特異的に発現しているのではないかと推測していたが、まだ血管内皮増殖因子（VEGF）が発見されていない当時、リガンドを同定するに至らなかった。後年、FLT-1がVEGFレセプターであるという論文が「Science」に掲載された時には、実に複雑な思いで論文を読んだ。

大学院修了半年後に医科研の病院助手になったので、正式に細胞遺伝に所属していたのは短期間であったが、その後も数年間細胞遺伝で実験に携わり、また諸々の教室行事に参加させていただいた。

医科研病院血液内科へ。諸先生が集う教室は、治療困難な病気と闘う精神に満ちていた

1988年10月に、高久先生が診療科長（教授）を兼任されていた医科研病院血液内科の助手に赴任した後も細胞遺伝と

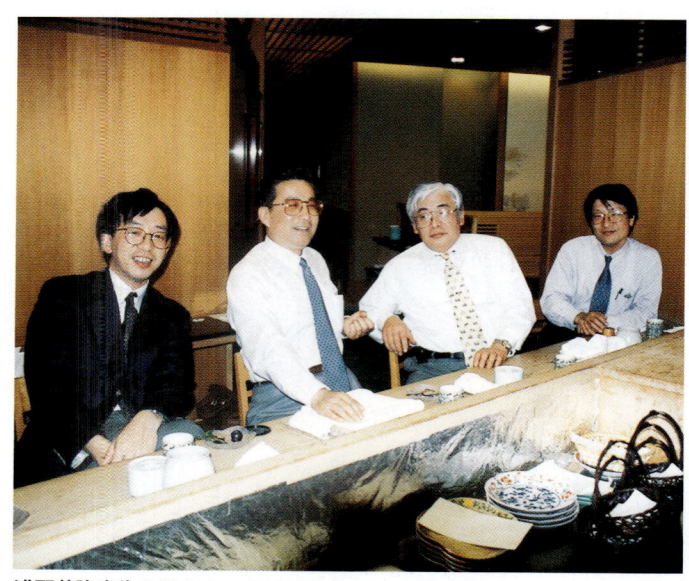

浅野茂隆先生を囲んで　筆者（左端）、1人おいて浅野茂隆先生、谷憲三朗先生。

の共同研究を続け、白血病細胞のオートクリン増殖モデルの解析やフレンド脾限局巣誘発ウイルス（SFFV）の欠損env蛋白質gp55の構造と機能の解析を行った。

また、SFFV誘発マウス赤白血病細胞でSFFVゲノムの挿入によりEpoレセプターの過剰発現が生じていることを、やはり第三内科から医科研に移された日野先生とともに見出し、第三内科以来の研究を分子生物学的手法で発展させることができた。

当時の血液内科、ならびに表裏一体の関係をなす臨床系研究分野である病態薬理研究部の指揮をとっていたのは、助教授の浅野茂隆先生であった。長く日本血液学会の要職を兼務された浅野先生のことを知らない血液内科医はいないだろうが、当時はまだ現在の私より若く極めてエネルギッシュで、毎日遅くまで残って臨床も研究も手を抜かない姿勢に圧倒された。浅野先生は常に長期的視野で物事を考え、先を見通す目は鋭い。半信半疑で聞いていた先生の考えが、何年か後に実に的確で

あったと実感することをたびたび経験した。不肖の弟子としては少しでも近づきたいと思っているが、とてもかないそうにない。

赴任当時は臨床試験中であったG-CSF（lenograstim）の認可を間近に控え、また20床の無菌病室がオープンして同種骨髄移植件数も飛躍的に増えていたころで、幸道秀樹、小澤敬也、谷憲三朗、白藤尚毅などの諸先生が集う教室は活気に満ちていた。何より医科研病院では、治癒困難な病気に対して積極的に闘おうという精神が患者さん側にも医療者側にも感じられた。

浅野先生が教授昇任後、慶應義塾大学から岡本真一郎先生、第三内科から小林幸夫先生が着任され、数年の間にスタッフの入れ替わりを経ながら、私も医局長として教室運営に携わった。

一貫して、白血病の病態解析と新たな治療戦略のための応用研究に取り組む

1991年8月に病態薬理研究部助手に配置換えとなったが、

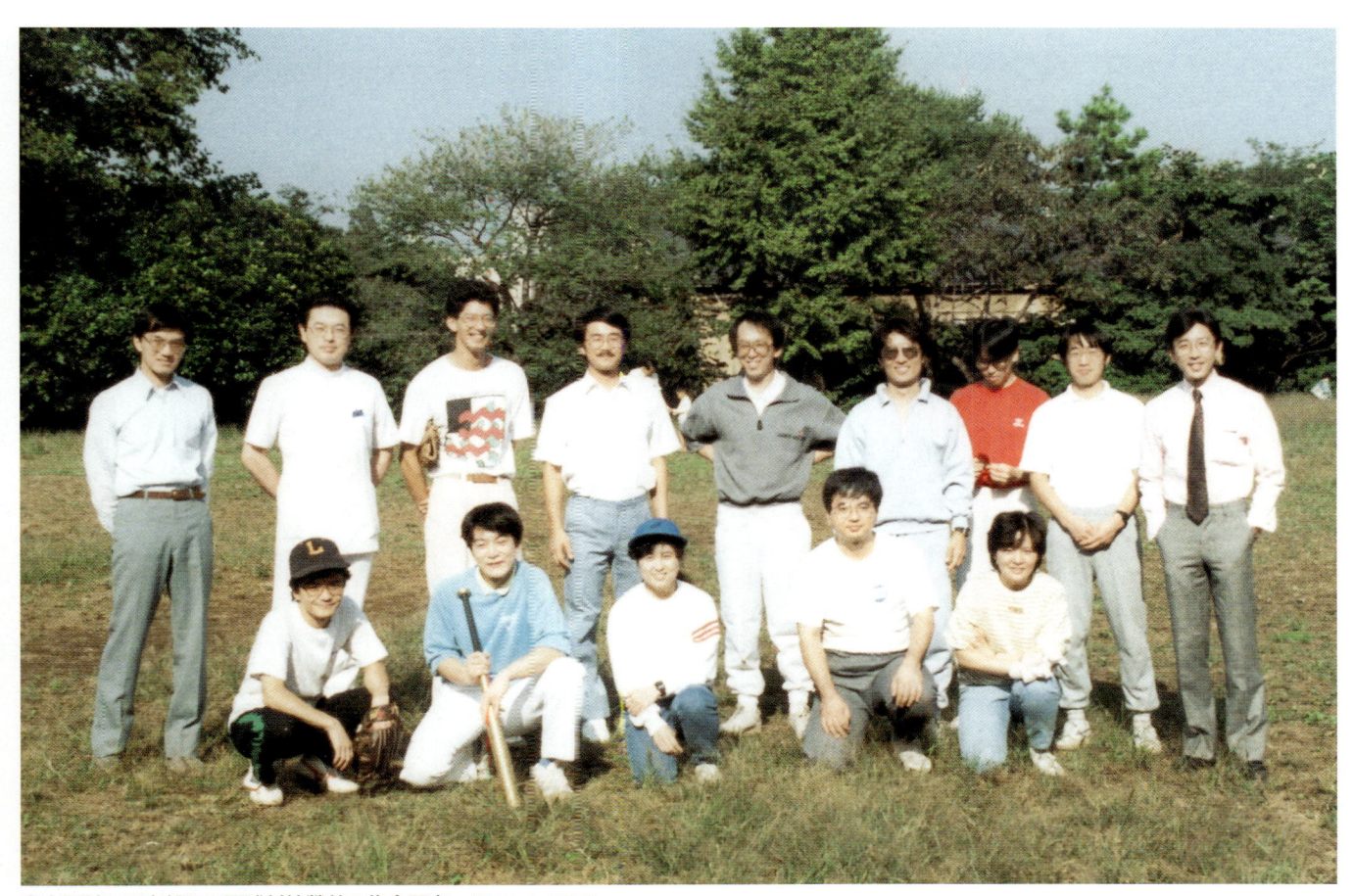

東大医科研研究部間の野球対抗戦前の集合写真　後列中央が筆者。

私と血液学の仲間たち

その前後から研究テーマにも臨床的要素が強くなり、その後、一貫して白血病の病態解析と新たな白血病治療戦略のための応用研究を行っている。

まず取り組んだのは、当時最新治療であったインターフェロンα（IFN）を中心とするCMLの基礎および臨床研究であった。今では普通の臨床検査であるBCR-ABLのPCR解析も当時論文発表されたばかりで、長村（井上）登紀子先生と二人三脚で試行錯誤しながらRT-PCRの系を立ち上げた。限られた症例でPhクローン優位に抑制するIFNの作用基盤を明らかにすることは病態の解明につながる興味深いテーマであったが、その作用はあまりに多岐にわたるため、的を絞り切れず十分な成果を上げられなかった。しかしながら、研修医時代に血液学研究を志す契機となった疾患にかかわれたことは幸運であり、Ph陽性白血病は現在に至るまで私にとって特別な研究対象となっている。

このほか、大島康雄先生と一緒にトキシン結合サイトカイン（G-CSFトキシン）の開発にも取り組んだ。難治性骨髄性白血病に対する将来の治療戦略として実用的価値を有する研究と評価されて、癌学会や臨床血液学会、国際シンポジウムなどで発表の機会を与えられたが、残念ながら臨床応用には届かなかった。トキシン製剤には認可されたものや治験中のものがあり、いつの日か捲土重来を期したいと思っている。

1995年3月に内科講師兼病棟医長として臨床面での責任

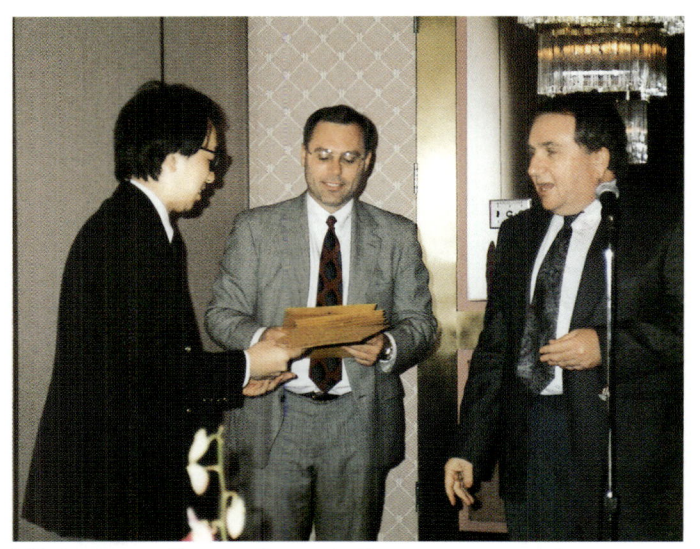

MD Anderson Cancer Centerにて　Moshe Talpaz先生とともに。

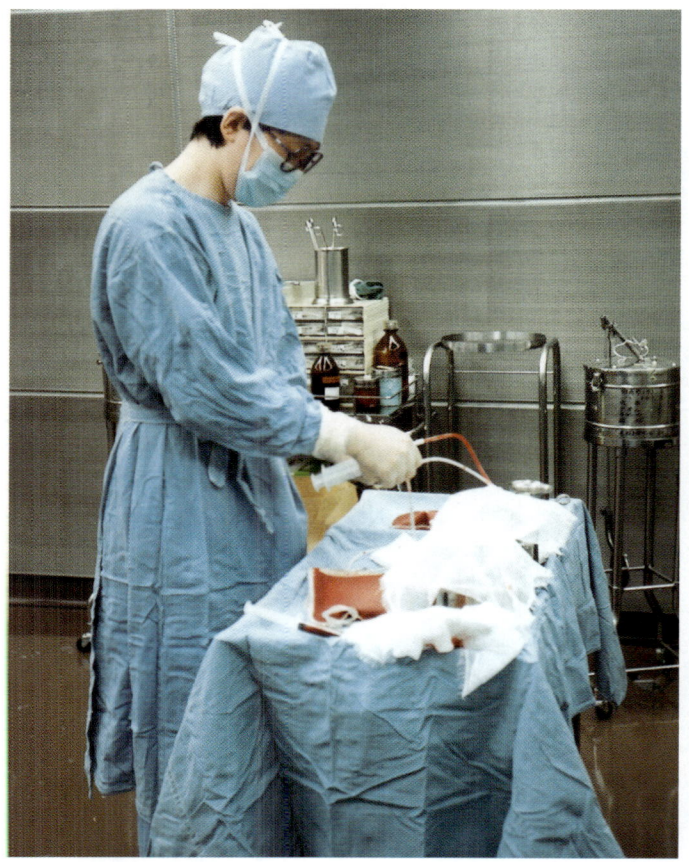

採取した骨髄液を処理しているところ　東大医科研病院手術室にて。

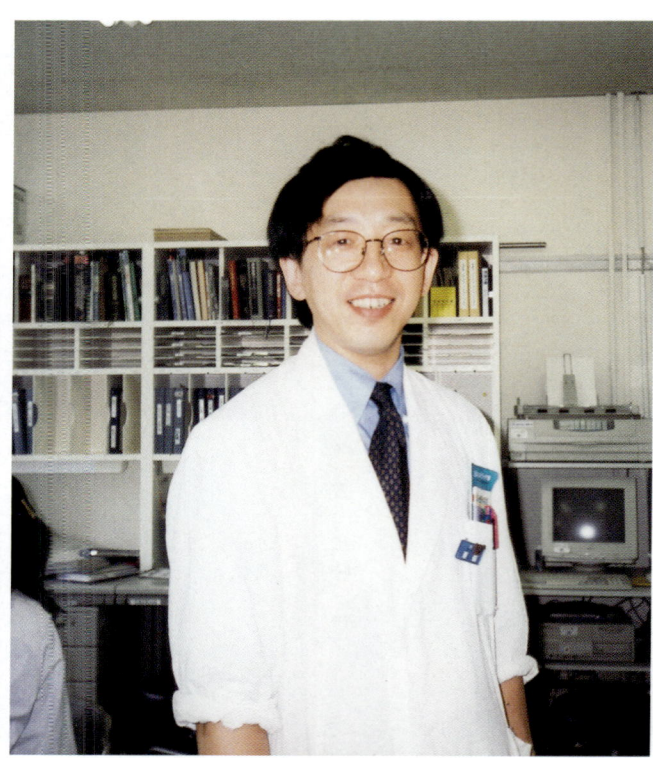

病棟医長当時の旧東大医科研病院内科病棟にて

を負う中心的立場になり、日常の患者診療や治験の管理遂行ならびに研修医、大学院生の指導や看護師教育にもかかわるなど、血液内科の運営上重責を担うことになり、ベンチワークからは離れざるをえなくなった。

1998年に医科研病院で始まった腎癌を対象とする国内最初のがん遺伝子治療には、担当スタッフとして参加して先端医療の一翼を担った。1999年に起こった東海村臨界被曝事故の際には、医療チームの一員として被曝医療の経験を積むことができた。また、私自身は移植医ではないが、これまでに200回を超えるドナー骨髄採取を担当しており、回診や外来について多数の移植患者さんをみているため、門前の小僧のような経験をさせてもらっている。いずれも医科研にいたからこその貴重な経験である。

ベンチからベッドサイドへ──
患者とともにチャレンジ精神を持って闘う

2000年に病態薬理研究部は先端医療研究センター 分子療法分野へと改組され、他の部門やセンターと協力して基礎と臨床の橋渡しとなる目的志向型の研究を遂行することになった。「ベンチからベッドサイドへ」の理念の下に低分子化合物やモノクローナル抗体、核酸医薬、遺伝子を利用した標的治療や、新たな細胞療法の開発を目指した研究に取り組んでいる。

一方、病床数が少なく全国唯一の付置研究所附属病院である医科研病院は、プロジェクト診療と開発医療に活路を見出すことが宿命づけられている。

2004年に病院は新棟に移り、この間血液疾患の診療もいろいろな局面において変化した。分子標的療法（グリベック®）や細胞標的療法（リツキサン®）などの先端的治療が他の分野に先駆けて導入され、治療成績の向上に寄与している。

当院の移植医療における幹細胞ソースも血縁者骨髄→非血縁者骨髄・血縁者末梢血幹細胞→臍帯血と変遷を遂げ、現在は成人造血器腫瘍に対する臍帯血移植に重点を置いているが、高橋聡准教授が統括する移植チームは最高水準の治療成績を上げている。しかしながら、私たちが受け入れる患者さんの多くは、その時々で最も難治と考えられる症例であることに変わりはない。

私たちも患者さんとともに、常にチャレンジ精神を持って闘わねばと思っている。

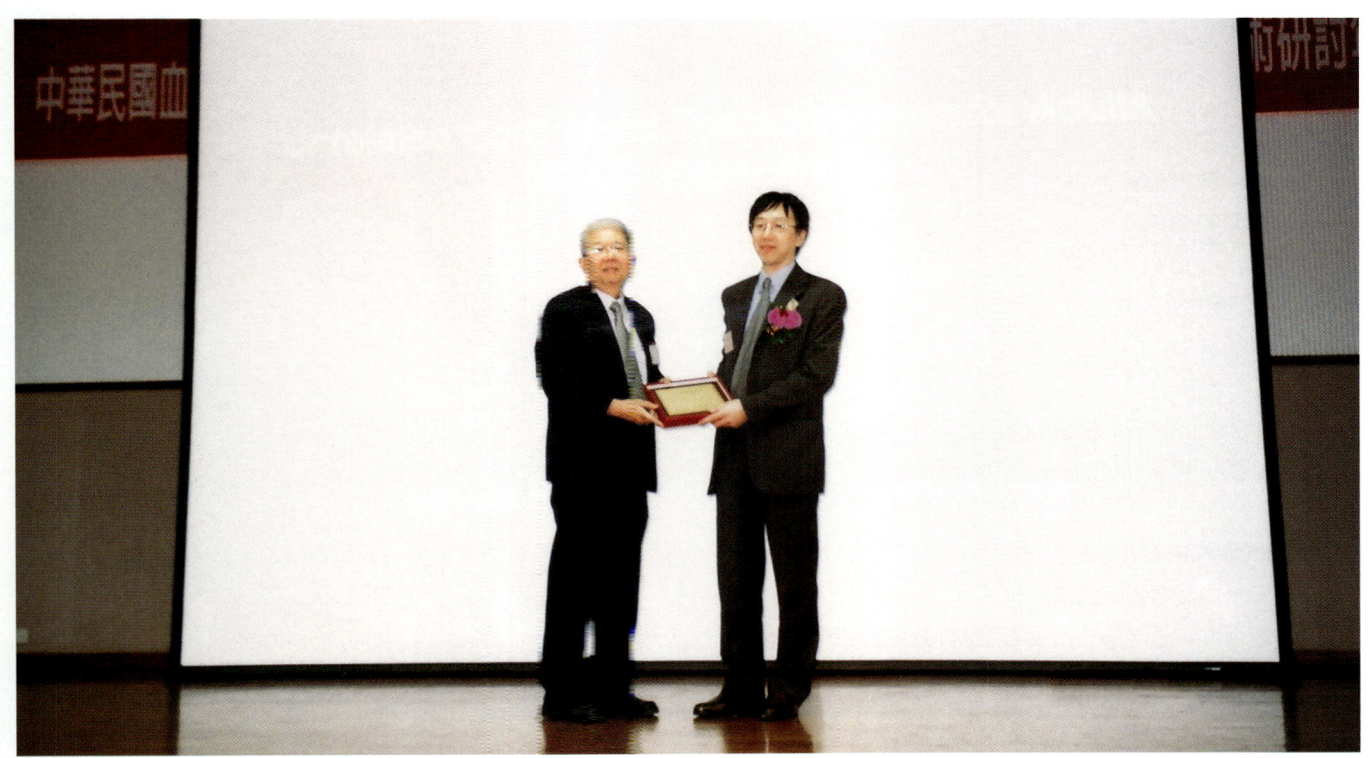

中華民国血液学会総会にて　特別講演後、座長のPo Min Chen教授とともに。

（2008年5月30日刊行）

profile

小松則夫
[プロフィール]

1955年10月13日生まれ、茨城県出身
1981年 3月　新潟大学医学部卒業
1981年 6月　自治医科大学内科研修医
1983年 6月　自治医科大学血液科入局
1986年 4月　自治医科大学血液科病院助手
1989年 1月　理化学研究所国際フロンティア
　　　　　　（クロモソームチーム）研究員
1990年 3月　ニューヨーク血液センター
　　　　　　（Dr. John W. Adamson博士）留学
1991年10月　自治医科大学血液科復職
1992年10月　自治医科大学血液科講師
2000年 4月　自治医科大学内科学講座血液学部門(旧血液科)助教授
2004年10月　山梨大学医学部附属病院血液内科教授
2008年 4月　山梨大学医学部血液・腫瘍内科教授（現在に至る）

【所属学会】
日本内科学会
日本血液学会
日本臨床血液学会
日本造血細胞移植学会
日本臨床腫瘍学会
日本癌学会
国際実験血液学会
米国血液学会
日本分子生物学会
American Society for Biochemistry and Molecular Biology
American Society of Clinical Oncology

【受賞】
1996年　日本血液学会奨励賞
1999年　新潟大学医学部学士会第3回有壬記念学術奨励賞
2002年　日本白血病研究基金一般研究賞受賞

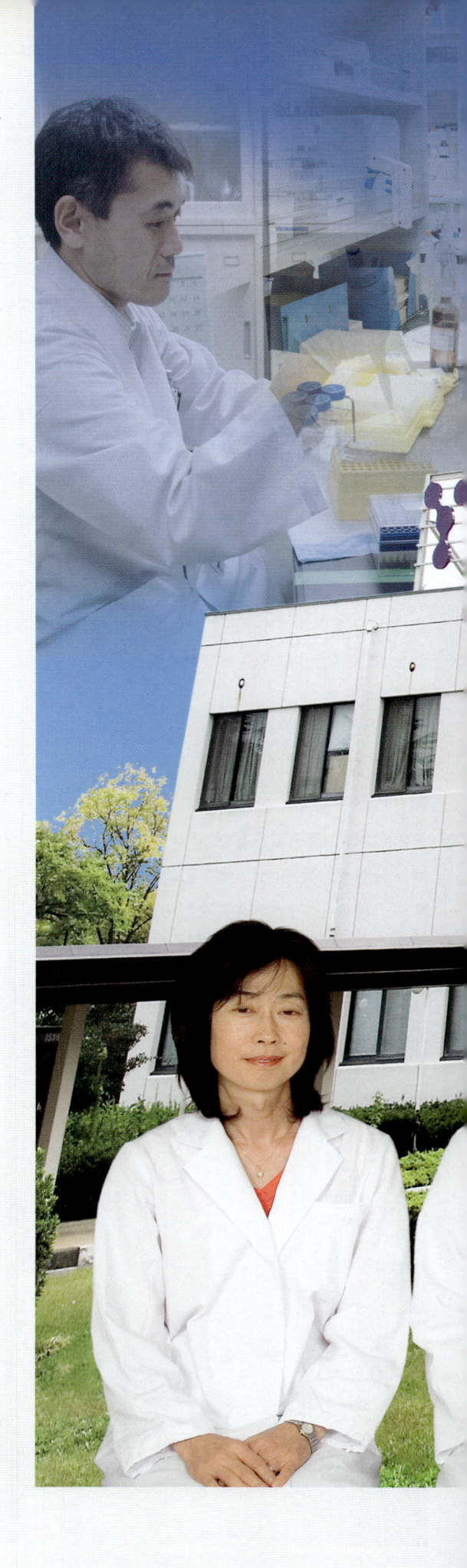

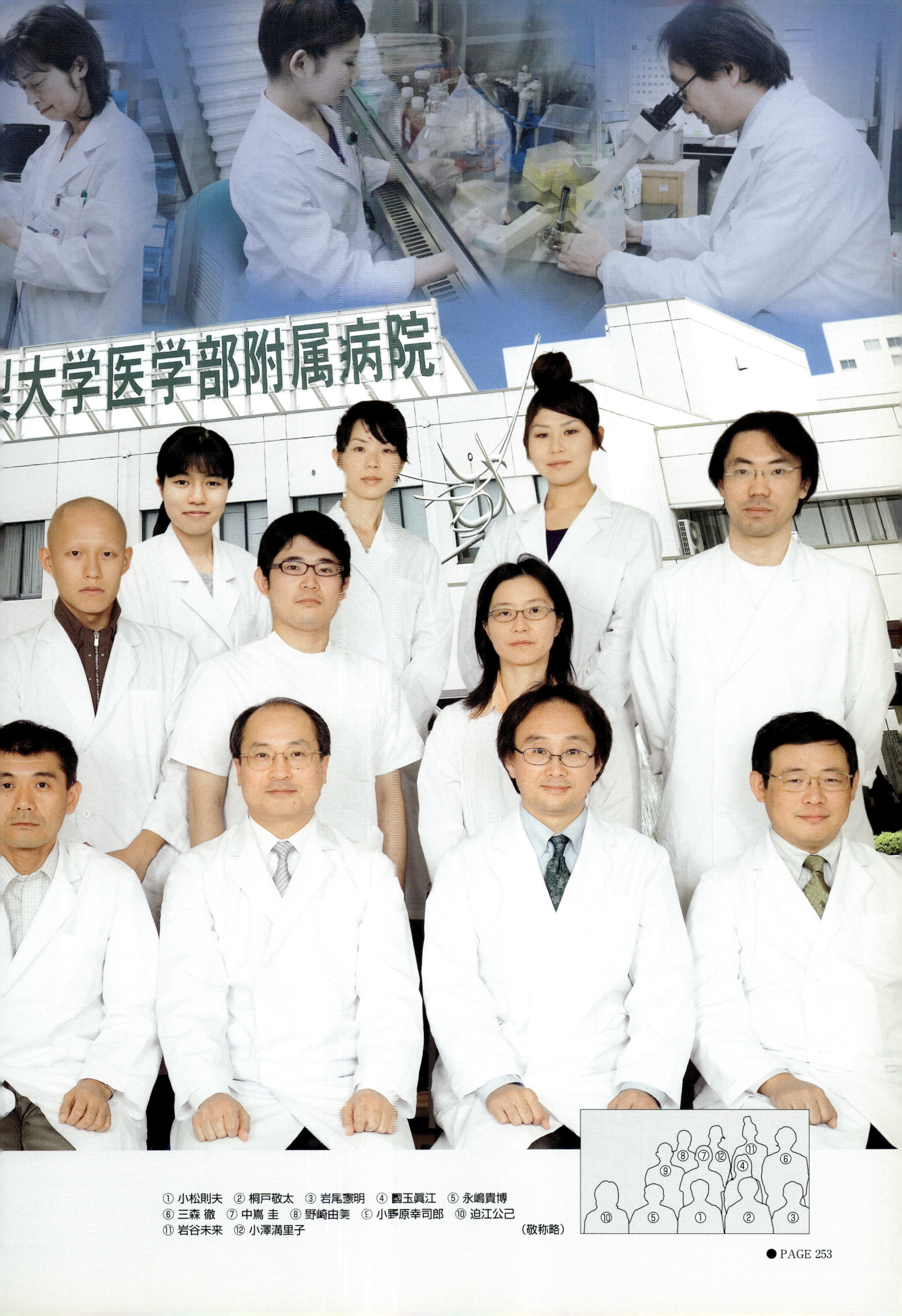

① 小松則夫　② 桐戸敬太　③ 岩尾憲明　④ 國玉眞江　⑤ 永嶋貴博
⑥ 三森 徹　⑦ 中嶌 圭　⑧ 野崎由美　⑨ 小野原幸司郎　⑩ 迫江公己
⑪ 岩谷未来　⑫ 小澤満里子　　　　　　　　　　　　　（敬称略）

私と血液学の仲間たち

一期一会の縁に恵まれ、
血液学とともに前進した日々

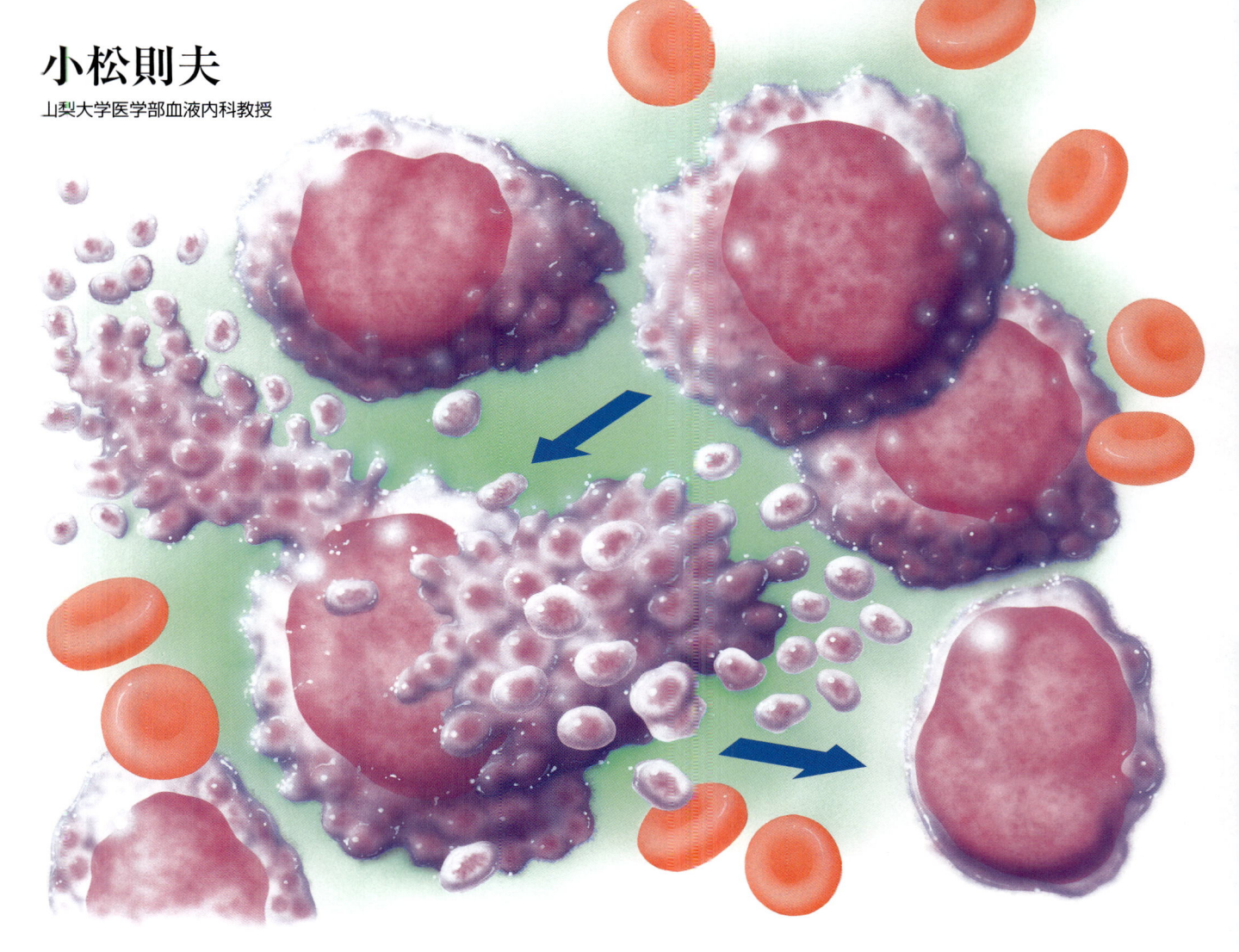

小松則夫
山梨大学医学部血液内科教授

高久史麿先生の血液科に配属。
小澤先生、平井先生、三浦先生との出会い

　私は大学を卒業すると同時に、自治医科大学（以下自治医大）内科ジュニアレジデントとして医師のスタートを切った。自治医大はその当時としては珍しく8つある内科を3か月ごとにローテーションして、2年間の内科研修を終了するシステムであった。
　将来は漠然と生化学的な仕事をしたいと思っていたので、面接試験では入局希望を内分泌・代謝科と答えたが、最初に配属されたのは高久史麿先生（現自治医大学長）が教授を務める血液科であった。学生の時に血液学に特に興味を抱いていたわけではなかったが、教科書や雑誌で知る先生方を目の前にして緊張と興奮を覚えた。
　オーベン（指導医）は小澤敬也先生（当時は造血発生部門助手、現自治医大血液科教授）で、故平井久丸先生（元東京大学血液腫瘍内科教授）から患者さんの申し送りを受けた。当時は抗がん剤を末梢血管から投与していたため、血管がすぐに潰れてしまい、針が刺せる血管を探すのが一苦労で、午前中は採血や点滴にほとんどの時間を費やした。1人の患者さんに30分くらいはかかっていたと思う。針が刺せずに「もうだめだ」とド

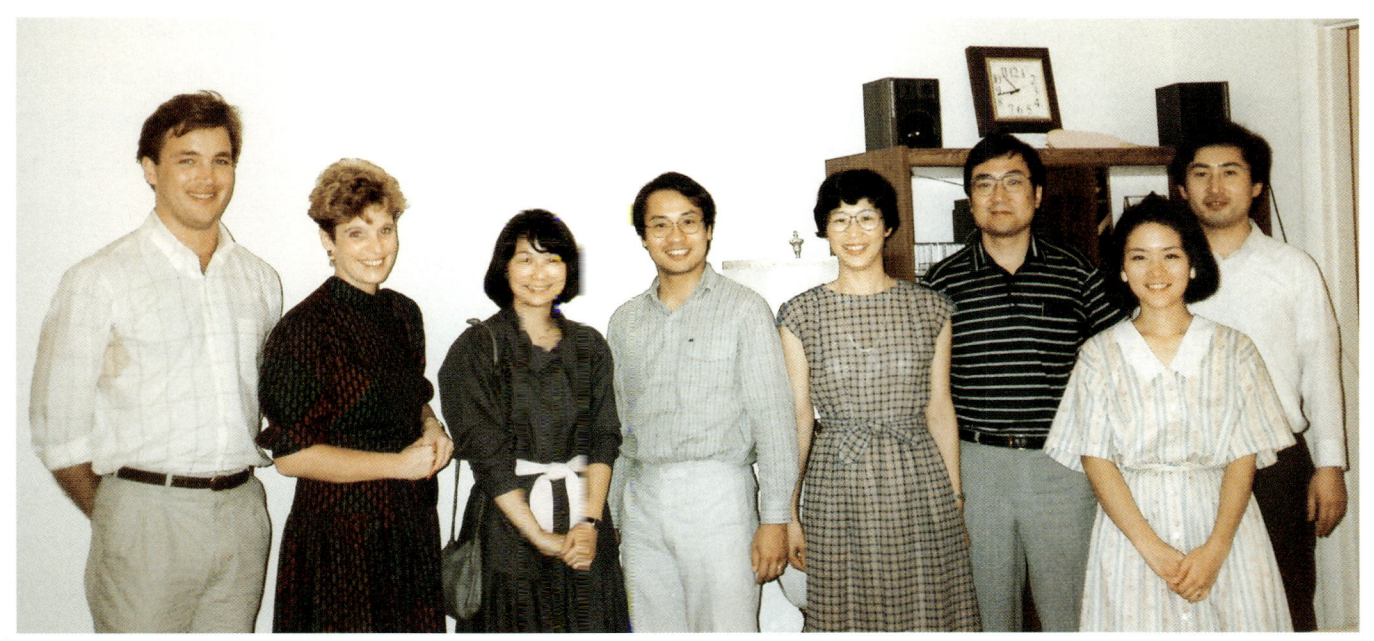

NIHに留学中の小澤敬也先生の自宅を訪問　右から小澤先生ご夫妻、須田先生、中央は若かりしころの筆者。1985年にボストンのWoods Holeで開催された巨核球に関するカンファレンスでの発表を無事に終え、ほっとした様子がうかがえる。

アのほうをみると、小澤先生がいつもドア越しに立っていてくれた。だめだしのサインを送ると、すぐに採血や点滴の針を代わりに刺してくれた。

伊藤正子婦長（のちに自治医大看護部長、現地域医療振興協会地域看護研究センター・センター長）はまさに看板婦長であり、患者さんに不利益な検査や治療をするものなら、ひどく叱られた。ある宴会の席で、「血液科の婦長さんは20代にしかみえませんね」（実際にはその時すでに40歳ぐらいだったらしい）と言うと、それを近くで聞かれていた高久先生から「君は女性をみる目がないね」ととんでもないお墨付きをいただいてしまった。

昼休みには小澤先生が所属する造血発生部門の教室を訪ねては、インスタントコーヒーをいただく（もちろんセルフサービス）のがいつの間にか日課になっていた。その当時、造血発生部門の教授をされていたのが、私の恩師の三浦恭定先生（前自治医大血液科教授・社会保険中央総合病院院長）であった。

多くの血液疾患の患者さんと遭遇。「血液内科医になるのが私の運命」と感じる

血液科をローテーションしてあっという間に3か月が過ぎ、次にいよいよ内分泌・代謝科に配属された。なぜか多発性骨髄腫の患者さんが入院しており、主治医になったが、治療後に残念ながら感染症で亡くなられた。神経内科を研修している時には高熱と両下肢麻痺の患者さんを担当することになったが、原因がまったくわからず、1か月以上が過ぎた。春休み（その当時から神経内科には春休みがあった）明けに診察に行くと、左頸部に固い腫瘤を触知した。春休み前にはなかった所見であった。「これはもしかして悪性リンパ腫では」と思い、生検をしてもらったところ、予想どおりの診断であった。両下肢麻痺は腫瘍随伴症候群によるものだった。そのころから「こんなにも多くの血液疾患の患者さんと遭遇するとは、血液内科医になるのが私の運命なのか」と、多少大げさではあるが、そう思うようになった。

さらに、それに拍車をかけたことがある。伊藤婦長から他科の婦長への申し送りがあったらしいのだが、ローテーションするたびに、配属先の婦長から「先生は血液科に入局するそうですね」と言われた。このことも血液科入局への大きなきっかけとなったことは間違いない。いや「蟻地獄の蟻のように血液科に吸い込まれていった」と表現したほうが正しいかもしれない。

その後ほどなく東京大学第3内科に戻られた小澤先生が、たまたま自治医大に来られた時に夕食をごちそうになった。その時に血液科への入局について相談したところ、「血液は研究もしないといけないからね」と決して積極的には入局を勧めなかったが、2年目の研修も終わろうとしている1983年の初めに、血液

私と血液学の仲間たち

科への入局を決心した。

大分県立三重病院へ派遣されて、奮闘。医師としての大きな喜びを知る

ちょうどそのころ、大分県立三重病院への医師派遣の話が、大学の先輩でもある前沢政次先生（当時は血液科講師で、現北海道大学医療システム学教授）からあった。2年間の内科ローテーションもまもなく終了するし、自分の臨床能力を試す絶好のチャンスと考え、私はその話を二つ返事で受諾した。

内科研修の最後の科として消化器内科をローテーションしていたため、オーベンでもあった吉田行雄先生（現自治医大附属さいたま医療センター消化器科教授）がへき地に行っても困ることがないようにと、特別な計らいで内視鏡や超音波検査を教えてくれた。研修医が胃カメラや超音波検査を行うことは当時としては破格の扱いであった。

1983年6月から3か月の予定で大分に派遣された。200床の病床数に、内科医は佐藤隆美先生（現米国財団法人野口医学研究所専務理事）、瀧山嘉久先生（現自治医大神経内科講師）と私を入れてわずか3人であった。

朝は7時30分に病院に行き、通称「佐藤のおばちゃん」（佐藤先生とは無関係）の作ってくれた朝食を食べて外来へ。席を立つのはトイレの時間だけで、途中でお茶を出してもらい頑張った。やれやれ終わったかと思うとカルテの束がごそっと置かれて、それはちょうど椀子そばのように途切れることはなかった。夕方4時ごろまで外来で過ごし、遅い昼食（時間的には夕食に近い）を済ませ、入院患者の検査に付き添い、夜は患者さんが夕食を終えてから婦長と病棟回診をして、薬や検査のオーダーを出す。午後11時から、近くの天ぷら「菊」で麦焼酎「下町のナポレオンいいちこ」か「二階堂」で1日の疲れをとる毎日であった。

着任後2週間がたった。少し病院環境にも慣れてきたころ、60歳くらいの女性が意識障害で入院した。検査部から異常な白血球が増加しているとの報告があり、ぜひ血液専門の私（その当時は入局したばかりで血液のことはまったくわからなかったが、形のうえでは血液科から派遣されているということになっていたので、自治医大血液科の名誉のためにわからないとは言えなかった）にみてほしいとの依頼があった。

その当時、自治医大血液科では成人T細胞性白血病（ATL）をみた経験のある医師はおらず、ATLが多い九州に行けば教室のなかでは最初にATLの患者さんをみる機会に遭遇するかもしれないとひそかに思っていた私は、早速顕微鏡をのぞいてみた。教科書や血液アトラスでみる典型的なクローバー状、脳回転状の核はまさしくATL細胞そのものであった。肝脾腫が著明で、高カルシウム血症を認め、残念ながら1か月後に亡くなった。

剖検は、病院の敷地の中にある掘っ立て小屋のようなところで、豆電球の明かりを頼りに薄暗い中で行われた。草がうっそうと茂った中に建っていた剖検室は、なんとも不気味で恐ろしかった。もちろん病理医は院内には常勤していなかったので、県立中央病院から病理の先生に来てもらい、我々が助手を務めた。直接の死因は全身のサイトメガロウイルス感染症であることが後にわかった。末梢血塗抹標本をたくさん作り自治医大に戻ってから、医局の先輩の先生方にみてもらった。

着任3か月も終わろうとしているころ、患者さんから「先生にはこのままここにいてほしいので署名を集めるよ」との話が持ち上がった。私のような者にもこんなに慕ってくれる患者さんがいることに、多少の戸惑いと医者としての大きな喜びを感じ、あと3か月帰るのを延期したほうがよいかもしれないと思った。そこで三浦恭定教授に相談をしたところ、「あと3か月だけ許可しよう。でも帰ってきたら一生懸命勉学に励むように」と諭された。

在院中に看護師や検査技師を対象に心電図の講義を行ったが、これは大変好評だったようで、私への送別の品として、血液内科学の名著である「Wintrobe's Clinical Hematology」、「Williams Hematology」の教科書をプレゼントしてくれた。表

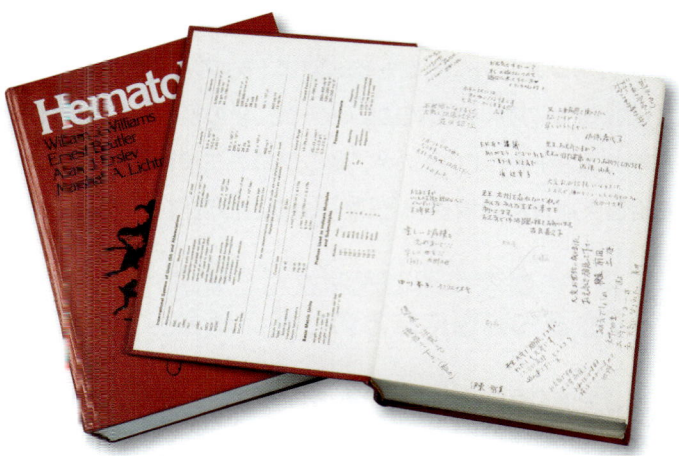

大分県立三重病院のスタッフからいただいた教科書
表紙の裏には私への激励の言葉がびっしりつづられている。

紙の裏側には私へのメッセージがびっしり書かれていた。6か月の派遣を無事に勤め上げ、1983年11月末に病院の玄関前で職員の方々や患者さんに見送られて、大分から自治医大へと戻った。

自治医大に戻り、基礎研究をスタート。「研究とは、こんなにも過酷なものなのか?」

1983年12月から、シニアレジデントとして血液科での後期研修が始まった。同時に、第1研究室（通称1研）に配属された。私の同期はほかに3人いたが、それぞれがすでに基礎研究をスタートし、それなりの成果を出しているとのことであったが、その当時、研究に興味のなかった私には、そんなことはまったく気にならなかった。

当時、1研を指揮していたのが久保田一雄講師（現群馬温泉医学研究所所長）で、私のためにわざわざ輪読会を開いてくれた。がん遺伝子に関するものであったが、基礎知識不足に加えて専門用語の意味がわからず、辞書片手に悪戦苦闘した。

研究テーマは、リンパ球の培養上清中に存在するHL60細胞の増殖促進因子を明らかにするものであった。これは竹田津文俊先生（現自治医大看護学部教授）が「Cancer Research」に発表した仕事を引き継いだものだった。1ウェルあたり800個前後できるコロニーを一気に30ウェル程度カウントするため、かなりの時間がかかり、病棟主治医であった私は病棟が一段落した夕方から研究室にこもって夜遅くまでカウントに没頭した。しかし、カウントするたびに前回カウントした数と異なるため、ひたすらカウントを繰り返すのだが、一定の結果を得ることができなかった。自動カウンターがあればどんなによいだろうと、展示場に行ってはコロニーカウンターを探した。細菌用のものはあったが、細胞コロニー用のカウンターなど当然あるはずもなかった。

「研究とは、こんなにも過酷なものか?」と、そんな毎日が続いた。しかし、失敗しても決してあきらめない"ねばりごし""ど根性""執着心"はこの時期に養われたともいえるだろう。

須田年生先生と出会い、そのエレガントな仕事に興奮と感動を覚える

久保田先生はまもなく、群馬大学草津分院助教授（温泉療法の専門家として、テレビやラジオにしばしば出演されている）になられた。

指導者を失った私は血液の臨床が面白いと思って入局したこともあり、小澤先生の「血液は研究もしないといけないからね」という言葉を思い出し、今後血液科に所属している限り、研究は避けて通れないと思うと憂うつな気持ちになった。前沢先生（前出）にそのことを相談し、臨床中心の地域医療への道も選択肢の1つではないかと思うようになった。そのことを三浦先生にお話しすると、「今度、須田年生先生が留学から帰ってくるから、とにかく須田先生の論文を読んで、将来のことを考えてみてはどうか」との貴重なアドバイスをいただいた。

エレガントな仕事（そのスタイルは今もまったく変わっていないが）に興奮と感動を覚え、須田先生（現慶応大学医学部分子発生学教授）の帰国と同時に、研究のご指導をお願いした。須田先生は「それじゃ、小松君を最初にして最後の弟子にするよ」と言ってくれた（確かに最初の不肖の弟子ではあるが、今やお弟子さんは100人を超え、教授も多く輩出している）。

最初に与えられたテーマはヒト巨核球コロニーを作製することであった。木村秀夫先生（現北福島医療センター）がワシントン大学のJohn W. Adamson教授（のちに紹介）の下へ留学し、発表された論文（J Cell Physiol. 1984 Jan;118(1):87-96.）

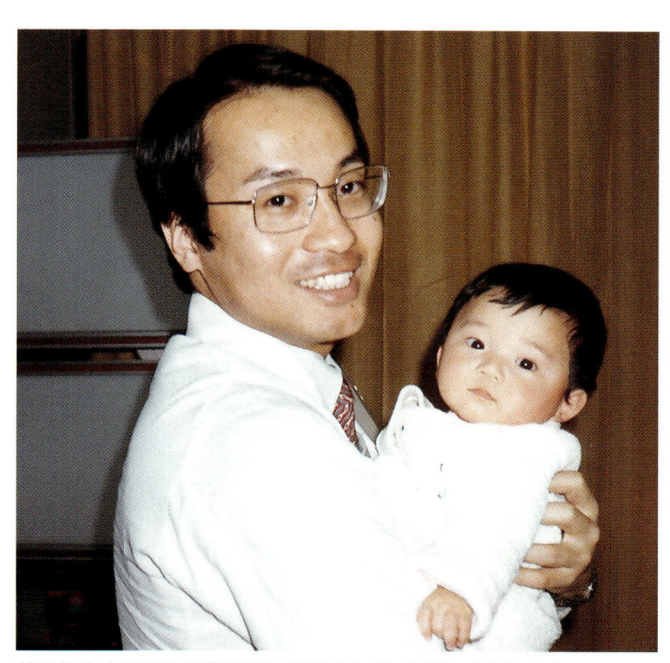

特発性血小板減少性紫斑病の妊婦さんが、無事に女児を出産
この子はもうすぐ薬学部を卒業する。母親に似てなかなかの美人である。

私と血液学の仲間たち

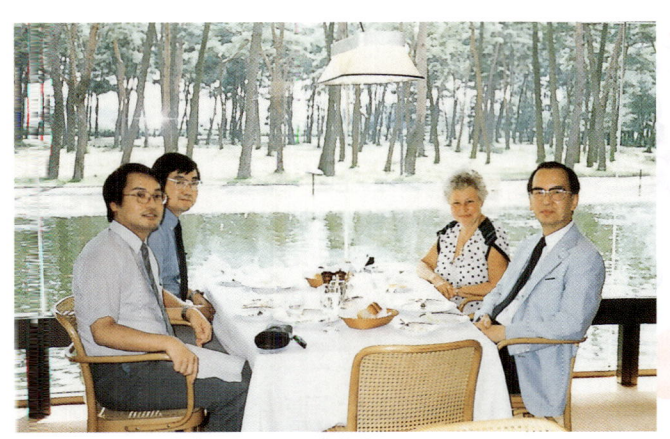

Breton Gorius先生を囲んでの食事会
左から筆者、須田年生先生、Breton Gorius先生、三浦恭定先生。巨核球の研究を始めて間もないころである。自治医大のレストラン西洋堂にて。

を参考にした。

その当時、ヒトの巨核球コロニーをつくることは相当難しかったようで、本邦ではほとんど行われていなかった。その理由として、ヒト巨核球コロニーを刺激する因子が同定されておらず、PHAで刺激したヒトリンパ球の培養上清（PHA-LCM）がコロニー形成の出来不出来に大きく影響したからである。

そこで学生、医師、看護師にお願いして約20人から血液をいただき、単核細胞を集め、PHA-LCMを作製し、いわゆるロットチェックを行った。立派な巨核球コロニーができたのは、なんと私自身の細胞から作ったPHA-LCMであった。これは非常にラッキーなことであった。それからはだれにも気兼ねすることなく、PHA-LCMは全て私の血液を用いて作製することができた。

最初の論文が夢のまた夢、「BJH」に掲載。俄然、研究への意欲が湧いてきた

最初の論文は本態性血小板血症（ET）における巨核球コロニー形成能をみたものであった。PHA-LCMがなくても自発的な巨核球コロニーが形成されること、患者血清中には巨核球コロニー形成を刺激する活性を有する何らかの造血因子が存在することを「British Journal of Haematology（BJH）」に報告した（その当時トロンボポエチン（TPO）はクローニングされていなかったが、後にET患者の血清TPO濃度はむしろ高いことが明らかになっている）。論文が受理された時は、本当にうれしかった。

高木省治郎先生（現サノフィ・アベンティス株式会社メディカルディレクター）もNK細胞の仕事を「BJH」に発表しており、「BJH」がいかにレベルの高い雑誌であるかをいつも聞かされていたので、入局当初から「BJH」に掲載されることは私にとっては夢のまた夢の話だと思っていた。

そこで、「BJH」に受理された時には最終目標を達成したという満足感でいっぱいで、研究はもうこれで終わりにしようと思い、須田先生にその旨を伝えた。しかし、須田先生の口からは「人間は不思議なもので、これで満足なんてことはないんだよ。小松君もおそらくこの論文が出たら、次はもっと上を目指したいと思うようになるよ」と言われた。内心そんなことはないだろうと思ったが、実際に活字になった自分の論文をみて、気持ちは一変した。不思議だった。いずれは「Cancer Research」や「Blood」に挑戦したいと思うようになっていた。

次の研究テーマは、ヒトの未分化芽球コロニーを形成することであった。cyclophosphamideの代謝産物で、活性型4-hydroperoxycyclophosphamide（4-HC）で処理した骨髄血を培養すると巨大なコロニーが形成され、選択的に未分化芽球コロニー形成細胞が残存することがわかり、「Cancer Research」に発表した。この論文で学位を取得することができたが、このころ、仕事の方向性に迷いを感じ始めていた。

幻の「TPO」を求めて夢は膨らむ。朝から夜中まで、新規因子の発見に邁進

巨核球に関する研究でスタートしたのだから、それを貫き通したいと思うようになっていた。しかし、巨核球の研究に用いる材料はヒト骨髄血なので入手が困難で、形成される巨核球コロニーの数には個人差があり、データがばらついて実験の難しさを感じていた。しかも、せっかちな私にはコロニーが形成されるのに2週間を待つことは耐え難いことであった。

そこで、実験にはいつでも材料が得られる巨核球系の白血病細胞株を用いたいと思った。その当時、巨核球系の白血病細胞株は名古屋大学の小椋美知則先生（現名古屋第二赤十字病院血液内科）の樹立されたMEG-01と、千葉大学小児科の佐藤武幸先生（現千葉大学医学部附属病院感染症管理治療部部長）の樹立されたCMKの2種類だけであった。班会議でたまたま佐藤先生にお会いする機会があり、お願いしたところ、快くCMKを供与してくれた。

CMK細胞株をホルボールエステルで刺激すると成熟巨核球へと分化するのだが、その際、培養上清が妙に黄色くなることに気付いた。これといった理由はなかったが、その培養上清をもとのCMK細胞に振りかけてみたところ、CMK細胞の増殖が著しく促進された。当初からその活性はGM-CSFに似ていると思っていたが、ある研究所に依頼してGM-CSFmRNAの発現を調べてもらったところ、陰性との報告を受けた（後にそれは間違いであることがわかったが）。そこで新規の造血因子、もしかしたら当時としては幻の「TPO」ではないかと夢を膨らませて、培養上清からその因子を精製したいと考えた。

そこで止血血栓部門の坂田洋一先生（現自治医大分子病態研究部教授）にご相談したところ、エーザイ筑波研究所から派遣されていた同い年の岡田雅之博士（現エーザイ筑波研究所）の指導の下で精製することを許可してくれた。実験室もある一画を使わせてくれた。これは大変ありがたかった。

CMK細胞の増殖活性を指標に、精製とMTTアッセイを繰り返した。そのころ、私はまだ30歳前後で体力もあり、岡田さんと夜中の2～3時まで研究に没頭した。研究が面白くて、入局当時の考えなどみじんも残っていなかった。朝8時から始まる血液科や造血発生部門（当時は斎藤政樹教授）の抄読会には遅れずに必ず参加し、論文を読んだ。新規因子の発見という夢があった。

しかし、1年くらいたってやっとその活性のピークがみえてきたころ、正常骨髄細胞を用いて活性を調べたが、巨核球コロニーはまったく形成されず、顆粒球・マクロファージコロニーがほとんどであった。これはどうみてもGM-CSFではないか。そんな予想は見事に的中し、そのころやっと入手可能になったGM-CSFの中和抗体で、その活性は完全に消失した。また、GM-CSFmRNAも今度は検出され（以前に調べたのはどうも偽陰性であったらしい）、我々が1年にわたって追い求めてきたのはなんと既存のGM-CSFであり、このプロジェクトはここでいったん終わりを告げた。パンパンに膨らんだ風船が破裂した瞬間であった。この仕事は念願の「Blood」に受理されたものの、今後の仕事へのつながりが途絶えることになり、決してうれしいという気持ちは湧いてこなかった。

山口祐司先生（現睡眠呼吸センター福岡浦添クリニック院長）や北野喜良先生（現国立病院機構松山病院副院長）が続々と一流の雑誌に論文を発表するなかで、細胞株を扱うようになってからは、正常造血の研究を進める須田グループとは完全に路線の異なる方向へと進んでいったこともあり、私は研究に行き詰まりを感じ始めていた。

UT-7樹立の物語は、和田秀穂先生からの偶然の依頼で始まった

漠然とこれからの研究テーマに思案をめぐらせていたころ、以前に須田先生の研究室に国内留学していた和田秀穂先生（現川崎医科大学血液内科准教授）が川崎医科大学に戻って間もないころ、私に急性巨核芽球性白血病の患者骨髄血を使って、巨核球コロニーの数を調べてほしいとの依頼があった。たまたま残っていた骨髄血の一部を液体培養して、新しい細胞株を樹立してみようと思った。

無心で1か月ほど培養を続けた。細胞は一向に増える様子はなかったが、96ウェルのプレートに移したり、時にはフラスコに戻したりと試行錯誤を繰り返した。今から思うと何かに取りつかれていたのかもしれないと思うほど、1日も休むことなく1か月間ひたすら観察を続けた。

「これは細胞株にはならないな」とあきらめかけていたころ、ふと以前に行ったCMKに関する研究のことを思い出した。この細胞もGM-CSFに反応して増殖することはないだろうかとふと思い、CMKの培養上清から精製したGM-CSFも大量に手元

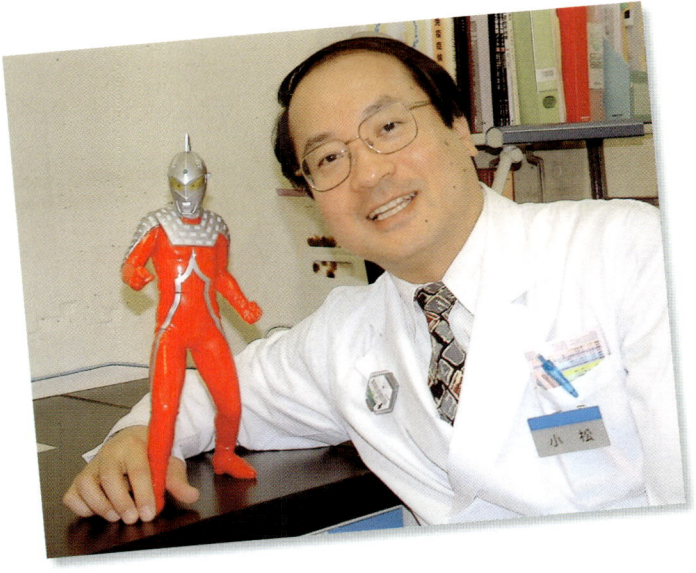

ウルトラセブンと筆者
UT-7の名前の由来をよく聞かれるが、この写真を見ていただければ、説明しなくて済むであろう。

私と血液学の仲間たち

にあったので、試しに精製したGM-CSFを培養液中に添加してみた。驚くべきことに、なんとか生き延びていたと思われる細胞がGM-CSFという栄養ドリンクを飲んで、元気に増え始めたのである。それがUT-7樹立物語の始まりである。

最初はUT-7ではなく、まさに「起死回生」の意味を込めて子供たちの大好きな「ウルトラセブン」と命名したが、三浦先生からその名称はすぐに却下され、「ウルトラセブン」をもじってUT-7と命名した（後にJohn W. Adamson博士からUT-7は非常に発音しやすいが、名前の由来は何かと尋ねられ、日本の子供たちのヒーローの名前だと説明したが、予想どおり趣旨はうまく伝わらなかった）。

UT-7はエリスロポエチン（EPO）にもよく反応して増殖することがわかったので、大学の近くにある雪印生命科学研究所の上田正次博士（現株式会社ワイエス研究所代表取締役社長）に教えていただき、UT-7の細胞表面に発現しているEPO受容体の数を^{131}Iで標識したEPOを用いて解析した。受容体の数は1細胞あたり約1万個で、世界で最も多い受容体を発現していることがわかった。ちなみにUT-7/EPOは1細胞あたり4万個のEPO受容体を発現している。UT-7/EPOは、UT-7をEPO存在下で長期培養して樹立されたEPOにのみよく反応する亜株である。

理化学研究所・中内啓光先生の下へ。分子生物学と遺伝子クローニングを学ぶ

遺伝子のクローニングが次々と行われ、Northern blot、Southern blotなどの言葉を頻回に耳にするようになり、分子生物学の必要性を感じた。

そこで、1989年に理化学研究所のクロモソームチームリーダーの中内啓光先生（現東京大学医科学研究所教授）の研究員に採用してもらった。その当時のメンバーの中には、細胞周期研究の第一人者である中山敬一先生（現九州大学生体防御医学研究所教授）がいて、大学院生として精力的に研究していた。大変親切に、しかも熱心に分子生物学の基礎を教えてくれた。

石原俊樹先生（いしはら内科クリニック院長）には、UT-7細胞のFACS解析をしていただいた。残念なことに2006年に逝去された（享年50歳）が、話をする時にいつもあご髭をなでながら「こうやねー」という得意な仕草は、今でも強く記憶に残っている。

中内先生からはヒトEPO受容体の遺伝子クローニングというテーマをいただき、Alan D. D'AndreaらがクローニングしたマウスEPO受容体cDNAを供与してもらい、UT-7から作製したcDNAライブラリーを用いて、遺伝子クローニングを試みた。しかし、完全長を得ることはなかなかできなかった。仕事を中途にして米国に留学してしまったが、その後の仕事は大学の後輩の中村幸夫先生（現理化学研究所バイオリソースセンター細胞材料開発室室長）が引き継いでくれて、さらに新しいEPO受容体の細胞質内領域欠損型を発見し、「Science」に発表してくれた。

憧れの、John Adamson博士の下に留学。UT-7を使った研究に着手した

1989年パリで開催された国際実験血液学会において、私はUT-7樹立に関する研究成果を口演で発表した。その時、アセチルコリンエステラーゼ染色によるマウス巨核球の同定で有名なCarl Jackson博士が質問してくれたのをよく覚えている（質問の内容の詳細は忘れてしまった）。

この学会に参加していたJohn W. Adamson博士（以下Johnと呼ばせていただく）は三浦先生のご友人で、その当時ワシントン大学の教授で、後で述べるKen Kaushansky博士（1998年から2002年まで「Blood」の編集長を務め、現在は

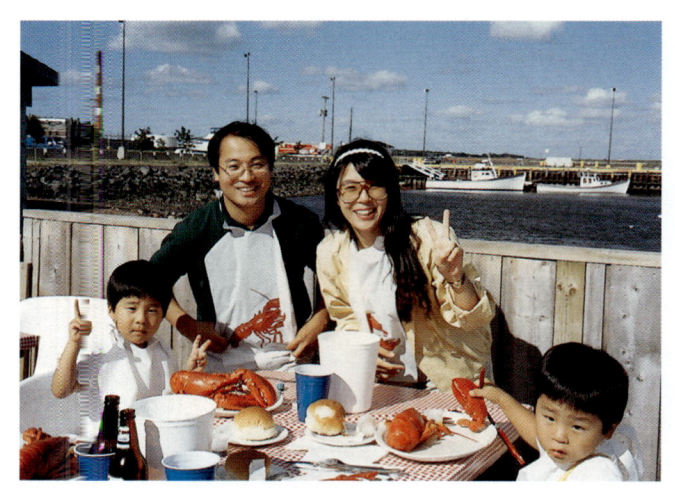

プリンスエドワード島で家族とともに
アメリカ留学中に、「赤毛のアン」で有名なプリンスエドワード島を家族とともに旅行した。大きなロブスターに子供たちもびっくり。

カリフォルニア大学サンディエゴ校UCSD医学部長）はJohnのお弟子さんである（Kenと私は後に兄弟弟子の関係になった）。一緒に学会に参加していた三浦先生は、留学先を探していた私に憧れのJohnを紹介してくれた。余談にはなるが、学会の後にディジョンで開催された巨核球に関するカンファレンスにも参加した。ディジョンはマスタードが有名なので、お土産にと街中でたくさん買い込んだが、まったく同じものが日本のスーパーマーケットに陳列されているのをみてがく然とした。

1990年3月にニューヨーク血液センター（今では臍帯血バンクで有名）のJohnの研究室に留学した。しかし、研究室に行ってみてあ然とした。Johnはワシントン大学からニューヨーク血液センター所長として移動してきて間もなかったため、研究室はまだ工事中だったのである。

ワシントン大学から一緒に移動して来られたキリンビール株式会社医薬カンパニー医薬探索研究所の島田信宏さんには研究室のシステム、試薬のオーダーの仕方など、様々なことを教えてもらった。

研究室には島田さんの直属のボスであるMigliaccio夫婦（GiovanniとAnna Rita）がおり、Anna Ritaが研究室の実権を握っていた。私は彼女に呼ばれ、「研究にUT-7を使うなら、おまえの仕事だ。しかし、自分たちが樹立したマウスの細胞株32Dを使うなら、自分たちの仕事だ」と言った。私はイタリア人のこの夫婦のことはまったく知らなかったし、彼らの仕事の手伝いをすることなどまったく考えてもいなかったので、「私はUT-7を使った仕事をしたい」と言い切った。Johnもそれを認めてくれたが、その代償はあまりにも大きかった。研究プロジェクトはもちろん全て自分で考え（今思うとボスの言いなりではなく、自分で好きなようにできたのだから、かえってよかったとJohnに感謝している）、培地や試薬の作製、試薬のオーダーは全て自分の手で行った。

イタリア人夫婦はウシ胎仔血清を快く分与してくれたが、これは正直助かった。ウシ胎仔血清の善し悪しが培養に大きく影響するからだ。彼らは培養にかけてはプロ中のプロだったので、ウシ胎仔血清のクオリティーはもちろん最高だった。

UT-7の樹立に関する論文は当初「Blood」に投稿したが、樹立しただけでは受理されず、結局1991年に「Cancer Research」に発表した。Johnに「日本で面白い細胞株を樹立したんだ」と自慢げに言ったが、「ノリオ、それが何だというのだ。樹立したことではなくて、それで何を明らかにしたかが重要なんだよ」と諭された。これは強烈なカウンターパンチであったが、その後の私の研究に大きな影響を与えてくれた。

藤田博美先生とともに、nuclear run-on assay を行う

留学中は研究に専念できたが、特別なプロジェクトもなく、自分で研究テーマを決めなければならなかった。Johnからは「君はすでにestablishされた研究者として来てもらったのだから、自分で研究テーマを考え、自由に研究してくれ」と言われた。

そこで、UT-7やUT-7/EPOを使って実験しようと考えた。これらの細胞株はEPO受容体を高発現していることから、とりあえず分化に伴うEPO受容体の発現制御機構を解析することにした。

そのためには、どうしてもnuclear run-on assayを行う必要があったので、同じ時期にポルフィリア症の世界的権威であるロックフェラー大学の佐々茂先生（現ロックフェラー大学客員教授）の研究室に留学していた三谷絹子先生（現獨協医科大学血液内科教授）に電話をして、藤田博美先生（現北海道大学大学院医学研究科環境医学分野教授）を紹介してもらった。nuclear run-on assayは結局、藤田先生の後ろでみているだけだった（そう簡単にできるものではないので）。このおんぶにだっこの仕事を追加して、EPO受容体制御機構に関する研究

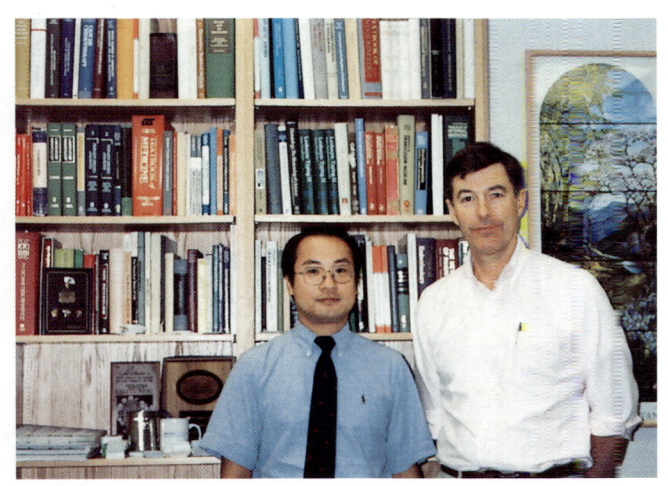

John W.Adamson所長とともに
1991年8月ニューヨーク血液センターでの留学を終え、帰国直前にJohnのオフィスにて。

私と血液学の仲間たち

は「Cancer Research」に発表した。藤田先生とは妙に息が合って（私の一方的な思いかもしれないが）、金曜日の夕方になるとロックフェラー大学のファカルティークラブで無料の冷えたビールをいただいた。

山本恭平先生との出会い──細胞内シグナル伝達の実験は2週間で完成

時間的に余裕があったので、コーネル大学の図書館に行っては片っ端から論文を読みあさった。その当時はサイトカインの細胞内シグナルの解析はあまり行われておらず、日本ではハーバード大学のJim Griffin博士の研究室に留学中に金倉譲先生（現大阪大学血液・腫瘍内科教授）が行った仕事が先駆的である。私もUT-7を使って、EPOのシグナルがどのように細胞膜から核へ伝達されるのかを調べたいと思っていたが、その当時は今のように実験マニュアルもなく、どのようにしたらよいものか思案をめぐらしていた。

そのころ、千葉大学第2内科からノースキャロライナのResearch Triangle ParkにあるBurroughs Wellcome CompanyのLapetina博士の下に留学中の山本恭平先生（現千葉市立青葉病院内科部長）から研究室に突然電話をいただいた。これは今後の私の研究に大きく影響することになる貴重な電話であった。UT-7を供与してほしいとの依頼の電話であったのだが、私は山本先生に細胞内シグナル伝達の解析方法について尋ねた。そこで帰ってきた返事が「インスリンの細胞内シグナルの研究をしているので、先生の考えていることは簡単にできるよ」とのことであった。そこで方法をぜひ習いに行きたいと申し出ると、山本先生のボスに掛け合ってくれて研究室で実験を行うことを許可してくれ、しかも旅費（往復の航空運賃）まで出してくれた。研究所の近くに宿を借り、毎晩、山本先生宅で夕食をごちそうになった（奥様もさぞかし大変であったと思います。この紙面を借りてあらためて感謝申し上げます）。大変ありがたかった。わずか2週間で実験は順調に進み、ほとんどのデータは完成し、ほどなく「Blood」に受理された。

システムの確立した研究室で実験をすれば、アイデアとユニークな材料さえあれば、それなりの仕事が簡単にできることにひどく感動した。ニューヨーク血液センターの研究室で研究を続けるよりは、早く日本に戻って自分の研究室を立ち上げ、若い仲間と研究プロジェクトをスタートすることの方が得策だと判断し、1年半という中途半端な留学に終止符を打った。

EPOで赤血球系へ、TPOで巨核球へ。世界で唯一の細胞株、UT-7/GMを樹立

1991年秋に古巣の1研に戻り、当初、1人で研究を始めた。最初に一緒に研究を始めたのが清水律子先生（現筑波大学先端学際領域研究センター講師）であった。慶応大学から芳賀赤十字病院に派遣中に、自治医大血液科に出入りするようになった。清水律子先生は現像室から帰る途中、きれいなバンドにみとれて階段を踏み外して、前歯の一部を破損したエピソードの持ち主である。

EPO発現調節機構の研究で有名な今川重彦先生（現筑波大学人間総合科学研究科教授）も同じ1研に所属し（後に3研のチーフとなった）、お互いよきライバルとしてしのぎを削りながら切磋琢磨したことも、私には貴重な経験となった。

UT-7からはUT-7/EPO（Blood,1993）のほかにUT-7/GM（Blood,1997）、UT-7/TPO（Blood,1996）が亜株として樹立された。UT-7/GMは、UT-7をGM-CSFで2年以上にわたって培養して得られた細胞株で、EPOで赤血球系へ、TPOで巨核球へと分化できる世界で唯一の細胞株である。

UT-7をGM-CSFで継代維持している時に、たまたまEPOの存在下で培養したところ、細胞のペレットが赤いのに気付いたのがUT-7/GM細胞株の樹立のきっかけになった。まったくの偶然であったが、自分で実験していたからこそ、赤い細胞のペレットに気付いたということを強調しておきたい。ほかの人に任せていたら、この現象は見落とされていたかもしれないからだ。

フラスコを培養器に放置して1か月──UT-7/TPOは生きていた

1994年にTPOがキリンビール株式会社の加藤尚志さん（現早稲田大学大学院理工学研究科教授）と宮崎洋一さん（現キリンビール株式会社医薬カンパニー医薬探索研究所所長）らによってクローニングされた。私は畠清彦先生（現癌研有明病院化学療法科部長・血液腫瘍科部長）とキリンビール株式会社・医薬事業本部の下坂皓洋さん（現バイオワン株式会社代表取締役社長）、細田雅人さん（インタープロテイン株式会社

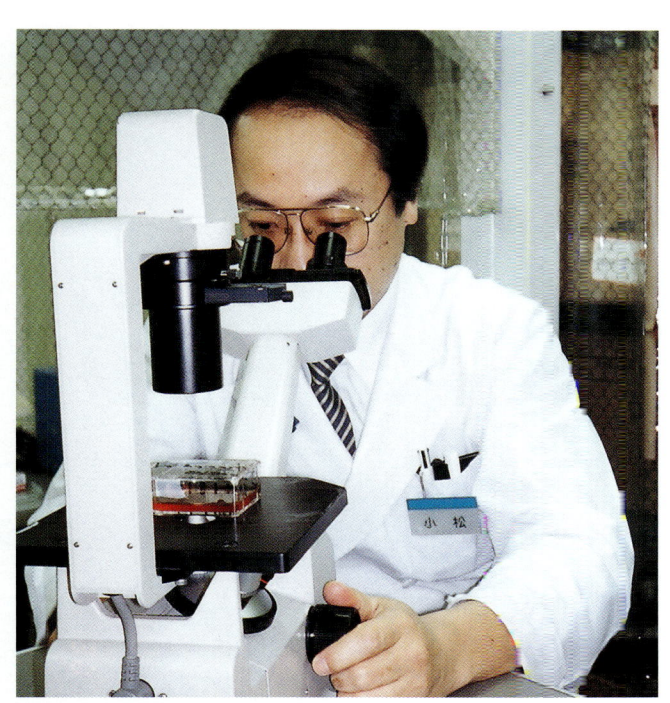

フラスコの中を真剣にのぞき込む筆者
こうして、UT-7シリーズは誕生した。

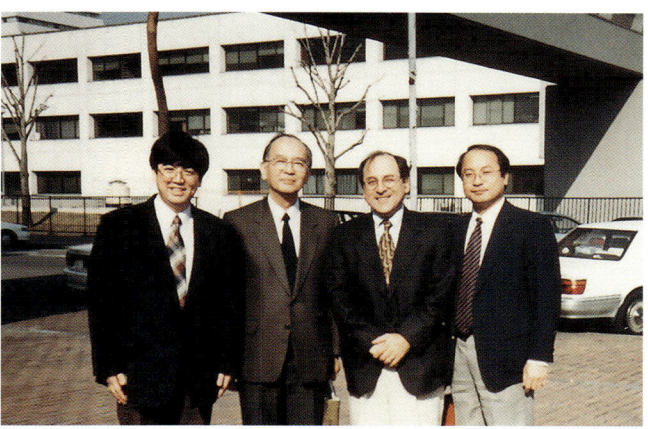

自治医大を訪問されたOrkin博士
三浦恭定先生が、1996年（平成8年）に第58回日本血液学会の会長をされた時、Orkin博士（右から2番目）に特別講演をお願いした。その時いろいろとご尽力くださったのが筑波大学人間総合科学研究科教授の山本雅之先生（左端：現東北大学大学院医学系研究科教授（兼）筑波大学大学院人間総合科学研究科客員教授）であった。

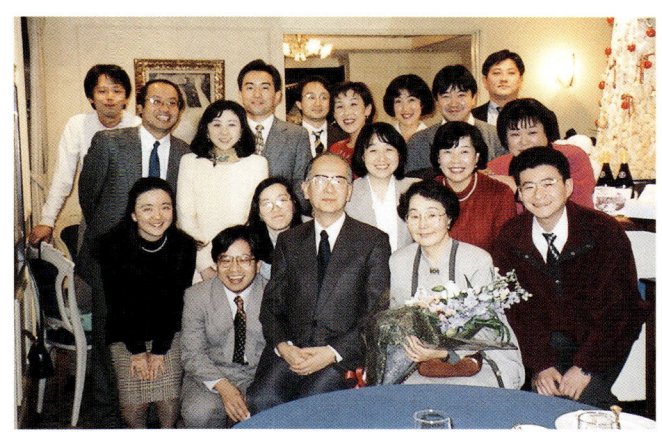

三浦恭定先生ご夫妻を囲んで
1997年の1研の忘年会。みんな楽しそうである。

代表取締役社長）のご配慮によって、TPOを早期に入手することができた。UT-7やUT-7/GMと同様にUT-7/TPOにおいても多くの偶然が重なり、樹立の成功につながっている。当時TPOの蛋白発現効率は悪く、TPO活性の比較的低い上清しか得られなかったと聞いている。しかも、その当時たまたま研究室で培養していたのがUT-7の亜株であるUT-7/GMで、後でわかったことであるが、この亜株のみがTPOにわずかに反応する細胞株であった。UT-7やUT-7/EPOではTPOにまったく反応しなかったので、もしこれらの細胞株にTPOを添加して培養していたら、UT-7/TPOの誕生はなかったのである。

さて、話を元に戻すことにする。活性の低いTPOを含む培地でUT-7/GM細胞を培養し続けた。UT-7/GM細胞は1週間でほとんどが死滅したが、フラスコはそのまま培養器の中に入れておいた（放置したといったほうが表現が正しいだろう）。約1か月後、そろそろ培養器の中を整理しようと思い、このフラスコも処分しようとしたが、捨てる前に念のため倒立顕微鏡で中をのぞいてみた。それがUT-7/TPOとの出合いの瞬間である。大きな細胞が元気な姿で多数観察されたのである。TPOの存在下で、わずかに生き残った細胞が生き続けていたのである。まさに「南極物語」のタローとジローである。

TPOに増殖依存性を示す世界初の成熟巨核球系細胞株であることを直感し、すぐに三浦教授におみせした。「これはすごいね」（三浦先生の独特の口調で）と感激されたご様子であった。サイトスピン標本で観察すると、それはまさに成熟巨核球そのものであった。その成果は1996年の「Blood」に掲載されたが、TPOの生物活性を測定するのに欠かせない細胞株として、現在、世界の多くの研究者や企業が使用している。偶然の重なりから誕生したUT-7/TPOの樹立の物語は、このあたりで終わりとしよう。

EPOの細胞内シグナル伝達に関する研究。研究室から論文を次々と発表

話は前後するが、1995年に造血発生部門大学院2年の桐

私と血液学の仲間たち

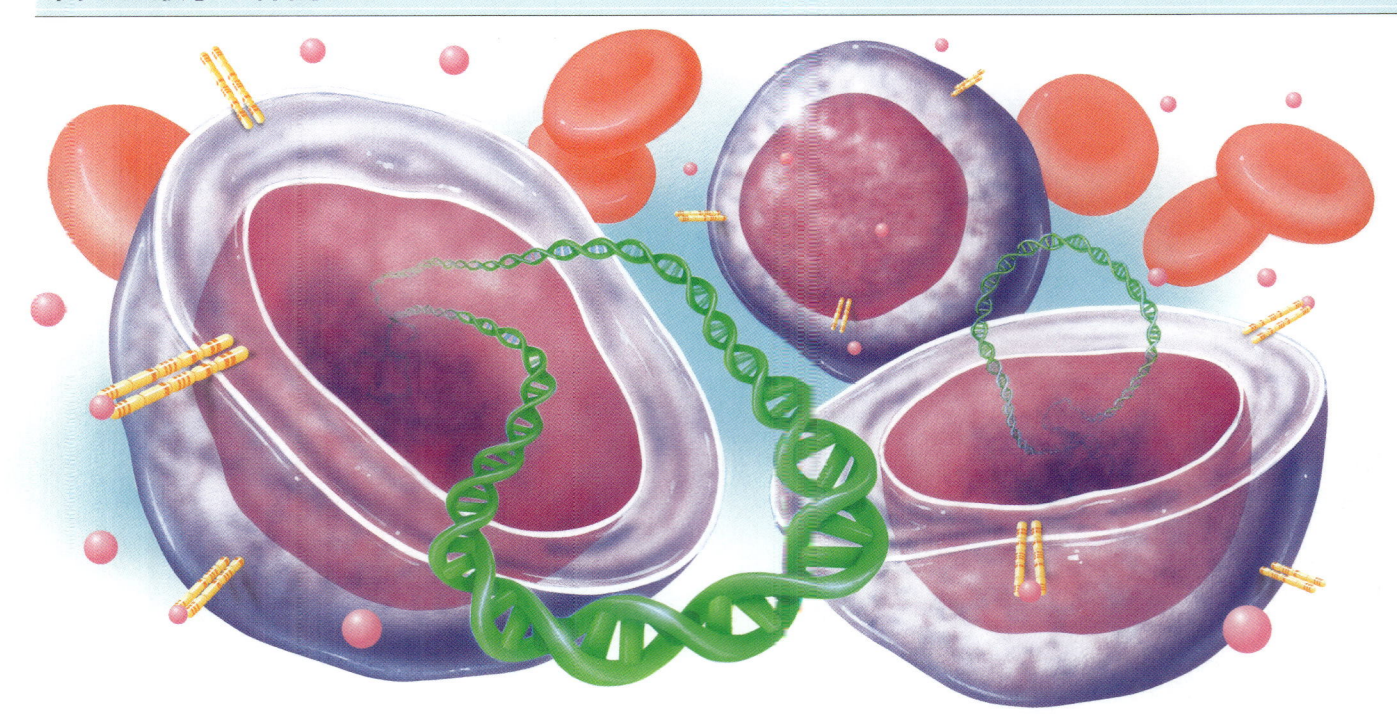

戸敬太先生（現山梨大学血液内科准教授）が、斎藤政樹教授の北海道大学がん研究所への異動に伴い、私の研究室に配属となった。

その当時、EPOの細胞内シグナル伝達に関する研究が盛んに行われており、我々も何とか競争に加わりたいと思い、EPOシグナルの中心的役割を担うJak2とその下流にあるStat蛋白に注目した。EPOがStat5だけでなくStat1やStat3を活性化することをいち早くみつけ、桐戸先生は何度もゲルシフトの実験を繰り返して、研究成果を米国血液学会（ASH）で発表した。論文は次々に「Blood」や「JBC」に掲載された。

1999年にAKTでリン酸化されるはずのBADのリン酸化をうまく検出できず、EPOの下流には本当にBADが機能しているのかどうか疑問に思っていたころ、たまたま「Cell」に、神経系の細胞ではFKHRL1（FOXO3a）がAKTでリン酸化されるとの報告があった。私は直感的に、EPOで活性化されたAKTがリン酸化するのもFOXO3aではないかと考え、first authorのBrunet博士にリン酸化抗体を供与してもらい、その仮説を立証した。この仕事は柏井良文先生（現自治医大小児科学助教）が行い、1999年12月のASHで口演に選ばれ、2000年8月号の「Blood」に掲載された。その後、田中勝先生（現栃木県立がんセンター血液内科医長）はTPOでも同様の現象を見出し、「JBC」に発表し、大学院卒業論文となった。

線虫の飢餓状態と同様に、細胞はその周期を静止させる

EPOやTPOのシグナルの下流で何かをしているらしいことはわかったが、次にその機能について解析をしようと考えた。FOXO3aは線虫のDAF16のヒトオルソログである。DAF16は餌不足、高温、数の増加など、線虫の生存環境が悪くなると初めて機能する分子で、線虫の代謝系を停止させて、冬眠状態を作り出し、長く生存させようとする機能を有する。私は線虫に存在する機能なら、ヒトにもあっていいはずだと直感した。

UT-7/EPOの増殖・生存にはEPOが必須だが、線虫と同様に飢餓状態、UT-7/EPOにとってはEPOを培地から取り除くことであるが、そうすることによって細胞周期はG0/G1期に静止した。その時、FOXO3aは核内へと移行していた。そこで、私は細胞周期を静止させることは従来の考えであるアポトーシスの前段階と捉えるのではなく、むしろ細胞が周期を停止させ、

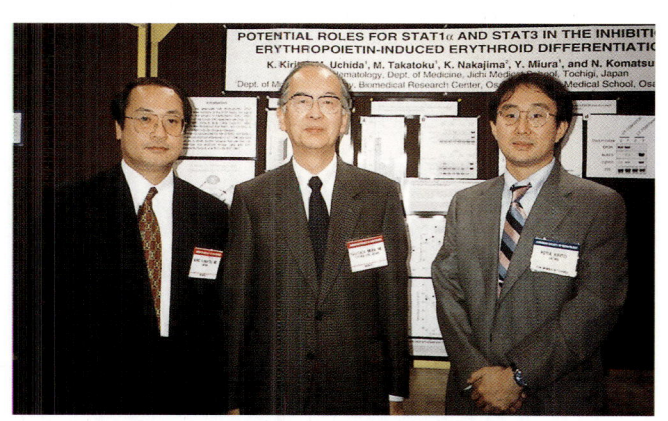

1997年、San Diegoで開催された米国血液学会での発表
1研からは初めての学会発表であった。UT-7シリーズを使って、Stat1とStat3がEPOによる赤血球分化を抑制するという研究成果を桐戸先生（右）が発表した。

代謝系を極力低下させることで何とか生き延びようとしている、あの線虫の動きとまったく同じ現象ではないかと考えた。予想通り、FOXO3aのドミナントネガティブ型やsiRNAを用いて内因性FOXO3aの機能を阻害したところ、EPO除去後に細胞の周期は停止せず、多くの細胞がアポトーシスによって死滅した。

その研究成果を班会議で発表したところ、会議が終わると中畑龍俊先生（現京都大学大学院医学研究科発達小児科学教授）が「先生の発表が、いちばん面白かったよ」と言ってくれた。その後、慶応大学の須田グループは、FOXO3aが正常血液幹細胞の未分化性維持に重要であることを2007年の「Cell Stem Cell」に発表しており、私の仮説が正しかったことが証明された。

「ミスタークルズス」──学生から謝恩会で表彰される

さて、ここで学生教育について言及したい。系統講義やBSLで行うクルズス（ミニ講義）では、学生の中には、こんなすばらしい講義は聞いたことがないと言ってくれた学生もいた。自治医大の学生は私を乗せるのが上手で、1時間の予定のクルズスは2時間にも及ぶことがあった。終わって教室に戻ると、周囲からは「先生、また乗せられたのね」と冷ややかな目（？）で言われた。

平成15年度卒業生の代表から、謝恩会（第27期卒業生主催）に必ず出席してくださいとのメールが送られてきた。いったい何事が起こるのか、一抹の不安を抱きながら出席した。突然、学生から私に壇上に上がるように言われた。私を「ミスタークルズス」として表彰するということであった。表彰状のなかには「普段は『わかった様な顔』が得意な我々も、先生のクルズスでは『本当にわかった顔』をすることができました。先生の説明の技巧に脱帽します」と書かれていた。立派な花束と豚の絵柄のネクタイ（もらった時は何の意味かわからなかったが、後で考えると、どうも発作性夜間血色素尿症の原因遺伝子であるPIG-AをブタAと覚えなさいと言ったことによるらしい）をいただいた。まったく予期せぬ粋な計らいで、感激と感動で胸がいっぱいになった。

翌年の2004年には、高久学長から最優秀教員賞をいただいた。この時はすでに山梨大学への異動が決まっていたので、選考委員の中には表彰に消極的な方もいらしたようであるが、今までの学生教育に対する姿勢を評価したものであり、表彰すべきであるとの意見が多数を占めたとうかがっている。これらの表彰状は私の宝物であり、今でも自信を失いかけた時の心に支えになってくれている。

高久先生から贈られた「前進」の額とともに、山梨大学血液内科初代教授に着任

2003年12月のASH（San Diego）の会場で、小澤敬也教授から山梨大学に血液内科が新設されることを聞いた。ちょうどそのころKen Kaushansky博士の下に桐戸敬太先生が留学しており、2004年夏に帰国することになっていたので今後のことを2人で話し合い、私が山梨に行くようなことがあれば一緒に血液内科の立ち上げに参加したいと申し出てくれた。

2004年2月に教授選考に必要な書類を提出し、セミナー用のスライド作りを開始し、連日発表の練習をした。2004年5月に山梨大学医学部でセミナーを行い、面接を受け、2004年6月の教授会で採用が決定した。

國玉眞江先生に山梨に一緒に来てくれるよう頼んだが、快く承諾してくれた。秘書の久保恭子さんも、少しの間でよければ山梨でお手伝いしますと言ってくれた。そこで、2人による研究室の片付けが始まった。

私は今までに前任者が残した実験器具や試薬の片付けが大変だったので、自分が研究室を去る時には次の研究者が研究しやすいように全てのものを処分すべきであると思っていた。

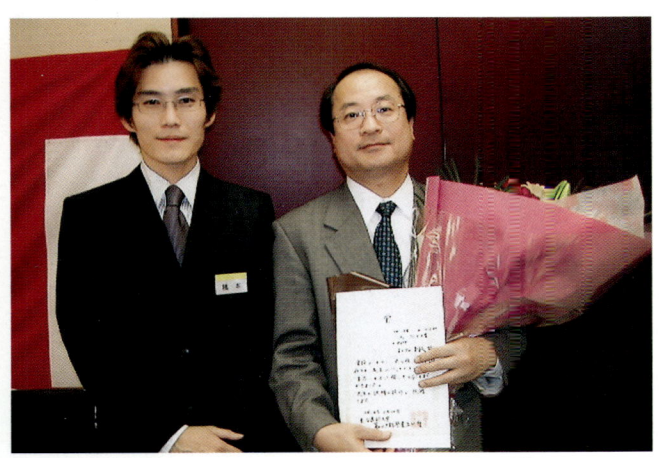

平成15年度卒業生から授与された「ミスタークルズス」賞
花束と豚柄のネクタイにご満悦である。

私と血液学の仲間たち

そこで処分すべき物は全て処分し、山梨に運べるものは全て運ぶことにした。私が取得した科学研究費で購入した実験機器は、自治医大と小澤教授のご好意で借用という形で山梨大学に移動することができた。山梨に運ばれた荷物の量はなんと4トントラック2台分、2トントラック1台分、計10トン分であった。名古屋の嫁入りにも相当する量である。これらの荷物の梱包は、國玉先生と久保さんがほとんど2人でしてくれた。そして、2人で山梨の教室や研究室を見学し、メジャーで部屋の寸法を測り、どこにどの荷物を入れたらよいかまで決めてくれた。

運搬に最も気を遣ったのはUT-7シリーズが入った液体窒素タンクで、業者に頼んで慎重に運んでもらった。−80℃の冷蔵庫に保存していた細胞は40kgのドライアイスを用意して厳重に梱包し、早朝に自分の車で運んだ。研究室に液体窒素タンクが運ばれ、−80℃の冷蔵庫への細胞保存が無事に済んだのはすでに午後10時をまわっていた。ほとんどの荷物の到着は翌日であったものの、気持ちの中では大方引っ越しは終わっていた。

教授就任祝賀会は自治医大の敷地内にあるレストラン西洋堂で、高久史麿先生、三浦恭定先生をはじめ50名以上の方々にご出席いただき、永井正先生（現自治医大血液科准教授）の司会の下で盛大に行われた。高久史麿先生からは「前進」という先生直筆の額をいただいた。余談になるが、私の友人の武田正之先生（山梨大学医学部泌尿器科教授）が、私の部屋の中で最も価値があるのは高久先生の額だねとうらやましそうにみつめていた。祝賀会の席では、富塚浩先生（富塚メディカルクリニック院長）から「小松先生を失うことは自治医大にとって大変な損失である」との最高の祝辞をいただいた。最後の教授会での高久学長の「山梨でも頑張れ」との激励の言葉によって、私は20年以上にわたる自治医大での勤務に何ら後悔の念を抱くことなく、すがすがしい気持ちで、2004年10月新設された血液内科の初代教授として着任した。

当初は國玉眞江先生、三森徹先生（後述）、久保恭子さん、そして私の4人でスタートした。桐戸先生は帰国後、自治医大から栃木県立がんセンターへの派遣義務を無事に終え、2005年1月から合流し、さらに2005年10月には自治医大血液科から永嶋貴博先生がスタッフに加わった。

血液内科の病床数は当初はわずか7床で、すぐに満床に

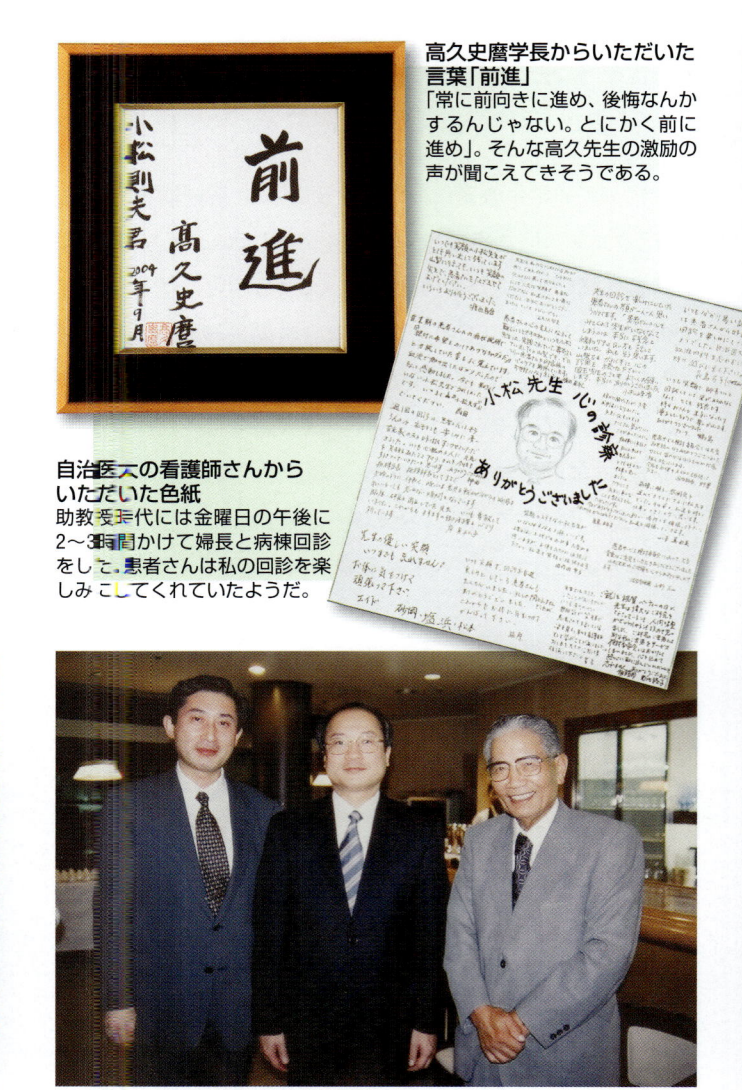

高久史麿学長からいただいた言葉「前進」
「常に前向きに進め、後悔なんかするんじゃない。とにかく前に進め」。そんな高久先生の激励の声が聞こえてきそうである。

自治医大の看護師さんからいただいた色紙
助教授時代には金曜日の午後に2〜3時間かけて婦長と病棟回診をした。患者さんは私の回診を楽しみにしてくれていたようだ。

血液内科教授就任祝賀会で、三浦恭定先生とともに
私を息子のように可愛がってくださった。

血液内科教授就任祝賀会にて
高久史麿学長（右）と小澤敬也教授（左）。

現代俳句の最も有名な作家の1人である五島高資氏（本名樽本高寿、通称たるちゃん）が教授就任祝賀会の席で詠んでくれた句
「先日、大変お世話になった恩師・小松則夫先生が山梨大学医学部血液内科の教授に就任することになり、一昨日、その祝賀会に出席した。絶望的な患者を奇跡的に助けることができたことなど、先生と二人三脚で奔走した臨床体験はとても懐かしく貴重な思い出ばかりである。しかし、そうした忙しい臨床の場にあって常に他人や患者を思いやる優しさに溢れていた先生の姿には今更ながら心打たれるものがある。ある日こんなこともあった。私が病棟医師室の机でうた寝していて、ふと目を覚ますと机の脇に「春の日に君やすらかに眠りたもう」と書かれた紙がおいてあり、よく見るとその句の横に「則夫」と書かれてあったのだ。

　　教授就任を祝し
　　　仰ぎ見る富士よりもなお天高し　　　高資

自治医大七階にある血液内科の病棟からは遥か彼方に富士が見える。その麓に行かれる先生の更なる発展を切に願うものである。（月下獨迹、MONOLOGUE、五島高資より抜粋）」

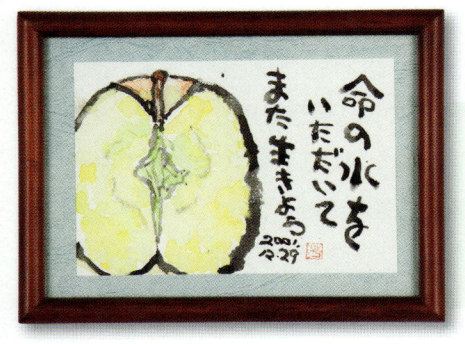

自治医大助教授時代にいただいた患者さんの作品
私の病棟回診を楽しみに待っていてくれた患者さんの作品は今でも教授室に大事に飾っている。この作品をみるとなぜか元気が湧いてくる。

なった。ほかの診療科からベッドを借りまくり、病床稼働率は150％を超えた。外来患者の具合が悪くなっても入院してもらうことができず、患者・家族からの不平・不満が吹き出し、病棟医長の國玉眞江先生はその対応に大変だった。病床数はしだいに増え、今では13床になったが、慢性的な入院ベッド不足はいまだに解消されていない。

すばらしいスタッフに恵まれ、忙しくも充実した楽しい日々を過ごす

　山梨大学医学部血液内科は、開設してから今年の10月で丸3年になる。歴史や実績もなく、血液学の世界ではまだ認知されていないも同然ではあるが、私が定年を迎える13年後には立派な血液内科になっていると確信している。少しの紙面を借りて、現在のスタッフを簡単に紹介するとしよう。
　桐戸敬太准教授は温和な性格で周囲から絶大な支持を得ており、臨床・研究・学生教育にバランスのとれた力を発揮している。病院スタッフからの信頼も厚く、2007年4月から腫瘍センター長に就任した。
　國玉眞江助教は私と一緒に自治医大から着任し、最初から教室の立ち上げに尽力してくれた。看護師、患者さん、学生からの信頼も厚く、医師の理想像をみたようだと感想文に書いた学生がいたほどだ。
　永嶋貴博助教は2005年10月に自治医大から造血幹細胞移植の立ち上げのために来てくれた。もの静かで決して目立つ存在ではないが、ひとつひとつのことを確実にやり遂げる実力派だ。
　三森徹シニアレジデントは私が赴任する前から第2内科で血液疾患の診療に従事し、"血液のともし火"を決して絶やすことなく、頑張ってきた。彼のおかげで今の血液内科がある。もちろん、今でも血液内科になくてはならない存在である。背丈が高く、体は大きいが、フットワークが軽く、困ったことがあるといつも私を助けてくれる。
　中嶌圭先生は2006年入局の新人だが、まじめで誠実で、患者さんからの信頼も厚い。患者さんをみることが大好きで、患者さんの調子が悪いと元気がなくなり、調子がよいと元気が出るという。まるで私の若いころをみているようだ。
　2007年には野崎由美先生が入局してくれた。自分というものをしっかり持っていて、しかも気持ちの優しい女医さんだ。
　若い彼らが血液内科の将来の行方を左右すると言っても過言ではなく、これからの活躍に期待したい。
　2007年3月からは研究室に迫江公己博士が加わり、臨床だけではなく、トランスレーショナルリサーチへの土台作りもしだいにできつつある。私が着任してまもなく、家族性血小板減少症の家系に遭遇したが、迫江先生による遺伝子解析の結果、RUNX1の遺伝子変異がみつかった。これは世界で13家系目、本邦で初めての家系で、2007年9月「Haematologica」に論文が受理され、2008年の1月号に掲載予定である。
　研究補助員の岩谷未来さんは仕事が堅実で、技術的にも優れている。穏やかな性格で周囲を和ませ、研究グループのマドンナ的存在である。
　秘書さんは現在3代目である。1代目は久保恭子さんで、國玉先生と同じく自治医大から一緒に来てくれた。引っ越しの準

私と血液学の仲間たち

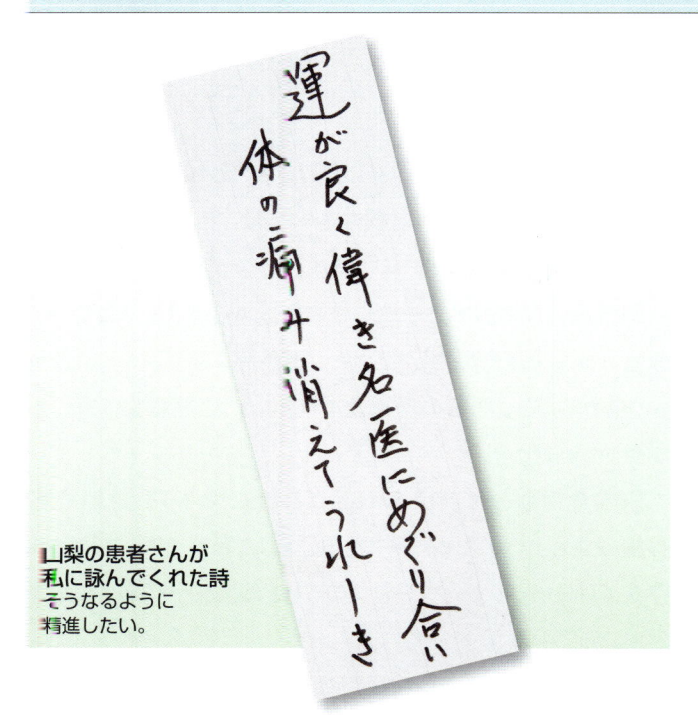

運が良く偉き名医にめぐり合い
体の痛み消えてうれしき

山梨の患者さんが
私に詠んでくれた詩
そうなるように
精進したい。

情から教室のセットアップまで、久保さんの献身的な仕事によるところが大きい。残念ながらお父様が体調を崩され看病のため、2006年1月に栃木に戻られた。2代目は塩谷奈緒子さんで、いつも冷静沈着で淡々と、しかも素早く仕事をこなしてくれた。出産のため、退職されたが、まったくつわりがなかったのには驚いている。3代目は小澤満里子さんで、仕事が早く、何をお願いしてもいつも快く引き受けてくれる。教室員の信頼も厚い。

私はこのようにすばらしいスタッフに恵まれ、忙しいながらも充実した楽しい日々を過ごしている。もちろん、家内の内助の功なくしては今の私の存在はあり得ない。

紙面の関係で詳細を紹介できないのは残念であるが、かつて自治医大血液科1研に所属していた共同研究者をここに挙げさせていただく。藤原（旧姓山田）実名美先生（東北大学血液リウマチ膠原病内科助教）、内田美栄先生（UCSD留学中）、亀高未奈子先生（都立広尾病院医長）、高徳正昭先生（セルジーン株式会社メディカルディレクター）、外島正樹先生（自治医大血液科助教）、森政樹先生（自治医大血液科講師）、菊池悟先生（自治医大血液科助教）、吉田こず恵先生（自治医大血液科大学院）。楽しい時間を共有させていただいたことに、この場を借りてあらためて感謝申し上げたい。そして、各位がそれぞれの分野でこれからも活躍してくれることを願ってやまない。

最後に

山梨大学医学部附属病院血液内科は、全国で最も新しい血液内科である。我々教室員の思いは、2007年の分子細胞治療（Vol.6, No.4）に桐戸敬太准教授が書いた研究室の紹介記事の中に集約されているので、最後にそれを引用する。

今までの私の人生を振り返る時、ありきたりの言葉ではあるが、まさに「一期一会」の縁なのである。

●

『さて、所得格差に医療格差、果ては希望格差と何につけても格差が話題になってしまう昨今ですが、大学や研究室の間にも設備・経費・人員などなにがしかの格差が厳として存在することは否めません。しかし、格差を嘆くだけでは何も始まりません。小さな教室・新しい教室には逆に、伝統ある教室・大きな教室にはない良さがあるはずです。伝統がなければ、これから作り上げていけば良いのです。小さな教室ならではの一体感もあります。

地方にあることが、本当に不利なのでしょうか？

思い起こしてください、つい150年ほど前に日本では、数百の藩にわかれ、それぞれの藩に優秀な藩校があったことを。司馬遼太郎も、その著書のなかで江戸時代の学問の中心は江戸ではなく、これら地方の藩校であったと述べられています。これらの地方の藩校や塾の出身者が今日に至る日本の発展を引っ張ってきたのです。

ビッグラボでなければサイエンスができないのでしょうか？

日本の物理学というと湯川秀樹博士から小柴博士に連なる素粒子の研究が想い浮かびます。と同時に、それを支えるスーパーカミオカンデなどの巨大施設の姿と重なります。しかし、忘れないでください、日本には寺田寅彦というユニークな物理学者がいたことを。彼は、墨流しやガラスの割れ目のでき方、果てはタンポポの綿毛の飛び方など身近な、いってみれば卑近な事象をテーマとしていたことはよく知られています。しかし、その発想の豊かさや現在の複雑系の科学につながる先見性は最近になって高い評価を受けています。

我々も、研究室での素朴な問いかけや日常臨床で接する小さな疑問を大事にして、ビッグラボにはない味のある、それでいて本質的な研究を進めていきたいと考えています。』（分子細胞治療 2007;6:100-101より抜粋）

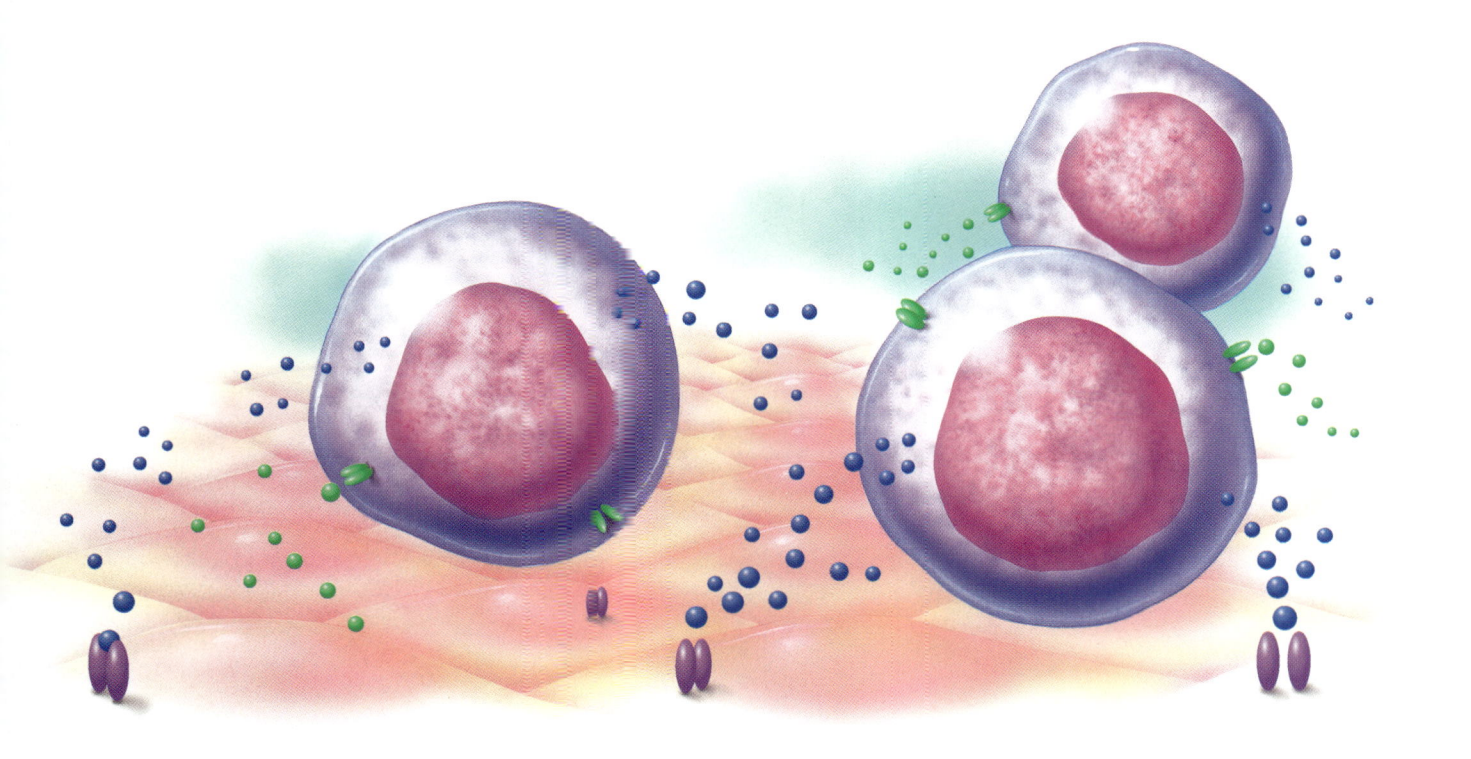

(2007年12月20日刊行)

編集後記

浦部晶夫

　高久史麿先生の監修、住友製薬の後援で、angleという血液学の冊子を1995年から2003年まで刊行したが、その中で著者が研究歴を語る部分を集めて、『私と血液学』PART Ⅰ、PART Ⅱという2冊の本にして、それぞれ2000年と2003年に出版した。

　その後2003年の暮れからは、VISIONと名を変えて、血液学者が自分と仲間たちを紹介するという趣向にした。この間に、後援の住友製薬は大日本住友製薬へと発展した。

　おかげさまで、VISIONもangle同様に好評であったが、Vol.27を刊行したところでいったん終了することになったので、VISIONのエッセンスを集めて、『私と血液学の仲間たち』と題して1冊の本にすることにした。多くの親しい血液学者の素顔に接することができ、私は編集者として楽しく仕事をさせていただいた。

　多くの血液学者の研究歴と研究室の雰囲気を知ることができるので、これから研究に入ろうとする若い方々にも参考になるのではないかと思う。執筆してくださった先生方ならびに、出版にご尽力いただいたインターメディカの赤土正幸さん、小沢ひとみさん、赤土正明さんに御礼申し上げます。

平成20年10月吉日

私と血液学の仲間たち　VISION 最新・血液内科シリーズ

2008年12月20日　初版第1刷発行
監　修　　高久史麿
発行人　　赤土正幸
発行所　　株式会社インターメディカ
〒102-0072　東京都千代田区飯田橋2-14-2
TEL.03-3234-9559　FAX.03-3239-3066
URL.http://www.intermedica.co.jp
印　刷　　凸版印刷株式会社

ISBN978-4-89996-198-7
定価はカバーに表示してあります。